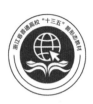

浙江省普通高校"十三五"新形态教材

实用人体形态学

（第二版）

主　编　仇　容（杭州医学院）
　　　　王　征（杭州医学院）
副主编　刘丹丹（杭州医学院）
　　　　李群锋（衢州职业技术学院）
　　　　张　婷（湖州师范学院）
　　　　朱一亮（杭州医学院）
编　者（以姓氏笔画为序）
　　　　丁明星（金华职业技术学院）　　　　王　平（郑州国之正生物科技有限公司）
　　　　王俊娟（杭州医学院）　　　　　　王晓杨（金华职业技术学院）
　　　　卢洪胜（台州市中心医院/台州学院附属医院）
　　　　史华杰（郑州国之正生物科技有限公司）
　　　　史红娟（衢州职业技术学院）　　　刘　娜（杭州医学院）
　　　　安国防（杭州医学院）　　　　　　余　雁（杭州医学院）
　　　　汪晓庆（安徽医学高等专科学校）　沈　健（杭州医学院）
　　　　张　凤（杭州医学院）　　　　　　陈　健（杭州医学院）
　　　　季　华（杭州医学院）　　　　　　袁雯霞（杭州医学院）
　　　　徐麟皓（杭州市第一人民医院）　　潘晓燕（嘉兴学院）
　　　　潘献柱（安徽医学高等专科学校）

浙江科学技术出版社

图书在版编目(CIP)数据

实用人体形态学/仇容,王征主编.—2版.—杭州:浙江科学技术出版社,2021.9(2023.8重印)

ISBN 978-7-5341-9692-8

Ⅰ.①实… Ⅱ.①仇…②王… Ⅲ.①人体形态学 Ⅳ.①R32

中国版本图书馆 CIP 数据核字(2021)第 118837 号

书　　名	**实用人体形态学**	
主　　编	仇　容　王　征	

出版发行 **浙江科学技术出版社**

杭州市体育场路 347 号　邮政编码:310006

办公室电话:0571-85176593

销售部电话:0571-85176040

E-mail:zkpress@zkpress.com

排　　版	杭州天一图文制作有限公司			
印　　刷	杭州富春印务有限公司			
开　　本	787×1092　　1/16		印　张	32.75
字　　数	777 000			
版　　次	2021 年 9 月第 2 版		印　次	2023 年 8 月第 2 次印刷
书　　号	ISBN 978-7-5341-9692-8		定　价	158.00 元

责任编辑	王巧玲		**责任美编**	金　晖
责任校对	张　宁		**责任印务**	田　文

《实用人体形态学》是将基础医学课程中人体解剖学、组织胚胎学及病理学的基本内容按器官系统进行有机结合而成的整合课程教材。其内容按人体器官系统编排，每个系统先介绍正常组织器官的形态、结构、功能，再介绍相关疾病的病理变化。教材注重学科交叉渗透，突出专业能力和职业素质的培养，在医学课程中具有重要的地位。

本教材第一版是浙江省"十一五"重点建设教材，至今已使用了12年，获得了师生们的一致认可和好评，为推动基础医学课程整合改革发挥了应有的作用。

在现代教育信息技术高速发展，知识获取呈现多途径、全方位的背景下，创新教材形态，进一步推动整合课程教学改革，已势在必行。为此，我们申报了浙江省"十三五"新形态教材，通过融合互联网信息技术和资源，创新教材编写思路，探索建设线上线下相结合的新形态教材。

根据新形态教材建设要求，本书配备了丰富的线上数字化资源，充分拓展了传统教材内容。资源内容主要包括思维导图、课件、小案例、知识拓展、同步测试等，资源形式有图片、视频、文档等。学生可通过扫描二维码的方式，自由选择相关学习内容，多元化、多渠道地接受教学信息，获得一种新型的立体化的阅读体验。此外，我们也深入挖掘了人体解剖学、病理学中蕴含的爱国主义、职业道德、责任意识、科学精神等思政元素，并精心嵌入线上资源中，通过润物细无声的有机融合，使思想政治教育贯穿于教材，探索专业知识教学与思想政治教育有机融合的"课程思政"的基本路径与方法。

党的二十大报告围绕培养人的教育根本问题作出新的重要部署，是以习近平同志为核心的党中央在全面总结新时代以来党领导人民教育事业取得新的历史性成就、发生新的历史性变革的基础上，对迈上全面建设社会主义现代化国家新征程的教育事业作出的总体要求，对于我国加快推进教育现代化、加快建设教育强国、促进人的全面发展、实现第二个百年奋斗目标，具有非常重要的指导意义。

本书参编人员来自杭州医学院、金华职业技术学院、台州学院、嘉兴学院、湖州师范学院、衢州职业技术学院、杭州市第一人民医院等,均为具有多年教学经验的一线教师。

由于编者水平有限,教材中难免存在不足之处,恳请广大师生和读者提出宝贵意见,以便及时更正。

仇　容　王　征

2023 年 7 月

目录

CONTENTS

第一篇　绪　论

1

第四篇　　消化系统

第五篇　　呼吸系统

第一篇　绪　论

第一章　人体形态学概述

学习 要求

1. 理解人体形态学的研究内容。
2. 掌握人体形态学的姿势和方位术语。
3. 掌握腹部分区。

第一节　人体形态学的研究内容和重要性

人体形态学（human morphology）是由人体解剖学（human anatomy）、组织学（histology）、胚胎学（embryology）和病理学（pathology）合并而成的一门整合课程，是研究人体形态、结构和胚胎发生发展规律的一门科学，同时涉及疾病发生发展的一般性规律。

学习人体形态学的目的，在于理解和掌握人体各器官系统的正常形态结构、位置毗邻及其生长发育规律和功能；理解和掌握人体在疾病状态下异常的形态结构、功能和代谢，涉及病因、发生机制、病理变化、经过和转归，为学习其他专业基础课和专业临床课奠定基础。

第二节　人体的组成及分部

人体是不可分割的有机整体，其结构和功能的基本单位是细胞。细胞之间存在一些不具细胞形态的物质，称为细胞间质。许多形态和功能相似的细胞与细胞间质共同构成组织。人体组织分为上皮组织、结缔组织、肌组织和神经组织。它们是构成人体各器官和系统的基础，故称为基本组织。几种组织互相结合，成为具有一定形态和功能的结构，称为器官，如心、肝、脾、肺、肾等。在结构和功能上密切相关的一系列器官联合起来，共同执行某种生理活动，便构成一个系统。人体可分为运动、消化、呼吸、泌尿、生殖、循环、内分泌、感觉及神经 9 个系统。各系统在神经系统的支配和调节下，既分工又合作，实现各种复杂的生命活动，使人体成为一个完整统一的有机体。

第三节　内脏胸部标志线和腹部分区

一、内脏的概念

在形态学中，通常将消化、呼吸、泌尿、生殖 4 个系统的器官合称为内脏（viscera）。研究内脏各器官形态结构和位置的科学，称为内脏学。

在位置上，内脏大部分器官位于胸腔、腹腔和盆腔内；在形态结构上，内脏各系统都由连续的管道和实质性器官组成，并通过孔道直接或间接与外界相通；在功能上，消化系统消化食物、吸收营养、排除残渣;呼吸系统摄取氧气、排出二氧化碳;泌尿系统将多余的水、无机盐、含氮物质等代谢产物形成尿液排出体外;生殖系统产生生殖细胞,分泌性激素,进行生殖活动。此外,许多内脏器官尚有内分泌功能。

内脏按其构造可分为中空性器官和实质性器官。

（一）中空性器官

呈管状或囊状,内部均有空腔,如胃、气管、膀胱、子宫等。中空性器官管壁一般由4层结构(如消化管)或3层结构(如呼吸道、泌尿道、生殖道)组成。如消化管,其管壁结构由内向外依次为黏膜、黏膜下层、肌层和外膜。

（二）实质性器官

内部无特定的空腔,多属腺体,如肝、胰等。器官表面被覆结缔组织被膜,被膜深入器官内将实质分隔成小叶,如肝小叶。实质性器官的导管、血管、神经和淋巴管等出入的部位称为该器官的门,如肝门、肺门、肾门等。

二、胸部标志线和腹部分区

大部分内脏器官在胸、腹、盆腔内的位置相对固定,而掌握内脏器官的正常位置对临床检查和诊断有重要意义。为了便于描述这些器官的位置和体表投影,通常在胸、腹部表面确定若干标志线和分区(见图1-1-1)。

（一）胸部标志线

1. 前正中线　沿身体前面正中所作的垂直线。
2. 胸骨线　沿胸骨最宽处外侧缘所作的垂直线。
3. 锁骨中线　经锁骨中点向下所作的垂直线。
4. 胸骨旁线　经胸骨线与锁骨中线之间连线的中点所作的垂直线。
5. 腋前线　沿腋前襞向下所作的垂直线。
6. 腋后线　沿腋后襞向下所作的垂直线。
7. 腋中线　沿腋前、后线之间连线的中点向下所作的垂直线。
8. 肩胛线　经肩胛骨下角所作的垂直线。
9. 后正中线　沿身体后面正中(即沿各椎骨棘突)所作的垂直线。

（二）腹部分区

为了便于描述腹腔器官的位置,可将腹部分成若干区域。临床上常用的简便方法是二分法,即以脐为中心各作一矢状面和水平面,将腹部分为左上腹、右上腹、左下腹和右下腹4个区。更实用的九分法是通过两侧肋弓最低点(或第10肋最低点)所作的肋下平面和通过两侧髂结节所作的结节间平面将腹部分为上腹部、中腹部和下腹部3个部分,再由通过两侧腹股沟韧带中点所作的两个矢状面,将腹部分为9个区,即上腹部的腹上区和左、右季肋区,中腹部的脐区和左、右腹外侧(腰)区,下腹部的腹下(耻)区和左、右髂(腹股沟)区。

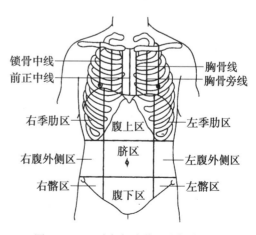

图1-1-1　胸部标志线和腹部分区

3

第四节　人体形态学的姿势和常用方位术语

一、人体形态学姿势

身体直立,两眼向前平视,下肢靠拢,足尖朝前,双上肢自然下垂于躯干两侧,手掌朝前。在观察和说明人体各部的位置及其相互关系时,都应按照统一的人体形态学姿势。

二、常用方位术语

1. 上、下,前、后　以统一的人体解剖学姿势为准,近头者为上(superior,upper);近足者为下(inferior,lower);近腹者为前(anterior),也称腹侧(ventral);近背者为后(posterior),也称背侧(dorsal)。

2. 内侧、外侧　以正中矢状切面为准,近正中矢状切面者为内侧(medial);远离正中矢状切面者为外侧(lateral)。

3. 内、外　凡有内腔的器官,以内腔为准,近内腔者为内(interior);远离内腔者为外(exterior)。

4. 浅、深　以体表为准,近体表者为浅(superficial),反之则为深(profound)。

5. 四肢结构的方位　在描述四肢各结构的方位时,以接近躯干的一端为近侧(proximal);远离躯干的一端为远侧(distal)。在前臂,因为桡骨位于尺骨的外侧,所以前臂的外侧又称桡侧(radial),其内侧又称尺侧(ulnar)。在小腿,因为腓骨位于胫骨的外侧,所以小腿的外侧又称腓侧(fibular);其内侧又称胫侧(tibial)。

(1) 面:常用的有3种切面:矢状面、水平面、冠状面(见图1-1-2)。

1) 矢状面(sagittal plane):即从前后方向,将人体或器官纵切为左、右两部分的切面。如将人体纵切为左、右完全等分的两半,则称为正中矢状切面(median-sagittal plane)。

2) 水平面(horizontal plane):也称横切面,即与人体长轴成直角的切面,将人体分为上、下两部。同样,某一器官或结构的横切面,则指与其长轴成直角的切面。

3) 冠状面(coronal plane):也称额状面,即与矢状面垂直,从左、右方向,将人体纵切为前、后两部分的切面。

(2) 轴(axis):是按照解剖学姿势,人体有3种互相垂直的轴。轴在描述人体某些器官的形态,特别是叙述关节运动时非常重要。每一关节的运动都可假设它围绕着一定的轴来进行(见图1-1-2)。

1) 垂直轴(vertical axis):与身体长轴平行,垂直于地面。

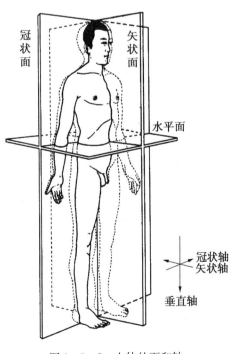

图1-1-2　人体的面和轴

2）矢状轴（sagittal axis）：呈前后方向，与身体的长轴和冠状轴垂直相交。

3）冠状轴（coronal axis）：也称额状轴，呈左右方向，与身体的长轴和矢状轴垂直相交。

第五节 人体形态学的观察方法和常用技术

一、正常人体形态学的研究技术和方法

1. 人体标本的制作技术 为了学习和研究正常人体的形态结构，需要把人的遗体制作成示教标本和陈列标本。人体标本首先要进行固定，常用固定液为 10% 甲醛（福尔马林）溶液。经血管灌注后，标本可浸泡在 10% 甲醛溶液中长久保存。在标本上正确暴露各种器官、组织的形态结构，如神经、脉管、肌肉、内脏器官等，能使学习者正确掌握人体的形态结构。制作好的解剖标本，可为临床应用，尤其为外科手术提供直观的参考依据。通过标本制作，可以发现形态结构的异常，如血管、神经变异和器官畸形等。

2. 光学显微镜技术 利用光学显微镜（简称光镜），可将物体放大 40～1500 倍，观察到细胞、组织的微细结构，可以观察各种不同的正常细胞形态结构，也可研究病变状态下损伤和变异的组织、细胞形态结构。应用光学显微镜技术时，需将组织制成薄片，以便光线透过，才能看到组织结构。最常用的是石蜡切片，其制备程序需经过以下几个步骤：① 取材、固定：将新鲜组织切成小块，放入 10% 甲醛固定液；② 脱水、透明和包埋：固定后的组织块用乙醇脱水，二甲苯透明，石蜡包埋；③ 切片、染色：用切片机把埋有组织块的蜡块切成厚度为 4～7μm 的薄片，将薄片黏附于载玻片上，再经脱蜡、染色等步骤，最后用中性树胶封片。制成的切片可在光镜下长期反复观察。

3. 苏木精-伊红染色技术 染色即用染料使组织切片着色，便于镜下观察。常用染色方法为苏木精-伊红染色（简称 HE 染色），其中含有碱性助色基团的染料称碱性染料，常用的是苏木精；含有酸性助色基团的染料是酸性染料，常用的是伊红。苏木精与细胞核亲和力强，能使细胞核着色（染成蓝紫色），即细胞核具有嗜碱性；伊红与细胞质、细胞基质、间质内胶原纤维亲和力强，能使其着色（染成粉红色），即这些成分具有嗜酸性。用 HE 染料对组织切片进行染色，可使细胞核浆对比分明、色彩鲜艳、层次丰富。

4. 电子显微镜技术 电子显微镜（简称电镜）成像的基本原理类似于光学显微镜，它以电子发射器代替光源，以电子束代替光线，以电磁透镜代替光学透镜，最后将放大的物像投射到荧光屏上以利于观察。

二、异常人体形态学（病理学）的研究方法

1. 尸体剖检 对死亡者的遗体进行病理剖检（尸检）是病理学的基本研究方法之一。尸体剖检（autopsy）不仅可以直接观察疾病的病理改变，从而明确对疾病的诊断，查明死亡原因，帮助临床探讨、验证诊断和治疗是否正确、恰当，以总结经验，提高临床工作的质量，而且还能及时发现和确诊某些传染病、地方病、流行病，为防治措施提供依据。另外，我们还可通过大量尸检积累常见病、多发病，以及其他疾病的人体病理材料，为研究这些疾病的病理和防治措施、为发展病理学作贡献。显然，尸检是研究疾病的极其重要的方法和手段，人体病理材料则是研究疾病最为宝贵的材料。

2. 活体组织检查 用局部切除、钳取、穿刺针吸取以及搔刮、摘除等手术方法，从患者活体采集病变组织进行病理检查，以确定诊断，称为活体组织检查（biopsy），简称活检。

这是被广泛采用的检查诊断方法。这种方法的优点在于组织新鲜,能基本保持病变的真相,有利于进行组织学、组织化学、细胞化学及超微结构和组织培养等方面的研究。对临床工作而言,这种检查方法有助于及时准确地对疾病作出诊断和进行疗效判断。特别是对于性质不明的肿瘤等疾患,能够准确而及时地进行诊断,对治疗和预后都具有十分重要的意义。

3. 动物实验 通过动物实验,可以在适宜动物身上复制某些人类疾病的模型,以便研究者可以根据需要,对之进行任何方式的观察研究,如可以分阶段进行连续取材检查,以了解该疾病或某一病理过程的发生、发展经过等。此外,还可利用动物实验研究某些疾病的病因、发病机制以及药物或其他因素对疾病的疗效和影响等。这种方法的优点是可以弥补人体观察之局限和不足,但动物与人体之间毕竟存在物种差异,不能将动物实验的结果直接套用于人体,这是必须注意的。

4. 组织培养与细胞培养 将某种组织或单细胞用适宜的培养基在体外加以培养,以观察细胞、组织病变的发生、发展,如肿瘤的生长、细胞的癌变、病毒的复制、染色体的变异等。此外,也可以对其施加诸如射线、药物等外来因子,以观察外来因子对细胞、组织的影响。这种方法的优点是,可以较方便地在体外观察各种疾病或病变过程,研究加以影响的方法,而且周期短、见效快,可以节省研究时间,是很好的研究方法之一。但缺点是孤立的体外环境毕竟与各部分互相联系、互相影响的体内整体环境不同,故不能将研究结果与体内过程等同看待。

5. 病理学的观察方法 近年来,随着学科的发展,病理学的研究手段已远远超越了传统的经典的形态观察,许多新方法、新技术得到了采用,研究工作得到了进一步的深化,但形态学方法(包括改进了的形态学方法)仍不失为基本的研究方法。现将常用的方法简述如下:

(1) 大体观察:主要运用肉眼或辅以放大镜、量尺、各种衡器等工具,对检材及其病变性状(大小、形态、色泽、重量、表面及切面状态、病灶特征及坚度等)进行细致的观察和检测。这种方法简便易行,有经验的病理及临床工作者往往能借大体观察而确定或大致确定病变性质(如肿瘤的良、恶性等)。

(2) 组织学观察:将病变组织制成厚约数微米的切片,经不同方法染色后用显微镜观察细微病变,从而千百倍地提高了肉眼观察的分辨能力,加深了观察者对疾病和病变的认识,是最常用的观察、研究疾病的手段之一。另外,由于各种疾病和病变往往具有一定程度的组织形态特征,故常可借助组织学观察来诊断疾病,如上述的活检。

(3) 细胞学观察:运用采集器采集病变部位脱落的细胞,或用空针穿刺吸取病变部位的组织、细胞,或从体腔积液中分离所含的病变细胞,制成细胞学涂片,做显微镜检查,了解病变特征。此法常用于某些肿瘤(如肺癌、子宫颈癌、乳腺癌等)和其他疾病的早期诊断。但限于取材的局限性和准确性,有时诊断难免受到一定的限制。

(4) 超微结构观察:运用透射及扫描电子显微镜对组织、细胞及一些病原因子的内部和表面超微结构进行更细微的观察(电子显微镜较光学显微镜分辨能力高千倍以上),即从亚细胞(细胞器)或大分子水平上认识和了解细胞的病变。这是迄今最细致的形态学观察方法。在超微结构水平上,还常能将形态结构的改变与机能代谢的变化联系起来,非常有利于加深对疾病和病变的认识。

(5) 组织化学和细胞化学观察:通过运用某种能特异性反映组织或细胞成分化学特性的组织化学或细胞化学方法,可以了解组织、细胞内各种蛋白质、酶类、核酸、糖原等化学成分的状况,从而加深对形态结构改变的认识。这种方法不仅可以揭示普通形态学方法不能观察到的组织、细胞的化学成分变化,而且往往在尚未出现形态结构改变之前,就能查出其化学成分的变化。此外,随着免疫学技术的进步,还可运用免疫组织化学和免疫细胞化学的方法,了解组织、细胞的免疫学性状,对于病理学研究和诊断都有很大帮助。

除上述常用方法外,近十年来陆续建立的还有放射自显影技术、显微分光技术、形态测量(图像分析)技术、分析电镜技术、流式细胞仪(FCM)技术、聚合酶链反应(PCR)技术以及分子原位杂交技术等一系列分子生物学技术,从而使常规的病理形态学观察发展为将形态结构改变与组织、细胞的化学变化结合起来进行研究,并使历来的定性研究发展为对病理改变进行形态和化学成分的定量研究,从而获得了大量更多更新的信息,大大加深了疾病研究的深度。这是以往的研究难以实现的。

第六节　学习人体形态学的基本观点和方法

人体形态学研究人体的正常和异常形态结构变化,形态结构的变化也将伴随功能和代谢的变化,学习中要以结构联系功能、代谢,从功能、代谢联想到结构,并以动态的、辩证的观点和方法进行学习。

(一)整体与局部相统一的观点

从整体上理解各个局部结构的内在联系。人体的任何器官、系统都是整体中不可分割的有机组成部分,它们在神经系统的控制和调节下进行功能活动,因此在学习过程中,必须时时从整体的角度来认识它,建立从平面到立体,从局部到整体的概念。

(二)进化发展的观点

人类是由低等动物经过长期进化发展而来的。所以,在学习中要联系必要的种系发生和个体发生的有关知识。阐明影响人体各器官形态结构形成的各种因素,既能够增进对人体由来及其发展规律的理解,又能理解和说明人体各器官的异常和返祖现象。

(三)形态结构与功能相联系的观点

要正确认识人体各器官的形态结构和功能活动相互影响、相互依赖的关系。人们可以在生理范围内,有意识地改变功能条件或增强功能活动,使器官、组织发生有益于身体健康和增强体质的变化。

(四)理论联系实际的观点

人体形态学是一门理论性和实践性较强的形态学科,教学中分为理论课和实验课。理论是对人体形态学知识的积累和总结,必须认真领会;实验是通过自己对标本、模型、组织切片的观察实践,加深对理论的理解和掌握。因此,既要重视理论课,又要重视实验课,并联系活体及临床知识,达到灵活应用。

(五)正常联系异常的观点

人体形态学是由正常形态结构学和异常人体形态学(病理学)融合而成的学科,教学中以正常人体结构为基础,认识异常形态结构。只有了解正常的结构,才能体会到异常结构的特点。

思考题

1. 试述人体九大系统名称。

2. 异常人体形态学(病理学)的研究方法有哪些?

3. 试述人体的组成。

知识拓展

(季　华)

第二章　基本组织

第一节　上皮组织

学习 要求

课件

1. 掌握被覆上皮的分类和分布。
2. 熟悉上皮组织的一般结构特点和功能。
3. 了解细胞表面的特化结构,腺上皮和腺的概念,腺的分类。

微课

上皮组织(epithelial tissue)简称上皮,主要由上皮细胞紧密排列组成。上皮细胞具有明显的极性,即细胞的不同表面在结构和功能上具有明显差别。其朝向身体表面或有腔器官腔面的一面,称为游离面;与游离面相对的朝向深部结缔组织的一面,称为基底面;上皮细胞之间的连接面为侧面。极性在单层上皮细胞中表现最典型。上皮基底面附着于基膜上,并借此与结缔组织相连。上皮内大都无血管,所需营养依靠结缔组织内的血管提供,营养物质透过基膜渗透到上皮细胞间隙中。上皮组织主要分为被覆上皮和腺上皮两大类,具有保护、吸收、分泌和排泄等功能。

一、被覆上皮

被覆上皮(covering epithelium)覆盖于身体表面或衬贴在体腔和有腔器官内表面,根据其构成细胞的层数和在垂直切面上的形状可分为两大类:单层上皮和复层上皮。单层上皮又可分为单层扁平上皮、单层立方上皮、单层柱状上皮和假复层纤毛柱状上皮(似多层细胞但所有细胞都到达基膜);复层上皮可分为复层扁平上皮(包括角化扁平上皮与未角化扁平上皮两种)和变移上皮(见表1-2-1)。

表1-2-1　被覆上皮的分类、分布及功能

细胞层数	上皮分类	分　布	功　能
单层	单层扁平上皮	内皮:内衬于心血管及淋巴管的腔面;间皮:被覆于体腔浆膜表面	润滑
	单层立方上皮	被覆于肾小管等处	分泌和吸收
	单层柱状上皮	内衬于胃、肠管黏膜、子宫内膜及输卵管黏膜	保护、吸收和分泌
	假复层纤毛柱状上皮	内衬于呼吸道黏膜	保护和分泌

续表

细胞层数	上皮分类	分 布	功 能
复层	角化扁平上皮	皮肤表皮	保护、耐摩擦
	未角化扁平上皮	口腔、食管及阴道等处黏膜	保护
	变移上皮	内衬于泌尿道黏膜	保护

（一）单层上皮

1. 单层扁平上皮（simple squamous epithelium ） 又称单层鳞状上皮，由一层扁平细胞组成。从上皮表面观察，细胞呈不规则形或多边形，核椭圆形，位于细胞中央，细胞边缘呈锯齿状或波浪状，互相嵌合。从垂直切面观察，细胞扁薄，胞质很少，只有含核的部分略厚（见图1-2-1）。衬贴在心血管和淋巴管腔面的单层扁平上皮称为内皮；分布在胸膜、腹膜和心包膜表面的单层扁平上皮称为间皮。单层扁平上皮的功能主要是保持器官表面光滑，减少器官间摩擦，有利于血液、淋巴流动以及物质通透。

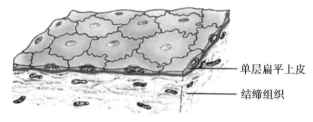

A. 单层扁平上皮立体模式图 —— 单层扁平上皮
—— 结缔组织

B. 中动脉内皮光镜图
（→示内皮细胞细胞核）

图1-2-1 单层扁平上皮

2. 单层立方上皮（simple cuboidal epithelium） 由一层近似立方形的细胞组成。从上皮表面观察，细胞呈六边形或多边形；从垂直切面观察，细胞呈立方形，核圆、居中（见图1-2-2）。此种上皮分布在肾小管、甲状腺滤泡等处，具有分泌、吸收等功能。

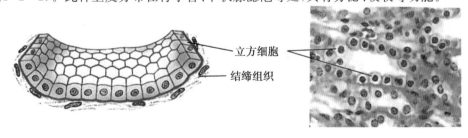

A. 单层立方上皮立体模式图 —— 立方细胞
—— 结缔组织

B. 肾小管单层立方上皮光镜图

图1-2-2 单层立方上皮

3. 单层柱状上皮（simple columnar epithelium） 由一层棱柱状细胞组成。从表面观察，细胞呈六边形或多边形；从垂直切面观察，细胞为柱状，核椭圆形，常位于细胞近基底部，其长轴与细胞长轴一致（见图1-2-3）。此种上皮分布在胃、肠、胆囊和子宫等器官，有吸收、分泌的功能。肠道的单层柱状上皮中，除柱状细胞外，还散在分布着杯状细胞。杯状细胞形似高脚酒杯，底部狭窄，含深染的核，顶部膨大，充满富含黏蛋白的黏原颗粒。黏蛋白与水结合形成黏液，起润滑和保护作用。

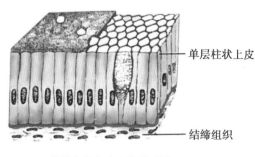

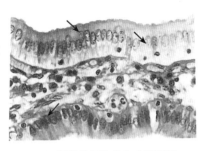

A. 单层柱状上皮立体模式图

B. 胆囊单层柱状上皮光镜图
（→示柱状细胞细胞核）

图 1-2-3　单层柱状上皮

4. 假复层纤毛柱状上皮（pseudostratified ciliated columnar epithelium）　主要分布在呼吸管道，由柱状细胞、梭形细胞、锥形细胞和杯状细胞组成，其中柱状细胞最多，表面有大量纤毛。这些细胞形态不同、高矮不一，核的位置不在同一水平上，但基底部均附着于基膜，因此在垂直切面上观察貌似复层，而实为单层（见图 1-2-4）。

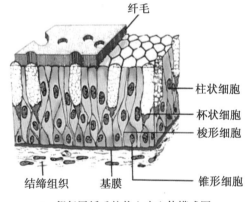

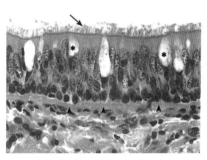

A. 假复层纤毛柱状上皮立体模式图

B. 气管假复层纤毛柱状上皮光镜图
（→示纤毛，＊示杯状细胞，▶示基膜）

图 1-2-4　假复层纤毛柱状上皮

（二）复层上皮

1. 复层扁平上皮（stratified squamous epithelium）　由多层细胞组成，因表层细胞呈扁平鳞片状，又称复层鳞状上皮。从上皮的垂直切面观察，细胞形状不一。紧靠基膜的一层基底细胞呈矮柱状，具有较强的增殖分化能力，新生的细胞不断向浅层移动，补充浅层不断脱落的细胞。基底层以上是数层多边形细胞，再上为几层梭形或扁平细胞。最表层的扁平细胞已退化，逐渐脱落。这种上皮与深部结缔组织的连接凹凸不平，可增加两者的连接面积，既保证上皮组织的营养供应，又使连接更加牢固。位于皮肤表皮的复层扁平上皮，浅层细胞的核消失，胞质充满角蛋白，细胞干硬，并不断脱落，称角化的复层扁平上皮（见图 1-2-5）。衬贴在口腔和食管等腔面的复层扁平上皮，浅层细胞有核，含角蛋白少，称未角化的复层扁平上皮（见图 1-2-6）。复层扁平上皮具有耐摩擦和阻止异物侵入等作用，受损伤后有很强的再生修复能力。

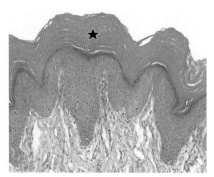

图1-2-5 皮肤角化的复层扁平上皮
光镜图(★示角质层)

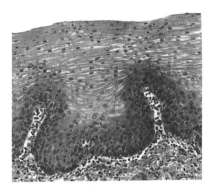

图1-2-6 食管未角化的复层扁平
上皮光镜图

2. 变移上皮(transitional epithelium) 分布于排尿管道,由表层细胞、中间层细胞和基底细胞组成。变移上皮的特点是细胞形状和层数可随器官的扩张状态而变化。如膀胱空虚时,上皮变厚,细胞层数增多,细胞呈大的立方形(见图1-2-7);膀胱扩张时,上皮变薄,细胞层数减少,细胞呈扁梭形(见图1-2-8)。其表层细胞大而厚,核大着色浅,常见双核,称为盖细胞。一个盖细胞可覆盖几个中间层细胞。

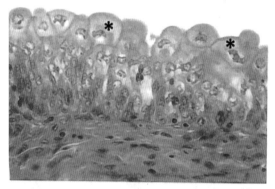

图1-2-7 空虚膀胱的变移上皮(*示盖细胞)

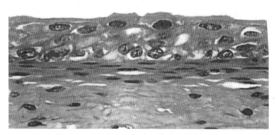

图1-2-8 充盈膀胱的变移上皮

(三)细胞表面的特化结构

1. 上皮细胞的游离面

(1)微绒毛(microvillus):是上皮细胞游离面伸出的微细指状突起,在光镜下无法辨认,在电镜下清晰可见。在光镜下所见的小肠上皮细胞的纹状缘即由密集的微绒毛整齐排列而成(见图1-2-9)。微绒毛直径约0.1μm,长度因细胞种类或细胞生理状态不同而有很大差别。微绒毛使细胞的表面积显著增大,有利于细胞的吸收功能。微绒毛的胞质中有许多纵行的微丝,可使微绒毛伸长或变短。

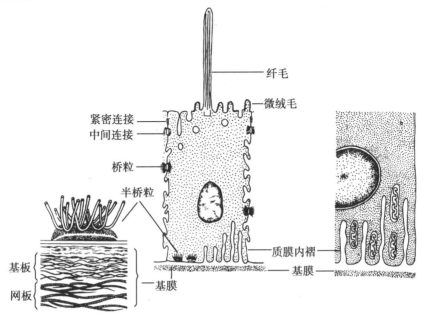

图 1-2-9 上皮组织的特化结构(一)

　　(2) 纤毛(cilium):是上皮细胞游离面伸出的粗而长的突起,具有节律性定向摆动的能力。纤毛一般长 5~10μm,直径 0.3~0.5μm(见图 1-2-9)。在电镜下,每根纤毛中间为两根纵行单独微管,周围有 9 组二联微管。许多纤毛的协调摆动像风吹麦浪一样,把上皮表面的黏液及其黏附的颗粒物质定向推送。呼吸道的假复层纤毛柱状上皮即以此方式,把吸入的灰尘和细菌等推至咽部以痰的形式咳出。

　　2. 上皮细胞的侧面　即细胞的相邻面。此处细胞间隙很窄,没有明显的细胞外基质,相邻细胞以钙黏蛋白互相结合。细胞侧面的特化结构为细胞连接,只有在电镜下才能观察到(见图 1-2-10)。

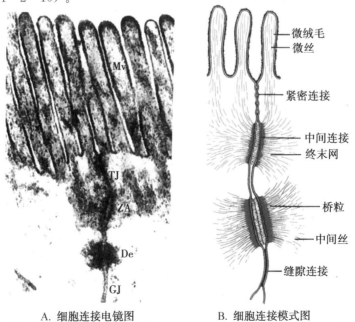

A. 细胞连接电镜图
(Mv: 微绒毛; TJ: 紧密连接;
ZA: 中间连接; De: 桥粒; GJ: 缝隙连接)

图 1-2-10 上皮组织的特化结构(二)

（1）紧密连接（tight junction）：又称闭锁小带（zonula occludens），位于细胞侧面的顶端。在超薄切片上，此处相邻细胞膜形成 2～4 个点状融合，融合处细胞间隙消失，非融合处有极窄的细胞间隙。在紧密连接处的膜内，蛋白颗粒排列成 2～4 条线性结构，它们又交错形成网格，带状环绕细胞。紧密连接可阻挡物质穿过细胞间隙，具有屏障作用。

（2）中间连接（intermediate junction）：又称黏着小带（zonula adherens），多位于紧密连接下方，环绕上皮细胞顶部。相邻细胞之间有 15～20nm 的间隙，内有中等电子密度的丝状物连接相邻细胞的膜，膜的胞质内面有薄层致密物质和微丝附着，微丝组成终末网。这种连接也见于心肌细胞间的闰盘。中间连接除有黏着作用外，还有保持细胞形状和传递细胞收缩力的作用。

（3）桥粒（desmosome）：又称黏着斑（macula adherens），呈斑状连接，大小不等，此处细胞间隙宽 20～30nm，其中有低密度的丝状物，间隙中央有一条与细胞膜相平行而致密的中间线，由丝状物质交织而成。细胞膜的胞质面有较厚的致密物质构成的附着板，胞质中有许多直径 10nm 的中间丝（在上皮细胞，中间丝由角蛋白构成，又称角蛋白丝）附着于板上，并常折成袢状返回胞质，起固定和支持作用。桥粒是一种很牢固的连接，像铆钉般把细胞相连，在易受摩擦的皮肤、食管等部位的复层扁平上皮中尤其发达。

（4）缝隙连接（gap junction）：又称通讯连接（communication junction），是一种广泛存在于各种组织的细胞连接形式。在超薄切片上，连接处相邻细胞膜高度平行，细胞间隙仅约 3nm，内有许多间隔大致相等的连接点。用冷冻蚀刻复型等方法显示，缝隙连接处的胞膜中有许多规律分布的柱状颗粒，称连接小体（connexon），它们聚集为大小不等的斑块。每个连接小体直径 7～9nm，由 6 个杆状的连接蛋白分子围成，中央有直径约 2nm 的管腔。管腔通连，成为细胞间直接交通的管道（见图 1-2-11）。

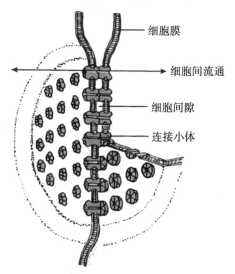

　　　　　　　　　　　　　　　细胞膜

　　　　　　　　　　　　　　　细胞间流通

　　　　　　　　　　　　　　　细胞间隙

　　　　　　　　　　　　　　　连接小体

图 1-2-11　缝隙连接结构

以上 4 种细胞连接，只要有两个或两个以上紧邻存在，则称连接复合体。

3. 上皮细胞的基底面

（1）基膜（basement membrane）：是上皮细胞基底面与深部结缔组织之间共同形成的薄膜。由于很薄，在 HE 染色切片上一般不能分辨，但假复层纤毛柱状上皮和复层扁平上皮的基膜较厚，呈粉红色。用镀银染色时，基膜呈黑色。在电镜下，基膜分为两部分,靠近上皮的部分为基板,与结缔组织相接的部分为网板(见图1-2-9)。基膜除具有支持、连接和固着作用外,还具有半透膜性质,有利于上皮细胞与深部结缔组织进行物质交换。基膜还能引导上皮细胞移动,影响细胞的增殖和分化。

(2)质膜内褶(plasma membrane infolding):是上皮细胞基底面的细胞膜折向胞质所形成的许多内褶,内褶与细胞基底面垂直,内褶间含有与其平行的长杆状线粒体。质膜内褶主要见于肾小管,扩大了细胞基底部的表面积,有利于水和电解质的迅速转运(见图1-2-9)。

(3)半桥粒(hemidesmosome):位于上皮细胞基底面,半桥粒为桥粒结构的一半,质膜内也有附着板,中间丝附着其上,折成袢状返回胞质,主要作用是将上皮细胞固着在基膜上。

二、腺上皮和腺

腺上皮(glandular epithelium)是由腺细胞组成的以分泌功能为主的上皮。腺(gland)是以腺上皮为主要成分的器官。腺细胞的分泌物有酶类、黏液和激素等。有的腺分泌物经导管排至体表或器官腔内,称外分泌腺(exocrine gland),如汗腺、唾液腺等。有的腺没有导管,分泌物(为激素)释放入血液或淋巴液,称内分泌腺(endocrine gland),如甲状腺、肾上腺等。本章只介绍外分泌腺的一般结构。

外分泌腺由分泌部和导管两部分组成。根据导管有无分支,外分泌腺可分为单腺和复腺。分泌部的形状有管状、泡状或管泡状。因此,外分泌腺根据形态可分为单管状腺、单泡状腺、复管状腺、复泡状腺和复管泡状腺等(见图1-2-12),根据分泌物的性质可分为黏液腺、浆液腺和混合腺等。

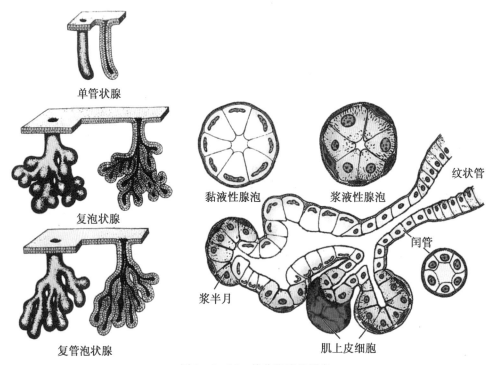

图1-2-12 外分泌腺的形态

（一）分泌部

分泌部一般由一层腺细胞组成，中央有腔。泡状和管泡状的分泌部常称为腺泡。腺细胞多呈锥形，由于分泌物不同而形态各异。在消化系统和呼吸系统中的腺细胞一般可分为浆液性细胞和黏液性细胞两种（见图1-2-12）。浆液性细胞的核为圆形，位于细胞偏基底部；基底部胞质呈强嗜碱性染色，顶部胞质含许多嗜酸性的分泌颗粒，称酶原颗粒。黏液性细胞的核为扁圆形，居细胞基底部；除在核周的少量胞质呈嗜碱性染色外，大部分胞质几乎不着色，呈泡沫状或空泡状。这两种腺细胞可以分别组成浆液性腺泡和黏液性腺泡。由这两种腺细胞共同组成的腺泡，称混合性腺泡。分泌部完全由浆液性腺泡构成的腺体，称为浆液性腺，如腮腺；完全由黏液性腺泡构成的腺体，称为黏液性腺，如十二指肠腺；由3种腺泡共同构成的腺体称为混合性腺，如下颌下腺和舌下腺。大部分混合性腺泡主要由黏液性细胞组成，少量浆液性细胞位于腺泡的底部，在切片中呈半月形结构，称浆半月。

（二）导管

导管直接与分泌部通连，由单层或复层上皮构成，将分泌物排至体表或器官腔内。有的导管上皮细胞还可分泌或吸收水和电解质。

思考题

1. 试述上皮组织的结构特点、分类和功能特点。
2. 内皮和间皮有何异同点？
3. 试从假复层纤毛柱状上皮存在的环境叙述其结构与功能的统一。
4. 复层扁平上皮耐摩擦的结构基础是什么？

小案例

知识拓展

同步测试

第二节 结缔组织

学习 要求

1. 掌握血液的组成及血浆、血清的概念，血细胞的分类、正常值和功能。
2. 熟悉疏松结缔组织内各种成分的形态和功能；疏松结缔组织的特点、各类血细胞的形态特点、软骨的分类；骨组织的微细结构及骨密质、骨松质的结构特点。

课件

3. 了解结缔组织的一般结构特点、分类和功能；疏松结缔组织的分布和功能；致密结缔组织、脂肪组织、网状组织的结构特点、分布和功能；软骨组织的微细结构。

结缔组织（connective tissue）由细胞和大量细胞外基质构成。其细胞外基质包括结缔组织细胞分泌产生的丝状纤维、无定形基质，以及不断循环更新的组织液。细胞散在分布于细胞外基质内，无极性。狭义的结缔组织指固有结缔组织，包括疏松结缔组织、致密结缔组织、脂肪组织和网状组织。广义的结缔组织还包括血液、淋巴液、软骨组织、骨组织（见表1-2-2）。结缔组织在体内分布广泛，具有连接、支持、营养、运输、保护等多种功能。

表 1-2-2　结缔组织的分类、分布

类型		细胞	基质状态	纤维	分布
固有结缔组织	疏松结缔组织	成纤维细胞、纤维细胞、巨噬细胞、肥大细胞、浆细胞、未分化的间充质细胞、脂肪细胞	胶状	胶原纤维、弹性纤维、网状纤维	细胞、组织、器官之间和器官内
	脂肪组织	脂肪细胞	胶状	胶原纤维、弹性纤维、网状纤维	皮下组织、器官之间和器官内
	致密结缔组织	成纤维细胞	胶状	胶原纤维、弹性纤维	皮肤真皮、器官被膜、腱及韧带
	网状组织	网状细胞	胶状	网状纤维	淋巴组织、淋巴器官、骨髓
软骨组织		软骨细胞	固态	胶原纤维、弹性纤维	气管、肋软骨及会厌等
骨组织		骨细胞	固态坚硬	胶原纤维	骨骼
血液		血细胞如红细胞、白细胞	液态	纤维蛋白原（相当于纤维）	心脏及血管

　　结缔组织均由胚胎时期的间充质演化而来。间充质由间充质细胞和无定形基质构成，不含纤维。间充质细胞呈星状，细胞间以突起相互连接成网，细胞核大，核仁明显，胞质呈弱嗜碱性（见图 1-2-13）。间充质细胞分化程度低，有很强的增殖分化能力，在胚胎时期能分化成多种结缔组织细胞、内皮细胞和平滑肌细胞等。成人体内的结缔组织内仍保留少量未分化的间充质细胞。

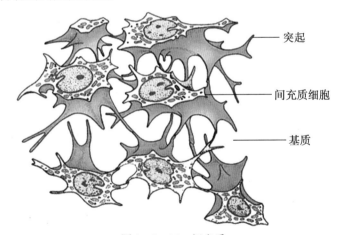

　　　　　　　　　　　　　　　　　　　　　　　突起

　　　　　　　　　　　　　　　　　　　　　　　间充质细胞

　　　　　　　　　　　　　　　　　　　　　　　基质

图 1-2-13　间充质

一、固有结缔组织

（一）疏松结缔组织

　　疏松结缔组织（loose connective tissue）又称蜂窝组织（areolar tissue），其特点是细胞种类较多，纤维数量较少，排列稀疏，富含血管及神经末梢。疏松结缔组织广泛分布于器官之间和组织之间,具有连接、支持、防御和修复等功能。

1. 细胞　疏松结缔组织内有未分化的间充质细胞、成纤维细胞、脂肪细胞、巨噬细胞、浆细胞、肥大细胞和白细胞(见图1-2-14),其中前三者为结缔组织内固有的细胞,其余细胞则源自血液或淋巴组织。各类细胞的数量和分布随存在的部位和功能状态而不同。

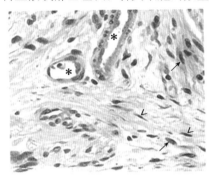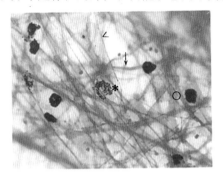

A. 疏松结缔组织
(*示小血管,→示成纤维细胞,
>示纤维细胞)

B. 疏松结缔组织(鼠肠系膜铺片)
(*示巨噬细胞,○示肥大细胞,
→示胶原纤维, >示弹性纤维)

图1-2-14　疏松结缔组织

(1) 成纤维细胞(fibroblast):是疏松结缔组织中数目最多、最主要的细胞,常附着在胶原纤维上。功能活跃时,细胞较大,多突起;胞核较大,卵圆形,着色浅,核仁明显;胞质较丰富,呈弱嗜碱性(见图1-2-15)。成纤维细胞的分泌物构成了疏松结缔组织的各种纤维和基质(见后述)。成纤维细胞功能处于静止状态时,称为纤维细胞(fibrocyte)。细胞较小,呈长梭形;胞核小而细长,着色深;胞质少,呈嗜酸性。在创伤等情况下,纤维细胞可转变为成纤维细胞,并向受损部位迁移,产生新的细胞外基质成分,形成瘢痕组织,参与创伤修复。

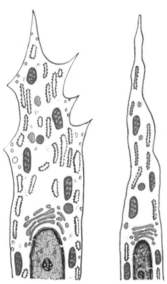

A. 成纤维细胞　　B. 纤维细胞
图1-2-15　成纤维细胞与纤维细胞

(2) 巨噬细胞(macrophage):是体内广泛存在的一种免疫细胞,来源于血液中的单核细胞,具有强大的吞噬功能,在机体防御疾病过程中发挥重要作用。巨噬细胞形态多样,随功能状态而改变,功能活跃者,常伸出较长的伪足而形态不规则。胞核较小,呈圆形或肾形,着色深。胞质丰富,多呈嗜酸性,可含有异物颗粒和空泡。电镜下,细胞表面有许多皱褶、微绒毛和少数球形隆起。胞质内含大量溶酶体、吞噬体、吞饮泡和残余体。细胞膜内侧有较多微丝和微管,参与细胞的运动(见图1-2-16)。

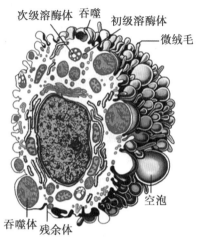

图 1-2-16 巨噬细胞超微结构立体模式图

疏松结缔组织内处于功能静止状态的巨噬细胞称为组织细胞,常沿胶原纤维散在分布。当巨噬细胞周围出现细菌的产物、炎症变性蛋白等物质时,巨噬细胞受刺激伸出伪足,沿这些化学物质的浓度梯度朝浓度高的部位定向移动,聚集到产生和释放这些化学物质的部位,巨噬细胞因此而称为游走的活化细胞。巨噬细胞的这种特性称趋化性,而这类化学物质称趋化因子。巨噬细胞的主要功能如下:① 吞噬作用:可分为特异性吞噬和非特异性吞噬。特异性吞噬的前提是有抗体等识别因子识别和黏附被吞噬物(如细菌、病毒和异体细胞等),巨噬细胞通过其表面的受体与识别因子特异性结合,从而间接黏附被吞噬物,启动吞噬过程。非特异性吞噬则不需要识别因子的中介,巨噬细胞直接黏附碳粒、粉尘、衰老死亡的自体细胞和某些细菌等,进而吞噬。巨噬细胞黏附被吞噬物后,伸出伪足将其包围,摄入胞质形成吞噬体。吞噬体与溶酶体融合,吞噬物被溶酶体酶分解后可形成残余体。② 抗原提呈作用:抗原包括蛋白质、多肽、多糖等生物分子。每一个体的免疫系统能够识别自身抗原和外来抗原,主要对后者(如细菌、病毒等)以及表面抗原发生变异的自身细胞(如肿瘤细胞和病毒感染细胞)发动攻击。因此,一般所说的抗原指外来抗原。当巨噬细胞吞噬了蛋白质性抗原,在溶酶体内进行分解时,能够把其最特征性的分子基团(称抗原决定基,为短肽)予以保留,与抗原提呈分子,即巨噬细胞自身的主要组织相容性复合物(major histocompatibility complex,MHC)-Ⅱ类分子结合,形成抗原肽-MHC分子复合物,运输到细胞表面。当T淋巴细胞接触到抗原肽后,便受到激活,发生免疫应答。因此,巨噬细胞是一种抗原提呈细胞。③ 分泌功能:巨噬细胞有活跃的分泌功能,能合成和分泌上百种生物活性物质,包括溶菌酶、补体、多种细胞因子(如白细胞介素-1)等。溶菌酶能分解细菌的细胞壁,以杀灭细菌。补体参与炎症反应、对病原微生物的溶解等过程。白细胞介素-1能刺激骨髓中白细胞的增殖并使其释放入血。

(3) 浆细胞(plasma cell):又称效应B淋巴细胞,主要分布于脾、淋巴结以及消化管、呼吸道等黏膜的结缔组织中,呈卵圆形或圆形。核圆,多偏居细胞一侧,异染色质常呈粗块状,从核中心向核被膜呈辐射状分布。胞质丰富,呈嗜碱性,核旁有一浅染区。电镜下,浆细胞胞质内含大量平行排列的粗面内质网,浅染区内有高尔基复合体(见图1-2-17)。浆细胞在一般的结缔组织内很少,而在病原微生物易于侵入的部位,如消化管、呼吸道的结缔组织及慢性炎症部位较多。浆细胞合成与分泌免疫球蛋白(immunoglobulin,Ig),即抗体(antibody)。抗体能与抗原相结合,形成抗原抗体复合物。因此,抗体能抑制或杀灭细菌与病毒,促进巨噬细胞对抗原的特异性吞噬。

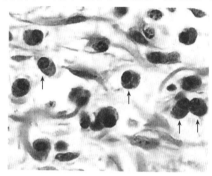 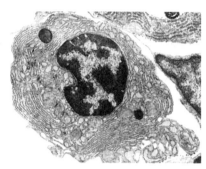

A. 浆细胞光镜图　　　　　　　　　　　　B. 浆细胞电镜图
（→示浆细胞）

图1-2-17　浆细胞的光镜结构与超微结构

(4) 肥大细胞(mast cell):源自骨髓的造血祖细胞,经血液循环迁移至全身的结缔组织内,分化成熟后可生存数月。细胞较大,圆形或卵圆形。胞核小而圆,染色深,位于中央。胞质内充满粗大的嗜碱性异染颗粒(见图1-2-18),颗粒易溶于水,故在切片上难以辨认该细胞。颗粒内含肝素、组胺、嗜酸性粒细胞趋化因子等物质。在一般情况下,肥大细胞很少进行分泌活动。当肥大细胞受到刺激时,可以胞吐方式大量释放颗粒内物质(常称为脱颗粒,见图1-2-19),同时,胞质内还合成、释放白细胞三烯。肝素有抗凝血作用。组胺和白细胞三烯可使皮肤的微静脉和毛细血管扩张,通透性增加,使血浆蛋白和液体溢出,导致组织水肿,形成荨麻疹;可使支气管平滑肌痉挛,导致哮喘;可使全身小动脉扩张,导致血压急剧下降,引起休克。这些病症统称过敏反应。

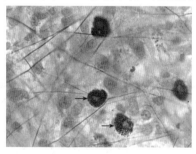 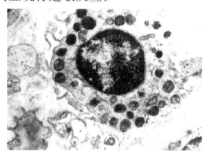

A. 肥大细胞光镜图　　　　　　　　　　B. 肥大细胞电镜图
（→示肥大细胞）

图1-2-18　肥大细胞的光镜结构与超微结构

(5) 脂肪细胞(fat cell):单个或成群存在。细胞体积大,常呈圆球形或相互挤压成多边形。胞质被一大脂滴挤到细胞周缘,核被挤压成扁圆形,位于细胞一侧。在HE染色的标本中,脂滴被溶解,细胞呈空泡状(见图1-2-24)。脂肪细胞可合成和储存脂肪,参与脂类代谢。

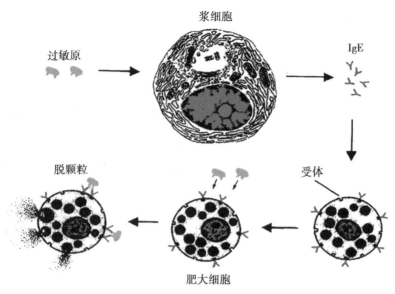

图 1 - 2 - 19　肥大细胞脱颗粒过程

(6) 未分化的间充质细胞(undifferentiated mesenchymal cell)：分布在小血管,尤其是毛细血管周围,其形态似纤维细胞,是成体结缔组织内的干细胞,保留着间充质细胞多向分化的潜能。在炎症及创伤修复时大量增殖,可分化为成纤维细胞、内皮细胞和平滑肌细胞,参与结缔组织和小血管的修复。

(7) 白细胞：血液内的白细胞,如中性粒细胞、嗜酸性粒细胞、淋巴细胞等,常以变形运动的方式穿出毛细血管和微静脉,游走到疏松结缔组织内,行使防御功能。

2. 纤维

(1) 胶原纤维(collagenous fiber)：在 3 种纤维中,数量最多,新鲜时呈白色,有光泽,故又名白纤维。HE 染色切片中呈嗜酸性。纤维粗细不等,直径 0.5～10μm,呈波浪形,有分支并交织成网。胶原纤维的生化成分为Ⅰ型胶原蛋白。胶原蛋白由成纤维细胞分泌,于细胞外聚合为胶原原纤维,再经少量黏合质黏结成胶原纤维。电镜下胶原纤维呈明暗交替的周期性横纹(见图 1 - 2 - 20)。胶原纤维的韧性大,抗拉力强。

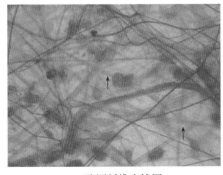

A. 胶原纤维光镜图
（→示胶原纤维）

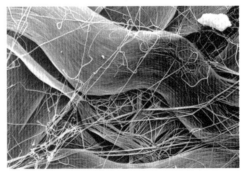

B. 胶原纤维电镜图

图 1 - 2 - 20　胶原纤维的光镜结构与超微结构

(2) 弹性纤维(elastic fiber)：直径 0.2～1.0μm,含量较胶原纤维少,但分布却很广。

新鲜状态下呈黄色,又名黄纤维。在 HE 染色切片中,着色淡红,不易与胶原纤维区分;用醛复红能将弹性纤维染成紫色。弹性纤维较细,断端常卷曲,可有分支,交织成网(见图 1-2-14)。电镜下,弹性纤维主要由弹性蛋白组成。强烈的日光可使皮肤的弹性纤维断裂,导致皮肤失去弹性而产生皱纹。弹性纤维富有弹性,与胶原纤维混合交织在一起,使疏松结缔组织兼有弹性和韧性,有利于所在器官和组织保持形态和位置的相对恒定,又具有一定的可变性。

(3)网状纤维(reticular fiber):直径 0.5~2.0μm,分支多,交织成网(见图 1-2-25)。网状纤维主要由Ⅲ型胶原蛋白构成,表面被覆糖蛋白,于 HE 染色切片中不易着色,于镀银染色切片中呈黑色。网状纤维主要存在于网状组织(见后述),也分布在结缔组织与其他组织交界处,如基膜的网板。

3. 基质 是由生物大分子构成的无定形胶状物,具有一定黏性,孔隙中有组织液。其生物大分子主要为蛋白多糖和纤维连接蛋白。

(1)蛋白多糖(proteoglycan):又称蛋白聚糖,为基质的主要成分,是由多糖分子与蛋白质结合而成的复合物,是人体内分子量最大的成分。多糖部分为氨基聚糖,又称糖胺多糖或黏多糖,主要分硫酸化和非硫酸化两种类型。前一类有硫酸软骨素、硫酸角质素和硫酸肝素等,分子较小;后一类为透明质酸。自然状态的透明质酸是曲折盘绕的长链大分子,它构成蛋白多糖复合物的主干,其他糖胺多糖就像洗瓶刷子上的毛一样,与蛋白质(核心蛋白)结合,并以核心蛋白为中心向外呈辐射状排列,形成蛋白多糖亚单位,后者再通过结合蛋白结合于透明质酸长链分子,形成蛋白多糖聚合体(见图 1-2-21)。大量蛋白多糖聚合体形成有许多微小孔隙的分子筛,小于孔隙的水和营养物、代谢产物、激素、气体分子等可以通过,大于孔隙的大分子物质、细菌等不能通过,从而使基质成为限制细菌等有害物扩散的防御屏障。溶血性链球菌和癌细胞等能产生透明质酸酶,分解蛋白多糖,破坏基质结构,得以扩散。

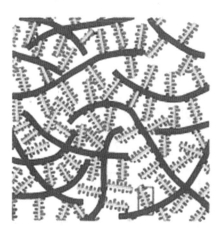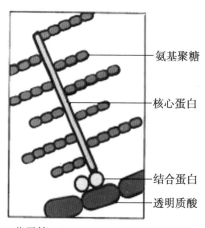

氨基聚糖

核心蛋白

结合蛋白
透明质酸

图 1-2-21 分子筛

(2)纤维连接蛋白(fibronectin):是结缔组织基质中最主要的粘连性糖蛋白。这种大分子表面具有与多种细胞、胶原及蛋白多糖相结合的部位(即化学基团),因此是将这 3 种成分有机连接的媒介,对于细胞的分化和迁移也具有一定作用。

(3)组织液(tissue fluid):在毛细血管动脉端,溶解有电解质、单糖、气体分子等小分子的水溶液通过毛细血管壁,渗入基质内,成为组织液。在毛细血管静脉端,组织液的大部分又回到血液中,小部分则进入毛细淋巴管成为淋巴,最后也回流入血。组织液不断更新,有利于血液与组织中的细胞进行物质交换,形成细胞赖以生存的体液环境。当组织液的产生和回流失去平衡时,或机体电解质和蛋白质代谢发生障碍时,基质中的组织液含量可增多或减少,导致组织水肿或脱水。

（二）致密结缔组织

致密结缔组织(dense connective tissue)以纤维为主要成分,纤维粗大,排列致密,以支持和连接为其主要功能。根据纤维的性质和排列方式,可分为以下几种类型。

1. 规则致密结缔组织　主要构成肌腱、腱膜和大部分韧带,使骨骼肌附着于骨。其大量密集的胶原纤维顺着受力方向平行排列成束。纤维束之间有腱细胞,为一种形态特殊的成纤维细胞,胞体伸出多个薄翼状突起插入纤维束之间(见图1-2-22)。

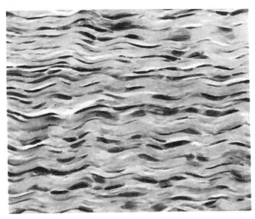

图1-2-22　规则致密结缔组织(肌腱纵切面)光镜图

2. 不规则致密结缔组织　主要见于真皮、硬脑膜、巩膜及许多器官的被膜内,其特点是粗大的胶原纤维纵横交织,形成致密的板层结构,纤维之间含少量基质和成纤维细胞(见图1-2-23)。

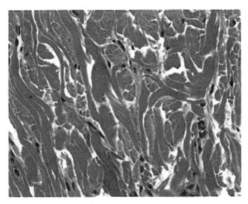

图1-2-23　不规则致密结缔组织(皮肤真皮)光镜图

3. 弹性组织　是以弹性纤维为主的致密结缔组织。粗大的弹性纤维或平行排列成束,如项韧带和黄韧带,以适应脊柱运动;或编织成膜状,如弹性动脉的中膜,以缓冲血流压力。

（三）脂肪组织

脂肪组织(adipose tissue)主要由大量群集的脂肪细胞构成,被疏松结缔组织分隔成小叶。根据脂肪细胞结构和功能的不同,脂肪组织分为两类。

1. 黄色脂肪组织 为通常所说的脂肪组织(在某些哺乳动物中呈白色)。其脂肪细胞内只有一个大的脂滴,故又称单泡脂肪细胞(见图 1-2-24)。黄色脂肪组织主要分布在皮下、网膜和系膜等处,是体内最大的储能库,还具有维持体温、缓冲、保护和填充等作用。

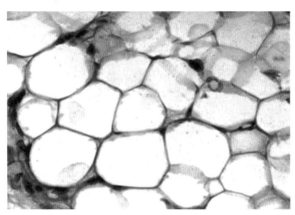

图 1-2-24 脂肪组织光镜图

2. 棕色脂肪组织 其特点是组织中有丰富的毛细血管,脂肪细胞内散在许多小脂滴,线粒体大而丰富,核位于中央,称多泡脂肪细胞。棕色脂肪组织在成人体内极少,在新生儿及冬眠动物体内较多,主要分布在新生儿的肩胛间区、腋窝及颈后部。棕色脂肪组织在寒冷的刺激下,其脂肪细胞内的脂类分解、氧化,产生大量热能。

(四) 网状组织

网状组织(reticular tissue)由网状细胞和网状纤维构成。网状细胞是有突起的星形细胞,相邻细胞的突起连接成网。胞核较大,圆形或卵圆形,着色浅,常见 1~2 个核仁。胞质较多,粗面内质网较丰富。网状纤维由网状细胞产生。网状纤维交织成网,并可深陷于网状细胞的胞体和突起内,成为网状细胞依附的支架(见图 1-2-25)。在体内网状组织不单独存在,而是构成造血组织和淋巴组织的基本组成成分,为血细胞发生和淋巴细胞发育提供适宜的微环境。

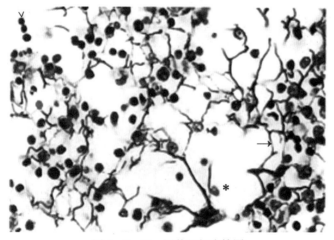

图 1-2-25 网状组织光镜图
(*示网状细胞,→示网状纤维,>示淋巴细胞)

二、软骨组织

（一）软骨组织

软骨组织（cartilage tissue）由软骨细胞和细胞间质构成，间质呈均质状，由半固体凝胶状基质和纤维构成，基质主要成分为蛋白多糖和水分，其中水占 90%。软骨间质无血管、淋巴管和神经，软骨细胞所需营养由软骨膜血管渗出供给。

（二）软骨

软骨由软骨组织及其周围的软骨膜构成，软骨组织由软骨细胞、基质及纤维构成。根据软骨组织内所含纤维成分的不同，可将软骨分为透明软骨、纤维软骨和弹性软骨三种，其中以透明软骨的分布较广，结构也较典型。

1. 透明软骨（hyaline cartilage） 间质内仅含少量胶原原纤维，基质较丰富，新鲜时呈半透明状。主要分布于关节软骨、肋软骨等。

（1）软骨细胞：软骨细胞位于软骨基质内的软骨陷窝中。在陷窝的周围，有一层染色深的基质，称软骨囊。软骨细胞在软骨内的分布有一定的规律性，靠近软骨膜的软骨细胞较幼稚，体积较小，呈扁圆形，单个分布。当软骨生长时，细胞渐向软骨的深部移动，并具有较明显的软骨囊，细胞在囊内进行分裂，逐渐形成有 2～8 个细胞的细胞群，称为同源细胞群。软骨细胞核呈椭圆形，细胞质具弱嗜碱性，在 HE 染色切片中，因胞质的收缩，胞体变为不规则形，使软骨囊和细胞之间出现空隙（见图 1-2-26）。

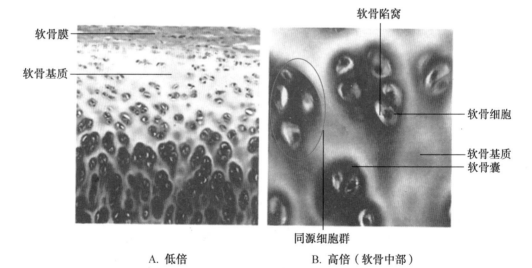

A. 低倍　　　　　　　　　　　B. 高倍（软骨中部）

图 1-2-26　透明软骨（气管）光镜图

（2）基质：透明软骨基质的化学组成主要为大分子的软骨黏蛋白，其主要成分是酸性糖胺多糖，染色呈碱性。

（3）纤维：透明软骨中无胶原纤维，但有许多细小的无明显横纹的胶原原纤维，纤维排列不整齐。胶原约占软骨有机成分的 40%，软骨囊含胶原少而含有较多的硫酸软骨素，故嗜碱性强。

2. 纤维软骨（fibrous cartilage） 分布于椎间盘、关节盘及耻骨联合等处。基质内富含胶原纤维束，平行或交错排列。软骨细胞较小，数量少，成行排列于胶原纤维束之间。HE 染色切片中，纤维被染成红色，故不易见到软骨基质，仅在软骨细胞周围可见深染的软骨囊及少量淡染的嗜碱性基质(见图1-2-27)。

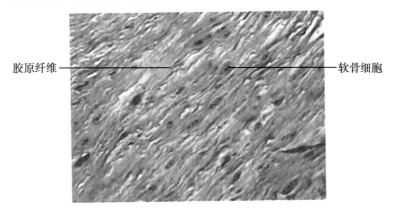

图1-2-27 纤维软骨(人椎间盘)光镜图

3. 弹性软骨(elastic cartilage) 分布于耳郭及会厌等处。结构类似透明软骨,仅在间质中含有大量交织成网的弹性纤维,纤维在软骨中部较密集,周边部较稀少(见图1-2-28)。这种软骨具有良好的弹性。

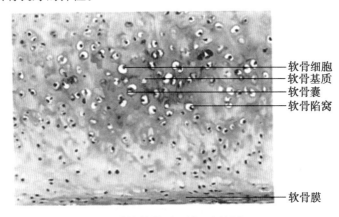

图1-2-28 弹性软骨(人耳郭)光镜图

(三)软骨膜

除关节面的软骨表面以外,软骨的周围均覆有一层较致密的结缔组织,即软骨膜。其外层纤维较致密,主要起保护作用;内层较疏松,富含细胞、神经及一些小血管。在紧贴软骨处的软骨膜内还有一种能形成骨或软骨的幼稚细胞(干细胞),呈梭形,可增殖分化为软骨细胞。软骨膜能保护软骨并为其提供营养,对软骨的生长有重要作用。

(四)软骨的生长方式

1. 内积生长 又称膨胀式生长,即通过软骨内软骨细胞的长大和分裂增殖,进而继续不断地产生基质和胶原,使软骨从内部生长增大。

2. 外加生长 又称软骨膜附加生长,即通过软骨膜内层的骨祖细胞向软骨表面不断添加新的软骨细胞,产生基质和纤维,使软骨从表面向外扩大。

三、骨组织

(一)骨组织的结构

骨组织(osseous tissue)由大量钙化的细胞间质及数种细胞组成。钙化的细胞间质称为骨基质。细胞有骨祖细胞、成骨细胞、骨细胞及破骨细胞四种。骨细胞最多,位于骨基质内,其余3种细胞均位于骨组织的边缘。

1. 骨基质(bone matrix) 即骨的细胞间质,由有机成分和无机成分构成,含水极少。有机成分由成骨细胞分泌形成,包括大量胶原纤维(占有机成分的95%)及少量无定形基质。无机成分又称骨盐,主要为羟磷灰石结晶,属不溶性中性盐,呈细针状,沿胶原原纤维长轴规则排列并与之结合。有机成分与无机成分的紧密结合使骨十分坚硬。

骨基质结构呈板层状,称为骨板(bone lamella),成层排列的骨板犹如多层木质胶合板。同一骨板内的纤维相互平行,相邻骨板的纤维则相互垂直,这种结构形式有效地增强了骨的支持力。

2. 骨组织的细胞

(1) 骨细胞(osteocyte):单个分散于骨板内或骨板间。骨细胞是有许多细长突起的细胞,胞体较小,呈扁椭圆形,其所在腔隙称骨陷窝,突起所在的腔隙称骨小管(见图1-2-29)。相邻骨细胞的突起以缝隙连接相连,骨小管则彼此连通。骨陷窝和骨小管内含组织液,可营养骨细胞和输送代谢产物。骨陷窝周围的薄层骨基质钙化程度较低,并可不断更新,对维持血钙的衡态水平有一定作用。

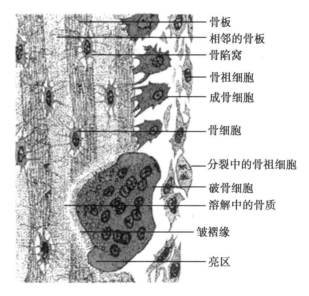

图1-2-29 骨组织的细胞

(2) 骨祖细胞(osteoprogenitor cell):是骨组织中的干细胞,位于骨外膜及骨内膜贴近骨处。细胞较小,呈梭形,核椭圆形,细胞质少,弱嗜碱性。当骨组织生长或改建时,骨祖细胞能分裂分化为成骨细胞(见图1-2-30)。

(3) 成骨细胞(osteoblast):分布在骨组织表面,成年前较多,常排成一层,成年后较少。成骨细胞是具有细小突起的细胞,胞体呈矮柱状或椭圆形,其突起常伸入骨质表层的骨小管内,与表层骨细胞的突起形成连接。核圆形,多位于细胞的游离端(见图1-2-29)。成骨时,成骨细胞分泌骨基质的有机成分,称为类骨质。当成骨细胞被类骨质包埋后,便成为骨细胞。

(4) 破骨细胞(osteoclast):主要在骨组织表面,数目较少。破骨细胞是一种多核的大细胞(见图1-2-29),目前认为它由多个单核细胞融合而成,无分裂能力。破骨细胞有溶解和吸收骨基质的作用。

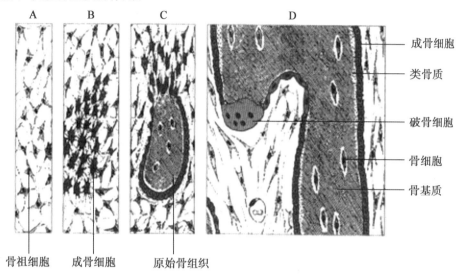

A.未分化间充质细胞阶段,含骨祖细胞;B.骨祖细胞分化为成骨细胞;
C.成骨细胞形成原始骨组织;D.原始骨组织生长改建,形成骨小梁

图1-2-30　膜内成骨过程

(二)长骨的结构

长骨由骨松质、骨密质、骨膜、关节软骨、血管和神经等构成。

1. 骨松质(spongy bone)　分布于长骨的骨骺和骨干的内侧,是大量针状或片状骨小梁相互连接而成的多孔隙网架结构,网孔即骨髓腔,其内充满骨髓。

2. 骨密质(compact bone)　分布于长骨骨干和骨骺的外侧。骨密质内的骨板排列很有规律,按骨板排列方式可分为环骨板、骨单位(哈弗斯系统)和间骨板(见图1-2-31)。

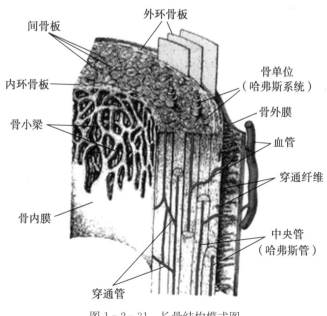

图1-2-31　长骨结构模式图

（1）环骨板：分布于长骨干的外侧面及近骨髓腔的内侧面，分别称为外环骨板及内环骨板。外环骨板较厚，有10～40层，较整齐地环绕骨干排列。内环骨板较薄，仅由数层骨板组成，排列不甚规则。外环骨板及内环骨板均有横向穿越的小管，统称穿通管。

（2）骨单位（osteon）：又称哈弗斯系统，是长骨干起支持作用的主要结构单位。骨单位位于内、外环骨板之间，数量较多，呈筒状，由10～20层同心圆排列的骨板（哈弗斯骨板）围成（见图1-2-32）。各层骨板之间有骨细胞。骨单位的中轴有一中央管，也称哈弗斯管，内含骨膜组织、毛细血管和神经。

各个骨单位表面都有一层厚约2μm的黏合质，是一层含骨盐多而胶原纤维少或缺如的骨基质，在骨的横磨片上呈折光较强的轮廓线，称黏合线。

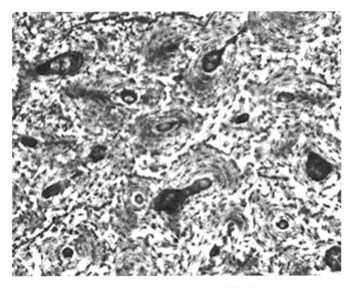

图1-2-32　长骨磨片光镜图

（3）间骨板：是填充在骨单位之间的一些不规则的平行骨板，它们是原有的骨单位或内、外环骨板未被吸收的残留部分，其中除骨陷窝及骨小管外，无其他管道。

3. 骨膜　除关节面以外，骨的内、外表面分别覆以骨内膜和骨外膜。骨外膜分为两层：外层较厚，为致密结缔组织，纤维粗大而密集，有的纤维横向穿入外环骨板，称穿通纤维，起固定骨膜和韧带的作用；内层较薄，结缔组织疏松，含骨祖细胞、成骨细胞、小血管和神经。在骨髓腔面、骨小梁的表面、中央管及穿通管的内表面均衬有薄层结缔组织，即骨内膜。骨内膜的纤维细而少，细胞常排列成一层，这些细胞能分裂分化为成骨细胞。

（三）骨发生

骨由胚胎时期的间充质分化而来。在其发生过程中不断地生长和改建，骨组织的形成与吸收交替进行，相辅相成。骨的发生有两种方式：膜内成骨和软骨内成骨。

1. 膜内成骨　又称膜性骨发生，由间充质先分化为原始结缔组织膜，再在此膜内成骨。额骨、顶骨、颞骨及锁骨等以此种方式发生。

2. 软骨内成骨　又称软骨性骨发生。先由间充质形成软骨雏形，此软骨不断生长，并逐渐被骨组织所替换。同时，在骨外膜的内层又并存着膜内成骨。颅底、躯干、四肢骨等主要以此方式发生。现以长骨的发生为例说明软骨性骨发生的过程（见图1-2-33）。

（1）软骨雏形的形成：间充质在将要形成长骨的部位，分化出骨祖细胞，进一步分化

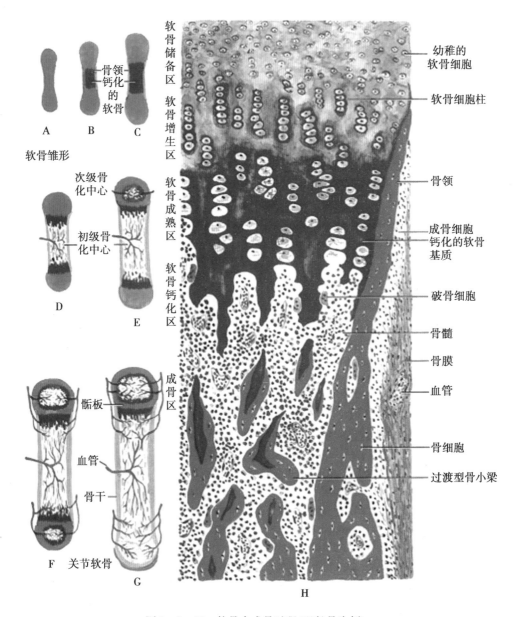

图 1-2-33 软骨内成骨过程(以长骨为例)

为软骨细胞;软骨细胞不断生长,逐渐形成与长骨形状大致相似的透明软骨,其外被覆软骨膜。

(2)软骨周骨化(骨领形成)。

(3)软骨内骨化:① 软骨退化及初级骨化中心形成。② 骨髓腔形成。③ 次级骨化中心出现与骺板形成。

(四)骨单位的形成与改建

在人的一生中,骨单位不断更新,上一代哈弗斯系统被破坏、吸收后,残留的骨单位片段即为间骨板。

（五）骨的再生及影响骨生长的因素

骨组织的再生能力较强。骨折以后，只要及时采取正确的措施，一般均可完全愈合。影响骨生长的因素很多，其中包括内因和外因两个方面。内因包括遗传因素、母体妊娠期间的身体及营养状况等，外因包括营养成分供应情况等。

四、血液

（一）血液的组成

血液（blood）约占体重的 7%，成人循环血容量约为 5L。血液由血浆（plasma）和血细胞（blood cell）组成。从血管取少量血液加入适量抗凝剂（如肝素或枸橼酸钠），经自然沉降或离心沉淀后，血液可分出 3 层：上层为淡黄色的血浆，下层为红细胞，中间的薄层为白细胞和血小板（见图 1-2-34）。血浆相当于结缔组织的细胞间质，约占血液容积的 55%，其中 90% 是水，其余为血浆蛋白（白蛋白、球蛋白、纤维蛋白原等）、脂蛋白、脂滴、无机盐、酶、激素、维生素和各种代谢产物。血液流出血管后，溶解状态的纤维蛋白

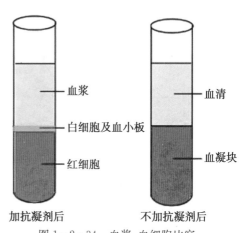

加抗凝剂后　　　　不加抗凝剂后

图 1-2-34　血浆、血细胞比容

原转变为不溶解状态的纤维蛋白，血液因此凝固成血块。血块静置后析出的淡黄色清明液体，称血清（serum）。血细胞约占血液容积的 45%，包括红细胞、白细胞和血小板。在正常生理情况下，血细胞有一定的形态结构，并有相对稳定的数量。血细胞形态结构的光镜观察，通常采用 Wright 或 Giemsa 染色的血涂片标本。血细胞分类和计数的正常值如下（见表 1-2-3）：

表 1-2-3　血细胞的种类、大小和正常值

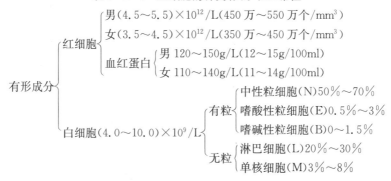

血细胞形态、数量、比例和血红蛋白含量的测定结果称为血象。患病时，血象常有显著变化，故检查血象对了解机体状况和诊断疾病十分重要。

（二）血细胞

1. 红细胞（erythrocyte, red blood cell）　直径 7~8.5μm，呈双凹圆盘状，中央较薄（厚度为 1.0μm），周缘较厚（厚度为 2.0μm），故在血涂片标本中呈中央染色较浅、周缘较深的形态。在扫描电镜下，可清楚地显示红细胞的这种形态特点（见图 1-2-35）。红细

胞的这种形态使它具有较大的表面积(约$140\mu m^2$),从而能最大限度地适应其携带O_2和CO_2的功能。红细胞有一定的弹性和可塑性,细胞通过毛细血管时可改变形状。

成熟红细胞无细胞核,也无细胞器,胞质内充满血红蛋白(hemoglobin,Hb),使红细胞呈红色。血红蛋白是含铁的蛋白质,它具有结合与运输O_2和CO_2的功

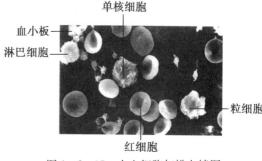

图 1 - 2 - 35　人血细胞扫描电镜图

能,所以红细胞能供给全身组织和细胞所需的O_2,带走所产生的部分CO_2。

正常成人红细胞数的平均值,男性为$(4.5\sim5.5)\times10^{12}/L$,女性为$(3.5\sim4.5)\times10^{12}/L$。血液中血红蛋白的含量,男性为$120\sim150g/L$,女性为$110\sim140g/L$。一般来说,红细胞数少于$3.0\times10^{12}/L$,血红蛋白低于$110g/L$,则为贫血。此时常伴有红细胞的直径及形态的改变,如大红细胞贫血时红细胞平均直径$>9\mu m$,小红细胞贫血时红细胞平均直径$<6\mu m$。缺铁性贫血时的红细胞,由于血红蛋白的含量明显降低,以致中央淡染区明显扩大。

红细胞的渗透压与血浆相等,使出入红细胞的水分维持平衡。当血浆渗透压降低时,过量水分进入细胞,细胞膨胀成球形,甚至破裂,血红蛋白逸出,称为溶血(hemolysis);溶血后残留的红细胞膜囊称为血影(ghost)。反之,若血浆的渗透压升高,可使红细胞内的水分析出过多,致使红细胞皱缩。凡能损害红细胞的因素,如脂溶剂、蛇毒、溶血性细菌等均能引起溶血。

红细胞的细胞膜除具有一般细胞膜的共性外,还有其特殊性,例如红细胞膜上有ABO血型抗原。

外周血中除大量成熟红细胞以外,还有少量未完全成熟的红细胞,称为网织红细胞(reticulocyte),在成人中网织红细胞数量占红细胞总数的$0.5\%\sim1.5\%$,新生儿较多,可达$3\%\sim6\%$。网织红细胞的直径略大于成熟红细胞,在常规染色的血涂片中不能与成熟红细胞区分。用煌焦蓝作体外活体染色,可见网织红细胞的胞质内有染成蓝色的细网或颗粒,它是细胞内残留的核糖体。核糖体的存在,表明网织红细胞仍有一些合成血红蛋白的功能。红细胞完全成熟时,核糖体消失,血红蛋白的含量即不再增加。贫血患者如果造血功能良好,其血液中网织红细胞的百分比值增高。因此,网织红细胞的计数有一定临床意义,它是贫血等某些血液病的诊断、疗效判断和估计指标之一。

红细胞的平均寿命约为120天。衰老的红细胞多在脾、骨髓和肝等处被巨噬细胞吞噬,同时由红骨髓生成和释放同等数量红细胞进入外周血液,维持红细胞数的相对恒定。

2. 白细胞(leukocyte,white blood cell)　为无色有核的球形细胞,体积比红细胞大,能做变形运动,具有防御和免疫功能。成人白细胞的正常值为$(4.0\sim10.0)\times10^9/L$。男女无明显差别。婴幼儿稍高于成人。血液中白细胞的数值可受各种生理因素的影响,如在劳动、运动、饮食后及妇女月经期,均略有增多。在疾病状态下,白细胞总数及各种白细胞的百分比值皆可发生改变。

光镜下,根据白细胞胞质有无特殊颗粒,可将其分为有粒白细胞和无粒白细胞两类。有粒白细胞又根据颗粒的嗜色性,分为中性粒细胞、嗜酸性粒细胞及嗜碱性粒细胞。无

粒白细胞有单核细胞和淋巴细胞两种。

(1) 中性粒细胞(neutrophilic granulocyte,neutrophil):占白细胞总数的 50%～70%,是白细胞中数量最多的一种。细胞呈球形,直径 10～12μm,核染色质呈团块状。核的形态多样,有的呈腊肠状,称杆状核;有的呈分叶状,叶间有细丝相连,称分叶核。分叶核一般为 2～5 叶,正常人以 2～3 叶者居多。在某些疾病情况下,核 1～2 叶的细胞百分率增多,称为核左移;核 4～5 叶的细胞百分率增多,称为核右移。一般来说,核分叶越多,表明细胞越接近衰老。但这不是绝对的,在有些疾病情况下,新生的中性粒细胞也可出现细胞核为 5 叶或更多叶。杆状核粒细胞则较幼稚,占粒细胞总数的 5%～10%,在机体受细菌严重感染时,其比例显著增高。

中性粒细胞的胞质染色呈粉红色,内含许多细小的淡紫色及淡红色颗粒,颗粒可分为嗜天青颗粒和特殊颗粒两种。嗜天青颗粒较少,呈紫色,约占颗粒总数的 20%,光镜下着色略深,体积较大;电镜下呈圆形或椭圆形,直径 0.6～0.7μm,电子密度较高(见图 1-2-36)。它是一种溶酶体,内含酸性磷酸酶和过氧化物酶等,能消化分解吞噬的异物。特殊颗粒数量多,淡红色,约占颗粒总数的 80%,颗粒较小,直径 0.3～0.4μm,呈哑铃形或椭圆形,内含碱性磷酸酶、吞噬素、溶菌酶等。吞噬素具有杀菌作用,溶菌酶能溶解细菌表面的糖蛋白。

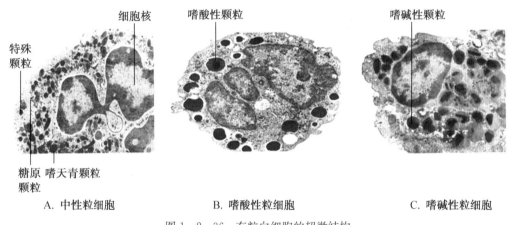

A. 中性粒细胞　　　　　　　B. 嗜酸性粒细胞　　　　　　　C. 嗜碱性粒细胞

图 1-2-36　有粒白细胞的超微结构

中性粒细胞具有活跃的变形运动能力和较强的吞噬功能。当机体某一部位受到细菌侵犯时,中性粒细胞对细菌产物及受感染组织释放的某些化学物质具有趋化性,能以变形运动的方式穿出毛细血管,聚集到细菌侵犯部位,大量吞噬细菌。由此可见,中性粒细胞在体内起着重要的防御作用。中性粒细胞吞噬细菌后,自身也常坏死,成为脓细胞。中性粒细胞在血液中停留 6～7 小时,在组织中存活 1～3 天。

(2) 嗜酸性粒细胞(eosinophilic granulocyte,eosinophil):占白细胞总数的 0.5%～3%。细胞呈球形,直径 10～15μm,核常为 2 叶,胞质内充满粗大(直径 0.5～1.0μm)、均匀、略带折光性的嗜酸性颗粒,染成橘红色。电镜下,颗粒多呈椭圆形,有膜包被,内含颗粒状基质和方形或长方形晶体(见图 1-2-36)。颗粒内含有酸性磷酸酶、芳基硫酸酯酶、过氧化物酶和组胺酶等,因此它也是一种溶酶体。

嗜酸性粒细胞也能做变形运动,并具有趋化性。它能吞噬抗原抗体复合物,释放组胺酶灭活组胺,从而减弱过敏反应。嗜酸性粒细胞还能借助抗体与某些寄生虫表面结合,释放颗粒内物质,杀灭寄生虫。故而嗜酸性粒细胞具有抗过敏和抗寄生虫作用。在出现过敏性疾病或寄生虫病时,血液中嗜酸性粒细胞增多。它在血液中一般仅停留数小时,在组织中可存活 8~12 天。

（3）嗜碱性粒细胞（basophilic granulocyte, basophil）：数量最少,占白细胞总数的 0~1.5%。细胞呈球形,直径 10~12μm。胞核分叶,或呈 S 形或不规则形,着色较浅。胞质内含有嗜碱性颗粒,大小不等,分布不均,染成蓝紫色,可覆盖在核上。颗粒具有异染性,甲苯胺蓝染色呈紫红色。电镜下,嗜碱性颗粒内充满细小微粒,呈均匀状或螺纹状分布（见图 1-2-36）。颗粒内含有肝素和组胺,可被快速释放；白细胞三烯则存在于细胞基质内,它的释放较前者缓慢。肝素具有抗凝血作用,组胺和白细胞三烯参与过敏反应。嗜碱性粒细胞在组织中可存活 12~15 天。

嗜碱性粒细胞与肥大细胞,在分布、胞核的形态以及颗粒的大小与结构上,均有所不同。但两种细胞都含有肝素、组胺和白细胞三烯等成分,故嗜碱性粒细胞的功能与肥大细胞相似,但两者的关系尚待研究。

（4）单核细胞（monocyte）：占白细胞总数的 3%~8%。它是白细胞中体积最大的细胞,直径 14~20μm,呈圆形或椭圆形。胞核形态多样,呈卵圆形、肾形、马蹄形或不规则形等。核常偏位,染色质颗粒细而松散,故着色较浅。胞质较多,呈弱嗜碱性,含有许多细小的嗜天青颗粒,使胞质染成深浅不匀的灰蓝色。颗粒内含有过氧化物酶、酸性磷酸酶、非特异性酯酶和溶菌酶,这些酶不仅与单核细胞的功能有关,而且可作为与淋巴细胞的鉴别点。电镜下,细胞表面有皱褶和微绒毛,胞质内有许多吞噬泡、线粒体和粗面内质网,颗粒具溶酶体样结构（见图 1-2-37）。

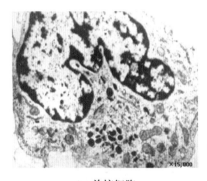
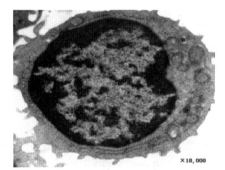

A. 单核细胞　　　　　　　　　B. 淋巴细胞

图 1-2-37　无粒白细胞的超微结构

单核细胞具有活跃的变形运动能力、明显的趋化性和一定的吞噬功能。单核细胞是巨噬细胞的前身,它在血流中停留 1~5 天后,穿出血管进入组织和体腔,分化为巨噬细胞。单核细胞和巨噬细胞都能消灭侵入机体的细菌,吞噬异物颗粒,消除体内衰老损伤的细胞,并参与免疫,但单核细胞功能不及巨噬细胞强。

（5）淋巴细胞（lymphocyte）：占白细胞总数的 20%~30%,圆形或椭圆形,大小不等。直径 6~8μm 的为小淋巴细胞,9~12μm 的为中淋巴细胞,13~20μm 的为大淋巴细胞。小淋巴细胞数量最多,细胞核圆形,一侧常有小凹陷,染色质致密呈块状,着色深,核占细胞的大部,胞质很少,在核周成一窄缘,嗜碱性,染成蔚蓝色,含少量嗜天青颗粒。中淋巴细胞和大淋巴细胞的核呈椭圆形,染色质较疏松,故着色较浅,胞质较多,胞质内也可见少量嗜天青颗粒。少数大、中淋巴细胞的核呈肾形,胞质内含有较多的大嗜天青颗粒,称为大颗粒淋巴细胞。电镜下,淋巴细胞的胞质内主要是大量的游离核糖体,其他细胞器均不发达(见图 1-2-37)。血液中的淋巴细胞至少可分为 T 淋巴细胞(胸腺依赖淋巴细胞)、B 淋巴细胞(骨髓依赖淋巴细胞)、杀伤细胞(K 细胞)和自然杀伤细胞(NK 细胞)4 类。

血液中的 T 淋巴细胞约占淋巴细胞总数的 75%,它参与细胞免疫,如排斥异体、抗肿瘤等,并具有免疫调节功能。B 淋巴细胞约占血液中淋巴细胞总数的 10%～15%。B 淋巴细胞受抗原刺激后增殖分化为浆细胞,产生抗体,参与体液免疫。

3. 血小板(blood platelet) 或称血栓细胞(thrombocyte),在血液中的正常数值为 $(100～300)×10^9/L$。它是骨髓中巨核细胞胞质脱落下来的小块,故无细胞核,表面有完整的细胞膜。血小板体积甚小,直径 $2～4\mu m$,呈双凸扁盘状;当受到机械或化学刺激时,则伸出突起,呈不规则形。在血涂片中,血小板常呈多边形,聚集成群。血小板中央部分有着蓝紫色的颗粒,称颗粒区(granulomere);周边部呈均质浅蓝色,称透明区(hyalomere)。电镜下,血小板的膜表面有糖衣,细胞内无核,但有小管系、线粒体、微丝和微管等细胞器,以及血小板颗粒和糖原颗粒等(见图 1-2-38)。血小板在止血和凝血过程中起重要作用。血小板的表面糖衣能吸附血浆蛋白和凝血因子Ⅲ,血小板颗粒内含有与凝血有关的物质。当血管受损害或破裂时,血小板受刺激,由静止相变为机能相,迅即发生变形,表面黏度增大,凝聚成团;同时在表面第Ⅲ因子的作用下,使血浆内的凝血酶原变为凝血酶,后者又催化纤维蛋白原变成丝状的纤维蛋白,与血细胞共同形成凝血块止血。血小板颗粒物质的释放,则进一步促进止血和凝血。血小板还有保护血管内皮、参与内皮修复、防止动脉粥样硬化的作用。血小板寿命为 7～14 天。血液中的血小板数低于 $100×10^9/L$ 为血小板减少,低于 $50×10^9/L$ 则有出血危险。

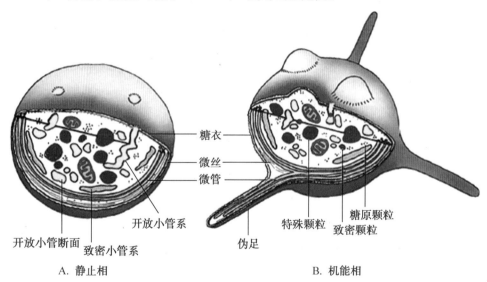

A. 静止相   B. 机能相

图 1-2-38 血小板的超微结构

(三)骨髓和血细胞发生

人的血细胞最初是在胚胎时期卵黄囊壁的血岛生成的,随着卵黄囊血管的出芽成网及与胚体的血管连通,血岛的造血干细胞便迁移到胚体内,先后播散到肝脏和骨髓等器官内。造血干细胞增殖分化成各种血细胞。从胚胎后期至出生后,骨髓成为主要的造血器官。

1. 骨髓的结构　骨髓是人体最大的造血器官,占体重的 4%～6%,分为红骨髓(red bone marrow)和黄骨髓(yellow bone marrow)。胎儿及婴儿时期的骨髓都是红骨髓,从 5 岁开始,长骨骨干内的骨髓出现脂肪组织,并随年龄增长而逐渐增多,最后成为黄骨髓。这时,红骨髓则主要分布在扁骨、不规则骨和长骨骺端的骨松质中,造血功能活跃。黄骨髓内仅有少量幼稚血细胞,当机体需要时,这些有分化潜能的造血细胞可转变为红骨髓进行造血。在组织结构上,红骨髓主要由造血组织和血窦组成(见图 1-2-39)。

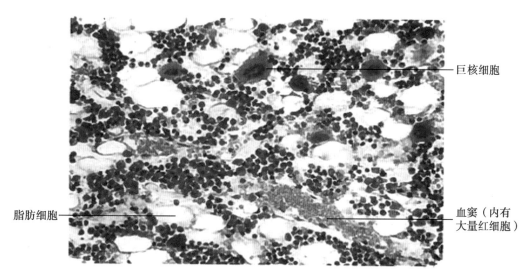

图 1-2-39　红骨髓的结构

（1）造血组织:由网状组织构成的支架、堆积在上面的各发育阶段的造血细胞和基质细胞所组成。网状组织包括网状细胞和网状纤维;网孔中除各种造血细胞外,还有少量造血干细胞、巨噬细胞、脂肪细胞和间充质细胞等,它们形成骨髓中的基质细胞,与骨髓内的神经、微血管、基质等成分一起构成血细胞生长的造血诱导微环境(hemopoietic inductive microenvironment),调节造血细胞的增殖和分化。

（2）血窦(sinusoid):骨髓内扩大的毛细血管,腔大而迂曲,形状不规则。窦壁衬贴有孔内皮,内皮基膜不完整,呈断续状,基膜外有扁平多突的周细胞覆盖。当造血功能活跃时,覆盖面减小,利于血细胞穿过。血窦壁内外的单核细胞和巨噬细胞,有吞噬清除血流中异物、细菌及衰老细胞的功能。

2. 造血干细胞和造血祖细胞　在骨髓内,造血干细胞(hematopoietic stem cell)又称多能干细胞(multipotential stem cell),经微环境的调节增殖分化成造血祖细胞(hematopoietic progenitor cell),失去了多能分化能力,但能向一个或多个细胞系定向分化,故称定向干细胞(committed stem cell)。

（1）造血干细胞:源于受精 3 周时的人胚卵黄囊血岛,随血岛四周出芽血管的建立并与胚体循环连通,经血流迁入胚肝,开始造血。出生后,造血干细胞则主要存在于红骨髓,其基本特征是:有很强的增殖潜能;有多向分化能力;有自我复制能力。造血干细胞的形态结构,至今尚无定论,说法不一。

（2）造血祖细胞:由造血干细胞分化而来的分化方向确定的干细胞,也称定向干细胞,能分化成不同的、形态可辨认的幼稚细胞系。目前已确认的造血祖细胞有:① 红细胞系造血祖细胞。② 中性粒细胞-单核细胞系造血祖细胞。③ 巨核细胞系造血祖细胞。

　　3. 血细胞发生过程的形态演变　　血细胞的发生从幼稚到成熟大致可分为 3 个时期(见表 1－2－4):原始阶段、幼稚阶段(又分早、中、晚 3 期)和成熟阶段。每个阶段都有自己的形态结构特点,是血液病诊断的重要依据。一般规律大致如下:① 胞体由大变小,但巨核细胞的发生则由小变大。② 胞核由大变小,红细胞核最后消失,粒细胞核由圆形逐渐变成杆状乃至分叶状,巨核细胞的核由小变大呈分叶状;染色质逐渐变粗密,核仁渐消失。③ 胞质由少增多,嗜碱性逐渐变弱,但单核细胞和淋巴细胞仍保持嗜碱性;胞质内的特殊结构如血红蛋白、特殊颗粒、嗜天青颗粒等均由无到有,并逐渐增多。④ 细胞分裂能力逐渐减弱直至消失,但淋巴细胞仍有很强的潜在分裂能力(见图 1－2－40)。

表 1－2－4　各系血细胞发生过程及其命名

名　称	红骨髓				外周血
	原始阶段	幼稚阶段			成熟阶段
红细胞系	原始红细胞 →	早幼红细胞 →	中幼红细胞 →	晚幼红细胞 →	网织红细胞、红细胞
粒细胞系	原始粒细胞 →	早幼粒细胞 →	中幼粒细胞 →	晚幼粒细胞 →	杆状核粒细胞、分叶核粒细胞
单核细胞系	原始单核细胞 →	幼单核细胞 →		单核细胞 →	单核细胞
血小板	原始巨核细胞 →	幼巨核细胞 →	巨核细胞 →	胞质脱落 →	血小板

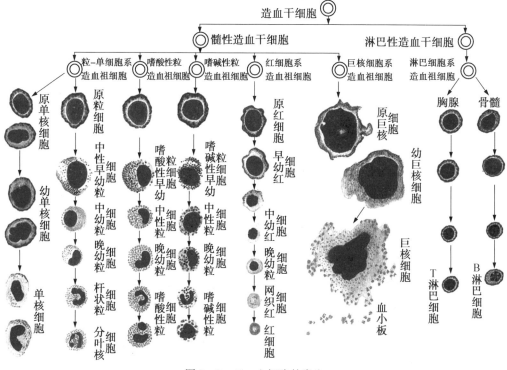

图 1-2-40 血细胞的发生

思考题

1. 试述疏松结缔组织中的细胞及功能,纤维的类型及特点。

2. 试述软骨的分类及分类依据。

3. 试述骨组织的结构、长骨的结构。

4. 试述血液的组成、血细胞的分类和正常值;红细胞的形态及功能;白细胞的分类及功能。

小案例

知识拓展

同步测试

第三节 肌组织

学习 要求

1. 掌握骨骼肌、心肌、平滑肌纤维的微细结构。

2. 熟悉肌组织的一般结构特点。

3. 了解骨骼肌、心肌、平滑肌的超微结构。

课件

肌组织(muscle tissue)主要由具有收缩结构的肌细胞构成。肌细胞间有少量结缔组织、血管、淋巴管及神经。肌细胞因呈细长纤维形,故又称肌纤维(muscle fiber),其细胞膜称肌膜(sarcolemma),细胞质称肌质(sarcoplasm)。肌组织分骨骼肌、心肌和平滑肌 3 种,前两种属横纹肌。骨骼肌受躯体神经支配,属随意肌;心肌和平滑肌受自主神经支配,为不随意肌。

一、骨骼肌

微课

骨骼肌(skeletal muscle)一般借肌腱附于骨骼。致密结缔组织包裹在整块肌肉外面形成肌外膜(epimysium)。肌外膜的结缔组织伸入肌内,将其分隔形成肌束,包裹肌束的结缔组织称肌束膜(perimysium)。分布在每条肌纤维外面的结缔组织称肌内膜(endomysium)(见图1-2-41)。结缔组织对骨骼肌具有支持、连接、营养和功能调整等作用。除骨骼肌纤维外,骨骼肌中还有一种扁平、有突起的肌卫星细胞,附着在肌纤维表面;当后者受损伤后,肌卫星细胞可增殖分化,参与肌纤维的修复,因此具有干细胞性质。

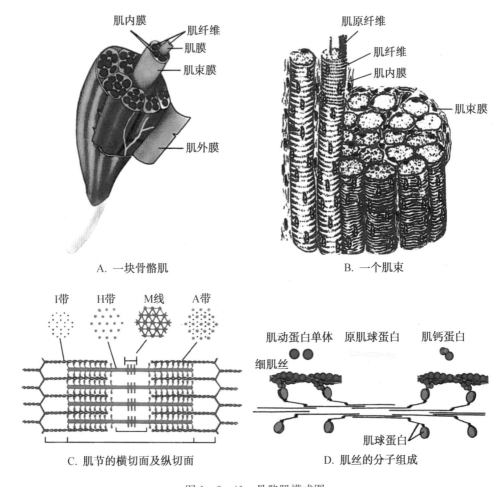

A. 一块骨骼肌 B. 一个肌束

C. 肌节的横切面及纵切面 D. 肌丝的分子组成

图1-2-41 骨骼肌模式图

（一）骨骼肌纤维的光镜结构

骨骼肌纤维呈长圆柱状,直径 $10\sim100\mu m$,长 $1\sim40mm$,肌膜外面有基膜贴附。骨骼肌纤维是多核细胞,一条肌纤维内含有几十个甚至几百个核,核呈扁椭圆形,位于肌膜下方。在肌质中有沿肌纤维长轴平行排列的肌原纤维,呈细丝样,直径 $1\sim2\mu m$。每条肌原纤维上都有明暗相间的带,各条肌原纤维的明带和暗带都准确地排列在同一平面上,构成了骨骼肌纤维明暗相间的周期性横纹(见图1-2-41、图1-2-42)。明带又称Ⅰ

带,暗带又称 A 带。用油镜观察,可见暗带中央有一条浅色窄带,称 H 带,H 带中央有一条深色的 M 线,明带中央有一条深色的 Z 线。相邻两条 Z 线之间的一段肌原纤维称为肌节。每个肌节(sarcomere)由 1/2 I 带＋A 带＋1/2 I 带组成。暗带的长度恒定,为 1.5μm;明带的长度依骨骼肌纤维的收缩或舒张状态而异,最长可达 2μm;而肌节的长度介于 1.5～3.5μm,在一般安静状态约为 2μm。肌节递次排列构成肌原纤维,是骨骼肌纤维结构和功能的基本单位。

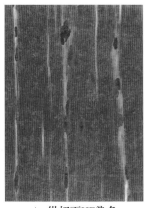 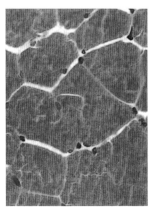

A. 纵切面HE染色　　　　　　　　B. 横切面HE染色

图 1-2-42　骨骼肌的纵切面和横切面

（二）骨骼肌纤维的超微结构

1. 肌原纤维(myofibril)　由粗、细两种肌丝构成,两种肌丝沿肌原纤维的长轴排列。粗肌丝位于肌节中部,两端游离,中央借 M 线固定。细肌丝位于肌节两侧,一端附着于 Z 线,另一端伸至粗肌丝之间,与之平行走行,其末端游离,止于 H 带的外侧。明带仅由细肌丝构成,H 带仅有粗肌丝,H 带两侧的暗带部分两种肌丝皆有。在横断面上可见每 1 根粗肌丝的周围排列着 6 根细肌丝,每 1 根细肌丝周围有 3 根粗肌丝(见图 1-2-41)。细肌丝由肌动蛋白、原肌球蛋白和肌钙蛋白组成。肌动蛋白由球形肌动蛋白单体连接成串珠状,并形成双股螺旋链,每个肌动蛋白单体都有一个可与粗肌丝的肌球蛋白头部相结合的位点,但在肌纤维处于非收缩状态时,该位点被原肌球蛋白掩盖。原肌球蛋白是由两条多肽链相互缠绕形成的双股螺旋状分子,首尾相连,嵌于肌动蛋白双股螺旋链的浅沟内。肌钙蛋白为球形,附着于原肌球蛋白分子上,可与 Ca^{2+} 相结合。粗肌丝由肌球蛋白分子组成。后者形如豆芽,由头和杆两部分组成,在头和杆的连接处有两处类似关节的结构,可以屈动。大量肌球蛋白分子平行排列,集合成束,组成一条粗肌丝。分子尾端朝向 M 线,头部朝向 Z 线,并突出于粗肌丝表面,形成电镜下可见的横桥。肌球蛋白分子头具有腺苷三磷酸(ATP)酶活性,并且有与细肌丝肌动蛋白结合的位点,两者相结合时 ATP 酶被激活,分解 ATP 产生能量,使横桥屈动。

2. 横小管(transverse tubule)　是肌膜向肌质内凹陷形成的管状结构,其走向与肌纤维长轴垂直,位于暗带与明带交界处。同一平面上的横小管分支吻合,环绕每条肌原纤维(见图 1-2-43),可将肌膜的兴奋迅速传导至肌纤维内部。

3. 肌质网(sarcoplasmic reticulum)　是肌纤维中特化的滑面内质网,位于横小管之间。其中部纵行包绕每条肌原纤维,称纵小管;两端扩大呈扁囊状,称终池(terminal cisternae)。每条横小管与两侧的终池组成三联体(triad),在此部位将兴奋从肌膜传递到肌质网膜(见图 1-2-43)。肌质网膜上有钙泵和钙通道。钙泵能逆浓度差把肌质中的 Ca^{2+} 泵入肌质网内储存,使其内的 Ca^{2+} 浓度为肌质中的上千倍。当肌质网膜接受兴奋后,钙通道开放,大量 Ca^{2+} 涌入肌质。此外,肌原纤维之间有大量线粒体、糖原及少量脂滴,肌质内还有可与氧结合的肌红蛋白。

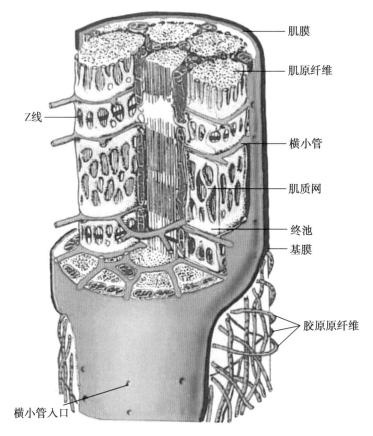

图 1-2-43　骨骼肌纤维的超微结构(立体模式图)

（三）骨骼肌纤维的收缩原理

骨骼肌纤维的收缩机制为肌丝滑动原理,其主要过程为：① 运动神经末梢将神经冲动传递给肌膜。② 肌膜的兴奋经横小管传递给肌质网,大量 Ca^{2+} 涌入肌质。③ Ca^{2+} 与肌钙蛋白结合,肌钙蛋白、原肌球蛋白发生构型或位置变化,暴露出肌动蛋白上与肌球蛋白头部的结合位点,两者迅速结合。④ ATP 被分解并释放能量,肌球蛋白的头及杆发生屈动,将肌动蛋白向 M 线牵引。⑤ 细肌丝在粗肌丝之间向 M 线滑动,明带缩短,肌节缩短,肌纤维收缩。⑥ 收缩结束后,肌质内的 Ca^{2+} 被泵回肌质网,肌钙蛋白等恢复原状,肌纤维松弛(见图 1-2-44)。

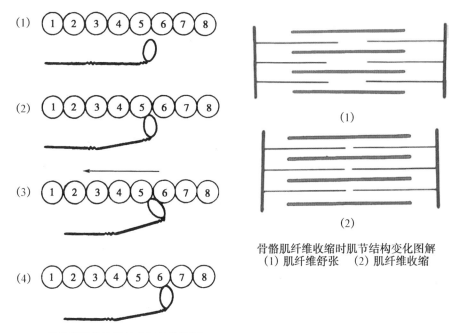

骨骼肌纤维收缩时肌节结构变化图解
(1) 肌纤维舒张　(2) 肌纤维收缩

骨骼肌纤维收缩的分子结构图解:
(1) 肌纤维未收缩时,肌球蛋白分子头部未与肌动蛋白接触
(2) 肌纤维收缩时,肌球蛋白头部与肌动蛋白位点接触,ATP分解,释放能量
(3) 肌球蛋白头部向M线方向转动,使肌动蛋白丝向A带滑入
(4) 新的接触重新开始

图 1-2-44　骨骼肌纤维收缩原理

二、心肌

心肌(cardiac muscle)分布于心壁和临近心脏的大血管壁上,其收缩有自动节律性。

(一)心肌纤维的光镜结构

心肌纤维呈不规则的短圆柱状,有分支,互联成网。连接处染色较深,称闰盘。多数心肌纤维有一个核,少数有双核,核呈卵圆形,位于细胞中央。心肌纤维也呈明暗相间的周期性横纹,核周围的胞质内可见脂褐素,随年龄增长而增多(见图 1-2-45)。

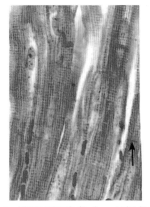

A. 纵切面HE染色(→示闰盘)

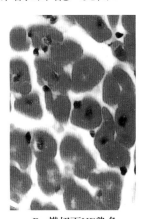

B. 横切面HE染色

图 1-2-45　心肌的纵切面和横切面

（二）心肌纤维的超微结构

心肌纤维的超微结构与骨骼肌纤维相似,也含有粗、细两种肌丝及其组成的肌节。心肌纤维的特点是:① 肌原纤维的粗细不等、界限不很分明,肌原纤维间有极为丰富的线粒体以及横小管、肌质网等。② 横小管较粗,位于 Z 线水平。③ 肌质网稀疏,纵小管不发达,终池少而小,多见横小管与一侧的终池紧贴形成二联体(diad)。因此,心肌纤维的储钙能力低,收缩前尚需从细胞外摄取 Ca^{2+}。④ 闰盘的横位部分位于 Z 线水平,有中间连接和桥粒,使心肌纤维间的连接牢固;在闰盘的纵位部分存在缝隙连接,便于细胞间化学信息的交流和电冲动的传导,分别使心房肌和心室肌整体的收缩和舒张同步化(见图 1 - 2 - 46、图 1 - 2 - 47)。

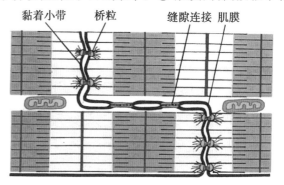

图 1 - 2 - 46　闰盘的超微结构

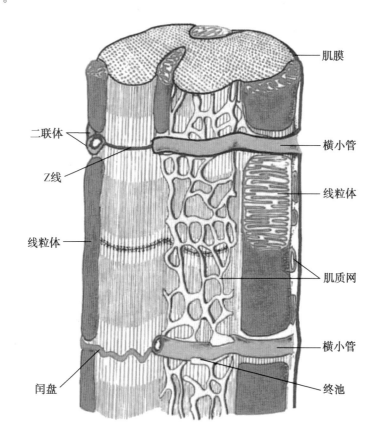

图 1 - 2 - 47　心肌纤维的超微结构(立体模式图)

三、平滑肌

平滑肌(smooth muscle)广泛分布于消化管、呼吸道、血管等中空性器官的管壁内。

（一）平滑肌纤维的光镜结构

平滑肌纤维呈长梭形，细胞中央有一个杆状或椭圆形的核，常呈扭曲状，胞质嗜酸性，无横纹（见图1-2-48）。平滑肌纤维一般长$200\mu m$，直径$8\mu m$；但大小不均，如小血管壁上的平滑肌纤维可短至$20\mu m$，妊娠末期的子宫平滑肌纤维可长达$500\mu m$。

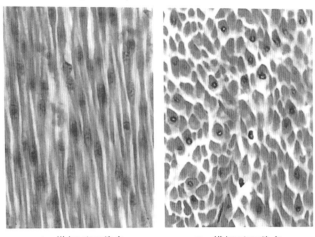

A. 纵切面HE染色　　　　　　B. 横切面HE染色

图1-2-48　平滑肌的纵切面和横切面

（二）平滑肌纤维的超微结构

平滑肌细胞内无肌原纤维，可见大量密斑、密体、中间丝、细肌丝和粗肌丝。密斑和密体的电子密度较高，前者位于肌膜下，后者位于肌质中，为梭形小体。中间丝由结蛋白构成，直径10nm，连接于密斑、密体之间，形成梭形的细胞骨架（见图1-2-49）。粗、细

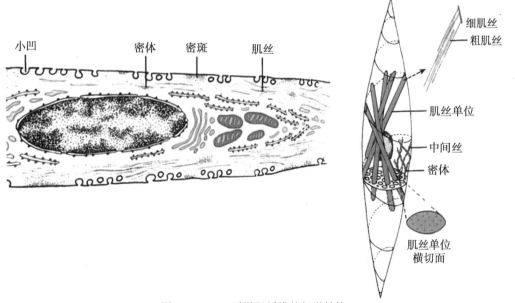

图1-2-49　平滑肌纤维的超微结构

肌丝的数量比约为1:12。细肌丝主要由肌动蛋白组成，一端附着于密斑或密体，另一端游离，环绕在粗肌丝周围。粗肌丝由肌球蛋白构成，呈圆柱状，表面有成行排列的横桥，相邻的两行横桥屈动方向相反。若干条粗肌丝和细肌丝聚集形成肌丝单位，又称收缩单

位。细胞内只有少量肌质网,细胞收缩时也需从细胞外摄取 Ca^{2+}。平滑肌纤维的收缩也是以粗、细肌丝间的滑动为基础。由于细肌丝以及细胞骨架的附着点密斑呈螺旋状分布,当肌丝滑动时,肌纤维呈螺旋状扭曲,长轴缩短。平滑肌纤维之间有较发达的缝隙连接,可传递信息和电冲动,引起相邻肌纤维的同步收缩。

小案例

知识拓展

同步测试

思考题

1. 试述骨骼肌的结构和微细功能。

2. 试述心肌的结构和微细功能。

3. 比较 3 种肌组织的微细结构。

第四节　神经组织

课件

学习 **要求**

1. 掌握神经组织的组成;神经元的形态结构和分类;突触的概念、结构和功能。

2. 熟悉神经纤维的结构和分类。

3. 了解神经胶质的形态结构和分类;神经末梢的概念、分类及功能。

微课

　　神经组织(nervous tissue)由神经细胞和神经胶质细胞组成,是神经系统中最主要的组织成分。神经细胞也称神经元(neuron),每个神经元都具有接受刺激、整合信息和传导冲动的能力;通过神经元之间的联系,接收的信息得以分析或储存,并可传递给骨骼肌、内脏平滑肌和腺体等,以产生效应;此外,它们也是意识、记忆、思维和行为调节的基础。神经胶质细胞(neuroglial cell)的数量为神经元的 10～50 倍,对神经元起支持、保护、营养和绝缘等作用。

一、神经元

神经元的形态不一,但都可分为胞体、树突和轴突 3 部分(见图 1－2－50)。

（一）神经元的结构

1. **胞体**　是神经元的营养和代谢中心,主要位于大脑和小脑的皮质、脑干和脊髓的灰质以及神经节内;呈圆形、锥形、梭形和星形等;其大小相差悬殊,但均由细胞膜、细胞质和细胞核构成。

（1）细胞膜:基本结构与其他细胞膜类似,但其为可兴奋膜,具有接受刺激、处理信息及产生、传导神经冲动的功能。神经元细胞膜的性质取决于膜蛋白,其中有些是离子通道,如 Na^+ 通道、K^+ 通道、Ca^{2+} 通道和 Cl^- 通道等;有些膜蛋白是受体,与相应的神经递质结合后,可使某种离子通道开放。

（2）细胞质:除一般细胞器外,在光镜下,其特征性结构为尼氏体(Nissl body)和神经原纤维。核周围的细胞质又称为核固体(perikaryon)。尼氏体具强嗜碱性,均匀分布;在大神经元(如脊髓运动神经元)中,呈粗大的斑块状,在小神经元(如神经节内的神经元)中,呈细颗粒状。电镜下,尼氏体由发达的粗面内质网和游离核糖体构成,表明神经元具有活跃的蛋白质合成功能,主要合成更新细胞器所需的结构蛋白、合成神经递质所需的酶类以及属于肽类的神经调质。神经递质(neurotransmitter)是神经元向其他神经元或效应细胞传递的化学信息载体,一般为小分子物质,在神经元的轴突终末合成。神经调质(neuromodulator)一般为肽类,能增强或减弱神经元对神经递质的反应,起调节作用。神经原纤维(neurofibril)在 HE 染色切片中无法分辨。在镀银染色切片中呈棕黑色细丝,交错排列成网,并伸入树突和轴突内。电镜下由神经丝和微管构成。神经丝是由神经丝蛋白构成的一种中间丝。它们除了构成神经元的细胞骨架外,微管还参与物质运输。胞质中还含有线粒体、高尔基复合体、溶酶体等细胞器,此外也含有随年龄而增多的脂褐素。

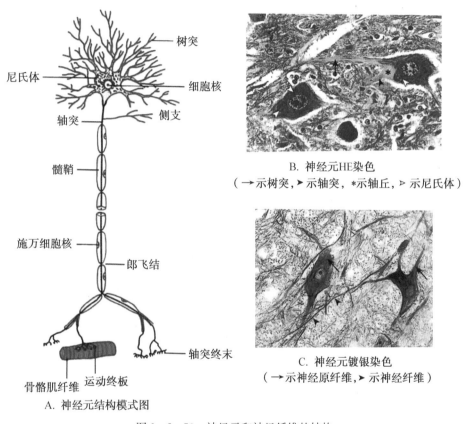

B. 神经元HE染色
(→示树突,►示轴突,*示轴丘,▷示尼氏体)

C. 神经元镀银染色
(→示神经原纤维,►示神经纤维)

A. 神经元结构模式图

图 1-2-50 神经元和神经纤维的结构

(3)细胞核:位于胞体中央,大而圆,核被膜明显,常染色质多,故着色浅,核仁也大而圆。

2. 树突(dendrite) 每个神经元有一至多个树突,形如树枝状,即从树突干发出许多分支。在分支上常可见大量短小突起,称树突棘。树突内胞质的结构与胞体相似,但无高尔基复合体。树突的功能主要是接受刺激。树突和树突棘极大地扩展了神经元接受刺激的表面积。因此,神经元整合信息的能力与其树突的分支程度以及树突棘的数目有密切关系。

3. 轴突(axon) 每个神经元只有一个轴突,一般由胞体发出,短者仅数微米,长者可达 1m 以上。光镜下胞体发出轴突的部位常呈圆锥形,称轴丘,此区无尼氏体,故染色淡。轴突一般比树突细,直径较均一,有侧支呈直角分出(见图 1-2-50、图 1-2-51)。轴突末端的分支较多,形成轴突终末。轴突表面的胞膜称轴膜(axolemma),内含的胞质称轴质（axoplasm）。轴质内有大量神经丝和微管,还有滑面内质网、微丝、线粒体和小泡。轴突内无粗面内质网和游离核糖体,故不能合成蛋白质。轴突起始段的轴膜较厚,膜下有电子密度高的致密层。此段轴膜易引起电兴奋,常是神经元产生神经冲动的起始部位,神经冲动形成后沿轴膜向终末传递,因此轴突的主要功能是传导神经冲动。轴突内的物质运输称轴突运输。胞体内新形成的神经丝、微丝和微管缓慢地向轴突终末延伸,称为慢速轴突运输（axonal transport）。此外还有快速轴突运输（双向）。轴膜更新所需的蛋白质、合成神经递质所需的酶、含神经调质的小泡、线粒体等,由胞体向轴突终末输送,称快速顺向轴突运输。轴突终末内的代谢产物或由轴突终末摄取的物质（蛋白质、小分子物质或由邻近细胞产生的神经营养因子等）逆向运输到胞体,称快速逆向轴突运输。某些病毒或毒素（如狂犬病毒、脊髓灰质炎病毒和破伤风毒素）也可通过逆向轴突运输迅速侵犯神经元胞体。微管在轴突运输中起重要作用。

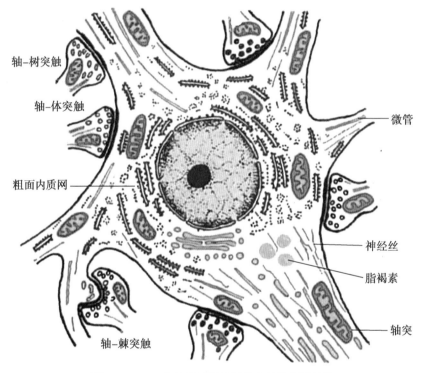

图1-2-51 多级神经元及部分突触的超微结构

（二）神经元的分类

1. 按神经元的突起数量,可分为3类（见图1-2-52）

（1）多极神经元（multipolar neuron）：有一个轴突和多个树突。

（2）双极神经元（bipolar neuron）：有树突和轴突各一个。

（3）假单极神经元（pseudounipolar neuron）：从胞体发出一个突起,但在不远处呈T形分为两支,一支进入中枢神经系统,称中枢突;另一支分布到周围的其他器官,称周围突。中枢突传出冲动,是轴突;周围突接受刺激,故为树突。

2. 按神经元轴突的长短,可分为两型

（1）高尔基Ⅰ型神经元：是具有长轴突的大神经元,轴突最长可达1m以上。

（2）高尔基Ⅱ型神经元：是具有短轴突的小神经元,轴突长度只有几微米。

3. 按神经元的功能,可分为 3 类(见图 1-2-53)

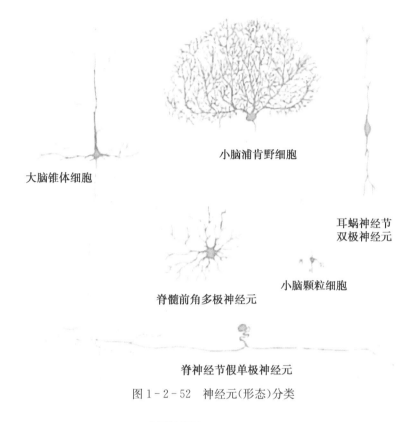

图 1-2-52　神经元(形态)分类

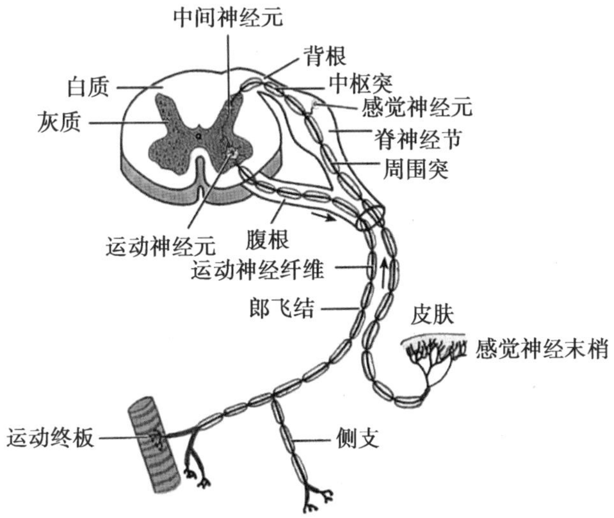

图 1-2-53　神经元(功能)分类

（1）感觉神经元(sensory neuron)：又称传入神经元,多为假单极神经元,可接受体内、外的化学或物理性刺激,并将信息传向中枢。

（2）运动神经元(motor neuron)：又称传出神经元,一般为多极神经元,负责把神经冲动传递给肌细胞或腺细胞。

（3）中间神经元(interneuron)：主要为多极神经元,位于前两种神经元之间,起信息加工和传递作用。

4. 按神经元释放的神经递质和神经调质的化学性质进行分类

(1) 胆碱能神经元：释放乙酰胆碱。

(2) 去甲肾上腺素能神经元：释放去甲肾上腺素。

(3) 胺能神经元：释放多巴胺、5-羟色胺等。

(4) 氨基酸能神经元：释放广氨基丁酸、甘氨酸、谷氨酸等。

(5) 肽能神经元：释放脑啡肽、P 物质、神经降压素等，常统称神经肽。

另外，一氧化氮(NO)也是一种神经递质。一般一个神经元只释放一种神经递质，同时还可释放一种神经调质。

二、突触

神经元与神经元之间，或神经元与效应细胞之间传递信息的部位称突触(synapse)。突触也是一种细胞连接方式，最常见的是一个神经元的轴突终末与另一个神经元的树突、树突棘或胞体连接，分别形成轴-树突触、轴-棘突触或轴-体突触。突触可分为化学突触和电突触两类。化学突触以神经递质作为传递信息的媒介，是一般所说的突触。电突触实际是缝隙连接，以电流作为信息载体，在某些低等动物中较发达，在哺乳动物及人中很少。电镜下，化学突触由突触前成分(presynaptic element)、突触间隙(synaptic cleft)和突触后成分(postsynaptic element)3 部分构成(见图 1 - 2 - 54)。突触前、后成分彼此相对的胞膜，分别称突触前膜和突触后膜，两者之间有宽 15～30nm 的突触间隙。突触前成分一般是神经元的轴突终末，呈球状膨大，又称突触小体。突触前成分内有许多突触小泡(synaptic vesicle)，内含神经递质或神经调质。突触小泡表面附有一种蛋白质，称突触素(synapsin)，它把小泡与细胞骨架连接在一起。突触前膜和突触后膜均较一般细胞膜略厚。突触后膜中有特异性的神经递质和神经调质的受体及离子通道。当神经冲动沿轴膜传导到轴突终末时，可引起突触前膜上的 Ca^{2+} 通道开放，Ca^{2+} 由细胞外进入突触前成分，在 ATP 的参与下使突触素发生磷酸化。磷酸化的突触素降低了它与突触小泡的亲和力而与小泡分离，致使突触小泡脱离细胞骨架，移至突触前膜并与之融合，通过出胞作用释放小泡内容物到突触间隙。突触后膜中的受体与特异性神经递质结合后，膜内离子通道开放，改变突触后膜两侧的离子分布，使突触后神经元(或效应细胞)出现兴奋性或抑制性突触后电位。

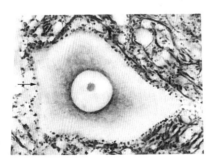

A. 镀银染色（→示突触小体）

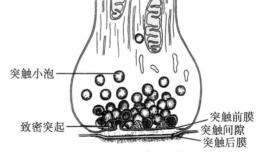

突触小泡

致密突起

突触前膜
突触间隙
突触后膜

B. 化学突触超微结构模式图

图 1 - 2 - 54　化学突触

三、神经胶质细胞

在神经元与神经元之间,神经元与非神经细胞之间,除了突触部位以外,一般都被神经胶质细胞分隔、绝缘,以保证信息传递的专一性和不受干扰。

（一）中枢神经系统的神经胶质细胞

脑和脊髓的神经胶质细胞有 4 种(见图 1-2-55),在 HE 染色切片中,除室管膜细

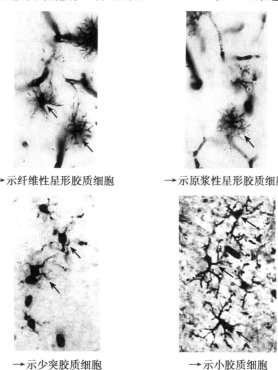

　　→示纤维性星形胶质细胞　　　　　→示原浆性星形胶质细胞

　　→示少突胶质细胞　　　　　　　　→示小胶质细胞

A. 镀银染色

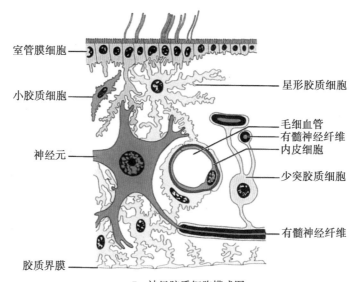

室管膜细胞　　　　　　　　　　　　　　　星形胶质细胞

小胶质细胞　　　　　　　　　　　　　　　毛细血管
　　　　　　　　　　　　　　　　　　　　有髓神经纤维
　　　　　　　　　　　　　　　　　　　　内皮细胞

神经元　　　　　　　　　　　　　　　　　少突胶质细胞

　　　　　　　　　　　　　　　　　　　　有髓神经纤维

胶质界膜

B. 神经胶质细胞模式图

图 1-2-55　中枢神经系统的神经胶质细胞

胞外,其他几种细胞不易区分,用不同的镀银染色法则能显示各种细胞的全貌。

1. 星形胶质细胞(astrocyte) 是体积最大、数量最多的一种神经胶质细胞,胞体呈星形,核圆或卵圆形、较大、染色较浅。从胞体发出的突起伸展充填在神经元胞体及其突起之间,起支持和绝缘作用。有些突起末端扩大形成脚板,在脑和脊髓表面形成胶质界膜(glial limitans),或贴附在毛细血管壁上,构成血-脑屏障的神经胶质膜。星形胶质细胞能分泌神经营养因子和多种生长因子,对神经元的分化、功能的维持,以及创伤后神经元的可塑性变化有重要的影响。此细胞可分为两种:

(1)纤维性星形胶质细胞:多分布于脑和脊髓的白质,其突起长而直,分支较少,胶质丝丰富。

(2)原浆性星形胶质细胞:多分布在脑和脊髓的灰质,突起较短粗,分支多,胶质丝较少。

2. 少突胶质细胞(oligodendrocyte) 分布于神经元胞体附近及轴突周围。胞体较星形胶质细胞小,核卵圆形、染色质致密。在镀银染色标本中,少突胶质细胞的突起较少。它是中枢神经系统的髓鞘形成细胞。

3. 小胶质细胞(microglia) 是最小的神经胶质细胞。其胞体细长或椭圆,核小、呈扁平或三角形、染色深。当神经系统损伤时,小胶质细胞可转变为巨噬细胞,吞噬死亡细胞的碎屑。

4. 室管膜细胞(ependymal cell) 衬在脑室和脊髓中央管的腔面,形成单层上皮,称室管膜。在脉络丛的室管膜细胞可产生脑脊液。

(二)周围神经系统的神经胶质细胞

1. 施万细胞(Schwann cell) 又称神经膜细胞,参与周围神经系统中神经纤维的构成,有髓神经纤维和无髓神经纤维中的施万细胞的形态和功能有所差异。施万细胞的外表面有基膜,也能分泌神经营养因子,促进受损伤的神经元存活及其轴突再生。

2. 卫星细胞(satellite cell) 是神经节内包裹神经元胞体的一层扁平或立方形细胞,其核圆或卵圆形,染色质较浓密。

血-脑屏障(blood-brain barrier)是存在于血液和脑组织之间的一种屏障,由连续型毛细血管内皮及其基膜和包绕毛细血管的神经胶质膜等共同组成,具有限制某些物质进入脑神经组织的作用(见图1-2-56)。

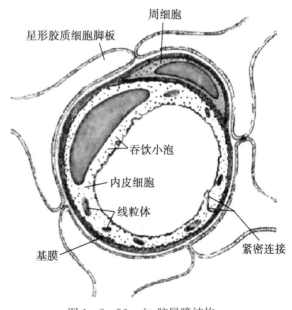

图1-2-56 血-脑屏障结构

四、神经纤维

(一) 神经纤维

神经纤维(nerve fiber)由神经元的长轴突及包绕它的神经胶质细胞构成。根据神经胶质细胞是否形成髓鞘,可将其分为有髓神经纤维(myelinated nerve fiber)和无髓神经纤维(unmyelinated nerve fiber)两类。

1. 有髓神经纤维

(1) 周围神经系统的有髓神经纤维:施万细胞为长卷筒状,它们一个接一个地套在轴突外面。施万细胞的胞膜与外围的基膜共同形成神经膜。相邻的施万细胞不完全连接,在神经纤维上这一部位较狭窄,称郎飞结,在这一部位的轴膜部分裸露。相邻两个郎飞结之间的一段神经纤维称结间体,因此,一个结间体的外围部分即为一个施万细胞。电镜下见髓鞘呈明暗相间的板层状。髓鞘的化学成分主要是脂蛋白,称髓磷脂。HE染色标本制备时,髓鞘中类脂被溶解而呈现残染的泡沫状(见图1-2-57)。在有髓神经纤维的形成过程中,首先是伴随轴突生长,施万细胞表面凹陷成纵沟,轴突陷入纵沟,沟两侧的细胞膜贴合形成轴突系膜。此后轴突系膜不断伸长并旋转卷绕轴突,结果在轴突周围形成许多同心圆环绕的板层膜,即髓鞘(见图1-2-58、图1-2-59)。

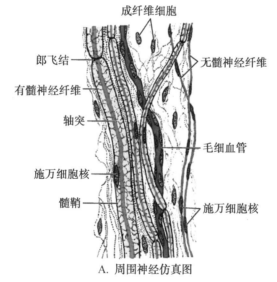

A. 周围神经仿真图

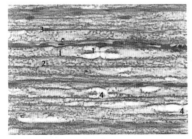

B. 神经纤维束局部纵切面光镜图
(1.轴突；2.髓鞘；3.施万细胞质与核；4.郎飞结)

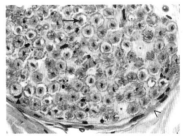

C. 神经纤维束局部横切面光镜图
(→示轴突及周围的髓鞘,
▲示施万细胞核,>示神经束膜)

图1-2-57　有髓神经纤维的光镜结构

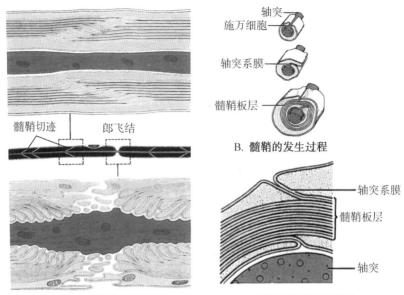

A. 郎飞结与髓鞘切迹模式图   C. 有髓神经纤维超微结构

图 1-2-58　周围神经系统有髓神经纤维的超微结构及神经纤维髓鞘的形成

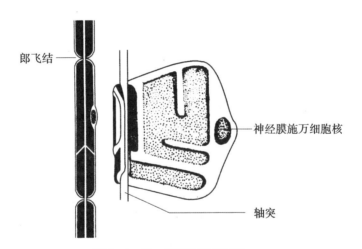

图 1-2-59　平展的施万细胞

（2）中枢神经系统的有髓神经纤维：其结构基本与周围神经系统的有髓神经纤维相同,但形成髓鞘的细胞是少突胶质细胞。少突胶质细胞的多个突起末端的扁平薄膜可包卷多个轴突,其胞体位于神经纤维之间（见图 1-2-60）。中枢有髓神经纤维外表面无基膜,髓鞘内也无切迹。

2. 无髓神经纤维

（1）周围神经系统的无髓神经纤维：其施万细胞为不规则的长柱状,表面有数

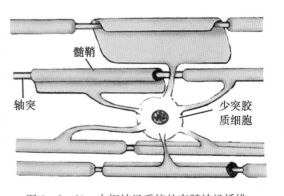

图 1-2-60　中枢神经系统的有髓神经纤维

量不等、深浅不同的纵行凹沟,纵沟内有较细的轴突,施万细胞的膜不形成髓鞘包裹它们。因此,一条无髓神经纤维可含多条轴突。由于相邻的施万细胞衔接紧密,故无郎飞结(见图1-2-61、图1-2-62)。

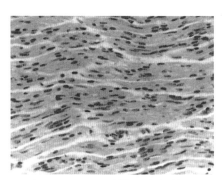

图1-2-61　无髓神经纤维纵切面

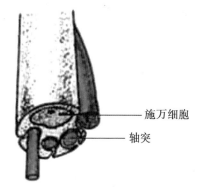

施万细胞

轴突

图1-2-62　周围神经系统的无髓神经
纤维超微结构模式图

（2）中枢神经系统的无髓神经纤维:轴突外面没有特异性的神经胶质细胞包裹,轴突裸露地走行于有髓神经纤维或神经胶质细胞之间。

神经纤维的功能是传导神经冲动,这种电流的传导是在轴膜进行的。有髓神经纤维的神经冲动呈跳跃式传导,故传导速度快。无髓神经纤维的神经冲动只能沿轴膜连续传导,故传导速度慢。

（二）神经

周围神经系统的神经纤维集合形成神经纤维束,若干条神经纤维束又聚集构成神经(nerve)。包裹在神经表面的致密结缔组织称神经外膜(epineurium)。神经外膜的结缔组织延伸到神经纤维束间。神经纤维束表面有几层扁平的细胞,形成神经束膜(perineurium),这些细胞间有紧密连接,对进入神经纤维束的大分子物质起屏障作用。在神经纤维束内,每条神经纤维表面的薄层结缔组织称神经内膜(endoneurium)。在这些结缔组织中都存在小血管和淋巴管。

五、神经末梢

神经末梢是周围神经纤维的终末部分,它们遍布全身,形成各种末梢装置,按功能分为感觉神经末梢和运动神经末梢两大类。

（一）感觉神经末梢

感觉神经末梢(sensory nerve ending)是感觉神经元(假单极神经元)周围突的末端,它们通常和周围的其他组织共同构成感受器,把接受的内、外环境刺激转化为神经冲动,通过感觉神经纤维传至中枢,产生感觉(见图1-2-63)。

1. 游离神经末梢(free nerve ending)　由较细的有髓或无髓神经纤维的终末反复分支而成。其细支裸露,广泛分布在表皮、角膜和毛囊的上皮细胞之间,或分布在各型结缔组织内,如真皮、骨膜、脑膜、血管外膜、关节囊、肌腱、韧带、筋膜和牙髓等处,感受温度、应力和某些化学物质的刺激,参与产生冷、热、轻触和痛的感觉。

2. 触觉小体(tactile corpuscle)　分布在皮肤的真皮乳头处,以手指掌侧皮肤内最多,数量随年龄递减。触觉小体呈卵圆形,长轴与皮肤表面垂直,小体内有许多扁平横列

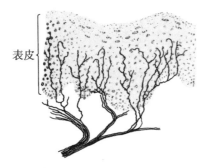 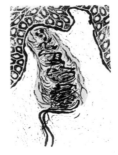 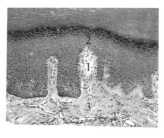

A. 表皮游离神经末梢仿真图　　　B. 皮肤触觉小体仿真图　　　C. 皮肤触觉小体光镜图
（1.触觉小体；2.表皮；3.真皮）

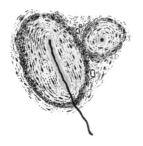 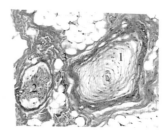 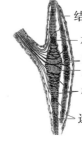

D. 环层小体仿真图　　　E. 皮肤深层环层小体光镜图　　　F. 肌梭仿真图
（1.环层小体；2.神经纤维束；
3.结缔组织）

F图标注：
结缔组织背囊
花枝样感觉神经末梢
环状感觉神经末梢
梭内肌纤维的细胞核
梭内肌纤维
运动神经末梢

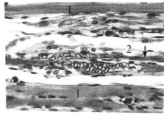

G. 肌梭光镜图
（1.梭外肌纤维；→示梭内肌纤维；2.被囊）

图 1-2-63　各种感觉神经末梢

的细胞,外包结缔组织被囊。有髓神经纤维进入小体前失去髓鞘,然后盘绕在扁平细胞之间。触觉小体感受应力刺激,参与产生触觉。

3. 环层小体(lamellar corpuscle)　广泛分布在皮下组织、腹膜、肠系膜、韧带和关节囊等处。环层小体较大,呈卵圆形或圆形,中央有一条均质状的圆柱体,周围有许多层同心圆排列的扁平细胞。有髓神经纤维进入小体时失去髓鞘,裸露的轴突进入小体中央的圆柱体内。环层小体感受较强的应力,参与产生压觉和振动觉。

4. 肌梭(muscle spindle)　是分布在骨骼肌内的梭形结构。表面有结缔组织被囊,内含若干条较细的骨骼肌纤维,称梭内肌纤维。感觉神经纤维进入肌梭前失去髓鞘,其轴突分成多支,分别呈环状包绕梭内肌纤维中段的含核部分,或呈花枝样附着在接近中段处。此外,肌梭内也有运动神经末梢,分布在肌纤维的两端。肌梭属于本体感受器,在调控骨骼肌的活动中起重要作用。

（二）运动神经末梢

运动神经末梢(motor nerve ending)是运动神经元的轴突在肌组织和腺体的终末结

构,支配肌纤维的收缩,调节腺细胞的分泌。可分为躯体和内脏运动神经末梢两类。

1. 躯体运动神经末梢　分布于骨骼肌。位于脊髓前角或脑干的运动神经元胞体发出的长轴突,抵达骨骼肌时失去髓鞘,其轴突反复分支;每一分支形成葡萄状终末,并与骨骼肌纤维建立突触连接,此连接区域呈椭圆形板状隆起,称运动终板(motor end plate)或神经肌连接(见图 1 - 2 - 64)。

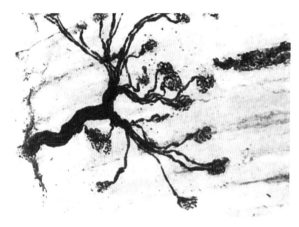

A. 光镜结构

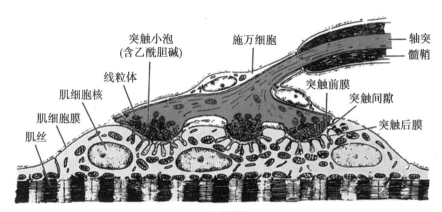

B. 超微结构

图 1 - 2 - 64　运动终板的光镜结构与超微结构模式图

2. 内脏运动神经末梢　分布于心肌、各种内脏及血管的平滑肌和腺体等处。其神经纤维较细,无髓鞘,分支末段呈串珠样膨体,贴附于肌纤维表面或穿行于腺细胞之间,与效应细胞建立突触。

1. 试述多级神经元的形态、结构及其功能。
2. 试述化学性突触的超微结构及其功能。
3. 试述有髓神经纤维的结构及功能。

小案例

知识拓展

同步测试

(王俊娟　张　凤)

第三章　细胞和组织的适应、损伤及修复

1. 掌握萎缩、变性、坏死、再生、肉芽组织的概念,病理性萎缩的类型,常见变性的类型及其病变特点;细胞坏死的病理变化,坏死的类型及结局。

2. 熟悉各种组织的再生能力;创伤愈合的基本过程及类型,骨折愈合的过程。

3. 了解常见组织的再生过程;影响创伤愈合的因素。

机体的组织细胞处于不断变化的内外环境中。当机体内外环境发生变化或在轻微损伤因素持续作用下,机体组织细胞可以通过自身形态、功能和代谢的反应性调整得以生存,因此我们把细胞、组织能耐受内外环境有害因子的刺激而生存的过程,叫作适应(adaptation)。当损伤刺激超出了细胞和组织的耐受和适应能力时,即导致组织细胞损伤。损伤按程度不同分为可复性和不可复性两种。可复性损伤即在短期内消除损伤因素,变性的细胞和组织可恢复正常;当细胞和组织受到严重的损伤时,可导致细胞和组织坏死,坏死为不可复性改变。

第一节　细胞和组织损伤的原因

能够引起组织细胞损伤的因素很多,常见的原因归纳如下:

1. **缺氧**　氧是细胞维持生命活动和功能不可缺少的元素。缺氧是细胞损伤最常见和最重要的原因。缺氧破坏细胞的有氧氧化,损害线粒体的氧化磷酸化过程,使 ATP 的产生减少甚至停止,造成细胞膜 Na^+-K^+ 泵功能降低,从而引起组织细胞损伤。

2. **物理因子**　机械性损伤、高温、低温、电流、射线及气压的变化均可引起细胞损伤。

3. **化学因子**　可引起细胞损伤的化学物质,其损害作用决定于其浓度和作用持续时间。如高渗葡萄糖可引起细胞损伤,高浓度氧、酸碱失衡、电解质紊乱皆可导致细胞损伤,砷、汞、氰化物等毒物在几分钟内可引起大批细胞死亡,环境和空气中的有害物质、杀虫剂、除草剂、一氧化碳、石棉、酒精,甚至治疗性药物均可引起细胞损伤。此外,体内的某些代谢产物,如尿素及自由基等,也成为内源性化学性致病因素。

4. **生物因子**　病毒、衣原体、支原体、立克次体、细菌、霉菌、寄生虫等病原体是常见的传染病的病因。细菌通过其释放的内外毒素或诱发变态反应引起细胞损伤。

5. **免疫反应**　免疫反应是机体的防御机制之一,本身具有保护机体免患疾病的积极意义和作用。但在一定条件下,免疫反应过强也可引起组织的损伤,如各种过敏反应、自身免疫病等。如免疫反应低下或缺如,则机体易发生反复感染,还可出现免疫缺陷病。

6. **遗传因素**　遗传因素由遗传缺陷所致,因染色体畸变或基因突变而引起细胞的结构、功能、代谢等的异常,导致遗传病。遗传因素既可引起器官发育异常(如先天愚型),

又可引起分子水平的异常(如镰状细胞贫血)。某些遗传缺陷可引起多基因遗传病,如原发性高血压、糖尿病、肿瘤等。

7. 营养因素　营养不良、维生素缺乏、微量元素缺乏等可引起细胞的损伤,营养过剩(如肥胖症)、脂肪过多摄入与动脉粥样硬化的发生密切相关。

第二节　细胞和组织的适应性反应

微课

当环境改变时,机体的细胞、组织或器官通过自身的代谢,功能和结构的相应改变,得以生存的过程称为适应。细胞和组织的适应性反应在形态学上表现为肥大、增生、萎缩、化生等。

一、肥大和增生

细胞、组织和器官体积的增大称为肥大(hypertrophy)。肥大的本质是实质细胞体积增大。肥大可分为生理性肥大和病理性肥大两种类型。因适应机体功能需要而发生的肥大称为生理性肥大(如妊娠期的子宫肥大及哺乳期的乳腺肥大),在病理情况下发生的组织细胞的肥大称为病理性肥大。因组织器官的工作负荷增强导致的器官组织的肥大称为代偿性肥大。当某处组织或某一器官功能发生障碍或完全丧失时,其余健在的同类组织或器官通过功能性代偿而发生肥大,如高血压病引起的心脏肥大;如管腔器官(消化道、泌尿道)发生梗阻时,梗阻上段的管腔被大量潴留的内容物充盈扩张,该段管壁的肌组织则因为加强工作以向下排空潴留物而发生的肥大。需要注意的是有时肥大并无代偿意义,反而给机体带来危害。例如,内分泌调节紊乱引起前列腺良性肥大时,肥大的前列腺使尿道内口狭窄,造成尿路梗阻和膀胱尿液潴留,此时膀胱为克服排尿阻力而发生代偿性肥大。

器官或组织细胞的实质细胞数量增多称为增生(hyperplasia)。增生可分为:①代偿性增生,如切除部分肝脏后残存的肝细胞增生;②内分泌性增生,如雌激素过多导致子宫内膜增生及乳腺导管上皮细胞增生;③再生性增生,如组织损伤时,成纤维细胞和毛细血管内皮细胞为修补受损的组织而发生的增生。器官组织肥大往往伴随着细胞增生,肥大的器官常功能增强,但过度肥大的器官则会发生失代偿,导致器官功能障碍,如肥大心肌的失代偿引发心力衰竭;过度增生有可能发展为肿瘤。

二、萎缩

发育正常的器官、组织和实质细胞体积缩小称为萎缩(atrophy)。器官或组织萎缩的本质是实质细胞体积缩小,还可以伴有细胞数量的减少。

1. 类型　萎缩分为生理性萎缩和病理性萎缩两类。

(1)生理性萎缩与年龄有关,如青春期胸腺萎缩;停经后卵巢、子宫、乳腺萎缩。

(2)病理性萎缩依其发生原因分为以下类型:

1)营养不良性萎缩:如饥饿、慢性消耗性疾病由于蛋白质等营养物质摄入不足或消耗过多引起全身营养不良性萎缩;局部性萎缩常因局部慢性缺血所致,如脑动脉粥样硬化时因慢性脑缺血引起的脑萎缩(见图1-3-1)。

2)压迫性萎缩:即组织、器官长期受压后所引起的萎缩。如尿路阻塞(结石、肿瘤等)时,因肾盂积水压迫肾实质引起肾萎缩(见图1-3-2)。

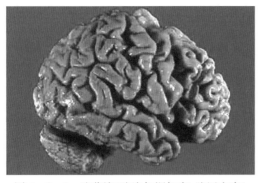

图1-3-1 脑萎缩(脑沟加深加宽,脑回变窄)

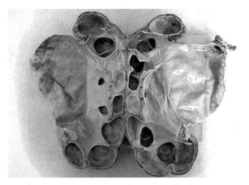

图1-3-2 肾压迫性萎缩

3)废用性萎缩:因组织、器官长期活动减少所致的萎缩。如骨折后肢体长期固定,肢体肌肉可逐渐发生萎缩,久病卧床的人若护理不当,也可引起废用性萎缩。

4)神经性萎缩:因神经元或神经干损伤而导致的,其所支配的器官、组织发生的萎缩。如脊髓灰质炎患者,其脊髓前角运动神经元变性、坏死,其所支配的肌肉萎缩。

5)内分泌性萎缩:内分泌腺功能低下时可引起相应的靶器官萎缩。如希恩综合征时,由于垂体功能降低引起甲状腺、肾上腺、性腺等靶器官的萎缩。

2. 病理变化

(1)肉眼观:萎缩的器官体积缩小,重量减轻,颜色加深,质地变硬。如脑萎缩时,脑体积缩小,重量减轻,脑沟变宽变深,脑回变窄,皮质变薄。心脏萎缩时,体积缩小,重量减轻,心脏表面的冠状动脉迂曲呈蛇形。

(2)镜下观:实质细胞体积变小,数目减少,胞质与胞核浓染。萎缩的心肌细胞胞质内可出现脂褐素颗粒。

3. 影响和结局 萎缩为可复性变化,早期原因去除,轻度的萎缩可恢复正常。萎缩的器官、组织或细胞功能降低,对氧和营养物质的需求减少,以适应其营养水平低下的生存环境。但脑萎缩导致智力降低,肌肉萎缩则收缩力减弱,这些对机体都是不利的。

三、化生

一种已分化成熟的组织细胞因受刺激因子的作用而转化成另一种分化成熟的组织细胞的过程称为化生(metaplasia)。

化生只发生于同源组织细胞之间,即化生可发生于上皮组织之间,也可发生于间叶组织之间。鳞状上皮化生如慢性支气管炎或支气管扩张症时,支气管的假复层纤毛柱状上皮转化为复层鳞状上皮(见图1-3-3)。上皮组织化生常是柱状上皮或移行上皮化生为复层鳞状上皮。慢性萎缩性胃炎时,部分胃黏膜上皮转化为肠型黏膜上皮(见图1-3-4),称为肠上皮化生。结缔组织可化生为骨、软骨、脂肪等组织,如骨化性肌炎。

化生虽是局部组织对不利环境的一种适应反应,但往往丧失原组织的结构和功能。如慢性支气管炎时,支气管黏膜上皮化生后虽能增强局部适应能力,但因纤毛缺失,丧失了黏膜排送的能力。此外,某些组织细胞在化生的过程中可出现异常过度的增生而导致恶变,值得注意。如重度萎缩性胃炎引起的肠上皮化生中,部分患者可发展为胃癌。

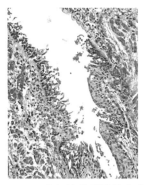

图1-3-3 支气管黏膜鳞状上皮化生

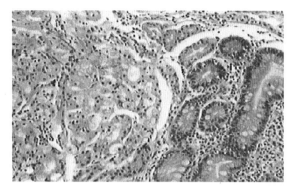

图1-3-4 胃黏膜肠上皮化生

第三节 细胞和组织的损伤

细胞和组织受到较严重有害刺激因子的作用,可表现为变性和坏死。

一、可复性损伤——变性

变性(degeneration)是指细胞或组织因受损伤而发生代谢障碍,导致细胞或细胞间质出现一些异常物质或正常物质数量显著增多。变性的组织、细胞功能下降;原因消除,其功能可恢复正常,严重变性可导致细胞坏死。变性种类较多,常见的几种变性如下:

（一）细胞水肿

细胞水肿(cellular swelling)又称水变性,即细胞内水钠增多。常见的原因有感染、中毒、缺氧、高热等。在上述病因的作用下线粒体受损,ATP 生成减少,细胞膜 Na^+-K^+泵功能发生障碍,引起细胞内水钠增多。此外,上述病因也可导致细胞膜受损,通透性增高,也导致了细胞内水钠增多积聚。常见的发生细胞水肿的脏器有心、肝、肾等。

1. 病理变化

（1）肉眼观:细胞水肿的组织器官体积增大,色泽混浊,似开水烫过。切面隆起,边缘外翻。

（2）镜下观:初期,细胞质内出现红染细颗粒状物;水钠进一步积聚,细胞肿胀,胞质疏松淡染(见图 1-3-5);重度细胞水肿时细胞肿胀如气球,胞质透明,称为气球样变。

2. 临床意义 轻度的细胞水肿,早期原因消除后可恢复正常;细胞水肿严重时,细胞功能下降,如肝细胞水肿较严重时可引起肝功能降低。若病变进一步发展,可发生不可逆性的病变,引起细胞溶解坏死。

（二）脂肪变性

脂肪变性(fatty degeneration)是指中性脂肪(即甘油三酯)蓄积于非脂肪细胞的细胞质中。常发生于肝、心、肾等器官的实质细胞,其中以肝细胞脂肪变性最常见,与感染、酗酒、中毒、缺氧、营养不良、糖尿病及肥

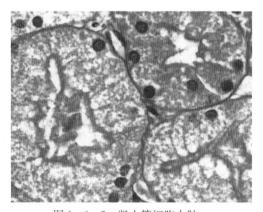

图 1-3-5 肾小管细胞水肿

胖等有害因素引起细胞内脂肪代谢障碍有关。

1. 病理变化

(1) 肉眼观:轻度脂肪变性,受累器官一般无明显变化。严重的脂肪变性,器官体积增大,包膜紧张,颜色淡黄,边缘圆钝,触摸表面及切面有油腻感(见图1-3-6)。严重的肝脂肪变性又称为脂肪肝;心肌脂肪变性常见于严重贫血,在心内膜下可见平行的黄色脂肪变性的条纹和红色的心肌相间,似虎皮斑纹,故称之为虎斑心。

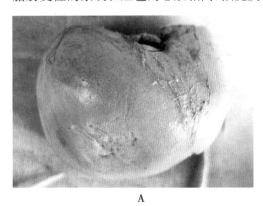
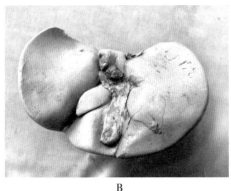

A   B

图1-3-6 肝脂肪变性肉眼观

(2) 镜下观:脂肪变性细胞的细胞质中出现大小不等的脂滴,大者可将细胞核挤于一侧。在石蜡切片HE染色中,脂滴因被酒精、二甲苯等脂溶剂所溶解,故呈大小不等的空泡状(见图1-3-7)。

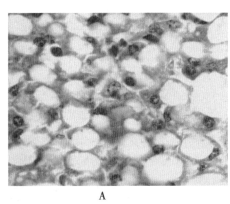
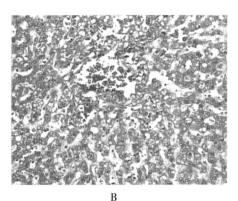

A   B

图1-3-7 肝脂肪变性镜下观(HE染色)

2. 临床意义 原因消除后轻度的脂肪变性可恢复正常。如细胞严重脂肪变性,则功能降低,甚至发生坏死。严重的心肌细胞脂肪变性,引起心肌收缩力减弱,严重时导致心力衰竭;严重的肝细胞脂肪变性引起肝功能障碍,继续发展可引起肝硬化。

(三) 玻璃样变性

玻璃样变性(hyaline degeneration)指细胞内或细胞间质内出现嗜伊红染色、均匀半透明无结构的蛋白质的蓄积,又叫透明变性。常见玻璃样变性有3种:

1. 血管壁玻璃样变性 多见于高血压病时,全身细动脉壁出现血浆蛋白沉积,引起血管壁增厚变硬,管腔狭窄(见图1-3-8)。

2. 结缔组织玻璃样变性 多见于瘢痕组织和动脉粥样硬化的纤维斑块。病变处灰白色,半透明,质韧无弹性。镜下见胶原纤维增粗、融合、均质、红染,纤维细胞明显减少。

3. 细胞内玻璃样变性 各种原因引起细胞内异常的蛋白质蓄积,形成均质、红染的小滴状物质。这种情况常见于肾小球肾炎或其他疾病伴有明显蛋白尿时,此时肾近曲小管上皮细胞胞质内可出现许多大小不等的圆形红染小滴,这是血浆蛋白经肾小球滤出而又被肾小管上皮细胞吞饮,并在胞质内融合成玻璃样小滴的结果。

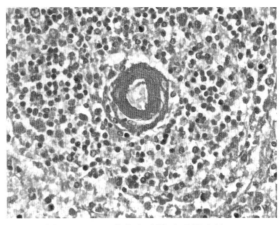

图 1-3-8 脾中央动脉玻璃样变性

（四）其他

1. 黏液样变性(mucoid degeneration) 指组织间质内出现类黏液物质的积聚。多见于间叶性肿瘤、风湿病、动脉粥样硬化、甲状腺功能低下等。镜下观:病变处的间质较疏松,充以染成淡蓝色的胶状液体,其中散在一些多角形、星芒状细胞。

2. 病理性色素沉着(pathologic pigmentation) 有色物质(色素)在细胞内、外的异常蓄积称为病理性色素沉着。沉着的色素有外源性色素(如炭末及文身),也有内源性色素,主要是体内生成并沉着的色素,包括含铁血黄素、脂褐素、黑色素、胆红素等。

(1) 含铁血黄素:巨噬细胞摄入血管中逸出的红细胞,并用其溶酶体降解,使来自红细胞的血红蛋白的 Fe^{3+} 与蛋白质结合形成电镜下可见的铁蛋白微粒,若干铁蛋白微粒聚集成为光镜下可见的棕黄色折光颗粒,称为含铁血黄素。左心衰竭时,肺内淤血,红细胞被巨噬细胞吞噬,可形成含铁血黄素。溶血性贫血时,大量红细胞被破坏,可出现全身性含铁血黄素沉着,主要见于肝、脾、淋巴结和骨髓等器官。

(2) 脂褐素:是蓄积于胞浆内的黄褐色微细颗粒,电镜下观察显示其为自噬溶酶体内未被消化的细胞器碎片残体,其中 50% 为脂质。老人及一些慢性消耗性疾病患者的肝细胞、肾上腺皮质网状带细胞以及心肌细胞等萎缩时,其胞浆内有大量脂褐素沉着。

(3) 黑色素:是由黑色素细胞生成的黑褐色微细颗粒,为大小不一的棕褐色或深褐色颗粒状色素。正常人皮肤、毛发、虹膜、脉络膜等处都有黑色素的存在。局部性黑色素沉着见于色素痣、恶性黑色素瘤等。肾上腺皮质功能低下的 Addison 病患者可出现全身性皮肤、黏膜的黑色素沉着。

(4) 胆红素:也是吞噬细胞形成的一种血红蛋白衍生物,血中胆红素过多时则把组织染成黄色,称为黄疸。胆红素一般为溶解状态,但也可为黄褐色折光小颗粒或团块。在胆道堵塞及某些肝病患者中肝细胞、毛细胆管及小胆管内可见许多胆红素。

3. 病理性钙化 钙盐沉着在除骨和牙齿外的其他部位称为病理性钙化。沉着的钙盐主要是磷酸钙,其次是碳酸钙。病理性钙化可分为营养不良性钙化和转移性钙化两种类型。

(1) 营养不良性钙化:钙盐主要沉积在变性、坏死组织中,如结核坏死灶、脂肪坏死灶、血栓、动脉粥样硬化斑块、寄生虫和虫卵寄生处等。此种钙化无全身钙、磷代谢障碍,血钙正常。

(2) 转移性钙化:由于全身钙、磷代谢障碍,血钙或血磷的增高引起钙盐沉积在正常组织内,如肾小管、胃黏膜等处,使组织细胞功能下降或丧失。

二、不可复性损伤——细胞坏死

细胞死亡表现为坏死和凋亡。细胞坏死是早已被认识到的一种细胞死亡方式,而细胞凋亡则是近年逐渐被认识的一种细胞死亡方式。

以酶溶性变化为特点的活体内局部组织细胞的病理性死亡称为坏死(necrosis)。细胞坏死后,代谢停止,功能丧失,为不可逆性病理变化过程。

1. 病理变化 早期的坏死组织肉眼很难辨认,只有出现明显的形态学改变时,坏死组织才能被辨别,临床上将早期的坏死组织称为失活组织。

(1)肉眼观:失活组织表现为:① 无光泽;② 无弹性;③ 无血液供应;④ 无感觉;⑤ 无运动。评判是否为失活组织时应综合上述5个特点进行判断。

(2)镜下观:① 细胞核的改变(见图1-3-9):是坏死的形态学标志,表现为核固缩,核体积缩小,染色质浓缩;核碎裂,核膜破裂,染色质崩解为碎片,散落于胞质中;核溶解,在蛋白酶及DNA酶的作用下,细胞核内的染色质被分解,使染色质变淡,最终核消失。② 细胞质的变化:胞质红染,细胞器崩解呈颗粒状,继而细胞膜破裂,整个细胞消失。③ 间质的变化:间质内胶原纤维和基质崩解液化。最后坏死组织呈一片无结构、红染的颗粒状物质。

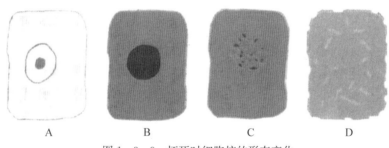

$$A \qquad B \qquad C \qquad D$$

图1-3-9 坏死时细胞核的形态变化

2. 坏死的类型

(1)凝固性坏死(coagulation necrosis):蛋白质变性凝固且溶酶体酶水解作用较弱时,坏死区呈灰黄、干燥、质实的状态,称为凝固性坏死。坏死区周围形成充血、出血和炎症反应带,与健康组织分界清楚。凝固性坏死好发于心、脾、肾等实质器官的贫血性梗死。镜下观:坏死区域细胞结构消失,但组织轮廓尚存。

干酪样坏死(caseous necrosis)是凝固性坏死的一种特殊类型,是由结核分枝杆菌引起的坏死,坏死组织彻底崩解。镜下观:原有组织的结构消失,呈一片无定形、红染、无结构的颗粒状物质。肉眼观:坏死组织呈淡黄色,质地松软细腻,形似奶酪。

(2)液化性坏死(liquefactive necrosis):坏死组织因水解酶的分解而成液体状。常发生于蛋白质较少,磷脂和水分多(如脑)或蛋白酶多(如胰腺)的组织,发生在脑组织的液化性坏死又称脑软化;脂肪坏死、化脓性炎症所形成的脓液、溶组织阿米巴原虫感染所致的坏死均属于液化性坏死。

(3)坏疽(gangrene):坏疽是指组织坏死后继发有腐败菌感染而使坏死组织呈黑色或污秽绿色等特殊形态改变。感染的腐败菌常为梭状芽孢杆菌,坏死组织被腐败菌分解后产生硫化氢,后者可与血红蛋白分解后产生的铁结合成硫化铁而呈黑色。坏疽分为干性坏疽(见图 1-3-10)、湿性坏疽和气性坏疽 3 种类型(见表 1-3-1)。

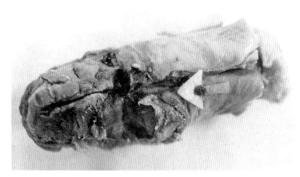

图 1-3-10 手指干性坏疽

表 1-3-1 干性坏疽、湿性坏疽和气性坏疽的区别

类 型	发生条件	发生部位	肉眼病变	腐败菌感染	全身中毒症状
干性坏疽	动脉阻塞、静脉通畅	四肢末端	干燥、皱缩、黑色、与正常组织分界清楚、水分少	轻	轻
湿性坏疽	动脉、静脉均阻塞	子宫、肠、阑尾、肺、胆囊等	肿胀、蓝绿色、分界不清、水分多	重	重
气性坏疽	动脉、静脉均阻塞	深部肌肉、开放性创伤合并厌氧菌感染	湿软、肿胀、暗棕色、含气、蜂窝状、捻发感、奇臭、分界不清	重	重

(4) 纤维素样坏死(fibrinoid necrosis):一般发生于结缔组织和血管壁。镜下观:坏死组织形成细丝、颗粒状或块状无结构的物质,呈强嗜酸性,状如纤维蛋白。见于风湿病、新月体性肾小球肾炎等。

3. 坏死结局 即组织坏死后,机体对坏死组织进行处理的过程。

(1) 溶解吸收 坏死范围较小,可被坏死周围中性粒细胞释放的溶蛋白酶溶解液化,由淋巴管或血管吸收,碎片则由巨噬细胞吞噬消化;较大范围坏死灶液化后可形成囊腔。

(2) 分离排出:发生在皮肤黏膜上皮的较大的坏死灶不能被完全吸收时,可分离脱落,导致皮肤黏膜的缺损。表浅的缺损称为糜烂,较深的缺损称为溃疡。肺、肾等与外界相通的器官组织坏死液化后,可通过自然管道(如输尿管、支气管)排出,其在原有的部位残留的空腔称为空洞。

(3) 机化、包裹:坏死组织不能被完全吸收或排出时,则由附近新生毛细血管和成纤维细胞形成的肉芽组织将坏死物质取代,这一过程称为机化(organization)。坏死灶较大,很难完全机化时,则由周围增生的肉芽组织将其包围,最终肉芽组织变成纤维瘢痕组织将坏死组织包绕,这一过程称为包裹。

(4) 钙化:陈旧的坏死组织中若有钙盐沉积,称为钙化。如陈旧的结核病灶中常有钙盐沉积。

附：细胞凋亡

细胞凋亡(apoptosis)是指机体组织细胞为维持内环境稳定,由基因控制的细胞自主的有序的死亡方式,也称程序性细胞死亡。细胞凋亡在形态和生化特征上与坏死不同,它涉及一系列基因的激活、表达以及调控等作用。凋亡可发生在生理状态下,也可见于某些病理情况。它的发生与细胞自身基因调节有关。它的形态特点是细胞皱缩,胞浆致密,核染色质边集,胞核裂解,胞浆芽突脱落形成膜包被的凋亡小体。多发生在单个或数个细胞,不引起炎症反应,也不诱发增生修复。

第四节　组织的修复

修复(repair)是指损伤造成机体部分细胞和组织丧失后,机体对缺损进行修补恢复的过程。修复后可完全或部分恢复原有组织的结构和功能。修复有两种不同形式:①由损伤周围的同种细胞来修复,称为再生(regeneration)。②由纤维结缔组织来修复,称为纤维性修复。

一、再生

(一)再生的分类

再生可分为生理性再生与病理性再生。生理性再生是指生理过程中衰老死亡的细胞由同种细胞分裂增生予以补充的过程,如表皮角化层经常脱落,由表皮基底细胞增生,给予补充。血细胞衰老崩解后由造血器官补充新生的与原有功能结构相同的细胞,成年女性子宫内膜周期性脱落属于生理性再生。病理性再生是指在病理状态下,组织、细胞损伤后发生的再生。生理性再生过程中,组织细胞完全保持原有的结构和功能,属完全性再生。病理性再生则根据组织损伤的程度和组织的再生能力分为再生的组织保持原有组织的结构与功能的完全性再生和由肉芽组织进行修补的不完全性再生。大多数的病理性再生属于不完全性再生。

(二)组织的再生能力

按再生能力的强弱,可将组织细胞分为 3 类:

1. 不稳定细胞(labile cells)　本类细胞在生理状态下即进行着不断的分裂、增生,以代替衰老死亡的细胞,此类细胞损伤后有很强的再生能力。如全身的被覆上皮细胞(存在于皮肤,消化道、呼吸道、泌尿道、生殖道黏膜),淋巴造血细胞等。不稳定细胞的再生能力最强。

2. 稳定细胞(stable cells)　此类细胞在生理状态下增生不明显,在组织受到损伤后,则有强大的潜在的再生能力。如肝、胰、内分泌腺的腺上皮细胞,肾小管上皮细胞,成纤维细胞,血管内皮细胞,骨细胞和原始间叶细胞等。平滑肌细胞虽然也属于稳定细胞,但一般情况下再生能力很弱。总体看来,此类细胞具有较强的再生能力。

3. 永久性细胞(permanent cells)　出生后此类细胞即不能进行有丝分裂。如神经细胞出生后即不能分裂增生,一旦遭受破坏则成为永久性缺失,只能由神经胶质细胞增生补充。此外,心肌细胞及骨骼肌细胞再生能力也极其弱,当其受到损伤后,一般不能再生,只能靠瘢痕修复。

(三)各种组织的再生过程

1. 上皮组织的再生　皮肤被覆的复层鳞状上皮损伤后,由损伤边缘或基底部残存的基底细胞分裂、增生，开始为单层上皮，向缺损中心覆盖，以后增生的上皮分化为复层鳞状上皮，恢复原组织的结构；黏膜被覆的柱状上皮损伤后，由邻近健康的柱状上皮增生进行修复；腺上皮损伤后，由残留的上皮细胞分裂、补充进行修复，腺上皮的再生能力一般比被覆上皮弱，若基底膜完整则可完全再生，反之，则不能完全修复。

2. 结缔组织的再生　局部损伤后，在损伤的刺激下，受损部位的纤维细胞或未分化的间叶细胞分化为成纤维细胞，幼稚的成纤维细胞胞体大，呈椭圆形、梭形或星芒状，两端常有突起，胞质略嗜碱性，胞核大，染色淡，常有 1～2 个核仁。当成纤维细胞停止分裂后，开始合成并分泌胶原蛋白，在细胞周围形成胶原纤维。同时成纤维细胞逐渐变成长梭形，胞质较少、核深染的纤维细胞（见图 1-3-11）。

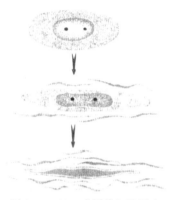

图 1-3-11　成纤维细胞再生
（成纤维细胞合成分泌胶原纤维后转化为纤维细胞）

3. 血管的再生

（1）小血管再生：毛细血管一般以出芽的方式再生。即由毛细血管损伤处边缘的血管内皮细胞分裂增生，形成突起的嫩芽，嫩芽增长而成为实心的内皮细胞条索，然后在血流的冲击下逐渐形成血管腔，继而彼此互相吻合形成毛细血管网（见图 1-3-12），以后根据功能的需要，部分毛细血管退化、消失，部分毛细血管管壁增厚改建为小动脉或小静脉。

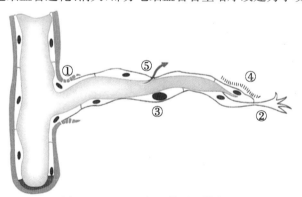

图 1-3-12　毛细血管再生模式图
①基底膜溶解；②细胞移动和趋化；③细胞增生；
④细胞管腔形成、成熟及生长抑制；⑤细胞间通透性增加

（2）大血管再生：大血管断裂后需通过手术吻合，吻合处两端的内皮细胞分裂增生，覆盖断裂处，使内膜恢复原有的结构及光滑性，断裂处肌层不能完全再生，通过结缔组织

再生予以连接,即通过瘢痕修复。

4. 神经组织的再生　脑、脊髓、神经节内的神经细胞坏死后不能再生,由神经胶质细胞修复形成胶质瘢痕。而神经纤维断裂后,如果与其相连的神经细胞仍然存活,则可完全再生。首先是断端远端的神经纤维髓鞘与轴突崩解吸收;然后,两端的神经膜细胞增生,将两断端连接形成髓鞘。在损伤大约3周后,近端的轴突逐渐向远端髓鞘内生长,最终直达末梢。此过程需要数月至一年才能完成。若两断端相距太远(超过2.5cm)或两断端间有血肿及瘢痕组织或截肢后失去远端,则近端长出的轴突不能到达远端,而与增生的结缔组织混杂在一起,卷曲成团,形成肿块,即创伤性神经瘤(traumatic neuroma),常引起顽固性疼痛。因此临床上施行神经吻合术或截肢手术时,应对神经断端做适当处理,防止创伤性神经瘤的发生(见图1-3-13)。

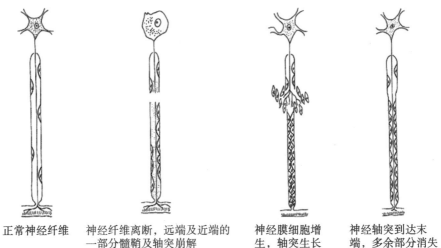

| 正常神经纤维 | 神经纤维离断,远端及近端的一部分髓鞘及轴突崩解 | 神经膜细胞增生,轴突生长 | 神经轴突到达末端,多余部分消失 |

图1-3-13　神经纤维再生模式图

二、纤维性修复

(一)肉芽组织

肉芽组织(granulation tissue)是由新生的毛细血管、成纤维细胞及炎症细胞构成的幼稚的结缔组织。

1. 肉芽组织的结构

(1)肉眼观:肉芽组织呈鲜红色、颗粒状,质地柔软湿润,似鲜嫩的肉芽,因而得名肉芽组织。由于其中有丰富的毛细血管,故触之易出血。但肉芽组织中因无神经纤维,故无痛觉。若创面伴有感染、局部血液循环障碍、异物时,则肉芽组织生长不良。不良的肉芽组织颗粒不明显,颜色苍白或淡红色,水肿明显,松弛无弹性,表面覆盖脓苔(脓性渗出物),触之不易出血。不良肉芽组织不易愈合,必须清除,使之重新长出肉芽组织,才能愈合。

(2)镜下观:新生的毛细血管与创面垂直,近表面处呈弓状突起,相互吻合。新生的毛细血管间有大量的成纤维细胞及数量不等的中性粒细胞、巨噬细胞、淋巴细胞等炎症细胞(见图1-3-14)。这些炎症细胞的主要功能是清除坏死物及抗感染。

2. 肉芽组织的功能　肉芽组织在损伤修复的过程中有如下功能:① 抗感染及保护创面;② 填补创口的缺损;③ 机化或包裹坏死组织、血凝块、血栓、炎性渗出物及其他异物。

3. 肉芽组织的结局　肉芽组织从创伤面的边缘及底部长出,逐渐填补缺损,由底部向表面成熟,成纤维细胞逐渐向纤维细胞转化,并产生胶原纤维,毛细血管逐渐退化闭锁,数量减少。最后肉芽组织演变为血管稀少、有大量胶原纤维的瘢痕组织。

（二）瘢痕组织

瘢痕组织呈灰白色,缺乏弹性。瘢痕组织的胶原纤维可发生玻璃样变性。瘢痕组织的形成对机体有利的一面表现在能修复组织缺损,并使组织器官保持一定的形状和

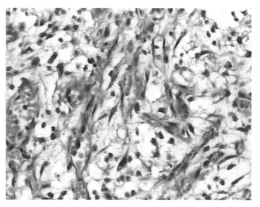

图 1-3-14　肉芽组织镜下观

坚固性。不利的一面表现在造成瘢痕性粘连、瘢痕挛缩、器官硬化以及瘢痕组织增生过度而形成瘢痕疙瘩。形成较大的瘢痕时,常由于瘢痕组织的收缩引起器官、组织凹陷或造成器官的变形或腔室狭窄。如肠腔的瘢痕可引起肠腔狭窄;关节附近的瘢痕可引起肢体挛缩,导致功能障碍。有些人为瘢痕体质,会发生过度的瘢痕增生而形成瘢痕疙瘩。

三、创伤愈合

创伤愈合（wound healing）是指创伤引起组织离断或缺损后,由周围组织再生进行修复的过程,包括各种组织的再生和肉芽组织增生。

（一）创伤愈合的基本过程

1. 急性炎症反应　伤口的早期变化为局部有不同程度的组织坏死和血管断裂出血,数小时内便出现炎症反应,表现为充血、浆液渗出及白细胞游出,故局部红肿。伤口中的血液和渗出液中的纤维蛋白原很快凝固形成凝块,有的凝块表面干燥形成痂皮,凝块及痂皮起着保护伤口的作用。

2. 伤口收缩　组织损伤 2～3 天后,伤口边缘的整层皮肤及皮下组织向中心移动,于是伤口迅速缩小,直到 14 天左右停止。伤口收缩的意义在于缩小创面。伤口收缩是由伤口边缘新生的肌成纤维细胞的牵拉作用引起的,与胶原无关。因为伤口收缩的时间正好是肌成纤维细胞增生的时间。5-羟色胺、血管紧张素及去甲肾上腺素能促进伤口收缩,糖皮质激素及平滑肌拮抗药则能抑制伤口收缩。

3. 肉芽组织增生和瘢痕形成　大约从第 3 天开始,肉芽组织从伤口底部及边缘长出,填平伤口。毛细血管以每日延长 0.1～0.6mm 的速度增长,其方向大都垂直于创面,并呈祥状弯曲。肉芽组织中没有神经,故无感觉。第 5～6 天起成纤维细胞产生胶原纤维,其后一周胶原纤维形成甚为活跃,以后逐渐缓慢下来。随着胶原纤维越来越多,出现瘢痕形成过程,大约在伤后一个月瘢痕完全形成。可能由于局部张力的作用,瘢痕中的胶原纤维最终与皮肤表面平行。

4. 表皮及其他组织再生　创伤发生 24 小时以内,伤口边缘的表皮基底增生,并在凝块下面向伤口中心移动,形成单层上皮,覆盖于肉芽组织的表面,当这些细胞彼此相遇时,则停止前进,并增生、分化成为鳞状上皮。健康的肉芽组织对表皮再生十分重要,因为它可提供上皮再生所需的营养及生长因子,如果肉芽组织长时间不能将伤口填平,并

形成瘢痕,则上皮再生将延缓;在另一种情况下,由于异物及感染等刺激而过度生长的肉芽组织高出于皮肤表面,也会阻止表皮再生,因此临床常需将其切除。若伤口过大(一般认为直径超过 20cm 时),则再生表皮很难将伤口完全覆盖,往往需要植皮。

皮肤附属器(毛囊、汗腺及皮脂腺)如遭完全破坏,则不能完全再生,只能出现瘢痕修复。

(二)创伤愈合的类型

1. 一期愈合(healing by first intention) 见于组织缺损小、创缘整齐、创口对合严密、无感染、无异物的伤口,如手术切口。这种伤口有少量血液及组织液凝固,将创口黏合,周围组织有轻微的炎症反应,创伤后 24～48 小时内表皮再生将伤口覆盖,创伤后第 3 天肉芽组织从伤口边缘长出并将伤口填满,5～6 天后胶原纤维形成(此时可以拆线),2～3 周后完全愈合。一期愈合的时间短,形成瘢痕小,一般为一条线状瘢痕(见图 1-3-15A)。

2. 二期愈合(healing by second intention) 见于组织缺损较大、坏死组织较多、创缘不整、无法整齐对合、伴有感染或异物的伤口。这种伤口的愈合与一期愈合有以下不同:① 由于坏死组织多,或由于感染,继续引起局部组织变性、坏死,炎症反应明显。只有等到感染被控制,坏死组织被清除以后,再生才能开始。② 伤口大,伤口收缩明显,从伤口底部及边缘长出多量的肉芽组织将伤口填平。③ 愈合的时间较长,形成的瘢痕较大。④ 如创面过大,上皮组织难以覆盖,则需要植皮(见图 1-3-15B)。

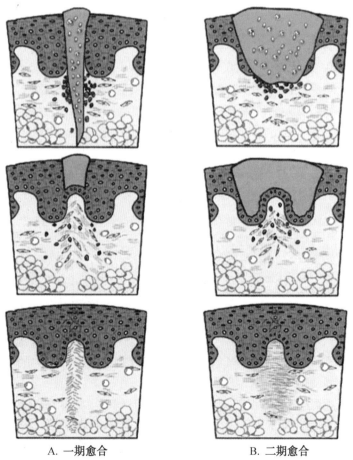

A. 一期愈合　　　　　　　　　　B. 二期愈合

图 1-3-15　创伤一期、二期愈合模式图

（三）骨折愈合

骨折(bone fracture)是指由于外伤或病理等原因致使骨质部分或完全断裂的一种疾病。其主要临床表现为：骨折部有局限性疼痛和压痛，局部肿胀和出现淤斑，肢体功能部分或完全丧失。骨折一般分为外伤性骨折和病理性骨折。骨的再生能力很强。一般经过良好复位和固定后的单纯性外伤性骨折，可完全愈合，恢复正常的结构与功能。骨折愈合有如下过程(见图1-3-16)。

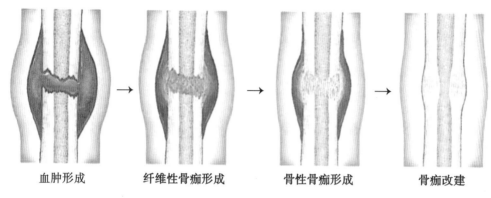

| 血肿形成 | 纤维性骨痂形成 | 骨性骨痂形成 | 骨痂改建 |

图1-3-16 骨折愈合

1. 血肿形成 骨折时常有局部大量出血，形成血肿，数小时后血肿发生凝固，可起暂时黏合骨折断端的作用。

2. 纤维性骨痂形成 骨折后2～3天，骨膜的成骨细胞、成纤维细胞及毛细血管再生，形成肉芽组织，血肿由肉芽组织取代机化，继而形成纤维性骨痂，使断端连接起来，但不牢固。此期需2～3周。

3. 骨性骨痂形成 在上述纤维性骨痂基础上，成骨细胞分泌大量的骨基质，沉积于细胞间，形成结构上似骨但无钙盐沉着的骨样组织，称为骨样骨痂。骨样骨痂使断骨的连结进一步加固，此阶段发生在骨折后3～6周。以后，成骨细胞发育为成熟的骨细胞，形成骨小梁，骨基质内有钙盐沉着而钙化，形成骨性骨痂。此期，骨折的两断端已牢固地结合，并具有支持负重的功能，但新生的骨小梁排列紊乱，达不到正常功能要求。此期需4～8周。

4. 骨痂改建 骨性骨痂经过进一步改建，形成板层骨。改建是在破骨细胞的骨质吸收及成骨细胞新骨质形成的协调作用下完成的。最终使骨折两端恢复原来结构与功能，形成骨髓腔。此期需几个月或1～2年才能完成。

（四）影响创伤愈合的因素

创伤的愈合除与损伤程度及组织再生能力有关外，还与机体全身因素及局部因素有关。

1. 全身因素

(1) 年龄：青少年的组织再生能力强，愈合快。老年人则相反，其组织再生能力差，愈合慢，这与老年人血管硬化、血液供应减少有很大的关系。

(2) 营养：严重的蛋白质缺乏，尤其是含硫氨基酸(如甲硫氨酸、胱氨酸)缺乏时，肉芽组织及胶原形成不良，伤口愈合延缓。维生素中以维生素C对愈合最重要。在创伤愈合的过程中，矿物质也发挥着重要作用，钙与磷及微量元素锌等缺乏也会延缓创伤愈合。

（3）其他：肾上腺皮质激素能抑制炎症的渗出，不利于清除伤口感染，且抑制肉芽组织增生及胶原纤维的合成，不利于伤口愈合。因此，伤口愈合期间，尽量不要使用肾上腺皮质激素。某些全身性疾病（如糖尿病、免疫缺陷病等）也会影响伤口愈合。

2. 局部因素

（1）局部血液循环：局部血液循环不良时，该处伤口愈合迟缓。如下肢血管动脉粥样硬化或静脉曲张等病变，均影响伤口的愈合。良好的血液循环可促使坏死物质吸收及控制感染，还可保证组织再生所需的营养物质，从而促进伤口愈合。临床上，热敷、理疗等手段均对局部血液循环有改善作用。

（2）感染与异物：感染可引起组织坏死，延缓伤口愈合，异物存留也可引起伤口感染，影响伤口愈合。对于感染的伤口，不能缝合，应及早引流，只有感染被控制后，修复才能进行。

（3）神经支配：局部神经受损，其所支配区域的组织再生能力也会降低，如麻风病引起的溃疡不易愈合，就是神经受损的缘故。自主神经的损伤，使局部血液供应发生变化，也可导致再生的延缓。

（4）电离辐射：电离辐射能破坏细胞，损伤小血管，抑制组织再生，因此能阻止瘢痕形成。

对于骨折患者尚需注意以下几点：

① 骨折断端应及时、正确地复位。

② 骨折断端应及时、牢靠地固定。

③ 骨折患者应早日进行全身和局部功能锻炼，保持局部良好的血液供应。

思考题

1. 叙述坏死的病理变化、分类及结局。

2. 简述各种组织的再生能力。

3. 描述肉芽组织的形态、功能及结局。

4. 比较皮肤软组织创伤一期、二期愈合的特点。

5. 简述骨折愈合的过程。

小案例

知识拓展

同步测试

（刘　娜）

第四章　肿瘤概论

课件

肿瘤(tumor)是严重危害人类健康和生命的常见病、多发病。全身各组织几乎都可发生肿瘤,其中最常见的有肺癌、鼻咽癌、食管癌、胃癌、大肠癌、肝癌、乳腺癌、子宫颈癌、白血病和淋巴瘤等。虽然世界各国每年都在投入大量人力、物力对肿瘤进行研究,并取得了较大进展,但迄今肿瘤的本质仍未被完全揭示出来。因此,进一步加强对肿瘤的防治研究,是当今生物医学领域的重大研究课题和紧迫的战略任务。研究肿瘤的医学分支称为肿瘤学(oncology)。本章主要从病理学角度介绍肿瘤的概念和生物学特征、肿瘤的异型性、肿瘤的生长与转移、肿瘤的命名与分类以及肿瘤的病因和发病机制等肿瘤学基本理论。

第一节　肿瘤的概念

肿瘤是在各种致瘤因素作用下,机体细胞异常增殖形成的新生物,常表现为局部肿块。它是由于局部组织的某一个细胞基因突变(gene mutation)或基因表达调控异常,导致其失控性增生和分化障碍而形成的。

肿瘤细胞由正常细胞转化而来,当其转化为肿瘤细胞后,即表现出与机体不协调的相对无限制的增生(失控性增生)和不同程度的分化成熟能力的丧失(分化障碍),这种导致肿瘤形成的细胞异常增生称为肿瘤性增生。

肿瘤性增生与某些病理状态下发生的非肿瘤性增生有本质的区别。非肿瘤性增生是针对一定刺激因素的反应,其细胞增生的程度与机体相协调,并按正常规律分化成熟,基本保持原有组织细胞的形态、功能和代谢特征,一旦刺激增生的因素消除,细胞便可停止增生。显然,非肿瘤性增生与肿瘤性增生有质的不同。

第二节　肿瘤的特性

一、肿瘤的一般形态与结构

（一）肿瘤的大体形态

肿瘤的形态多种多样，是临床上初步判断肿瘤性质和来源的重要依据。

1. 形状　发生于深部组织和器官内的肿瘤多呈结节状、分叶状、哑铃状或囊状（见图1-4-1）。发生于体表和空腔器官内的肿瘤常突出于皮肤或黏膜面，呈息肉状、蕈伞状、乳头状或菜花状等，也可呈斑块状或溃疡状。恶性肿瘤因其呈侵袭性生长，常呈蟹足状或树根状，侵入周围正常组织。

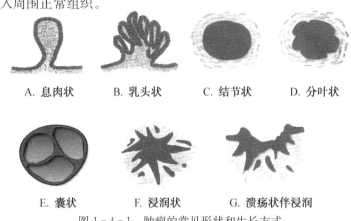

| A. 息肉状 | B. 乳头状 | C. 结节状 | D. 分叶状 |

| E. 囊状 | F. 浸润状 | G. 溃疡状伴浸润 |

图1-4-1　肿瘤的常见形状和生长方式

2. 体积　肿瘤的体积与肿瘤的性质、生长时间、生长速度、发生部位等有关。有的肿瘤体积极小，常仅在显微镜下才能发现（如甲状腺的微小癌）。生长在狭小腔道（如颅内、椎管内）的肿瘤，体积常较小。恶性肿瘤生长较快，短期内可产生不良后果，甚至危及患者生命，故一般不会长得很大。反之，生长在体表或体腔（如腹腔）的肿瘤，生长空间充裕，体积常较大。

3. 颜色　一般说来，肿瘤的颜色多近似于起源组织的颜色。如上皮组织发生的肿瘤多呈灰白色；脂肪组织肿瘤呈黄或浅黄色；血管源性肿瘤呈暗红色；黑色素瘤呈黑色或灰褐色；肿瘤间质血管丰富的多呈粉红色。当肿瘤组织继发变性、坏死、出血或感染时，可见多种颜色混杂，呈现斑驳色彩。

4. 质地　肿瘤的质地取决于肿瘤细胞的组织来源、肿瘤细胞与间质的比例，肿瘤细胞丰富而间质纤维成分少的肿瘤质地脆软，反之则质地较硬。如骨瘤质地坚硬；脂肪瘤、血管瘤和腺瘤等质地较软；纤维性肿瘤和平滑肌瘤质地较韧。此外，继发玻璃样变、钙化或骨化的肿瘤质地变硬，而发生坏死、液化及囊性变者质地变软。

5. 数目　肿瘤一般为单中心性发生，但多发性肿瘤也不罕见，如多发性子宫平滑肌瘤（见图1-4-2）、多发性神经纤维瘤等，肿瘤可多达数十甚至数百个。当同一患者体内同时或先后发生一个以上原发性恶性肿瘤时，称为多原

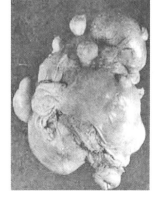

图1-4-2　多发性子宫肌瘤

发性癌。它们的原发部位和组织学类型可以相同,也可以不相同。

6. 与周围组织的关系　良性肿瘤可形成包膜,与周围组织分界清楚。恶性肿瘤多向周围组织中浸润性生长,界限不清,也可推挤周围组织形成假包膜。

（二）肿瘤的组织结构

几乎任何肿瘤的基本组织结构都可分为实质和间质两部分。

1. 实质（parenchyma）　肿瘤细胞构成肿瘤的实质,是肿瘤的主要成分和特异性成分。实质反映了肿瘤的组织来源,并决定了肿瘤的生物学特征及其对机体的影响程度。

不同组织来源的肿瘤,其实质各不相同。一种肿瘤通常只含一种实质成分,但少数肿瘤可含有两种或多种实质成分,如乳腺纤维腺瘤、畸胎瘤等。因此,肿瘤的实质是病理诊断中判断肿瘤的组织学分类和良、恶性等的重要形态学基础。

2. 间质（stroma）　肿瘤的间质主要由脉管和结缔组织构成,对实质起着重要的支持营养作用,是肿瘤的非特异性成分。间质中还常见淋巴细胞、浆细胞和巨噬细胞浸润,是机体抗肿瘤免疫反应的表现。这些细胞的数量与患者的预后有密切关系。

一般生长速度快的肿瘤间质血管较多,纤维较少;反之,则间质血管较少,纤维较多。间质中的基质和由成纤维细胞、肌成纤维细胞产生的胶原纤维,能在一定程度上阻遏肿瘤细胞的生长和侵袭。而恶性肿瘤细胞可刺激间质毛细血管增生,后者又为肿瘤细胞提供支持和营养。这说明肿瘤的实质和间质在一定程度上既相互依赖,又相互制约。

二、肿瘤的异型性

肿瘤细胞分化程度（即成熟程度）是指肿瘤细胞在形态学上与其起源的正常细胞的相似程度。克隆性异常增生和分化障碍是肿瘤细胞的基本生物学特征。肿瘤组织无论在细胞形态还是组织结构上都与其起源的正常组织有不同程度的差异,这种差异称为异型性（atypia）。异型性是肿瘤细胞分化障碍在形态学上的表现。肿瘤（特别是恶性肿瘤）细胞由于分化障碍,不同程度地丧失了分化成熟的能力,因而呈现出不同程度的异型性。肿瘤细胞的分化程度较高,则与其起源的正常组织相似,异型性小,表示肿瘤的恶性程度较低。反之,则恶性程度较高。因此,肿瘤细胞的分化程度高低,决定了肿瘤的异型性大小和恶性程度的高低。异型性大小在病理学上是诊断和鉴别良、恶性肿瘤的重要形态学依据。

间变（anaplasia）一词是指恶性肿瘤细胞缺乏分化,异型性显著。间变性肿瘤主要由未分化细胞构成,在生物学上几乎都是高度恶性肿瘤。

（一）肿瘤组织结构的异型性

肿瘤组织结构的异型性主要是指肿瘤细胞丧失了正常的排列规则或极性。良、恶性肿瘤都有不同程度的组织结构异型性。良性肿瘤主要表现为肿瘤组织的分布和肿瘤细胞的排列不太规则,在一定程度上失去了起源组织正常有序的结构与层次,与其起源组织比较相似,异型性不明显,光镜下较易判断其组织来源,如纤维瘤和平滑肌瘤常呈束状或编织状;腺瘤的腺体数目增多,大小及形态不太一致等。恶性肿瘤的组织结构异型性则较明显,主要表现为肿瘤组织和肿瘤细胞的分布和排列明显紊乱,如纤维肉瘤,肉瘤细胞丰富,排列紊乱,胶原纤维少,与正常纤维组织差异较大;腺癌的癌细胞排列成明显大小不等、形态不规则的腺样结构,细胞层次增多,极性丧失,或排列成不规则的实性癌细胞巢。总之,恶性肿瘤的组织结构与其起源组织差异较大,光镜下较难甚至无法判

微课

断其组织来源。

（二）肿瘤细胞的异型性

良性肿瘤通常分化较好,细胞异型性小,与其起源的正常细胞很相似,如脂肪瘤。恶性肿瘤细胞分化差,常具有明显的异型性。其表现如下:

1. 肿瘤细胞的多形性 恶性肿瘤细胞一般比起源的正常细胞大,且明显大小不一致,形态不规则,常可见瘤巨细胞,显示明显的多形性,如多形性横纹肌肉瘤等。

但也有少数恶性肿瘤,肿瘤细胞小而一致,不呈多形性,如肺小细胞癌等。这些改变表明肿瘤细胞分化差,具有明显的幼稚性。

2. 肿瘤细胞核的多形性 恶性肿瘤细胞的核一般较正常细胞明显增大,核浆比例也明显增大,可出现双核、多核、分叶核、巨核、奇异形核等,形态不一致,呈明显的多形性。染色体为多倍体或非整倍体。核膜常增厚,染色质呈粗颗粒状,核染色明显加深。有时核仁亦增大或增多。核分裂象常明显增多,可出现不对称性、三极或多极、顿挫型等病理性核分裂象(见图1-4-3)。这些改变对恶性肿瘤的病理诊断与鉴别诊断具有重要意义。

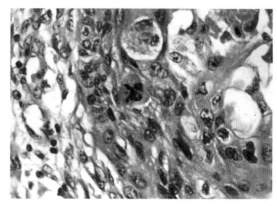

图1-4-3 病理性核分裂象

3. 肿瘤细胞胞质的改变 由于肿瘤细胞内肿瘤性蛋白质的合成代谢明显增强,胞质内游离核蛋白体及RNA增多,故胞质多呈嗜碱性。

三、肿瘤细胞的代谢特点

肿瘤细胞在生化组成、物质代谢、能量利用和酶含量及其活性等方面都与正常细胞有明显差异。

（一）糖代谢

肿瘤细胞无论在有氧还是无氧条件下,均以糖酵解为主。糖酵解过程中生成的能量和中间代谢产物又分别被肿瘤细胞消耗和用于合成其不断增生所需的物质。糖酵解过程的强弱一般与肿瘤的恶性程度成正比,即肿瘤的恶性程度越高,糖酵解关键酶的活性也越高。此外,肿瘤细胞的磷酸戊糖途径代谢也增强,以合成其增生所需的5-磷酸核糖。

（二）蛋白质代谢

肿瘤细胞的蛋白质合成代谢与分解代谢均增强,但合成代谢明显超过分解代谢,对氨基酸的摄取、利用能力也明显增强,甚至与机体正常细胞争夺营养,合成肿瘤本身所需的蛋白质,以维持其肿瘤性增生的需要,结果导致晚期癌症患者出现恶病质(cachexia)状态。此外,肿瘤细胞还可异常地合成某些酶、激素和肿瘤相关蛋白(AFP、CEA等),这些物质作为肿瘤标志,已在肿瘤的诊断和研究中被广泛应用。

（三）核酸代谢

肿瘤细胞内合成DNA和RNA的聚合酶活性均高于正常细胞,故核酸合成代谢增强,导致细胞内 DNA、RNA 含量增加。DNA 与肿瘤细胞的分裂、增生有关,RNA 与肿瘤性蛋白质的合成有关。这是肿瘤细胞快速增生的物质基础。

（四）酶系统改变

肿瘤细胞酶的改变较复杂。一般来说,参与核苷酸、DNA、RNA 和蛋白质合成的酶（如 RNA 和 DNA 聚合酶、核苷酸合成酶类）活性增强,而参与其分解过程的酶活性降低。这些改变一般与肿瘤的恶性程度相平行。此外,恶性肿瘤还可出现某些酶的含量或活性改变。如细胞的特殊酶类（细胞色素氧化酶和琥珀酸脱氢酶）活性降低,肝细胞癌和骨肉瘤患者血清中碱性磷酸酶增加,前列腺癌时酸性磷酸酶增加等。近年来还发现在正常细胞（除生殖细胞和造血干细胞外）内无活性的端粒酶,在大多数恶性肿瘤细胞中呈现一定活性。

四、肿瘤的生长与扩散

（一）肿瘤的生长

肿瘤的生长以肿瘤细胞不断分裂增生为基础,属于单克隆增生。良、恶性肿瘤在生长速度和生长方式上有很大差异,这对于判断肿瘤的良、恶性有一定意义。

1. 肿瘤的生长速度　一般来说,良性肿瘤分化较好,大部分肿瘤细胞处于非增殖状态,生长时间可长达数年甚至数十年。当一个生长缓慢的良性肿瘤短期内体积迅速增大时,应考虑到两种可能:① 良性肿瘤恶性变（malignant change）;② 肿瘤继发坏死、出血、囊性变。恶性肿瘤分化较差,大部分肿瘤细胞处于活跃增殖状态,故生长速度较快,可在短期内形成明显的肿块。当血液及营养供应跟不上肿瘤细胞的生长代谢需要时,易发生坏死、出血等继发性改变。

目前认为,肿瘤的生长速度主要与下列因素有关:

（1）肿瘤细胞生长动力学:主要涉及两个因素。

1) 肿瘤的生长分数（growth fraction,GF）:指肿瘤细胞群体中,进入增殖阶段（S 期 ＋G_2 期）的肿瘤细胞在肿瘤细胞总数中所占比例。GF 大,说明进入增殖阶段的肿瘤细胞多,肿瘤生长快（尤其是细胞恶性转化的初期）;反之,则生长慢。

2) 肿瘤细胞的生成与死亡的比例:肿瘤组织的增减取决于肿瘤细胞生成与死亡的比例大小。肿瘤在生长过程中可受多种因素（如营养不足、缺血、机体抗肿瘤免疫反应和凋亡等）影响而不断有肿瘤细胞死亡。因此,那些 GF 较大、肿瘤细胞生成远大于丢失的肿瘤,其生长速度快;反之,则生长慢。促进肿瘤细胞死亡和抑制肿瘤细胞增殖,是肿瘤治疗的重要方面。

（2）肿瘤细胞的凋亡受阻:肿瘤细胞凋亡（apoptosis）是影响肿瘤生长的一个重要因素。机体细胞数量的相对恒定以及肿瘤的发生、发展都取决于细胞增殖和凋亡之间的动态平衡。由于肿瘤细胞诱导凋亡的基因（*p53* 、*bax* 等）失活或抑制凋亡的基因（*bcl-2* 、*bcl-xl* 、*survivin* 等）过分表达,导致细胞增殖与凋亡的平衡失调,使肿瘤细胞的凋亡受抑,凋亡率降低,肿瘤细胞净生长率提高,肿瘤生长加快。如何诱导肿瘤细胞凋亡或控制凋亡抑制基因表达,促进肿瘤细胞凋亡,是目前肿瘤研究的重要课题之一。

（3）肿瘤的演进与异质化:恶性肿瘤在生长过程中,其侵袭性增加的现象称为肿瘤的演进（progression）。肿瘤的异质化（heteogeneity）是指单克隆来源的肿瘤细胞,在生长过程中,形成在侵袭能力、生长速度、对生长信号的反应和对抗癌药物的敏感性等方面有所不同的肿瘤细胞亚克隆(subclone)的过程。经过彼此竞争和筛选,那些侵袭性较强、对生长因子需求较少、抗原性较弱(可逃避机体免疫监视)和更能适应局部微环境的肿瘤细胞亚克隆被保留了下来,使肿瘤的侵袭、破坏及转移能力更强。

(4)肿瘤血管形成:当瘤体直径长到1～2mm时,就伴有血管的新生(有血管期),即肿瘤血管形成(tumor angiogenesis)。否则,肿瘤细胞会因缺血和营养不足而减缓或停止生长。肿瘤细胞或瘤周间质内的巨噬细胞等能产生一类血管生成因子(angiogenesis factor,AF),如血管内皮细胞生长因子(VEGF)、成纤维细胞生长因子(FGF)、血小板来源的生长因子(PDGF)、转化生长因子(TGF)等,刺激血管内皮细胞增生,毛细血管出芽生长并长入瘤体内,使肿瘤细胞得到充分的血液和营养而迅速生长。新近研究发现,肿瘤细胞也可诱生多种抗血管生成因子,如血管抑素、内皮抑素等。实际上肿瘤的生长是由血管生成因子和抗血管生成因子共同调控的,但以血管生成因子的作用为主。抑制肿瘤血管形成可望成为治疗肿瘤的一个新途径。

2. 肿瘤的生长方式主要有以下3种:

(1)膨胀性生长(expansive growth):实质器官的良性肿瘤常呈膨胀性生长。肿瘤分化较好,生长速度缓慢,随着瘤体逐渐增大,会推开或挤压周围正常组织。肿瘤多呈结节状、分叶状,与周围组织分界清楚,可在肿瘤周围形成完整的纤维性包膜。触诊时瘤体可活动,手术容易切除,复发率低。

(2)侵袭性生长(invasive growth):大多数恶性肿瘤都呈侵袭性生长。由于肿瘤细胞分化程度低,生长速度快,侵入、破坏周围正常组织(见图1-4-4),并侵犯血管、淋巴管或神经,与周围正常组织粘连,分界不清,多无包膜。触诊瘤体固定,活动度小,手术不易切净,术后易复发。因此,临床上对恶性肿瘤常采取大范围手术切除加放疗、化疗等综合性治疗措施,以避免复发。也可由病理医师对切缘组织作快速冰冻切片以了解有无肿瘤浸润,从而帮助手术医师确定是否需要扩大切除范围。

(3)外生性生长(exophytic growth):发生在体表、体腔面或自然管道(如消化道、泌尿生殖道等)黏膜面的肿瘤多呈外生性生长,形成乳头状、息肉状或菜花状肿物(见图1-4-5)。外生性生长的肿瘤既可为良性,亦可为恶性。后者在向外生长的同时,常伴有基底部浸润性生长。外生性恶性肿瘤因生长速度快,瘤体中央部血液供应相对不足,肿瘤易发生坏死,坏死组织脱落后可形成高低不平、边缘隆起的溃疡。

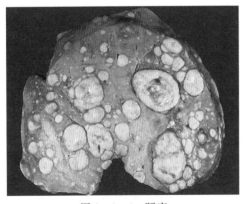

图1-4-4 肝癌

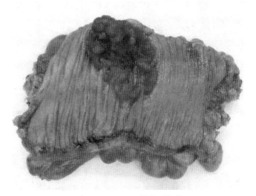

图1-4-5 结肠腺癌

（二）肿瘤的扩散

肿瘤扩散是指肿瘤不仅可在原发部位浸润生长、累及邻近器官和组织，而且还可通过多种途径扩散到身体其他部位。这是恶性肿瘤的生物学特性之一。扩散方式包括直接蔓延和转移两种。

1. 直接蔓延　肿瘤细胞沿组织间隙、脉管壁或神经束衣等连续地侵袭和破坏邻近组织或器官，并继续生长，称为直接蔓延（direct spread）。如晚期子宫颈癌可向两侧直接蔓延到宫旁组织或骨盆壁，或向前、向后累及膀胱和直肠。直接蔓延可导致癌灶扩大，造成癌性粘连，增加了手术切除的难度，并为转移创造了条件。

2. 转移　恶性肿瘤细胞从原发部位侵入脉管或体腔，被带到他处继续生长，形成与原发瘤同种类型的肿瘤，这个过程称为转移（metastasis）。转移所形成的肿瘤称为转移瘤或继发瘤。原发部位的肿瘤称为原发瘤。转移是恶性肿瘤最重要的生物学特性，也是难以根治和导致患者死亡的最重要原因。常见转移途径有以下 3 种：

（1）淋巴道转移（lymphatic metastasis）：是癌最常见的转移途径。癌细胞首先侵入毛细淋巴管，随淋巴液到达局部淋巴结，形成淋巴结内转移癌。如发生于外上象限的乳腺癌首先转移到同侧腋窝淋巴结；肺癌首先转移到肺门淋巴结。肿瘤细胞先聚集于边缘窦，以后累及整个淋巴结，受累淋巴结常呈无痛性肿大，质硬，可推动。当癌组织侵破淋巴结被膜后或有多个淋巴结受累时，可因癌性粘连形成固定的团块，切面多呈灰白色。镜下观：淋巴结正常结构部分或全部被癌组织破坏并取代。淋巴道转移一般首先累及局部淋巴结，继而可继续转移至淋巴循环下一站的其他淋巴结，但有时因受累淋巴窦或淋巴管阻塞，也可发生跳跃式或逆行性转移，最终可经胸导管进入血流，进而发生血道转移。有时癌症患者局部淋巴结肿大，并不意味着一定有癌转移，也可能是淋巴结反应性增生。

（2）血道转移（hematogenous metastasis）：肿瘤细胞脱离原发瘤，侵袭细胞外基质，侵入血管内运行（肿瘤细胞栓子），停留于靶器官的血管内并穿出血管，进入组织间增殖，最终形成转移瘤。

血道转移是肉瘤最常见的转移途径。此外，晚期癌、未分化癌和间质富含薄壁血管的癌（如肝细胞癌、肾细胞癌等）、绒毛膜癌、黑色素瘤等也易经血道转移。虽然肿瘤细胞侵入血流是血道转移的先决条件，但并不意味着一定会发生血道转移。因为进入血液或组织内的肿瘤细胞，大部分因受机体免疫反应的攻击或因缺血等因素的影响而死亡，一部分则转为休眠状态，仅少数逃脱机体免疫反应攻击的肿瘤细胞存活下来，在血管生成因子刺激下有血管形成，肿瘤细胞才能不断增生形成转移瘤。转移瘤还可再次经血道发生转移。

血道转移瘤的发生部位通常与血流方向有关。侵入体静脉的肿瘤细胞常在肺内形成转移瘤；侵入肺静脉的肿瘤细胞，可引起全身各器官广泛转移，较常见的有脑、肾、骨及肾上腺等处；侵入门静脉的肿瘤细胞常在肝内形成转移瘤，例如胃肠道癌的肝转移；侵入胸、腰、骨盆静脉的肿瘤细胞（如前列腺癌等），可通过吻合支进入脊椎静脉丛，转移到脊椎和脑。血道转移瘤常形成多发性、边界较清楚、散在分布的球形结节，多接近器官的表面，有时由于癌结节中央出血、坏死而下陷，可形成所谓的"癌脐"。肺和肝是最常累及的器官，临床上判断癌症患者有否血道转移，进行肺和肝的影像学检查很有必要。

（3）种植性转移（transplantation metastasis）：当发生于胸腹腔等体腔内器官的恶性

肿瘤蔓延至器官浆膜时,肿瘤细胞可脱落并像播种一样散落于体腔的浆膜或其他器官表面,继续生长并形成多个转移瘤,称为种植性转移。如侵破浆膜的胃癌,尤其是胃肠道黏液癌(特别是印戒细胞癌)可种植到大网膜、腹膜及卵巢(Krukenberg 瘤)等处。种植性转移常伴有浆膜腔血性积液和癌性粘连,临床上抽取少量积液做脱落细胞学检查,是一种简便的诊断方法。此外,偶见因手术操作不慎,导致肿瘤医源性种植性转移者,应引起重视。

五、恶性肿瘤的分级与分期

肿瘤的分级与分期是临床确定治疗方案和评估患者预后的重要依据。

（一）分级

分级(grade)是描述肿瘤恶性程度的指标。主要根据肿瘤细胞的分化程度高低、异型性大小和核分裂象的数目进行分级,一般分为三级。Ⅰ级分化较好(高分化),属低度恶性;Ⅱ级分化中等(中分化),属中度恶性;Ⅲ级分化差(低分化),属高度恶性。

（二）分期

分期(stage)是指恶性肿瘤的生长范围和播散程度。主要根据肿瘤的大小、侵袭深度、扩散范围及转移情况等确定。肿瘤体积越大、生长范围越广,患者的预后就越差。目前普遍使用国际抗癌协会制定的 TNM 分期法。T 指原发瘤的大小,用 $T_1 \sim T_4$ 表示,Tis 代表原位癌;N 指局部淋巴结转移情况,N_0 表示无淋巴结转移,$N_1 \sim N_3$ 表示淋巴结转移的程度和范围;M 指血道转移,M_0 表示无血道转移,有远处转移者用 M_1 表示。

第三节　肿瘤对机体的影响

一般说来,良性肿瘤分化成熟,生长缓慢,对机体影响较小,但发生在要害部位或体积过大者也可产生严重后果。恶性肿瘤因其侵袭与转移的生物学特性,对机体影响严重,可危及患者的生命。

一、局部影响

（一）压迫和阻塞

无论良性或恶性肿瘤,长到一定体积,均可压迫周围组织或器官,也可阻塞某些器官的腔道,引起相应的功能障碍。如体积较大的肿瘤可压迫血管或神经;颅内或椎管内肿瘤可压迫脑组织和脊髓;胰头癌常压迫胆总管引起阻塞性黄疸等;食管癌可引起吞咽困难等。

（二）侵袭

恶性肿瘤的侵袭可破坏正常的组织结构和功能,引起并发症。如肝细胞癌可广泛破坏肝细胞导致肝功能障碍;骨肉瘤可破坏正常骨质导致病理性骨折(pathological fracture)。

（三）出血和感染

恶性肿瘤常因肿瘤细胞的侵袭破坏作用或缺血性坏死而发生出血。如鼻咽癌出现血涕、肺癌出现痰中带血、大肠癌出现血便、膀胱癌出现无痛性血尿等。肿瘤组织坏死、出血可继发感染,常排出恶臭分泌物,如晚期子宫颈癌、阴茎癌等。出血和感染也可见于某些良性肿瘤,如内脏血管瘤易发生破裂出血;鼻腔乳头状瘤和结肠腺瘤等可因局部机械性摩擦或继发感染引起出血。

（四）疼痛

癌症晚期可因癌组织侵袭或压迫神经引起顽固性疼痛。如肝细胞癌时肝包膜受累，鼻咽癌累及三叉神经，骨肉瘤累及骨膜等。此外，患者的不良心理状态、精神因素和社会、经济因素等可使疼痛加剧。

二、全身性影响

（一）恶病质

恶性肿瘤晚期，患者出现食欲低下、极度消瘦、严重贫血等进行性全身衰竭的状态，称为恶病质（cachexia）。其发生机制可能与以下因素有关：① 营养缺乏：这虽与肿瘤的不断生长导致营养进行性消耗有关，但更重要的是由于进食困难和营养物质消化吸收障碍或丢失所致。其原因主要与肿瘤的直接作用及其伴发的坏死、出血、感染、发热、呕吐以及放、化疗反应等有关。② 肿瘤分解产物的毒性作用：可能是由于肿瘤转移和各种并发症引起体内糖、蛋白质、脂肪代谢异常，导致生化平衡紊乱，同时生成某些毒性代谢产物所致。③ 患者的不良心理和精神负担以及疼痛等，影响进食和睡眠，与恶病质的发生也有一定关系。

（二）内分泌激素的影响

一些内分泌细胞起源的肿瘤可产生生物胺或多肽激素，出现相应的临床表现。如垂体嗜酸性腺瘤可分泌促生长激素，引起巨人症或肢端肥大症；胰岛素瘤可引起低血糖综合征等。

（三）异位内分泌综合征

一些非内分泌腺肿瘤，也可以产生和分泌激素及激素类物质，如促肾上腺皮质激素（ACTH）、降钙素（calcitonin）、生长激素（GH）等，引起内分泌症状。异位内分泌综合征如伴有神经、肌肉、骨关节、皮肤及肾等损害，并伴有血液、代谢和免疫功能异常等一系列复杂的临床表现，称为副肿瘤综合征（paraneoplastic syndrome，PNS），亦称肿瘤相关综合征或肿瘤伴随综合征。这些症状不能用肿瘤的扩散或以肿瘤起源组织所产生的激素来解释，但可随肿瘤的缓解而减轻，也可因肿瘤复发而加剧。可引起 PNS 的肿瘤较多，如肺癌、肝癌、肾癌等，能产生多种异位激素或生物活性物质，其机制与瘤细胞内基因异常表达有关，因此有重要的临床意义。

肿瘤在整个生长过程中，虽具有失控性增生和不协调生长的"自主性"，但机体也通过不同途径影响肿瘤的生长。如免疫调节系统（主要是细胞免疫，特别是致敏 T 淋巴细胞、NK 细胞和巨噬细胞）、激素调节系统以及机体产生的抗血管生成因子等，都在一定程度上影响肿瘤的生长与发展。

第四节 良性肿瘤与恶性肿瘤的区别

良性肿瘤和恶性肿瘤的生物学特点区别明显，对机体的影响差别也很大。良性肿瘤易于治疗，一般对机体危害性较小。而恶性肿瘤难治疗且疗效较差，可危及患者的生命，对机体危害性大。因此，对一个肿瘤必须在治疗前确定其性质和类型，这是合理选择治疗方案的前提，对于患者的预后也十分重要。正确区分良、恶性肿瘤，必须根据肿瘤的病理形态改变并结合其临床表现，进行综合分析，才能做出客观、正确的诊断。现将良、恶性肿瘤的主要区别归纳如下（见表 1-4-1）。

表 1-4-1　良、恶性肿瘤的区别

	良性肿瘤	恶性肿瘤
分化程度	分化好,异型性小	分化差,异型性大
核分裂象	无或少,无病理性核分裂象	多,可见病理性核分裂象
生长速度	缓慢	较快
生长方式	膨胀性或外生性生长	浸润性,或同时合并外生性生长
继发改变	少见	常见,如出血、坏死、溃疡等
转移	不转移	可转移
复发	不复发或很少复发	易复发
对机体的影响	较小,主要为局部压迫阻塞	较大,侵袭周围组织引起坏死、出血,常合并感染、恶病质

必须指出,肿瘤虽有良、恶性之分,但两者之间的区别是相对的。如血管瘤虽为良性,但无包膜,常呈侵袭性生长;生长在要害部位(如颅内)的良性肿瘤也可危及患者的生命;有些肿瘤形态学上分化甚好,但可发生侵袭和转移,如甲状腺滤泡性腺癌等;有的转移率低的恶性肿瘤,其生物学行为接近良性,如皮肤基底细胞癌;有的良性肿瘤复发率高,其生物学行为接近恶性,如涎腺多形性腺瘤。各种恶性肿瘤的恶性程度也有差异,有的易早期侵袭转移,如鼻咽癌;有的则转移较晚,如子宫体腺癌。

此外,有些良性肿瘤未得到及时治疗或经多次复发后,可转变为恶性肿瘤,称为恶性变,如结肠息肉状腺瘤等;相反,偶见恶性肿瘤未经有效治疗,却部分或全部自发性消退,如恶性黑色素瘤、神经母细胞瘤等,一般认为与机体免疫功能增强有关。

良性与恶性肿瘤之间并无截然界限。从良性到恶性呈一种移行渐进关系,两者之间客观存在一些中间型肿瘤,它们在形态学和生物学行为上介于良性与恶性之间,称之为交界性肿瘤(borderline tumor),如涎腺多形性腺瘤、卵巢交界性浆液性或黏液性囊腺瘤等。因交界性肿瘤具有不同程度的潜在恶性表现,临床上应针对其生物学行为采取相应的治疗措施,以免复发或恶变。

第五节　肿瘤的命名与分类

人体几乎任何组织都可发生肿瘤,其肿瘤组织学类型复杂多样。因此,必须对肿瘤进行科学的命名和分类,以保证肿瘤防治研究工作的规范化。医护人员必须了解肿瘤病理诊断的意义,正确地使用它们。

一、肿瘤的命名

肿瘤命名的基本原则是应能科学地反映出肿瘤的组织来源、良性与恶性及发生部位。一般根据其组织或细胞类型以及生物学行为来命名。

（一）良性肿瘤的命名

起源于任何组织的良性肿瘤都称为瘤。命名方法是:部位＋组织来源＋瘤。其中来源于腺上皮者,称为腺瘤(adenoma)。如背部脂肪瘤、甲状腺腺瘤等。有时结合肿瘤形态特点加一些相应的描述性词语。如结肠息肉状腺瘤、肝海绵状血管瘤、卵巢浆液性乳头状囊腺瘤等。对能分泌激素的肿瘤,则结合其功能命名,如垂体的催乳素细胞腺瘤、胃泌素瘤、胰岛素瘤等。

（二）恶性肿瘤的命名

1. 癌 起源于上皮组织的恶性肿瘤统称为癌(carcinoma)。命名方法是:部位＋组织来源＋癌。根据起源组织的上皮类型又可分为鳞状细胞癌(squamous cell carcinoma)、腺癌(adenocarcinoma)和移行细胞癌(transitional cell carcinoma)等。如子宫颈鳞状细胞癌、胃腺癌、膀胱移行细胞癌、卵巢浆液性乳头状囊腺癌等。

2. 肉瘤 起源于间叶组织的恶性肿瘤统称为肉瘤(sarcoma)。间叶组织包括纤维结缔组织、脂肪、肌肉、脉管、淋巴造血组织、骨、软骨及滑膜组织等。命名方法是:部位＋组织来源＋肉瘤。如腿部纤维肉瘤、小肠平滑肌肉瘤、腹膜后脂肪肉瘤、股骨骨肉瘤等。

当一个肿瘤的组织结构含有癌和肉瘤两种实质成分时,称为癌肉瘤(carcinosarcoma)。偶见于食管、乳腺和肺等处。

（三）其他命名方式

有些肿瘤不按上述方法命名,而采用以下特殊命名法。

1. 母细胞瘤 多数为恶性,如肝母细胞瘤、肾母细胞瘤(wilms 瘤)、神经母细胞瘤、视网膜母细胞瘤等。少数为良性,如骨母细胞瘤、软骨母细胞瘤。

2. 在肿瘤名称前冠以"恶性"二字 如恶性淋巴瘤、恶性纤维组织细胞瘤、恶性畸胎瘤、恶性神经鞘瘤等。

3. 以"瘤"字结尾的恶性肿瘤 如精原细胞瘤、黑色素瘤、骨髓瘤等。

4. 以"人名"或"病"命名的恶性肿瘤 为沿袭已久的习惯性名称。如白血病、霍奇金(Hodgkin)淋巴瘤、蕈样霉菌病、Ewing 瘤、Wilms 瘤、Burkitt 淋巴瘤等。

二、肿瘤的分类

肿瘤的分类主要依据肿瘤的组织学类型、细胞类型和生物学行为,包括各种肿瘤的临床病理特征及预后情况。目前肿瘤的分类仍以形态学为基础,通常根据组织来源将肿瘤分类,每类又根据其分化程度和生物学行为,分为良性肿瘤与恶性肿瘤两大类。肿瘤分类非常重要,世界卫生组织(World Health Organization,WHO)邀请各国专家对各系统肿瘤进行分类,并根据临床与基础研究的进展,不断予以修订,形成世界广泛使用的肿瘤分类(见表1－4－2)。

表1－4－2 常见肿瘤分类

组织来源		良性肿瘤	恶性肿瘤
上皮组织	鳞状上皮	鳞状上皮乳头状瘤	鳞状细胞癌
	腺上皮	腺瘤	腺癌
	移行上皮	尿路上皮乳头状瘤	尿路上皮癌

续表

组织来源		良性肿瘤	恶性肿瘤
间叶组织	纤维组织	纤维瘤	纤维肉瘤
	脂肪	脂肪瘤	脂肪肉瘤
	平滑肌	平滑肌瘤	平滑肌肉瘤
	血管	血管瘤	血管肉瘤
	淋巴管	淋巴管瘤	淋巴管肉瘤
	骨	骨瘤	骨肉瘤
	软骨	软骨瘤	软骨肉瘤
淋巴造血组织	淋巴细胞		淋巴瘤
	造血细胞		白血病
神经组织和脑脊液	胶质细胞	胶质瘤	恶性胶质瘤
	神经细胞	节细胞神经瘤	神经母细胞瘤、髓母细胞瘤
其他肿瘤	黑色素细胞	色素痣	恶性黑色素瘤
	胎盘滋养叶细胞	葡萄胎	恶性葡萄胎、绒毛膜癌
	生殖细胞		精原细胞瘤、无性细胞瘤
	性腺或胎盘中的全能细胞	畸胎瘤	恶性畸胎瘤

三、癌与肉瘤的区别

前已述及,癌与肉瘤均为恶性肿瘤,分别来源于上皮组织和间叶组织,其发病率、大体特点、组织学特征及临床表现均各有特点。正确掌握癌与肉瘤的区别,有助于临床诊断和治疗(见表1-4-3)。

表1-4-3 癌与肉瘤的区别

	癌	肉瘤
组织分化	上皮组织	间叶组织
发病率	较高,约为肉瘤的9倍	较低
大体特点	质较硬,色灰白	质软,色灰红、鱼肉状
镜下特点	多形成癌巢,实质间质分界清楚,纤维组织常增生	肉瘤细胞弥散分布,实质间质分界不清,纤维组织少
网状纤维	见于癌巢周围,癌细胞间多无网状纤维	肉瘤细胞间多有网状纤维
转移	多经淋巴道转移	多经血道转移

第六节　癌前病变、非典型增生和原位癌

（一）癌前病变

癌前病变（precancerous lesion）是指某些统计学上具有明显癌变潜能的良性病变。癌的发生是一个逐渐演进的过程，癌前病变如能及时治愈，便可能恢复正常；反之，则有可能发展为癌。

临床上常见的癌前病变（疾病）有：慢性子宫颈炎伴宫颈糜烂、纤维囊性乳腺病（乳腺囊性增生病）、结肠及直肠的腺瘤性息肉、家族性多发性结肠息肉病、大肠绒毛状腺瘤、外耳道和阴茎及膀胱的乳头状瘤、慢性萎缩性胃炎及胃溃疡、慢性乙型和丙型病毒性肝炎、结节性肝硬化、直径＞1cm 并伴有结石的胆囊腺瘤、皮肤慢性溃疡及交界痣等。正确认识和积极治疗上述癌前病变，对肿瘤的预防有重要意义。

（二）非典型增生与上皮内瘤变

非典型增生（atypical hyperplasia）又称异型增生（dysplasia）。主要指上皮细胞增生，出现异型性，但还不足以诊断为癌，表现为细胞大小不等，形态多样，排列紊乱，极向丧失；核大深染，核质比例增大，核形不规则，核分裂象增多但非病理性核分裂象。根据病变程度，可分为轻度、中度和重度三级。如子宫颈的鳞状上皮不典型增生可分为：异型上皮细胞累及上皮全层下 1/3 为轻度（Ⅰ级），累及上皮全层下 2/3 为中度（Ⅱ级），累及全层上皮的 2/3 以上为重度（Ⅲ级）。近年来，上皮内瘤变（intraepithelial neoplasia，IN）的概念已被普遍接受。即将Ⅰ、Ⅱ和Ⅲ级非典型增生分别称为 IN‑Ⅰ、Ⅱ和Ⅲ级，其中 IN‑Ⅲ级包括原位癌（见下述）在内。如子宫颈上皮内瘤变（CIN）、外阴上皮内瘤变（VIN）等。

非典型增生是癌前病变的形态学表现。癌前病变多通过非典型增生而发生癌变。临床病理工作中常见的非典型增生有：鳞状上皮非典型增生，如发生于口腔、外阴的黏膜白斑以及慢性皮肤溃疡等；腺上皮非典型增生（异型增生）多见于胃、胆囊、肝细胞、子宫内膜、乳腺导管上皮等。及时发现和治疗这些非典型增生，可预防相应部位癌的发生。但必须指出，并非所有的癌前病变都必然转变为癌，也不是所有的癌都可见到明确的癌前病变阶段。

（三）原位癌与早期浸润癌

原位癌（carcinoma in situ）是指癌细胞已累及上皮全层，但未突破基底膜，仍局限于黏膜上皮层内或皮肤表皮层内的非侵袭性癌。一般由中、重度非典型增生发展而来。较常见的原位癌有：子宫颈、食管、皮肤等处的鳞状细胞原位癌，乳腺的导管原位癌和小叶原位癌等。原位癌是一种最早期的癌，临床或肉眼观察多无明显异常，或仅见局部糜烂或稍隆起等改变。因此，确诊主要靠病理组织学检查。如能早期发现，经恰当治疗完全可以治愈。反之，则可发展为浸润癌。

第七节　肿瘤的病因和发病机制

人类征服肿瘤的关键是要弄清肿瘤的病因和发病机制。肿瘤形成是一个复杂的过程，是细胞生长与增殖的调控发生严重紊乱的结果。多年来，虽然在生物医学领域的各个方面都进行了大量、广泛的研究，但至今尚未完全阐明，有待进一步深入探索。

一、肿瘤的病因

肿瘤的病因十分复杂,包括环境致瘤因素(外因)和机体内在因素(内因)两个方面,其中往往有多种因素的交互作用。人们一生中接触外界致瘤因素的机会很多,但发生肿瘤者毕竟是少数,说明外因虽是引起肿瘤的重要条件,但机体的内在因素也起着非常重要的作用。

(一)环境致瘤因素

1. 化学致癌因素　迄今被确认的化学致癌物已达 1000 多种,可分为直接致癌物和间接致癌物两类。直接致癌物较少见,主要为烷化剂与酰化剂类,如环磷酰胺、氮芥、亚硝基脲等,可在其与机体直接接触部位引起肿瘤。间接致癌物多见,它们以前致癌物形式进入机体,经过代谢、转化,成为活化的终致癌物,才对靶细胞具有致癌作用。化学致癌物大多数是致突变剂,它们以其亲电子基团与细胞大分子的亲核点形成共价结合,导致 DNA 突变。致癌物引发细胞内初始变化的作用称为激发作用。某些化学致癌物质的致癌作用,可经其他无致癌作用的物质协同作用而增大,这种能增加致癌效应的物质称为促癌物,如巴豆油、激素、酚等,而其协同作用称为促进作用。以下介绍的大多为间接致癌物。

(1)多环芳烃类化合物:致癌作用强的有 3,4-苯并芘、1,2,5,6-双苯并蒽、3-甲基胆蒽等。主要来自煤烟、内燃机排出的废气、沥青烟雾和烟草燃烧的烟雾,与肺癌等肿瘤的发生有关。烟熏和烧烤的鱼、肉等食品中也含有 3,4-苯并芘,可能与胃癌的发生有关。

(2)氨基偶氮染料:这类化合物含有氨基偶氮基团"－N＝N－",如奶油黄(二甲基氨基偶氮苯)、猩红等,因有颜色,曾被用作纺织品染料和饮料、食品的着色剂。它们与肝癌、膀胱癌的发生有关。

(3)芳香胺类化合物:多为工业用品或原料,如乙萘胺、联苯胺、4-氨基联苯、金胺、品红等。从事印染、橡胶及有关杀虫剂生产或作业的人员均有接触。它们主要与膀胱癌的发生有关。

(4)亚硝胺类:是具有强烈致癌作用的化合物。可在多种动物实验中诱发不同器官的肿瘤。合成亚硝胺的前体物质,如硝酸盐、亚硝酸盐和二级胺,普遍存在于水和食物中,在变质的蔬菜和食物中含量更高。亚硝酸盐和二级胺在胃内酸性环境中合成具有致癌作用的亚硝胺。亚硝胺在体内经过羟化作用而活化,形成有很强反应性的烷化碳离子而致癌。

(5)真菌毒素:研究得最多的是黄曲霉毒素。黄曲霉菌广泛存在于受潮霉变的粮食作物中,以霉变的花生、玉米及谷类含量最多,所产生的黄曲霉毒素中又以黄曲霉毒素 B1 致癌作用最强。其分子结构为异环芳烃,化学性质稳定,加热也不易分解。据估计其致癌强度比奶油黄大 900 倍,比二甲基亚硝胺大 75 倍,主要诱发肝癌。

(6)氯乙烯:由氯乙烯单体聚合而成的一种塑料聚氯乙烯,目前使用很广泛。塑料厂工人和职业性接触氯乙烯者,肝血管肉瘤、肺癌、白血病等发病率较高。

(7)其他化学致癌物:如砷可引起皮肤癌等;镍、铬可引起鼻咽癌、肺癌;苯可致白血病;镉与前列腺癌和肾癌的发生有关等。

化学致癌因素大多与环境污染和职业性接触有关。因此,保护环境和治理环境污染,积极防治职业病,对减少恶性肿瘤的发生具有十分重要的意义。

2. 物理性致癌因素　主要是通过损伤细胞的染色体,使细胞癌基因激活和肿瘤抑制基因失活,从而导致肿瘤发生。

(1) 电离辐射:包括 X 射线、γ 射线和粒子辐射。长期接触 X 射线和放射性元素,如镭、铀、氡、钴、锶、钍等,可引起皮肤癌、白血病和肺癌等。在日本的广岛和长崎原子弹爆炸后的幸存者中,慢性粒细胞白血病、甲状腺癌、乳腺癌和肺癌的发病率明显增高。某些放射性元素如磷、锶、钇、钍等,能诱发骨肉瘤。

(2) 紫外线:长期受紫外线照射,易发生皮肤癌,主要见于有易感因素的个体,如白种人和着色性干皮病患者(先天性缺乏修复 DNA 损伤所需的酶)。

(3) 慢性刺激与创伤:如慢性皮肤溃疡、慢性胃溃疡、慢性胆囊炎、慢性子宫颈炎等,都可刺激局部组织细胞增生,进而由异型增生发展为癌。进入体内的某些异物刺激,如石棉纤维与胸膜间皮瘤的发生有关。临床上骨肉瘤、睾丸肿瘤和脑瘤等患者常有局部外伤史。

3. 生物性致癌因素

(1) 病毒:凡能引起人或动物肿瘤或体外能使细胞发生恶性转化的病毒均称为肿瘤病毒,其中 1/3 是 RNA 病毒,2/3 为 DNA 病毒。它们常通过转导或插入突变等机制,整合到宿主细胞 DNA 中,导致细胞癌基因(如 c-ras、c-myc 等)激活和异常表达,使细胞发生恶性转化和失控性增生而形成肿瘤。到目前为止,发现的与人类肿瘤关系比较密切的病毒有:乙型肝炎和丙型肝炎病毒(HBV 和 HCV)与肝细胞癌的发生有关;人乳头状瘤病毒(human papilloma virus,HPV)、单纯疱疹病毒、巨细胞病毒与子宫颈癌的发生有关;EB 病毒(Epstein-Barr virus,EBV)与鼻咽癌和 Burkitt 淋巴瘤的发生有关;人类 T 淋巴细胞白血病/淋巴瘤病毒-1(human T-cell leukemia/lymphoma virus,HTLV-1)与人类 T 淋巴细胞白血病/淋巴瘤的发生有关。

(2) 幽门螺杆菌(H. pylori,Hp):许多研究指出,Hp 感染引起的慢性胃炎与胃的低度恶性 B 淋巴细胞性淋巴瘤的发生有关。幽门螺杆菌胃炎与一些胃腺癌的发生也有关系,特别是局限于胃窦和幽门的幽门螺杆菌胃炎。

(3) 寄生虫:已知日本血吸虫病与结肠癌的发生有关;埃及血吸虫病与膀胱癌的发生有关;华支睾吸虫病与胆管细胞性肝癌的发生有关。

(二) 肿瘤发生的内在因素

1. 遗传因素　遗传因素在一些肿瘤的发生中起重要作用。但在大多数肿瘤的发生过程中,遗传因素是指对致癌因子的易感性和倾向性,而与直接遗传有关的只有少数不常见的肿瘤。

(1) 呈常染色体隐性遗传的肿瘤:如着色性干皮病受日晒的皮肤几乎 100% 发生皮肤癌;共济失调性毛细血管扩张症易发生淋巴组织肿瘤。其发生的分子基础与从事 DNA 修复的基因突变,导致 DNA 修复缺陷有关。

(2) 呈常染色体显性遗传的肿瘤:如视网膜母细胞瘤、家族性结肠多发性腺瘤性息肉病、Wilms 瘤、神经纤维瘤病等,它们本身不是恶性肿瘤,但恶变率很高。其发生的分子基础与肿瘤抑制基因(如 RB、p53、APC 等)的失活有关。

(3) 遗传因素与环境致癌因素起协同作用的肿瘤:如鼻咽癌、食管癌、胃癌、大肠癌、肝癌、乳腺癌、黑色素瘤等,虽有家族史或遗传倾向,但环境致癌因素的作用更为重要。

2. 免疫因素　机体免疫功能状态在肿瘤的发生、发展中起着十分重要的作用。大量临床和实验证据表明,免疫功能低下者易患肿瘤。如免疫(尤其是细胞免疫)缺陷或大量使用免疫抑制剂者,其肿瘤发病率明显升高;幼儿期(免疫功能不成熟)和老年期(免疫功能衰退)肿瘤发生率高于其他年龄组;临床病理观察也发现癌间质中淋巴细胞侵袭较多者预后较好。

机体的抗肿瘤免疫以细胞免疫反应为主。一是通过免疫监视作用清除肿瘤细胞;二是通过 T 淋巴细胞活化、释放淋巴因子或介导细胞毒活性杀伤肿瘤细胞,其杀瘤效应细胞主要有 CD8$^+$ 的细胞毒性 T 淋巴细胞、NK 细胞和巨噬细胞。如果没有免疫监视作用,肿瘤的发生要比实际出现得多。

3. 种族因素　某些肿瘤的发生有明显的种族差异。如欧美国家的乳腺癌更多见;日本、冰岛等国的胃癌更多见;我国广东的鼻咽癌多见,移居海外的华裔其发病率也高于当地人,这可能涉及不同的地理环境、饮食及生活习惯、遗传等多种因素的影响。

4. 性别和年龄　肿瘤的发生有性别差异。如女性生殖器官、甲状腺及胆囊的肿瘤明显多于男性,而男性的肺癌、食管癌、胃癌、大肠癌、肝癌等则明显多于女性。这除与激素水平有关外,还与接触致癌物质的机会有关。年龄对肿瘤的发生也有一定影响。如神经母细胞瘤、肾母细胞瘤、髓母细胞瘤等好发于儿童;骨肉瘤、横纹肌肉瘤好发于青年人;而大部分癌则以老年人多见。

5. 激素因素　内分泌功能紊乱与某些肿瘤的发生、发展有一定关系。如乳腺癌、子宫内膜腺癌等与雌激素过多有关;垂体前叶激素可促进肿瘤的发生和转移;肾上腺皮质激素则可抑制某些造血系统恶性肿瘤的生长与扩散。

二、肿瘤的发病机制

数十年的研究表明,肿瘤发生具有复杂的分子基础,包括原癌基因激活、肿瘤抑制基因的灭活丢失、凋亡调节基因和 DNA 修复基因功能紊乱等,遗传因素和环境致瘤因素通过影响这些基因的结构和功能导致肿瘤。

(一)正常细胞的转化与恶变

正常细胞增殖的调控信号,大体上可分为促使细胞进入增殖周期并阻止其发生分化的正信号及抑制细胞进入增殖周期并促进其发生分化的负信号两类。细胞内存在的原癌基因(protooncogene)和肿瘤抑制基因(tumor suppressor gene)对细胞的增殖和分化就起着相应的正、负调控作用。各种致癌因素可通过不同机制,导致正常细胞内原癌基因激活和肿瘤抑制基因失活,使细胞因生长与分化调节失控而发生转化。被转化的细胞通过肿瘤克隆性增生和附加基因突变,在逐渐演进和异质化的过程中发生恶性转化(恶变),形成恶性肿瘤。因此,目前认为肿瘤的本质是一类克隆性基因病。

1. 原癌基因的激活　原癌基因是正常细胞内存在的一大类促进细胞增殖、阻止其发生分化并具有诱导细胞恶性转化潜能的基因群,如 *ras*、*myc*、*sis* 等。正常情况下,原癌基因编码的蛋白质包括:生长因子类(如 PDGF)、生长因子受体类(如 EGF - R)、信号转导蛋白类(如 GTP 结合蛋白)及核内转录因子等,它们对正常细胞的生长与分化起正性调控作用。在各种致癌因素作用下,细胞内处于正常或有限表达的原癌基因,可被激活为有致癌活性的癌基因(oncogene)。激活的机制和途径有两种:① 基因突变:主要包括点突变、染色体重排或易位、启动子插入(病毒基因整合),从而导致原癌基因结构改变(基因突变)而被激活,导致癌基因过度表达或在不适宜的时间和场合表达,或在细胞分化中使表达功能的基因受到抑制或错误地开启一些在胚胎期才有活性的基因等,使其表达产物发生异常。② 基因表达调控异常:即非原癌基因结构有改变,而是由于调节水平发生改变,导致基因过度表达,产生过多的生长促进蛋白,使细胞受到持续或过度的生长信号刺激而发生转化。有致癌活性的癌基因表达的转化蛋白,亦称癌蛋白(oncoprotein),与原癌基因表达的正常产物有质或量的区别,它们在定位或定量上出现异常。还有过量表达的原癌基因产物生长促进蛋白,也必然造成靶细胞的过度生长。这两种异常的基因表达产物均可刺激转化细胞发生持续性分裂增生,并丧失分化成熟能力,导致细胞恶变。

2. 肿瘤抑制基因的失活 肿瘤抑制基因又称抑癌基因、抗癌基因(antioncogene)等,是正常细胞内存在的一类可抑制细胞增殖、诱导细胞分化并具有潜在抑制癌变作用的基因群,如 *RB*、*p53*、*APC*、*DCC*、*P16* 等。在正常情况下,肿瘤抑制基因表达的蛋白对细胞的生长与分化起负性调控作用。在某些致癌因素作用下,肿瘤抑制基因也可发生突变或缺失,或其表达蛋白与 DNA 肿瘤病毒蛋白相互作用而失活,使其对细胞生长的负性调控作用减弱或消失,其抑癌功能便丧失,导致细胞过度增生和分化不成熟,进而发生完全恶性转化。

总之,细胞内原癌基因被激活后才具有转化和致癌效应,而肿瘤抑制基因的失活(突变、缺失)是活化的癌基因发挥转化作用的必要条件。在细胞癌变中,癌基因与肿瘤抑制基因的作用同等重要。正常细胞内原癌基因与肿瘤抑制基因相互平衡,相互制约,共同调节着细胞的分裂、增生、分化和凋亡,当原癌基因被激活且肿瘤抑制基因失活时,便导致细胞的增生和分化调控失常,使细胞发生失控性增生和分化障碍,导致细胞逐渐出现不可逆性恶性表现,最终发生恶性肿瘤。这是细胞内多种基因突变积累的结果,既涉及原癌基因、肿瘤抑制基因以及细胞凋亡调节基因和 DNA 修复调节基因等关键基因,也涉及癌基因之间、癌基因与肿瘤抑制基因之间和其他与肿瘤发生发展密切相关的基因之间的协同致癌作用。

(二)肿瘤的形成和演进

目前认为,肿瘤的发生发展是一个多步骤的复杂过程。致癌过程一般可分为激发、促进和进展 3 个阶段,每个阶段都涉及一系列的基因突变积累,这就是恶性肿瘤发生的多阶段突变学说。激发阶段是正常细胞在致癌因素作用下,转化为潜在肿瘤细胞的过程(一般较短暂),系基因突变所致。被激发的突变细胞在促进因子或辅助致癌物质的作用下发展为良性肿瘤的过程称为促进阶段。促进剂参与了被激发细胞的克隆性增生和分化障碍,其作用主要与基因表达失调有关。进展阶段是指由良性肿瘤转变为恶性肿瘤并进一步演进的过程。肿瘤细胞表现出失控性增生、异质性增加、侵袭性增强和发生转移等恶性生物学行为,这与某些原癌基因和肿瘤抑制基因突变的积累有关。

恶性肿瘤发生的多阶段突变学说认为,一个正常细胞转变为癌细胞,要经过 10 次或更多次不同基因突变的积累才能完成。以结肠癌的发生为例,在结肠癌的发生发展过程中,由于多种遗传或环境因素的作用,结肠上皮细胞不断发生不同染色体的多个基因突变,造成细胞基因突变的积累,最终导致结肠癌的发生。

思考题

1. 试述肿瘤的异型性及表现。

2. 以纤维瘤和纤维肉瘤为例说明良、恶性肿瘤的区别。

3. 试述癌前病变、非典型增生和原位癌的概念。

小案例

知识拓展

同步测试

（张　婷）

第二篇　运动系统

运动系统(locomotor system)由骨、骨连结和骨骼肌 3 部分组成,约占人体体重的60%～70%,构成人体的基本形态。运动系统对人体具有支持、保护和运动的功能。全身各骨借骨连结相连构成人体的支架,称为骨骼(见图 2-1-1)。骨骼肌附着于骨,在神经系统的支配下收缩,从而牵拉骨骼产生运动。运动中,骨起杠杆作用,骨连结是运动的枢纽,骨骼肌则为运动的动力器官。

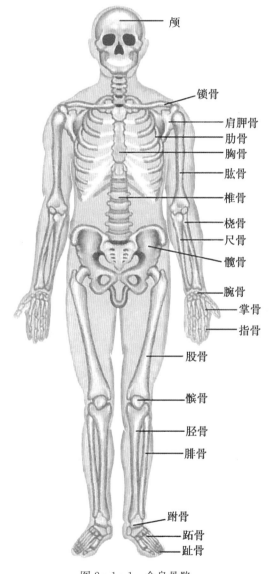

图 2-1-1　全身骨骼

第一章　骨与骨连结

1. 掌握人体主要骨性标志。
2. 掌握人体主要关节构成。

课件 1　　课件 2

第一节　概　述

（一）骨

骨（bone）是一种器官，具有一定的形态和构造，坚硬而有弹性，含有丰富的血管和神经，能不断进行新陈代谢和生长发育，并具有改建、修复和再生的能力。在一定的环境中，骨具有可塑性。

1. 骨的分类和形态　成人共有 206 块骨，按部位不同可分为颅骨、躯干骨和四肢骨；按形态不同可分为长骨、短骨、扁骨和不规则骨。

（1）长骨（long bone）：呈长管状，分一体两端。体又称骨干（diaphysis shaft），为中间较细的部分，其内部的空腔称髓腔（medullary cavity），容纳骨髓。骨干表面常有1～2个血管出入的小孔，称滋养孔。两端的膨大部分称骺（epiphysis），具有光滑的关节面，关节面上被覆有关节软骨。长骨多分布于四肢，如肱骨、股骨等（见图2-1-2）。

（2）短骨（short bone）：一般呈立方体，有多个关节面，多成群连结在一起，分布于手和足部，如腕骨、跗骨等。

（3）扁骨（flat bone）：呈板状，主要构成颅腔、胸腔和盆腔的壁，起保护作用，如顶骨、胸骨和肋骨等。

（4）不规则骨（irregular bone）：形状不规则，主要分布于躯干、颅底和面部，如椎骨、颞骨和上颌骨等。有的不规则骨内含有与外界相通的空腔，称为含气骨（pneumatic bone），如上颌骨和筛骨等。

另外，在某些肌腱和韧带内，尚有一些形如豆状的小骨，称为籽骨（sesamoid bone），在运动中有改变力的方向及减少对肌腱摩擦的作用。

2. 骨的构造　骨由骨质、骨膜和骨髓 3 部分构成（见图 2-1-3）。

（1）骨质（bony substance）：是骨的主要成分，由骨组织构成，按结构分为骨密质和骨松质两种。骨密质（compact bone）致密坚实，耐压性强，由不同排列方式的骨板构成，

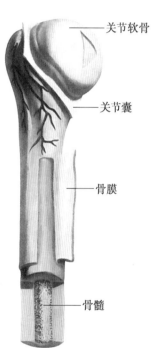

——关节软骨

——关节囊

——骨膜

——骨髓

图 2-1-2　长骨的构造

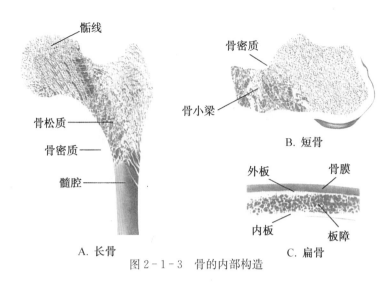

图 2-1-3　骨的内部构造

分布于骨的表层。骨松质(spongy bone)呈海绵状,由大量片状的骨小梁(trabeculae)交错排列而成,分布于长骨两端和短骨、扁骨的内部。颅盖骨内、外表层的骨密质分别称为内板和外板,内板薄而松脆,外板厚而坚韧,富有弹性,故颅盖骨骨折多发生于内板。两板之间的骨松质称为板障(diploe),有板障静脉通过。

(2) 骨膜(periosteum):为一层致密结缔组织膜,淡红色,覆盖于除关节面以外的骨表面,含有丰富的血管、神经和淋巴管,对骨的营养、再生和感觉有重要作用。骨膜内还含有成骨细胞和破骨细胞,分别具有产生新骨质和破坏旧骨质的功能,对骨的生长和损伤后的修复起重要作用。此外,衬在髓腔内面及骨松质骨小梁表面的膜称骨内膜(endosteum),是一层较薄的结缔组织膜,也含有成骨细胞和破骨细胞。

(3) 骨髓(bone marrow):充填于髓腔和骨松质的间隙内,分红骨髓和黄骨髓两种。红骨髓(red bone marrow)含有大量不同发育阶段的红细胞和其他幼稚的血细胞,有造血功能。胎儿及 5 岁以前幼儿的骨髓均为红骨髓,5 岁以后,长骨骨干内的红骨髓逐渐被脂肪组织所代替,呈黄色,称为黄骨髓(yellow bone marrow),失去了造血功能。但在大量失血或慢性失血过多的情况下,黄骨髓可代偿性地转化为红骨髓,恢复其造血功能。在短骨、扁骨、不规则骨及长骨两端松质内的骨髓,终身都是红骨髓。临床上常选用髂骨或胸骨进行骨髓穿刺,取红骨髓进行检查。

3. 骨的化学成分和物理特性　骨含有有机质和无机质两种化学成分。有机质主要是骨胶原纤维和黏多糖蛋白,使骨具有弹性和韧性;无机质主要是以碱性磷酸钙为主的无机盐类,使骨坚硬而具有脆性。骨的化学成分、物理性质可随年龄的增长而发生变化。幼儿的骨有机质和无机质各占一半,故弹性、韧性较大,在外力影响下,易发生变形而不易骨折。成人的骨化学成分中有机质占 35%,无机质占 65%,此比例使骨既有较大的硬度,又有一定的弹性和韧性,能承受较大的压力而不变形。老年人的骨无机质所占比例更大,因而骨的脆性增大,易发生骨折。

4. 骨的发生和生长　骨由间充质发育而成,它的发生有两种方式,即膜内成骨和软骨内成骨。

(1) 膜内成骨:先由间充质增殖成结缔组织膜,然后由膜改建成骨,开始成骨的部位称为骨化中心,骨化中心不断向周围扩大骨化范围。最初形成的骨为骨松质,之后内、外骨膜也产生骨质,形成骨密质,包围骨松质。颅顶各骨及多数面颅骨等都为膜内成骨。

(2)软骨内成骨:由间充质先形成与成年骨相似的软骨,再由软骨改建为骨。四肢骨和躯干骨等多由软骨内成骨形成。

胚胎早期,软骨干中部出现一个原发骨化点,骨化点内的软骨组织退化消失,成骨细胞积极活动,形成骨组织,这一变化称骨化。随着胚胎的发育,骨化的范围不断向软骨的两端扩展,到胎儿出生前,骨干已基本形成。与此同时,软骨干周围的软骨膜内,成骨细胞不断增生也形成一层骨质,称骨领,骨领继续发育,使骨不断增粗,形成将来的骨干。原有的骨质又不断被破骨细胞破坏,形成髓腔。

胎儿出生前后,在骨两端的软骨内也先后出现骨化点,称继发骨化点。由继发骨化点形成的骨结构称骺。骨干临近骺的一端称干骺端(metaphysis),在干骺端与骺之间仍有一层软骨,称骺软骨。骺软骨细胞不断分裂增殖,形成的软骨又不断被骨化,因此骨的长度不断增加。至 17～25 岁,骺软骨停止增殖并完全骨化,骨干与骺融合,形成薄层较致密的骨质,称骺线(epiphysial line)。骺线形成后,骨的长度就不再增加。成年后,骨的生长进入相对的静止期。

5. 骨的血液供应　骨的血液供应十分丰富,分布到长骨的动脉有滋养动脉、干骺端动脉、骺动脉和骨膜动脉。滋养动脉是长骨的主要动脉,多在骨干中段穿滋养孔进入髓腔后,立即分成上支和下支,再继续分成细支,分布于骨髓、干骺端和骨干骨密质,并与干骺端动脉及骺动脉的分支吻合。干骺端动脉和骺动脉由邻近动脉发出后穿入骨质。骨膜动脉丰富,幼儿期尤其显著。短骨、扁骨和不规则骨的动脉来自骨膜动脉或滋养动脉。骨的静脉多与动脉伴行,但靠近长骨的两端,常有较大的静脉单独穿出。

(二)骨连结

骨与骨之间的连结装置称骨连结。根据连结形式的不同,骨连结可分为直接连结和间接连结两种。

微课

1. 直接连结　是指骨与骨之间借致密结缔组织、软骨或骨直接相连,因骨与骨之间无间隙,故运动范围极小或完全不能运动。根据连结组织的不同,可分为纤维连结、软骨连结和骨性结合 3 种类型(见图 2-1-4)。

(1)纤维连结:骨与骨之间借致密结缔组织直接相连,其间无间隙,称纤维连结。如椎骨之间的韧带连结、前臂骨之间的骨间膜和颅骨之间的缝等。

(2)软骨连结:骨与骨之间借软骨相连,其间无间隙,称软骨连结。如椎体之间的椎间盘、耻骨之间的耻骨联合等。

(3)骨性结合:两骨之间借骨组织相连,称骨性结合。一般由纤维连结和一些软骨连结骨化而成,无活动性。如髂骨、坐骨、耻骨之间的结合等。

2. 间接连结　又称关节(articulation)或滑膜关节(synovial joint),是骨与骨之间借膜性的结缔组织囊相连,相对的骨面之间具有腔隙的一种连结。关节是人体骨连结的主要形式(见图 2-1-4、图 2-1-5)。

(1)关节的基本结构:每个关节都具有关节面、关节囊和关节腔 3 种基本结构。

1)关节面(articular surface):是构成关节各骨的邻接面,多为一凸一凹,分别称关节头和关节窝。关节面上覆有薄层透明软骨(称为关节软骨),表面光滑,具有弹性,能承受压力,减轻运动时的震荡和冲击。

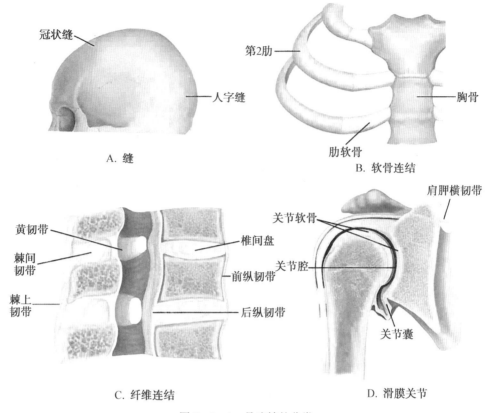

图 2-1-4 骨连结的分类

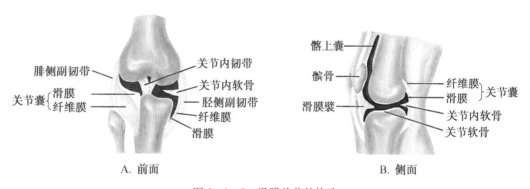

图 2-1-5 滑膜关节的构造

2）关节囊（articular capsule）：为包绕在关节周围的结缔组织囊，分内、外两层。外层厚而坚韧，由致密结缔组织构成，称纤维层（fibrous layer）。内层薄而柔软，由疏松结缔组织构成，称滑膜层（synovial layer）。滑膜层紧贴纤维层内面，边缘附着于关节软骨周缘，能产生滑液，营养关节软骨和润滑关节，减少关节运动时的摩擦。

3）关节腔（articular cavity）：为关节软骨和关节囊滑膜层共同围成的密闭腔隙。腔内为负压，含少量滑液，对维持关节的稳固性具有一定作用。

（2）关节的辅助结构：关节除具备上述基本结构外，某些关节还具有韧带、关节盘和关节唇等辅助结构，以增加关节的灵活性，增强关节的稳固性。

1）韧带（ligament）：为连于相邻两骨之间的致密结缔组织束，具有加强关节的稳固性和限制关节过度运动的作用。位于关节囊内的称囊内韧带，表面被滑膜包裹。位于关节囊外的称囊外韧带。

2）关节盘(articular disc)：是位于两关节面之间的纤维软骨板，多呈盘状，其周缘附着于关节囊内面，将关节腔分为两部。关节盘可使关节面之间相互适应，以增加关节的稳固性和灵活性。

3）关节唇(articular labrum)：为附着于关节窝周缘的纤维软骨环，具有加深关节窝，加大关节面，增强关节稳固性的作用。

（3）关节的运动：主要有以下几种运动形式：

1）屈和伸：是关节沿冠状轴进行的一组运动。运动时两骨相互靠拢，角度减小，称屈(flexion)；相反，角度增大，称伸(extension)。在踝关节，足上抬，足背向小腿前面靠拢为伸，又称背屈，足尖下垂为屈，又称跖屈。

2）内收和外展：是关节沿矢状轴进行的一组运动。运动时骨向正中矢状面靠拢，称内收或收(adduction)；反之，骨远离正中矢状面，称外展或展(abduction)。

3）旋内和旋外：是关节沿垂直轴进行的一组运动，统称旋转。骨向前内侧旋转，称旋内(medial rotation)；反之，向后外旋转，称旋外(lateral rotation)。在前臂，将手背转向前的运动称旋前(pronation)，将手背转向后的运动称旋后(supination)。

4）环转：即近端关节头在原位转动，骨的远侧端做圆周运动，运动时全骨描绘出一圆锥形轨迹，是屈、展、伸、收的连续运动。

关节运动幅度的大小，主要取决于相邻关节面大小的差别。关节面大小差别愈大，运动幅度也愈大；反之，运动幅度则较小。此外，关节囊的松紧、厚薄及关节韧带的发达程度等，对关节的运动幅度也有一定的影响。

第二节 躯干骨及其连结

躯干骨共 51 块，由 24 块椎骨、12 对肋、1 块胸骨、1 块骶骨和 1 块尾骨组成。它们借骨连结构成脊柱和胸廓。

（一）脊柱

1. 椎骨 幼年时椎骨有 33 块，即颈椎 7 块、胸椎 12 块、腰椎 5 块、骶椎 5 块和尾椎 4 块。成年后 5 块骶椎融合成 1 块骶骨，4 块尾椎融合成 1 块尾骨。

（1）椎骨的一般形态：椎骨(vertebrae)由前方的椎体(vertebral body)和后方的椎弓(vertebral arch)两部分构成，两者围成的孔称椎孔(vertebral foramen)。所有椎孔相连构成椎管(vertebral canal)，容纳脊髓。椎体呈短圆柱状，主要由骨松质构成，表面为极薄的骨密质，故受暴力外伤时易引起压缩性骨折。椎弓呈半环形，与椎体相连结细的部分称椎弓根。椎弓根上、下缘各有一切迹，相邻椎骨的上、下切迹共同围成椎间孔(intervertebral foramen)，孔内有脊神经和血管通过。椎弓的后部较宽大称椎弓板。由椎弓板发出 7 个突起：向上发出的一对称上关节突，向下发出的一对称下关节突，向两侧发出的一对称横突(transverse process)，向后或后下方发出的一个称棘突(spinous process)（见图 2-1-6）。

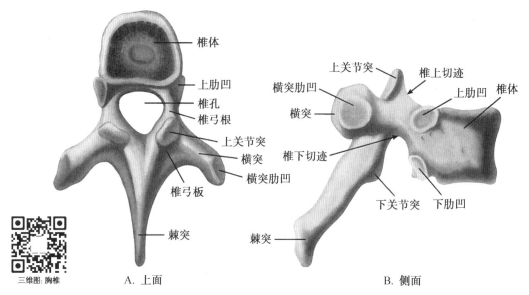

三维图:胸椎

A. 上面

B. 侧面

图 2-1-6 胸椎

（2）各部椎骨的形态特征：

1）颈椎（cervical vertebrae）：椎体较小，椎孔较大，呈三角形。横突根部有横突孔，孔内有椎动脉和椎静脉通过。第 2～6 颈椎棘突短，末端分叉。第 3～7 颈椎椎体上面的两侧缘向上微突，称钩突，若过度增生，可使椎间孔狭窄，压迫脊神经（见图 2-1-7）。

第 1 颈椎又称寰椎（atlas），呈环状，无椎体、棘突和关节突，由前弓、后弓和两个侧块构成。前弓后面正中有齿突凹，与第 2 颈椎的齿突相关节。侧块连接前、后两弓，上面有椭圆形的关节面与枕髁相关节，下面有圆形关节面与枢椎上关节面相关节（见图 2-1-8）。

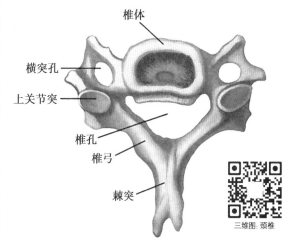

三维图:颈椎

图 2-1-7 颈椎（上面）

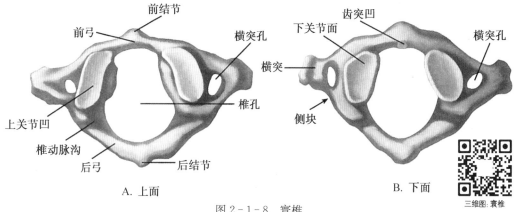

A. 上面

B. 下面

三维图:寰椎

图 2-1-8 寰椎

第2颈椎又称枢椎(axis),由椎体向上发出的指状突起称齿突,与寰椎的齿突凹相关节(见图2-1-9)。

第7颈椎又称隆椎(vertebra prominens),棘突较长,末端不分叉,活体易于触及,常作为计数椎骨序数的标志。

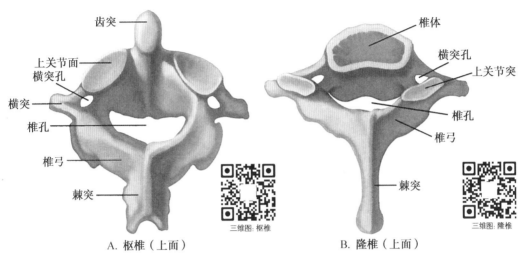

A. 枢椎（上面）　　　　　　　　　B. 隆椎（上面）

图2-1-9　枢椎与隆椎

2) 胸椎(thoracic vertebrae):在椎体侧面后份的上、下缘各有一浅凹,分别称上肋凹和下肋凹,与肋头相关节。在横突末端的前面,有圆形的横突肋凹,与肋结节相关节。胸椎棘突较长,伸向后下方。相邻棘突呈叠瓦状排列(见图2-1-6)。

3) 腰椎(lumbar vertebrae):椎体大,椎弓发达,棘突宽短,呈板状,水平伸向后方(见图2-1-10)。

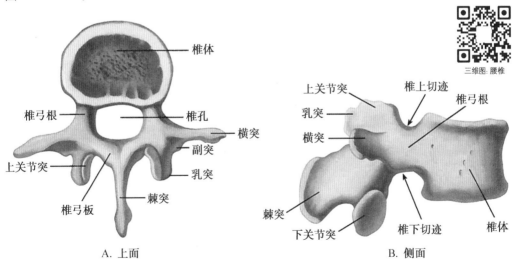

A. 上面　　　　　　　　　　　B. 侧面

图2-1-10　腰椎

4) 骶骨(sacrum):由5块骶椎融合而成,略呈倒置的等腰三角形。上缘中部向前突出称岬(promontory),女性骶骨岬是产科测量骨盆上口大小的重要标志。下端接尾骨。骶骨侧面各有一关节面,称耳状面,与髂骨的耳状面构成骶髂关节。骶骨前面光滑微凹,有4对骶前孔。后面粗糙隆凸,有4对骶后孔。骶骨内有纵行的骶管,与骶前孔、骶后孔相通。骶管上接椎管,下端的开口称骶管裂孔(sacral hiatus),裂孔两侧各有一向下的突起,称骶角(sacral cornu),可在体表触及,是骶管麻醉时确定进针部位的标志(见图 2-1-11、图 2-1-12)。

5)尾骨(coccyx):由 4 块退化的尾椎融合而成,上接骶骨,下端游离。

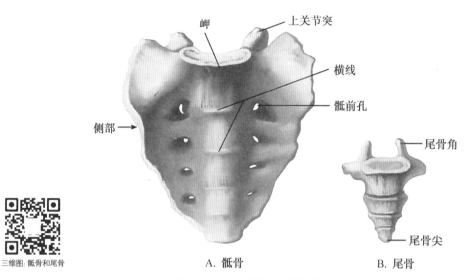

三维图:骶骨和尾骨

A. 骶骨   B. 尾骨

图 2-1-11   骶骨和尾骨(前面)

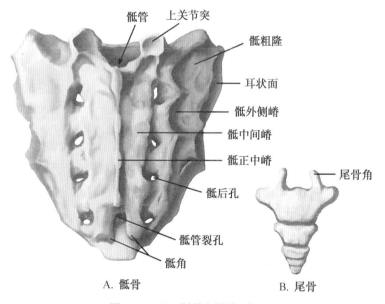

A. 骶骨   B. 尾骨

图 2-1-12   骶骨和尾骨(后面)

2. 椎骨间的连结   椎骨之间借椎间盘、韧带和关节相连(见图 2-1-13、图 2-1-14)。

(1)椎间盘(intervertebral disc):是连结相邻两个椎体之间的纤维软骨盘,由周围部的纤维环(anulus fibrosus)和中央部的髓核(nucleus pulposus)构成。纤维环为多层纤维软骨按同心圆排列构成,牢固连结相邻两个椎体,保护髓核并限制髓核向周围膨出。髓核为富有弹性的胶状物质,当脊柱运动时,髓核在纤维环内可发生轻微的变形和运动。

椎间盘承受压力时被压缩,去除压力后复原,具有弹簧垫样缓冲震荡的作用。各部椎间盘厚薄不一,腰部最厚,颈部次之,中胸部最薄,因此腰、颈部活动度较大。

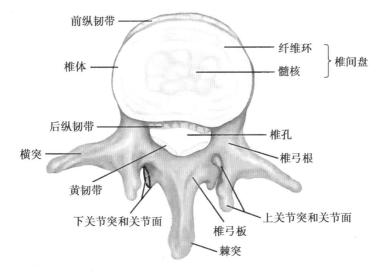

图 2-1-13　椎间盘和关节突(腰椎上面)

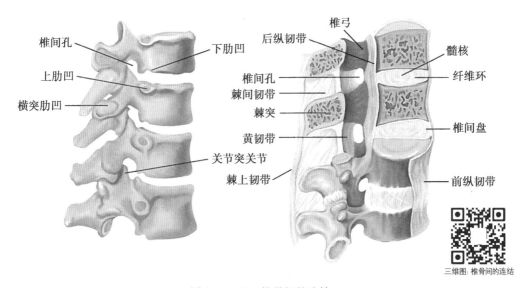

三维图:椎骨间的连结

图 2-1-14　椎骨间的连结

(2)韧带:

1)前纵韧带(anterior longitudinal ligament):是位于椎体和椎间盘前面的长韧带,宽而坚韧,上起枕骨大孔前缘,下至第1或第2骶椎,其纤维与椎体和椎间盘连结紧密,具有防止脊柱过度后伸和椎间盘向前脱出的作用。

2)后纵韧带(posterior longitudinal ligament):是位于椎体和椎间盘后面的长韧带,细而坚韧,起自枢椎,向下至骶管,有限制脊柱过度前屈的作用。

3)棘上韧带(supraspinal ligament):是连于各棘突尖端的细长韧带,前方与棘间韧带融合,有限制脊柱过度前屈的作用。第7颈椎以上,韧带从颈椎棘突尖向后扩展成三角形,形成项韧带(nuchal ligament)。

4）棘间韧带（interspinal ligament）：为连结相邻两棘突之间的短韧带，前接黄韧带，后方移行为棘上韧带或项韧带。

5）黄韧带（ligamenta flava）：为连结相邻两椎弓板之间的短韧带，与椎弓板共同构成椎管后壁，有限制脊柱过度前屈并维持脊柱直立姿势的作用（见图2-1-15）。

（3）关节：相邻椎骨的上、下关节突构成关节突关节，运动幅度很小。寰椎和枢椎构成寰枢关节，可使头部做旋转运动。寰椎两侧块的上关节面和枕髁构成寰枕关节，左、右两侧寰枕关节联合运动，可使头做前俯、后仰和侧屈运动。

3. 脊柱的整体观

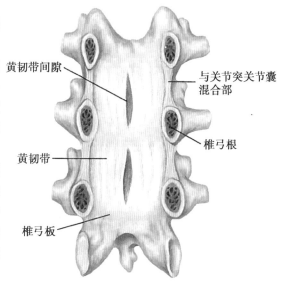

图2-1-15　黄韧带（椎管后面观）

（1）脊柱前面观：从前面观察脊柱，可见椎体自上而下逐渐增大，第2骶椎为最大，这与椎体承受的重力不断增加有关。自骶骨耳状面以下，由于重力经髋关节传至下肢骨，椎体已不负重，体积逐渐变小。

（2）脊柱后面观：从后面观察脊柱，各椎骨棘突连成纵嵴，居背部正中，其两侧与横突之间形成脊椎沟，容纳竖脊肌。颈椎棘突短而分叉，近水平位。胸椎棘突长，斜向后下方，呈叠瓦状排列，棘突间隙窄。腰椎棘突呈板状，水平向后伸，棘突间隙较宽。

（3）脊柱侧面观：从侧面观察脊柱，可见脊柱有颈、胸、腰、骶4个生理性弯曲，其中颈曲和腰曲凸向前，胸曲和骶曲凸向后。脊柱的这些弯曲增大了脊柱的弹性，对维持人体重心的平衡，缓冲震荡，保护脑和胸、腹、盆腔器官有着重要的意义（见图2-1-16）。

4. 脊柱的功能　脊柱是躯干的支柱，具有支持体重、传递重力的作用；脊柱有保护脊髓和脊神经根的作用；脊柱参与胸腔、腹腔和盆腔的构成，具有支持和保护腔内器官的作用；脊柱具有运动功能，可做前屈、后伸、侧屈、旋转和环转等运动。

（二）胸廓

胸廓（thorax）由12块胸椎、12对肋

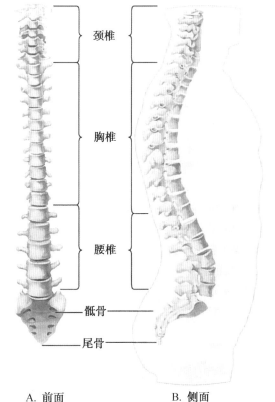

A. 前面　　　B. 侧面

图2-1-16　脊柱

和1块胸骨连结而成。具有支持、保护胸及腹腔器官和参与呼吸运动等功能。

1. 胸骨(sternum) 位于胸前壁正中,为长方形扁骨。自上而下由胸骨柄(manubrium sterni)、胸骨体(body of sternum)和剑突(xiphoid process)3部分组成。胸骨柄上缘中部凹陷,称颈静脉切迹,两侧有锁切迹,与锁骨相连结。胸骨柄与胸骨体相连处稍向前突,形成胸骨角(sternal angle),平对第2肋,可在体表触及,是计数肋的重要标志。胸骨体呈长方形,外侧缘有与第2~7肋软骨相连的肋切迹。剑突扁而薄,下端游离(见图2-1-17)。

2. 肋 共12对,第1~7对肋前端与胸骨相连,称真肋;第8~10对肋前端不直接与胸骨相连,称假肋;第11、12对肋前端游离,称浮肋。

肋(ribs)由肋骨(costal bone)和肋软骨(costal cartilage)两部分组成,肋骨属扁骨,细长呈弓形。后端膨大称肋头,与胸椎的上、下肋凹相关节。肋头外侧稍细的部分称肋颈,肋颈外侧的隆起称肋结节,其关节面与胸椎的横突肋凹相关节。肋骨后份急转处称肋角。肋骨内面近下缘处有一浅沟称肋沟,内有肋间神经和肋间后血管走行。肋骨的前端与肋软骨相接(见图2-1-18)。

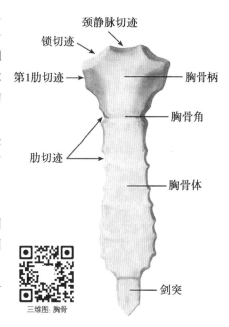

图2-1-17 胸骨(前面)

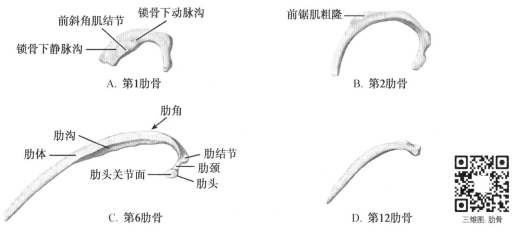

图2-1-18 肋骨

第1肋骨扁宽,分上、下面和内、外缘,无肋角和肋沟。内缘前份有前斜角肌结节,为前斜角肌附着处。第2肋骨为过渡型。第11、12肋骨无肋结节、肋颈及肋角。

3. 肋的连结

(1)肋椎关节:为肋后端与胸椎之间构成的关节,包括肋头关节和肋横突关节。肋头关节由肋头与相应胸椎体的上、下肋凹构成,能做轻微运动。肋横突关节由肋结节与相应胸椎横突肋凹构成,属于微动关节(见图2-1-19)。

（2）胸肋关节：由第2～7肋软骨与胸骨相应的肋切迹构成（见图2-1-20），属微动关节。第1肋与胸骨柄之间为软骨连结，第8～10肋软骨的前端依次与上位肋软骨下缘构成软骨连结，形成肋弓（costal arch）。第11、12肋前端游离于腹壁肌层中。

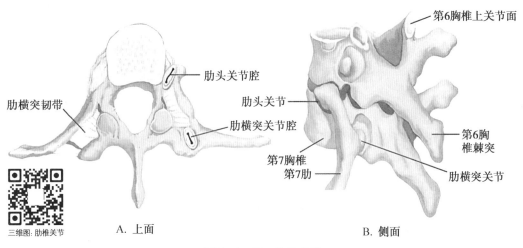

三维图：肋椎关节   A. 上面   B. 侧面

图2-1-19 肋椎关节

4. 胸廓的整体观 胸廓呈前后略扁的圆锥形，上窄下宽，有上、下两口。胸廓上口较小，由胸骨柄上缘、第1肋和第1胸椎围成，向前下方倾斜。胸廓下口较大，由剑突、肋弓、第11肋、第12肋及第12胸椎围成。左、右两侧肋弓之间的夹角称胸骨下角。相邻两肋之间的间隙称肋间隙（见图2-1-20）。

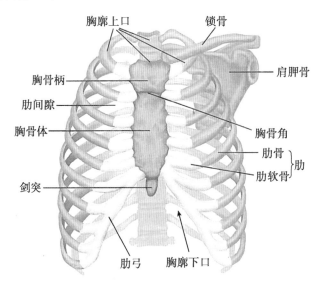

图2-1-20 胸廓

5. 胸廓的运动 胸廓的主要运动是参与呼吸。吸气时，在肌的作用下，肋前端上提，胸骨前移，肋体向外扩展，胸腔容积增大。呼气时，胸廓做相反的运动，使胸腔容积减小。

（三）躯干骨的骨性标志

躯干骨的重要骨性标志有：第7颈椎棘突、颈静脉切迹、胸骨角、肋弓和骶角等。

第三节 上肢骨及其连结

（一）上肢骨

每侧 32 块，共 64 块，由锁骨、肩胛骨、肱骨、尺骨、桡骨和手骨组成。

1. 锁骨（clavicle） 位于胸廓前上部，略呈"～"形，全长均可在体表摸到。锁骨内侧端粗大，称胸骨端，与胸骨柄相关节。外侧端扁平，称肩峰端，与肩胛骨的肩峰相关节。内侧 2/3 凸向前，外侧 1/3 凸向后。锁骨骨折易发生在中、外 1/3 交界处（见图 2-1-21）。

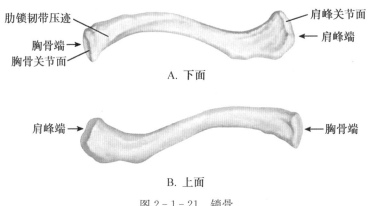

图 2-1-21 锁骨

2. 肩胛骨（scapula） 位于胸廓后面的外上方，平对第 2～7 肋之间，为三角形扁骨。肩胛骨前面微凹称肩胛下窝。后面有一横嵴称肩胛冈（spine of scapula）。肩胛冈的外侧端突起，称肩峰（acromion），是肩部的最高点。肩胛冈上、下方的浅窝，分别称冈上窝和冈下窝。肩胛骨上缘较短，其外侧有一指状突起，称喙突（coracoid process）。内侧缘较薄，邻近脊柱，又称脊柱缘。外侧缘较厚，邻近腋窝，又称腋缘。肩胛骨的上角平对第 2 肋，下角平对第 7 肋，是计数肋的标志。外侧角肥厚，有一朝向外侧的浅窝，称关节盂（glenoid cavity），与肱骨头相关节。关节盂的上、下方各有一小隆起，分别称盂上结节和盂下结节（见图 2-1-22）。

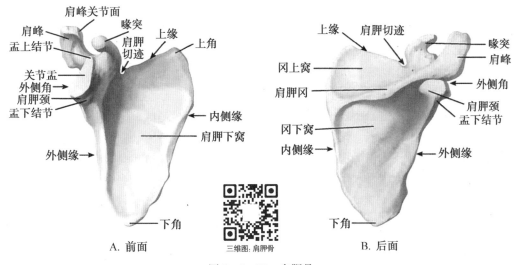

三维图:肩胛骨

图 2-1-22 肩胛骨

3. 肱骨(humerus)　位于臂部,是典型的长骨,可分为肱骨体和上、下两端。上端膨大,内上部为半球状,称肱骨头(head of humerus),与肩胛骨的关节盂相关节。头周围的环行浅沟,称解剖颈。肱骨头的前、外侧各有一个隆起,分别称小结节和大结节,两结节向下延伸,分别形成小结节嵴和大结节嵴。上端与体交界处稍细,称外科颈(surgical neck),是易发生骨折的部位。肱骨体外侧面中部,有粗糙的三角肌粗隆(deltoid tuberosity),后面中部有一从内上斜向外下的浅沟,称桡神经沟(sulcus for radial nerve),有桡神经通过,肱骨中段骨折,易损伤此神经。肱骨下端略扁,其内、外侧各有一突起,分别称内上髁(medial epicondyle)和外上髁(lateral epicondyle),均可在体表摸到。内上髁后方有一浅沟,称尺神经沟,有尺神经通过,肱骨内上髁骨折易伤及此神经。肱骨下端的远侧面,外侧部有半球状的肱骨小头,与桡骨相关节,内侧部有形如滑车的肱骨滑车,与尺骨相关节。滑车前面上方的窝,称冠突窝。滑车后面上方的窝,称鹰嘴窝(见图2-1-23)。

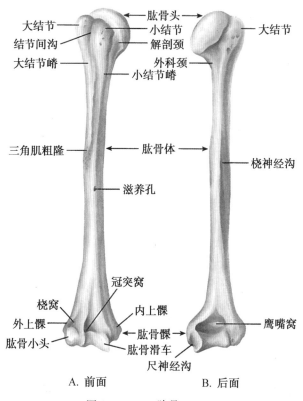

三维图:肱骨

A. 前面　　　B. 后面

图2-1-23　肱骨

4. 桡骨(radius)　位于前臂外侧,分一体两端。上端呈短圆柱状,称桡骨头(head of radius),其上面有关节凹,与肱骨小头相关节;头周围有环状关节面,与尺骨相关节。头下方略细,称桡骨颈。颈的内下方有粗糙的隆起,称桡骨粗隆(radial tuberosity)。桡骨体呈三棱柱形,内侧缘锐薄,称骨间缘。下端较宽,下面有腕关节面与腕骨相关节。下端外侧向下的突起,称桡骨茎突(styloid process)。下端内面的关节面称尺切迹,与尺骨头相关节。

5. 尺骨(ulna)　位于前臂内侧,分一体两端。上端前面有一半月形关节面,称滑车切迹,与肱骨滑车相关节。滑车切迹的上、下方各有一突起,分别称鹰嘴(olecranon)和冠突(coronoid process)。冠突外侧面有一凹面,称桡切迹,与桡骨头相关节。尺骨体的外侧缘较薄,称骨间缘,与桡骨骨间缘相对,下端称尺骨头(head of ulna),头后内侧向下的突起,称尺骨茎突(styloid process)(见图 2 - 1 - 24)。

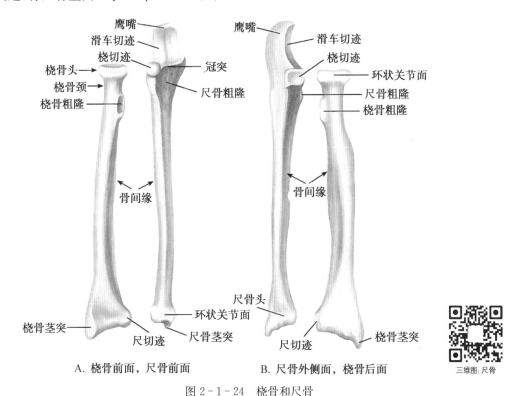

A. 桡骨前面,尺骨前面　　　　B. 尺骨外侧面,桡骨后面

三维图:尺骨

图 2 - 1 - 24　桡骨和尺骨

6. **手骨**　包括腕骨、掌骨和指骨(见图 2 - 1 - 25)。

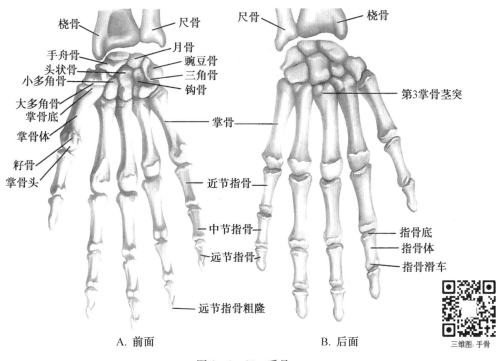

A. 前面　　　　　　　　　B. 后面

三维图:手骨

图 2 - 1 - 25　手骨

（1）腕骨（carpal bones）：共 8 块，均属短骨，排成两列。近侧列由外侧向内侧依次为：手舟骨、月骨、三角骨和豌豆骨；远侧列由外侧向内侧依次为：大多角骨、小多角骨、头状骨和钩骨。

（2）掌骨（metacarpal bones）：共 5 块，属于长骨。由外侧向内侧依次为第 1～5 掌骨。掌骨的近侧端为底，与腕骨相接；远侧端为头，与指骨相接；中间部为体。

（3）指骨（phalanges of fingers）：共 14 块，属于长骨。除拇指为 2 节外，其余各指均为 3 节，由近侧向远侧分别称近节指骨、中节指骨和远节指骨。

（二）上肢骨的连结

1. 胸锁关节　是上肢骨与躯干骨之间的唯一关节。由锁骨的胸骨端与胸骨的锁切迹构成。关节囊坚韧，周围有韧带加强，关节囊内有关节盘。运动幅度小（见图 2-1-26）。

2. 肩锁关节　由锁骨的肩峰端和肩胛骨的肩峰构成，活动度小。

3. 肩关节（shoulder joint）　由肱骨头与肩胛骨的关节盂构成。肱骨头大，关节盂小而浅，周围有盂唇。关节囊薄而松弛，其前、上、后部有肌和肌腱加强，下部薄弱，故肩关节脱位时，肱骨头易脱向下方。囊内有起自盂上结节的肱二头肌长头腱越过肱骨头上方（见图 2-1-27）。

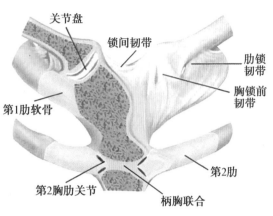

图 2-1-26　胸锁关节

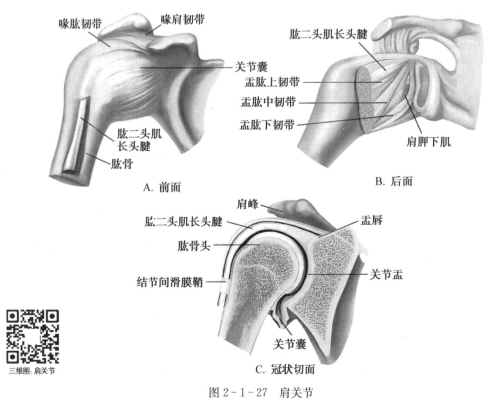

图 2-1-27　肩关节

肩关节运动灵活,运动幅度大,可做前屈、后伸、内收、外展、旋内、旋外和环转运动。

4. 肘关节(elbow joint) 由肱骨下端和桡、尺骨上端构成,包括 3 个关节(见图 2 - 1 -28)。

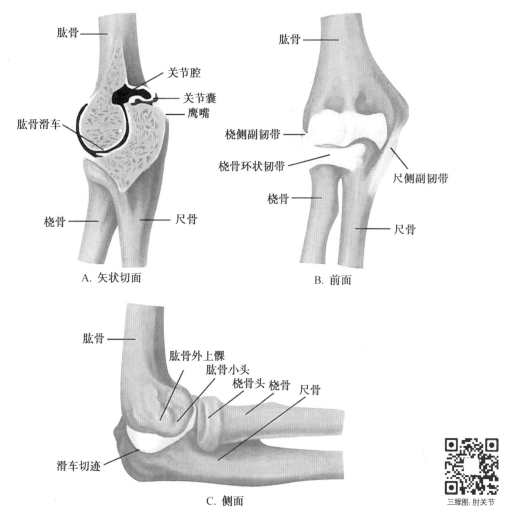

A. 矢状切面

B. 前面

C. 侧面

三维图:肘关节

图 2 - 1 - 28 肘关节

(1) 肱尺关节:由肱骨滑车与尺骨滑车切迹构成。

(2) 肱桡关节:由肱骨小头与桡骨头关节凹构成。

(3) 桡尺近侧关节:由桡骨的环状关节面与尺骨的桡切迹构成。

以上 3 个关节包在一个关节囊内,形成复合关节。关节囊的前、后壁薄而松弛,后壁尤为薄弱,故肘关节脱位时,桡、尺骨易脱向后方。关节囊两侧壁厚而紧张,有尺侧副韧带和桡侧副韧带加强。桡骨环状韧带环绕在桡骨头周围,可防止桡骨头脱出。小儿桡骨头发育不全,易发生桡骨头半脱位。

肘关节可做屈、伸运动。

5. 桡骨和尺骨的连结 包括以下连结(见图 2 - 1 - 29)。

(1) 桡尺近侧关节:在结构上属于肘关节的一部分,在功能上须与桡尺远侧关节联合运动。

（2）桡尺远侧关节：由桡骨的尺切迹与尺骨头构成。

（3）前臂骨间膜：为坚韧的致密结缔组织膜，连于桡骨与尺骨的骨间缘之间。

桡尺近侧关节和桡尺远侧关节联合运动时，可使前臂做旋前和旋后运动。

三维图：桡腕关节

6. 手关节　包括以下关节（见图2-1-30）。

（1）桡腕关节：又称腕关节（wrist joint），由桡骨下端的腕关节面和尺骨下方的关节盘与手舟骨、月骨、三角骨的近侧关节面构成。关节囊松弛，周围有韧带加强。桡腕关节可做屈、伸、内收、外展和环转运动。

（2）腕骨间关节：为腕骨之间的连结，可做微小运动。

（3）腕掌关节：由远侧列的腕骨和5块掌骨底构成。其中拇指腕掌关节运动灵活，可做屈、伸、内收、外展、环转和对掌运动。对掌运动是拇指与其他各指的掌侧面相对的运动。

（4）掌指关节：由掌骨头与近节指骨底构成。可做屈、伸、内收、外展和环转运动。指的内收和外展以中指的正中矢状面为准，靠近正中矢状面的运动为内收，远离正中矢状面的运动为外展。

（5）指骨间关节：由各指相邻两节指骨构成。可做屈、伸运动。

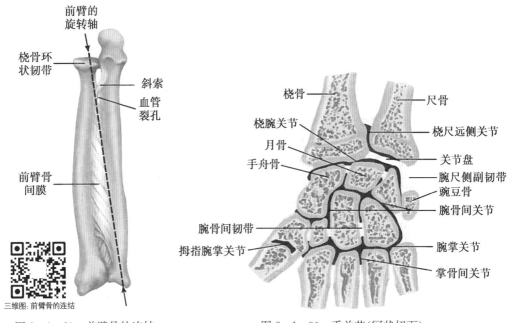
三维图：前臂骨的连结

图2-1-29　前臂骨的连结　　　　图2-1-30　手关节（冠状切面）

第四节　下肢骨及其连结

（一）下肢骨

每侧31块，共62块，由髋骨、股骨、髌骨、胫骨、腓骨和足骨组成。

1. 髋骨（hip bone）　位于盆部，是不规则扁骨，由髂骨、耻骨和坐骨融合而成。髂骨位于髋骨的上部，耻骨和坐骨分别位于髋骨的前下部和后下部。三骨融合处的外面有一大窝，称髋臼（acetabulum），髋臼下缘缺损处，称髋臼切迹。髋臼前下方的大孔，称闭孔（obturator foramen）（见图2-1-31、图2-1-32）。

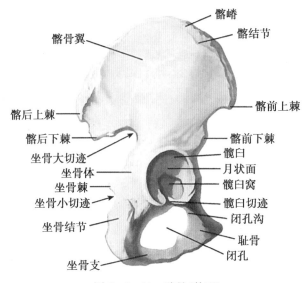

图 2-1-31　髋骨(外面)

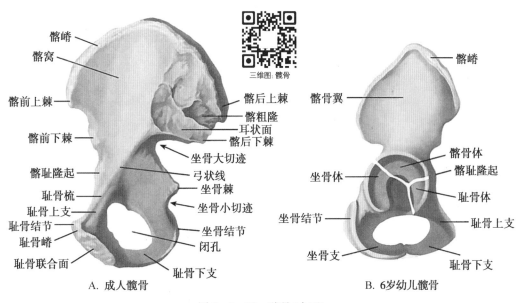

A. 成人髋骨　　　　B. 6岁幼儿髋骨

图 2-1-32　髋骨(内面)

　　髂骨(ilium)分髂骨体和髂骨翼两部分。髂骨体肥厚,构成髋臼的上部。髂骨翼扁阔,位于体的上方,上缘称髂嵴(iliac crest),两侧髂嵴最高点的连线,平对第 4 腰椎棘突,是腰椎穿刺时确定穿刺部位的标志。髂嵴的前、后端分别称髂前上棘和髂后上棘,两棘下方各有一突起,分别称髂前下棘和髂后下棘。髂嵴前部,骨缘向外突出,形成髂结节(tubercle of iliac crest),是重要的体表标志。髂骨翼内面凹陷处,称髂窝(iliac fossa)。髂窝下界有一圆钝骨嵴,称弓状线(arcuate line),其后端有耳状面,与骶骨耳状面相关节。

　　耻骨(pubis)分耻骨体和上支、下支 3 部分。耻骨体肥厚,构成髋臼的前下部。耻骨体向前内伸出耻骨上支,其末端急转向下形成耻骨下支,转折处的内侧面称耻骨联合面。耻骨上支上面锐利的骨嵴,称耻骨梳(pecten pubis),向后与弓状线相续,向前终止于耻骨结节(pubic tubercle)。耻骨结节到耻骨联合面上缘之间的骨嵴,称耻骨嵴。

坐骨(ischium)分坐骨体和坐骨支两部分。坐骨体粗厚,构成髋臼的后下部。坐骨体下部的粗大隆起,称坐骨结节(ischial tuberosity),其后上方的三角形突起,称坐骨棘(ischial spine)。坐骨棘的上、下方各有一切迹,分别称坐骨大切迹和坐骨小切迹。坐骨结节向前延伸为坐骨支,与耻骨下支相接,共同构成闭孔的下界。

2. 股骨(femur) 位于大腿,为人体最长的长骨,约占身高的1/4,分一体和两端。上端伸向内上方的球状膨大,称股骨头(femoral head),与髋臼相关节。股骨头关节面近中央处有一小凹,称股骨头凹,有股骨头韧带附着。股骨头外下方缩细的部分,称股骨颈(neck of femur)。颈与体之间形成的钝角,称颈干角。颈与体交界处有两个隆起,内下方的较小称小转子(lesser trochanter),外上方的较大称大转子(greater trochanter),大转子可在体表摸到,是测量下肢长度、判断股骨颈骨折或髋关节脱位的重要体表标志。大、小转子之间,前面有转子间线,后面有转子间嵴(见图2-1-33)。

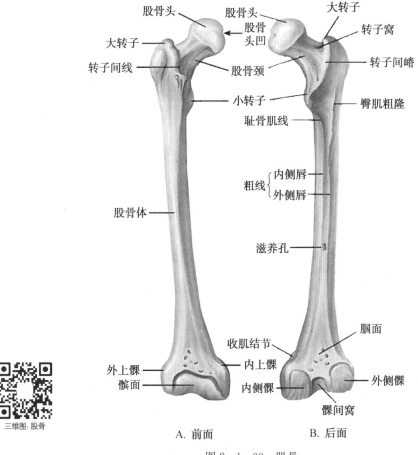

三维图:股骨

A. 前面　　　　　B. 后面

图2-1-33　股骨

股骨体略弓向前,后面有纵行的骨嵴,称粗线。粗线上端的外侧部粗糙,称臀肌粗隆(gluteal tuberosity)。

股骨下端突向后的两个骨髁,分别称内侧髁和外侧髁,两髁之间的深窝,称髁间窝,两髁前面的关节面,称髌面,与髌骨相关节。两髁侧面的最突出部,分别称内上髁和外上髁,是重要的体表标志。

3. 髌骨(patella)　位于膝关节前方的股四头肌肌腱内,是人体最大的籽骨。髌骨上宽下尖,前面粗糙,后面为光滑的关节面,与股骨髌面相对(见图2-1-34)。

4. 胫骨(tibia)　位于小腿内侧,为粗大的长骨,分一体两端。上端粗大,有与股骨内、外侧髁相对应的内侧髁和外侧髁。两髁之间的隆起,称髁间隆起。外侧髁的

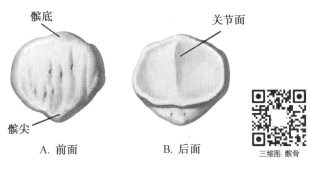

图2-1-34　髌骨

后外侧有一小关节面,称腓关节面,与腓骨头相关节。上端与体移行处的前面有粗糙的隆起,称胫骨粗隆(tibial tuberosity)。胫骨体呈三棱柱形,其前缘和内侧面均可在体表摸到,外侧缘称骨间缘。胫骨下端内侧有向下的突起,称内踝(medial malleolus),外侧有腓切迹,与腓骨相接,下面有关节面与距骨相关节(见图2-1-35)。

5. 腓骨(fibula)　位于小腿外侧,细长,分一体两端。上端膨大称腓骨头(fibular head),头下方缩细称腓骨颈。体内侧缘锐利,称骨间缘。下端膨大称外踝(lateral malleolus)(见图2-1-35)。

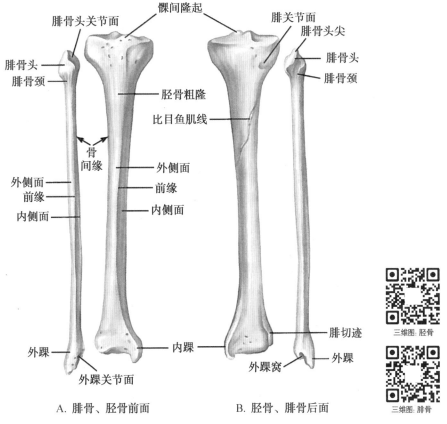

图2-1-35　胫骨和腓骨

6. 足骨　包括跗骨、跖骨和趾骨(见图 2-1-36)。

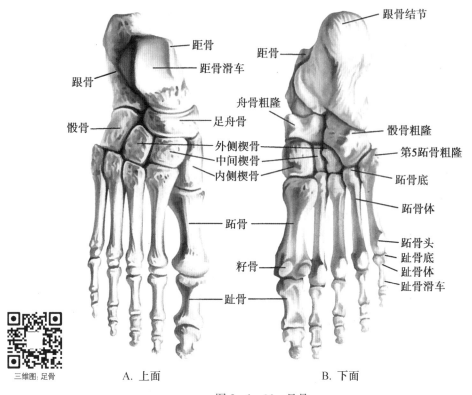

A. 上面　　　　　　　　　　　B. 下面

图 2-1-36　足骨

(1) 跗骨(tarsal bones)：共 7 块，属于短骨，排成 3 列。后列有上方的距骨和下方的跟骨；中列为位于距骨前方的足舟骨；前列由内侧向外侧依次为内侧楔骨、中间楔骨、外侧楔骨和骰骨。距骨上面的关节面称距骨滑车。跟骨后端的隆凸称跟骨结节(calcaneal tuberosity)。

(2) 跖骨(metatarsal bones)：共 5 块，属于长骨。由内侧向外侧依次称第 1~5 跖骨。跖骨近侧端为底，中间为体，远侧端为头。

(3) 趾骨(phalanges of toes)：共 14 块，命名与指骨相同。

(二) 下肢骨的连结

1. 髋骨的连结

(1) 骶髂关节(sacroiliac joint)：由骶骨与髂骨的耳状面构成，关节面结合紧密，关节囊紧张，活动甚微。

(2) 韧带连结：骶骨、尾骨与髋骨之间有两条强大的韧带，一条为骶结节韧带(sacrotuberous ligament)，由骶骨、尾骨侧缘连至坐骨结节；另一条为骶棘韧带(sacrospinous ligament)，由骶骨、尾骨侧缘连至坐骨棘，呈三角形，位于骶结节韧带的前方。两条韧带与坐骨大切迹围成坐骨大孔，与坐骨小切迹围成坐骨小孔，孔内有血管和神经通过(见图 2-1-37)。

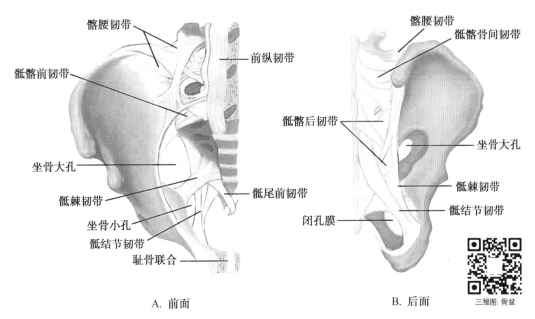

A. 前面　　　　　　　　　　B. 后面　　　三维图:骨盆

图 2-1-37　骨盆的韧带

（3）耻骨联合(pubic symphysis)：由两侧的耻骨联合面借耻骨间盘连结而成。耻骨间盘由纤维软骨构成，内部正中有一矢状位裂隙。女性耻骨间盘较厚，裂隙较宽，分娩时稍分离，有利于胎儿的娩出（见图 2-1-38）。

（4）骨盆(pelvis)：由骶骨、尾骨和左右髋骨借骨连结连结而成。由骶骨岬向两侧经弓状线、耻骨梳、耻骨结节、耻骨嵴至耻骨联合上缘连成的环形线，称界线(terminal line)。骨盆以界线为界分为上方的大骨盆和下方的小骨盆。大骨盆较宽大，参与

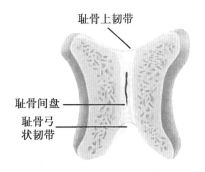

图 2-1-38　耻骨联合

腹腔的构成。小骨盆的上口称骨盆上口，由界线围成；骨盆下口由尾骨尖、骶结节韧带、坐骨结节、坐骨支、耻骨下支和耻骨联合下缘围成。两侧坐骨支和耻骨下支连成耻骨弓，两弓之间的夹角称耻骨下角。小骨盆的内腔称骨盆腔。

自青春期开始，男、女性骨盆出现差异。女性骨盆的形态特点与妊娠和分娩有关，主要有以下特征：骨盆外形宽短，骨盆上口近似圆形，骨盆下口较宽，耻骨下角较大，盆腔宽短，呈圆桶形。

骨盆具有传递重力、支持和保护盆腔器官的作用。在女性，骨盆还是胎儿娩出的产道。

2. 髋关节(hip joint)　由髋臼与股骨头构成。髋臼深，其周缘附有髋臼唇，髋臼切迹被髋臼横韧带封闭。关节囊厚而坚韧，股骨颈的前面全部包在囊内，后面内侧 2/3 位于囊内，外侧 1/3 露于囊外，所以股骨颈骨折分囊内骨折和囊外骨折。关节囊周围有韧带增强，后下部相对薄弱，故髋关节脱位时，股骨头多脱向后下方。关节囊内有股骨头韧带，连于股骨头凹与髋臼横韧带之间，内含有营养股骨头的血管（见图 2-1-39、图 2-1-40）。

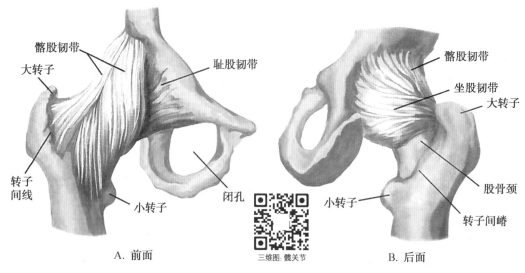

髂股韧带
大转子
转子间线
小转子
耻股韧带
闭孔
三维图:髋关节

A. 前面

髂股韧带
坐股韧带
大转子
股骨颈
转子间嵴
小转子

B. 后面

图 2-1-39　髋关节

髋关节可做屈、伸、内收、外展、旋内、旋外和环转运动。但由于股骨头深陷髋臼内，关节囊坚厚紧张，因此髋关节的运动幅度较肩关节小，稳固性较肩关节大。

3. 膝关节（knee joint）　由股骨的内、外侧髁和胫骨的内、外侧髁及髌骨构成。关节囊宽阔而松弛，周围韧带发达。关节囊前壁有股四头肌腱及其向下延续而成的髌韧带（patellar ligament）加强，内、外两侧分别有胫侧副韧带和腓侧副韧带加强。关节囊内有连于股骨与胫骨之间的膝交叉韧带。膝交叉韧带有前、后两条，前交叉韧带（anterior cruciate ligament）可防止胫骨向前移位，后交叉韧带（posterior cruciate ligament）可防止胫骨向后

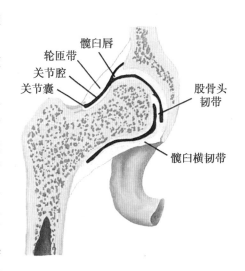

髋臼唇
轮匝带
关节腔
关节囊
股骨头韧带
髋臼横韧带

图 2-1-40　髋关节（冠状切面）

移位。关节腔内，在股骨与胫骨相对的关节面之间，垫有两块纤维软骨板，分别称内侧半月板（medial meniscus）和外侧半月板（lateral meniscus）。内侧半月板较大，呈"C"形，外侧半月板较小，呈"O"形。两半月板上面凹陷，下面平坦，内缘薄，外缘厚，并与关节囊紧密相连，从而增强了关节的灵活性和稳固性（见图 2-1-41、图 2-1-42）。

膝关节可做屈、伸运动，半屈位时，还可做小幅度的旋内、旋外运动。

4. 胫骨和腓骨的连结　包括 3 部分：两骨上端有胫骨的腓关节面与腓骨头构成的胫腓关节；两骨干之间借小腿骨间膜相连；两骨下端借韧带相连。胫骨和腓骨间活动度很小。

5. 足关节　包括以下关节（见图 2-1-43）。

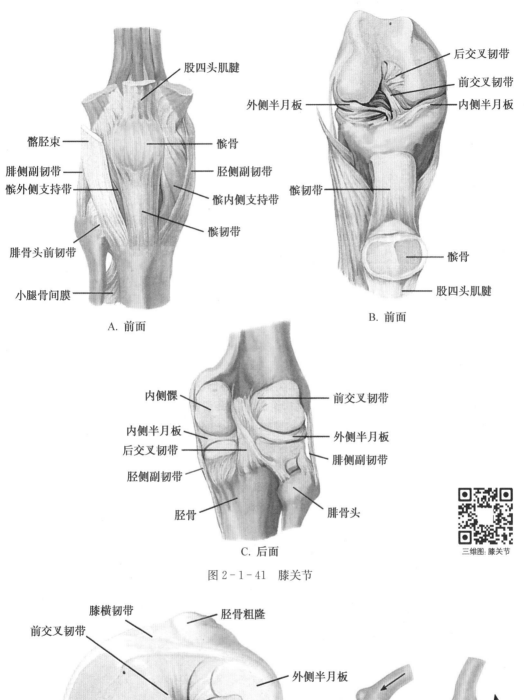

股四头肌腱

髂胫束
腓侧副韧带
髌外侧支持带
腓骨头前韧带
小腿骨间膜

髌骨
胫侧副韧带
髌内侧支持带
髌韧带

A. 前面

后交叉韧带
前交叉韧带
外侧半月板
内侧半月板
髌韧带
髌骨
股四头肌腱

B. 前面

内侧髁
内侧半月板
后交叉韧带
胫侧副韧带
胫骨

前交叉韧带
外侧半月板
腓侧副韧带
腓骨头

C. 后面

三维图: 膝关节

图 2-1-41　膝关节

膝横韧带
前交叉韧带
内侧半月板

胫骨粗隆
外侧半月板
后交叉韧带

A. 上面

B. 后交叉韧带

C. 前交叉韧带

图 2-1-42　膝关节半月板

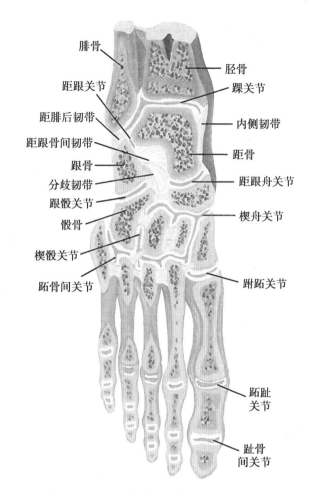

三维图:下肢关节

图 2-1-43　足关节(水平切面)

（1）距小腿关节：又称踝关节(ankle joint)，由胫、腓骨下端与距骨构成。关节囊前、后部松弛，两侧有韧带加强。内侧韧带较厚，外侧韧带较薄弱，足过度内翻时易引起外侧韧带损伤(见图 2-1-44)。

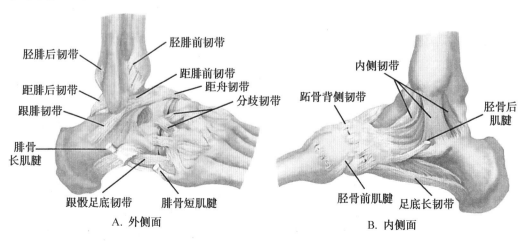

A. 外侧面　　　　　　　　　　　　　B. 内侧面

图 2-1-44　踝关节周围韧带

距小腿关节可做背屈(伸)和跖屈(屈)运动,跖屈时,还可做轻度的侧方运动。

(2)跗骨间关节:为各跗骨之间的关节。

(3)跗跖关节:由3块楔骨及骰骨与5块跖骨底构成,运动微小。

(4)跖趾关节:由跖骨头与近节趾骨底构成,可做屈、伸、内收和外展运动。

(5)趾骨间关节:同指骨间关节,能做屈、伸运动。

足弓(arches of foot)是跗骨和跖骨借关节和韧带紧密连结而成的凸向上的弓。可分为前后方向的内、外侧纵弓和内外方向的横弓。足弓增加了足的弹性,有利于行走和跳跃,并能缓冲震荡、保护足底血管、神经免受压迫等(见图2-1-45)。

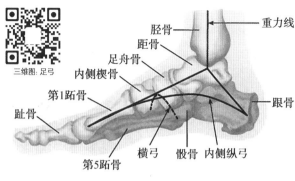

图2-1-45　足弓

(三)四肢骨重要的骨性标志

1. 上肢骨重要的骨性标志　锁骨、肩胛冈、肩峰、喙突、肩胛骨上角、肩胛骨下角、肱骨内上髁、肱骨外上髁、尺骨鹰嘴、尺骨茎突、桡骨茎突等。

2. 下肢骨重要的骨性标志　髂嵴、髂前上棘、髂后上棘、髂结节、耻骨结节、坐骨结节、股骨大转子、股骨内上髁、股骨外上髁、髌骨、腓骨头、胫骨粗隆、胫骨前缘、内踝、外踝、跟骨结节等。

第五节　颅骨及其连结

颅骨(cranial bones)共23块(3对听小骨未包括在内),彼此借骨连结相连构成颅。颅借寰枕关节与脊柱相连。

(一)颅的组成

颅(skull)由后上部的脑颅和前下部的面颅两部分组成(见图2-1-46、图2-1-47)。

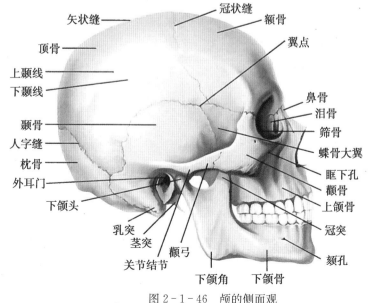

图2-1-46　颅的侧面观

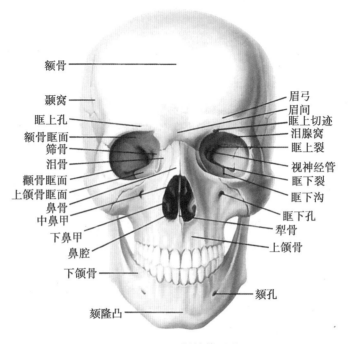

图 2-1-47　颅的前面观

1. 脑颅　由 8 块颅骨构成，包括成对的颞骨（temporal bone）和顶骨（parietal bone），不成对的额骨（frontal bone）（见图 2-1-48）、筛骨（ethmoid bone）、蝶骨（sphenoid bone）和枕骨（occipital bone），它们共同围成颅腔，支持和保护脑。颅腔的顶称颅盖，颅盖由前向后依次由额骨、左右顶骨和枕骨构成。颅腔的底称颅底，由颅底中部的蝶骨、前部的筛骨和额骨、两侧的颞骨和后部的枕骨构成。

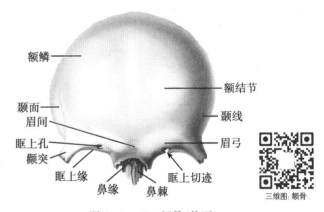

图 2-1-48　额骨（前面）

三维图:额骨

2. 面颅　由 15 块颅骨构成，成对的有上颌骨（maxilla）、腭骨（palatine bone）、颧骨（zygomatic bone）、鼻骨（nasal bone）、泪骨（lacrimal bone）和下鼻甲（inferior nasal concha），不成对的有犁骨（vomer）、下颌骨（mandible）和舌骨（hyoid bone），它们构成面部支架，并围成眶、骨性鼻腔和骨性口腔，容纳视觉、嗅觉和味觉器官。上颌骨位于面颅中央，与大部分面颅骨相接。上颌骨的内上方为长方形的鼻骨，外上方为颧骨，下方为下颌骨，后方为腭骨，后下方为舌骨。眶内侧壁的前份为泪骨。骨性鼻腔外侧壁的下部连有下鼻甲。下鼻甲的内侧为犁骨，其参与鼻中隔的形成。

（二）部分颅骨的形态

1. 筛骨　位于两眶之间，蝶骨体的前方，构成鼻腔上部和鼻腔外侧壁的一部分。在冠状切面上，筛骨呈"巾"字形，分筛板、垂直板和筛骨迷路三部分（见图 2-1-49）。

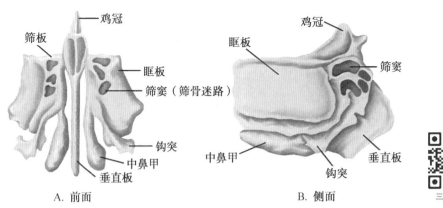

三维图:筛骨

图 2-1-49　筛骨

（1）筛板：为多孔的水平骨板，构成鼻腔的顶，为颅底的一部分。筛板向上伸出的骨嵴称鸡冠。

（2）垂直板：是由筛板正中向下垂直伸入鼻腔的矢状位骨板，与犁骨相接，构成骨性鼻中隔的上部。

（3）筛骨迷路：位于垂直板的两侧，由许多菲薄骨片围成的含气小腔构成，这些小腔总称筛窦。筛骨迷路的内侧面朝向鼻腔，有两个向下卷曲的小骨片，上方的称上鼻甲，下方的称中鼻甲。外侧面骨质极薄，构成眶内侧壁的一部分，称眶板。

2. 蝶骨　位于颅底中央，形如展翅的蝴蝶，分蝶骨体、大翼、小翼和翼突四部分（见图 2-1-50、图 2-1-51）。

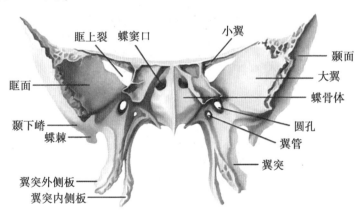

三维图:蝶骨

图 2-1-50　蝶骨（前面）

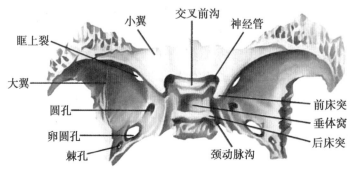

图 2-1-51　蝶骨（上面）

（1）蝶骨体：位于蝶骨的中部，呈立方形，内有一对空腔，称蝶窦。

（2）小翼和大翼：是蝶骨体向两侧伸出的两对突起，前上方的一对为小翼，后下方的一对为大翼。

（3）翼突：是由蝶骨体和大翼结合处向下方伸出的一对突起，由内侧板和外侧板构成。

3. 颞骨 位于颅腔侧壁和颅底，其外面下部有一圆孔，称外耳门，向内通入外耳道。颞骨以外耳门为中心分为鳞部、鼓部和岩部（见图 2-1-52、图2-1-53）。

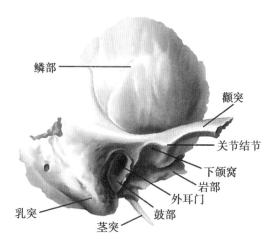

图 2-1-52 颞骨（外面）

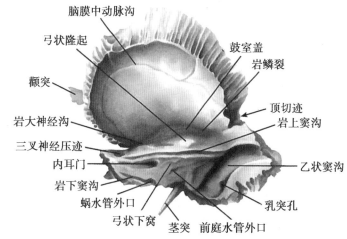

三维图：颞骨

图 2-1-53 颞骨（内面）

（1）鳞部：位于外耳门的上方，呈鳞片状，骨质较薄，内面有脑膜中动脉沟。鳞部前下方伸出的突起称颧突，与颧骨的颞突构成颧弓，颧突根部下面的深窝称下颌窝（mandibular fossa），窝的前缘隆起称关节结节（articular tubercle）。

（2）鼓部：位于下颌窝的后方，为弯曲的骨片，参与围成外耳道。

（3）岩部：为鳞部内面下部向前内伸出的突起，呈三棱锥形，位于蝶骨和枕骨之间，参与颅底的构成。外耳门后方向下的突起称乳突（mastoid process），内有许多含气小腔，称乳突小房。

4. 下颌骨 呈蹄铁形，分中部的下颌体及两侧的下颌支。下颌体呈凸向前的弓形，上缘为牙槽弓，有容纳下颌牙的牙槽，下缘称下颌底。下颌体的前外侧有一对颏孔（mental foramen），后面正中有一对颏棘。下颌支呈长方形，上端有两个突起，前方的称冠突，后方的称髁突，髁突上端膨大称下颌头（head of mandible），下方缩细称下颌颈。下颌支后缘与下颌底相交处，称下颌角（angle of mandible）。下颌支内面的中央有一开口，称下颌孔（mandibular foramen），经下颌管通颏孔（见图 2-1-54）。

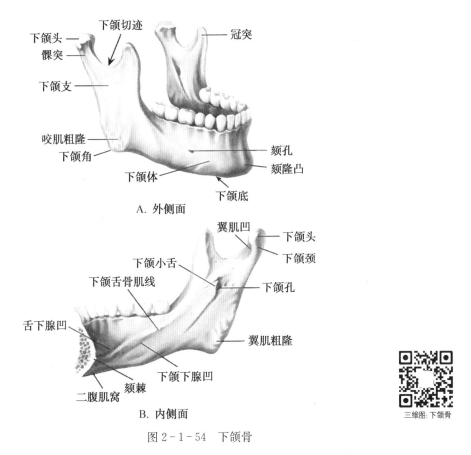

图 2-1-54　下颌骨

三维图:下颌骨

5. 舌骨　呈蹄铁形,中间部称舌骨体,由体向后伸出的长突称大角,体与大角结合处向上伸出的短突称小角。舌骨体和大角均可在体表摸到(见图 2-1-55)。

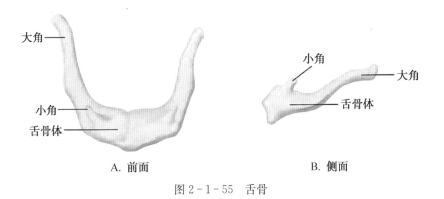

图 2-1-55　舌骨

（三）颅的整体观

1. 颅的上面观　颅的上面呈卵圆形,光滑隆凸。颅盖各骨之间借缝相连,位于额骨与顶骨之间的称冠状缝(coronal suture);两侧顶骨之间的称矢状缝(sagittal suture);位于顶骨与枕骨之间的称人字缝(lambdoid suture)。顶骨中央最隆凸处,称顶结节。颅顶内面的正中线处有上矢状窦沟,沟两侧有许多颗粒小凹。在矢状缝后部两侧常有小孔,称顶孔,有导静脉通过。

2. 颅的侧面观　颅的侧面中部有外耳门,向内通向外耳道。外耳门前方的弓形骨桥称颧弓(zygomatic arch),后下方的突起为乳突,两者均可在体表摸到。颧弓将颅侧面分为上方的颞窝和下方的颞下窝。在颞窝前下部,额骨、顶骨、颞骨和蝶骨会合形成"H"形的缝,称为翼点(pterion),此处骨质薄弱,其内面有脑膜中动脉前支经过,骨折时易损伤该血管引起颅内出血。颞下窝是上颌骨体和颧骨后方的不规则间隙,容纳咀嚼肌和血管、神经等,向上通颞窝。

3. 颅的前面观 颅的前面中央有一大孔,称梨状孔,向后通骨性鼻腔。梨状孔的外上方为眶,下方为骨性口腔。

(1)眶(orbit):为一对四棱锥体形的腔,容纳眼球及眼副器。眶口朝向前,略呈方形,由4个缘围成。眶上缘的内、中1/3交界处有眶上孔或眶上切迹,眶下缘的中点下方有眶下孔。眶尖朝向后内,尖端有视神经管(optic canal),向后与颅中窝相通。眶有4个壁,上壁前部外侧面有一深窝,称泪腺窝,容纳泪腺。内侧壁最薄,前下部有泪囊窝,容纳泪囊,此窝向下经鼻泪管通向鼻腔。外侧壁较厚,与上壁交界处的后部有眶上裂(superior orbital fissure),向后通颅中窝,与下壁交界处的后部有眶下裂(inferior orbital fissure),向后通颞下窝。

(2)骨性鼻腔(bony nasal cavity):位于面颅中央,由犁骨和筛骨垂直板构成的骨性鼻中隔将其分为左右两半。骨性鼻腔的上壁为筛板,下壁为骨腭,外侧壁由上颌骨和筛骨等构成,自上而下有3个向下弯曲的骨片,分别为上鼻甲、中鼻甲和下鼻甲,鼻甲的下方有相应的鼻道,分别称上鼻道、中鼻道和下鼻道。上鼻甲的后上方与蝶骨体之间有一浅窝,称蝶筛隐窝。骨性鼻腔前方的开口为梨状孔,后方的开口成对,称鼻后孔,通鼻咽(见图2-1-56)。

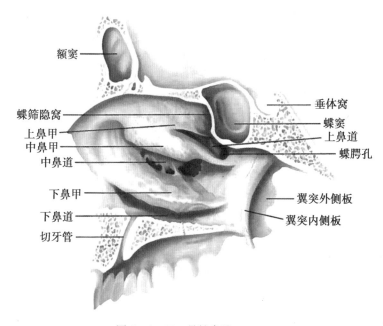

图2-1-56 骨性鼻腔

三维图:骨性鼻腔

(3)鼻旁窦(paranasal sinuses):是位于鼻腔周围颅骨内的含气空腔。包括上颌窦、额窦、蝶窦和筛窦,它们均开口于鼻腔(见图2-1-57)。额窦(frontal sinus)位于额骨内,居眉弓深面,左右各一,开口于中鼻道;蝶窦(sphenoidal sinus)位于蝶骨体内,被薄骨板分为左右两腔,向前开口于蝶筛隐窝;筛窦(ethmoidal sinus)位于筛骨内,又称筛小房,呈蜂窝状,分前、中、后3群,前、中群开口于中鼻道,后群开口于上鼻道;上颌窦(maxillary sinus)最大,位于上颌骨体内,开口于中鼻道。鼻旁窦具有发音共鸣和减轻颅骨重量的作用。

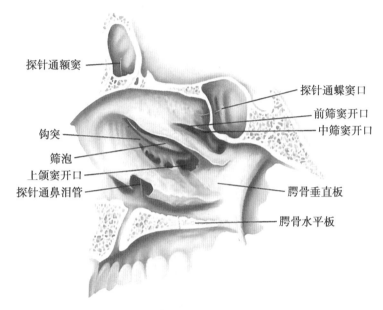

图2-1-57　鼻腔外侧壁(切除部分鼻甲)

（4）骨性口腔：由上颌骨、腭骨和下颌骨围成,向后通口咽。

4. 颅底内面观　颅底内面凹凸不平,由前向后可分为颅前窝、颅中窝和颅后窝三部分(见图2-1-58)。

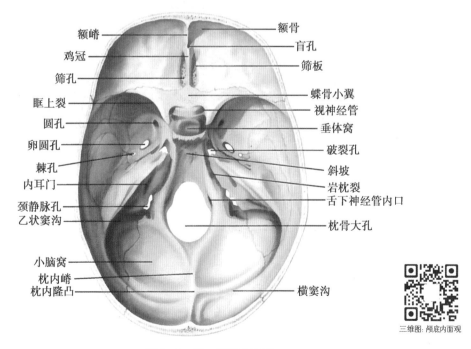

图2-1-58　颅底内面观

（1）颅前窝（anterior cranial fossa）：较浅，中部凹陷处为筛板，板上有许多小孔称筛孔，向下与骨性鼻腔相通。筛板正中向上的突起为鸡冠。筛板的外侧为额骨，构成眶上壁。

（2）颅中窝（middle cranial fossa）：中部隆起，由蝶骨体构成。蝶骨体上面呈马鞍状，称蝶鞍。蝶鞍中部的凹窝称垂体窝，容纳垂体。垂体窝的前外侧有视神经管，管的外侧有眶上裂，均与眶相通。垂体窝后界隆起的方形骨板称鞍背。蝶骨体两侧由前内向后外依次有圆孔、卵圆孔和棘孔。卵圆孔和棘孔后方的三棱锥形骨突为颞骨岩部。岩部外侧较平坦称鼓室盖，为中耳鼓室的上壁。

（3）颅后窝（posterior cranial fossa）：较深，中央有枕骨大孔，向下通椎管。枕骨大孔的前外侧缘上有舌下神经管内口，前上方的平坦斜面称斜坡，后上方的隆起称枕内隆凸，此凸向上延续为上矢状窦沟，向两侧延续为横窦沟，继续转向前下内改称乙状窦沟，末端终于颈静脉孔（jugular foramen）。颞骨岩部后面的中央有一孔称内耳门，通入内耳道。

5. 颅底外面观　颅底外面可分前、后两部。前部较低，牙槽弓围绕的部分称骨腭，由上颌骨和腭骨水平板构成。骨腭后上方的一对孔为鼻后孔，孔两侧的垂直骨板为翼突，翼突根部的后外侧依次有卵圆孔和棘孔（见图2-1-59）。

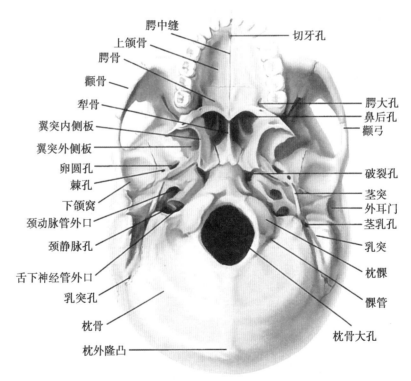

图2-1-59　颅底外面观

后部中央为枕骨大孔，其后上方的隆起称枕外隆凸，隆凸两侧的弓形骨嵴称上项线。枕骨大孔两侧有椭圆形的关节面称枕髁，与寰椎构成关节。枕髁前方有破裂孔，外侧有颈静脉孔。颈静脉孔的前方有颈动脉管外口，向内通颈动脉管。颈静脉孔的后外侧有细长的突起，称茎突，茎突根部后方有茎乳孔，向内通面神经管。枕髁根部前外侧有舌下神经管外口。颧弓根部的后方有下颌窝,窝前的横行突起为关节结节。

（四）颅骨的连结

1. 颅骨的纤维连结和软骨连结　颅骨的连结大多为缝和软骨连结。随着年龄增长,有些缝和软骨连结可转化为骨性结合。舌骨与颞骨茎突之间为韧带连结。

2. 颞下颌关节（temporomandibular joint）　又称下颌关节,由颞骨的下颌窝、关节结节与下颌骨的下颌头构成（见图2-1-60）。关节囊松弛,前部较薄弱,外侧有韧带加强。关节囊内有关节盘,将关节腔分为上、下两部分。

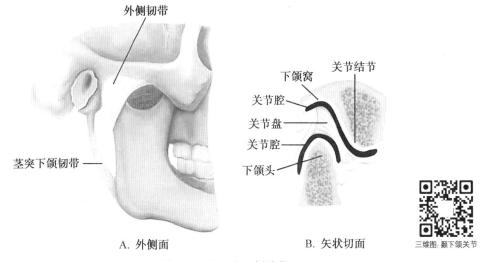

外侧韧带

下颌窝　关节结节
关节腔
关节盘
关节腔
下颌头

茎突下颌韧带

A. 外侧面　　　　　　　B. 矢状切面　　　三维图:颞下颌关节

图2-1-60　颞下颌关节

颞下颌关节属于联合关节,两侧联合运动可使下颌骨上提、下降、向前、向后和侧方运动。

（五）新生儿颅的特征

由于胎儿咀嚼器官的发育晚于脑的发育,鼻旁窦尚不发达,所以新生儿的脑颅远大于面颅。新生儿颅顶各骨尚未完全发育,骨与骨之间仍保留有一定面积的结缔组织膜,面积较大者称颅囟。其中位于两顶骨与额骨之间的称前囟（anterior fontanelle）,呈菱形,最大,1～2岁时闭合。位于两顶骨与枕骨之间的称后囟（posterior fontanelle）,呈三角形,出生后2～3个月闭合（见图2-1-61）。

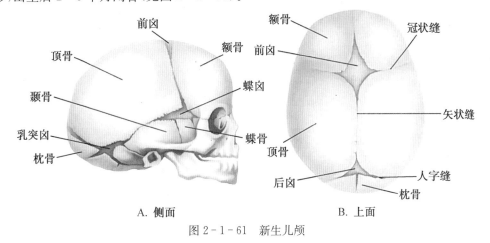

前囟
顶骨
颞骨
乳突囟
枕骨

额骨
蝶囟
蝶骨

额骨　前囟　冠状缝
矢状缝
顶骨
后囟　人字缝
枕骨

A. 侧面　　　　　　　　B. 上面

图2-1-61　新生儿颅

（六）颅骨的骨性标志

颅骨重要的骨性标志有：枕外隆凸、乳突、下颌角、颧弓、眶上缘、眶下缘。

1. 试述关节的基本结构、辅助结构及运动形式。

2. 试述全身骨的骨性标志。

3. 试述骨盆的组成及分部。

小案例

知识拓展

同步测试

（安国防）

第二章　肌　学

第一节　概　述

微课

一、人体肌的分类

根据肌组织结构和功能的不同,可将人体肌分为平滑肌、心肌和骨骼肌3种。平滑肌主要构成内脏和血管的管壁,心肌构成心壁,两者都不随人的意志而收缩,故称不随意肌。骨骼肌分布于头、颈、躯干和四肢,通常附着于骨,因其受意识控制,所以称随意肌。

根据肌的形态不同,可大致分为长肌、短肌、阔肌和轮匝肌4种(见图2-2-1)。长肌多见于四肢,收缩时肌显著缩短而引起大幅度的运动。有的长肌有两个以上的起始头,依其头数被称为二头肌、三头肌和四头肌。短肌多分布于躯干的深层,具有明显

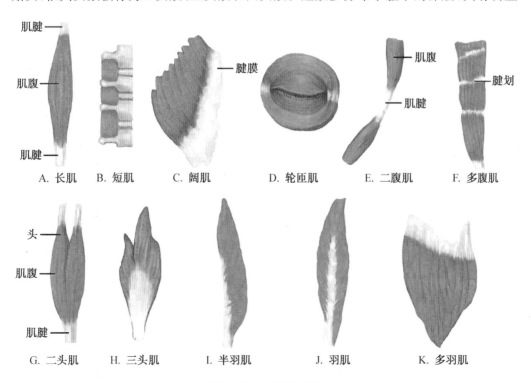

图2-2-1　肌的分类

的节段性,收缩时运动幅度较小。阔肌扁而薄,多分布于胸、腹壁,收缩时除运动躯干外,还对内脏起保护和支持作用。轮匝肌多呈环形,位于孔、裂的周围,收缩时使孔、裂关闭。

二、肌的构造

每块骨骼肌都由肌腹和肌腱两部分构成。肌腹(muscle belly)主要由大量的肌纤维构成,色红、柔软而有收缩、舒张能力。肌腹的外面被薄层结缔组织构成的肌外膜包裹。肌腱(tendon)主要由腱纤维构成,是胶原纤维束,色白、强韧而无收缩力,位于肌腹的两端,能抵抗很大的牵引力。肌腹以肌腱附着于骨面。长肌的肌腹呈梭形,两端的腱较细小,呈索条状。阔肌的肌腹和腱均呈薄片状,阔肌的肌腱称为腱膜。

三、肌的起止和作用

肌一般都以两端附着于骨,中间跨过一个或几个关节。肌收缩时,通常一骨的位置相对固定,另一骨的位置相对移动。肌在固定骨的附着点,称定点;在移动骨的附着点,称动点。通常把接近身体正中矢状面或四肢近侧端的附着点看作起点,把远离身体正中矢状面或四肢远侧端的附着点看作止点(见图2-2-2)。

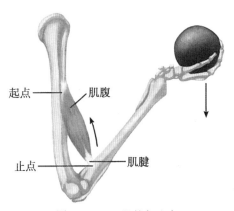

图2-2-2　肌的起止点

肌有两种作用,一种是静力作用,肌具有一定张力,使身体各部之间保持一定姿势,取得相对平衡,如站立、坐位和体操中的静动作。另一种是动力作用,使身体完成各种动作,如伸手取物、行走和跑跳等。

全身的肌,除运动功能外,还是人体进行新陈代谢、储存能源和产生体温的重要器官。

四、肌的辅助装置

肌的辅助装置有筋膜、滑膜囊和腱鞘等,这些结构有保护和辅助肌活动的作用。

1. 筋膜(fascia)　筋膜位于肌的表面,分为浅筋膜和深筋膜两种。

(1) 浅筋膜(superficial fascia):位于皮下,又称皮下筋膜,由疏松结缔组织构成,其内含脂肪、浅静脉、皮神经以及浅淋巴结和淋巴管等。皮下脂肪的多少因个体、性别、身体部位及营养状况而不同。此筋膜有维持体温和保护深部结构的作用。临床常作皮下注射,即将药物注入浅筋膜内。

(2) 深筋膜(deep fascia):位于浅筋膜深面,又称固有筋膜,由致密结缔组织构成,遍布全身且互相连续。深筋膜包被肌或肌群、腺体、大血管和神经等形成筋膜鞘。四肢的深筋膜伸入肌群之间与骨膜相连,分隔肌群,称肌间隔(见图2-2-3)。

2. 滑膜囊(synovial bursa)　为一密闭的结缔组织扁囊,内有少量滑液。其直径几毫米至几厘米,有的独立存在,有的与关节腔相通。多位于肌腱与骨面之间,可减少两者

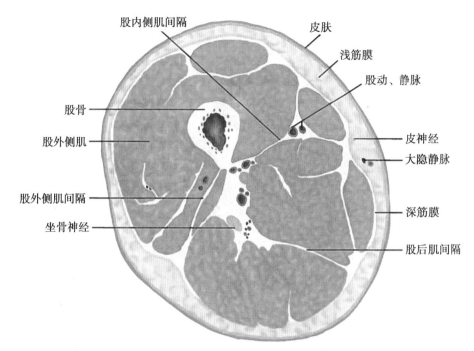

图 2-2-3 大腿中部水平切面(示筋膜)

之间的摩擦,促进肌腱运动的灵活性。滑膜囊在慢性损伤和感染时,形成滑膜囊炎。

3. 腱鞘(tendinous sheath) 为套在长腱周围的鞘管。多位于手足摩擦较大的部位,如腕部、踝部、手指掌侧和足趾跖侧等处(见图 2-2-4)。

腱鞘分为两层。外层为纤维层(腱纤维鞘),由增厚的深筋膜和骨膜共同构成,呈管状并附着于骨面,它容纳肌腱并对其有固定作用。内层为滑膜层(腱滑膜鞘),由滑膜构成,呈双层筒状,又分脏、壁两层。脏层(内层)紧包于肌腱的表面;壁层(外层)紧贴于腱纤维鞘的内面。脏、壁两层之间含有少量滑液,这两层在肌腱的深面相互移行的部分,称腱系膜,内有血管、神经通过。腱鞘可起约束肌腱的作用,并可减少肌腱在运动时与骨面的摩擦。临床上常见腱鞘炎,严重时局部呈结节性肿胀,引起局部疼痛和活动受限。

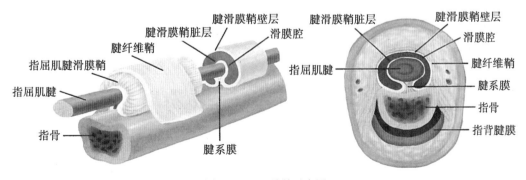

图 2-2-4 腱鞘示意图

第二节　躯干肌

一、背肌

背肌(muscles of back)为位于躯干后面的肌群,可分为浅、深两群。浅群主要有斜方肌、背阔肌、肩胛提肌和菱形肌;深群主要有竖脊肌,竖脊肌被胸腰筋膜包围着(见图 2 - 2 - 5)。

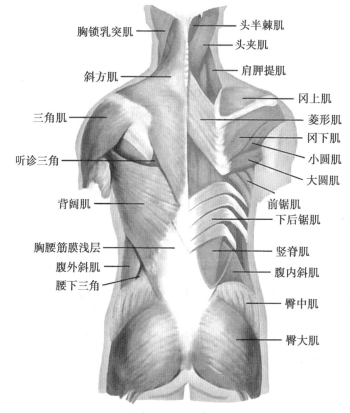

图 2 - 2 - 5　背肌

三维图:背肌

1. 斜方肌(trapezius)　位置形态:位于项部和背上部的浅层,为三角形的阔肌,两侧相合成斜方形。起、止点:起于枕外隆凸、项韧带及全部胸椎棘突。上部的肌束斜向外下方,中部的平行向外,下部的斜向外上方;止于锁骨的外侧端以及肩胛骨的肩峰和肩胛冈。作用:全肌收缩牵引肩胛骨向脊柱靠拢;上部肌束可上提肩胛骨;下部肌束可使肩胛骨下降。

2. 背阔肌(latissimus dorsi)　位置形态:位于背下部和胸侧部,为全身最大的阔肌。起、止点:腱膜主要起于下 6 个胸椎和全部腰椎棘突,肌束向外上方,集中止于肱骨节间沟。作用:使肱骨内收、旋内和后伸;当上肢上举被固定时,则上提躯干(如引体向上)。

3. 竖脊肌(erector spinae)　又称骶棘肌。位置形态:为背肌中最长、最大的肌,纵列于躯干的背面、脊柱两侧的沟内,居上述浅层的深部。从外向内由髂肋肌、最长肌及棘肌三列肌束组成。起自骶骨背面及髂嵴的后部,向上分出许多肌束,沿途止于椎骨和肋骨,并到达颞骨乳突。作用:使脊柱后伸和仰头,是强有力的伸肌,对保持人体直立姿势有重要作用。

4. 胸腰筋膜(thoracolumbar fascia)　包裹在竖脊肌的周围,可以分浅、深两层。浅层在竖脊肌的表面,向内侧附于棘突,在腰部显著增厚且与背阔肌的腱膜紧密结合,此部于竖脊肌的外侧缘与深层会合而构成竖脊肌鞘;深层分隔竖脊肌与腰方肌,位于第 12 肋与髂嵴之间,向内侧附于腰椎横突(见图 2-2-6)。

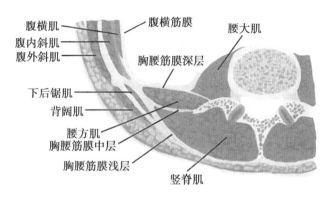

图 2-2-6　胸腰筋膜

二、胸肌

胸肌(muscles of thorax)可分为胸上肢肌和胸固有肌。

（一）胸上肢肌

均起自胸廓外面,止于上肢带骨或肱骨,主要有胸大肌、胸小肌、前锯肌(见图 2-2-7)。

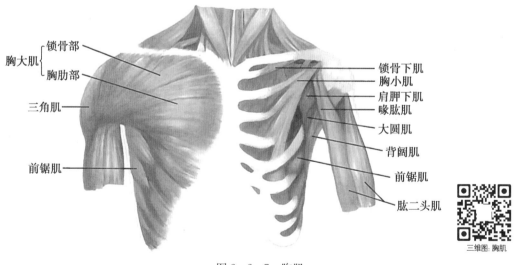

三维图:胸肌

图 2-2-7　胸肌

1. 胸大肌(pectoralis major)　位置形态:位置表浅,覆盖胸廓前壁的大部,呈扇形,宽而厚。起、止点:起自锁骨的内侧半、胸骨和第 1~6 肋软骨等处,各部肌束聚合向外以腱膜止于肱骨大结节嵴。作用:使肱骨内收和旋内;如上肢上举并固定,可牵引躯干向上,并上提肋骨,协助吸气。

2. 胸小肌(pectoralis minor)　位置形态:位于胸大肌深面,呈三角形。起自第 3~5 肋,止于肩胛骨喙突。作用:牵拉肩胛骨向前下方;如肩胛骨固定,可上提第 3~5 肋,协助吸气。

3. 前锯肌(serratus anterior) 位置形态:位于胸廓侧面,以肌齿起自上 8 个或 9 个肋骨外面,肌束向后内行,经肩胛骨前面,止于肩胛骨内侧缘。作用:可拉肩胛骨向前,并使肩胛骨紧贴胸廓;如肩胛骨固定,则可提肋,助吸气。前锯肌瘫痪时,肩胛骨内侧缘翘起,称为"翼状肩胛"(见图 2-2-8)。

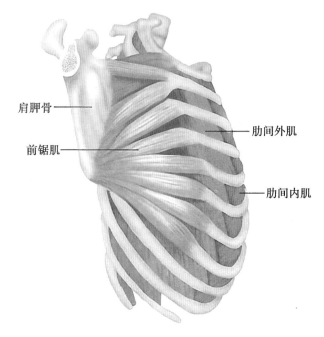

肩胛骨

肋间外肌

前锯肌

肋间内肌

图 2-2-8 前锯肌

(二)胸固有肌

参与构成胸壁,在肋间隙内,主要包括肋间内、外肌(见图 2-2-8)。

1. 肋间外肌(intercostales externi) 位置形态:位于各肋间隙的浅层。起、止点:起自肋骨下缘,肌束斜向前下,止于下一肋骨的上缘。作用:提肋助吸气。

2. 肋间内肌(intercostales interni) 位置形态:位于各肋间外肌的深面。起、止点:肌束方向与肋间外肌相反。作用:降肋助呼气。

三、腹肌

腹肌(muscles of abdomen)可分为前外侧群(形成腹腔的前外侧壁,包括腹直肌、腹外斜肌、腹内斜肌和腹横肌等)和后群(有腰大肌和腰方肌,腰大肌将在下肢肌中叙述)。这里一并介绍腹直肌鞘、腹筋膜、白线以及腹股沟管。

1. 腹直肌(rectus abdominis) 位置形态:位于腹前壁正中线的两旁,居腹直肌鞘中,为上宽下窄的带形肌。起、止点:起自耻骨联合与耻骨结节之间,肌束向上止于胸骨剑突及第 5~7 肋软骨的前面。肌的全长被 3~4 条横行的腱划分成多个肌腹,腱划由结缔组织构成,与腹直肌鞘的前层紧密结合(见图 2-2-9)。

2. 腹外斜肌(obliquus externus abdominis) 位置形态:位于腹前外侧壁浅层,为阔肌。起、止点:起自下 8 根肋骨的外面,肌束由后外上方斜向前内下方,一部分止于髂嵴,而大部分在腹直肌外侧缘处移行为腹外斜肌腱膜。腱膜向内侧参与腹直肌鞘前层的构成，腱膜的下缘卷曲增厚连于髂前上棘与耻骨结节之间，形成腹股沟韧带。在耻骨结节外上方，腱膜形成一小三角形裂隙，称为腹股沟管浅环（皮下环）（见图 2-2-9、图 2-2-10）。

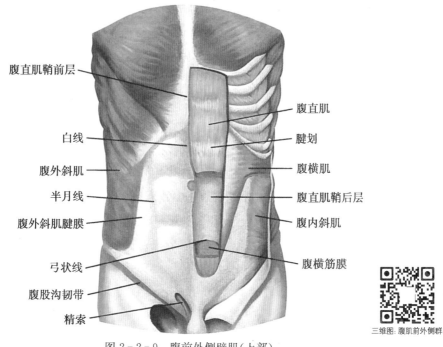

图 2-2-9　腹前外侧壁肌（上部）

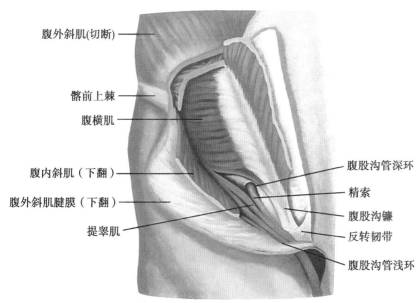

图 2-2-10　腹前外侧壁肌（下部）

3. 腹内斜肌（obliquus internus abdominis）　位置形态：位于腹外斜肌深面，起自腹股沟韧带上缘外 1/2、髂嵴前 2/3 及胸腰筋膜。肌束呈扇形展开，在腹直肌外侧缘移行为腹内斜肌腱膜，并参与形成腹直肌鞘。腱膜下内侧部与腹横肌腱膜形成联合腱，止于耻骨，又称腹股沟镰（见图 2-2-9、图 2-2-10）。

4. 腹横肌(transversus abdominis)　位置形态：位于腹内斜肌深面。起、止点：起自下6肋内面、胸腰筋膜、髂嵴和腹股沟韧带外侧部，肌束向前内横行，在腹直肌外侧缘移行为腹横肌腱膜，参与构成腹直肌鞘。腹横肌的最下部肌束及其腱膜下内侧部分，分别参与提睾肌和腹股沟镰的构成(见图2-2-9、图2-2-10)。

5. 腹直肌鞘(sheath of rectus abdominis)　包裹腹直肌，分为前、后两层，前层由腹外斜肌腱膜与腹内斜肌腱膜的前层构成；后层由腹内斜肌腱膜后层与腹横肌腱膜构成。在脐下4~5cm以下，腹内斜肌腱膜后层与腹横肌腱膜全部转至腹直肌前面参与构成鞘的前层。腹直肌鞘后层的下缘呈凸向上的弓形，称弓状线(半环线)。由于弓状线以下缺乏鞘的后层，故腹直肌后面直接与腹横筋膜相贴(见图2-2-11)。

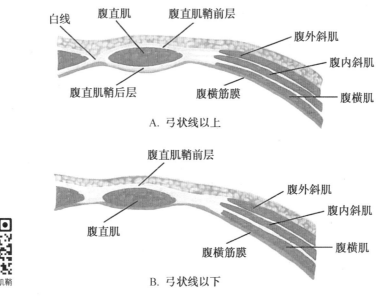

A. 弓状线以上

B. 弓状线以下

图2-2-11　腹直肌鞘

6. 腹筋膜　包括腹浅筋膜、腹深筋膜和腹内筋膜。

(1)腹浅筋膜：在腹上部为一层，在脐以下分浅、深两层。浅层含有脂肪，称脂肪层(Camper筋膜)；深层内有弹性纤维，称为膜性层(Scarpa筋膜)。

(2)腹深筋膜：可分数层，分别覆盖在前外侧群各肌的表面和深面。

(3)腹内筋膜：贴附在腹腔与盆腔各壁的内面，各部筋膜的名称与所覆盖的肌相同，如膈筋膜、腹横筋膜、髂腰筋膜、盆筋膜等。其中腹横筋膜范围较大，贴附于腹横肌内面、腹直肌鞘以及弓状线以下的腹直肌的后面。

7. 白线(linea alba)　位于两侧腹直肌之间，为两侧3层腹壁阔肌腱膜的纤维在正中线交织而成，其上方起自剑突，下抵耻骨联合。约在白线中部有一脐环，在胎儿时期，有脐血管通过，此处也是腹壁的薄弱处，如小肠由此膨出可成脐疝。

8. 腹股沟管(inguinal canal)　位置：位于腹前外侧壁的下部，在腹股沟韧带内侧半的上方，长约4.5cm，由外上斜向内下方。管的内口称腹股沟管深环(腹环)，在腹股沟韧带中点上方约1.5cm处，为腹横筋膜随精索或子宫圆韧带向外的突口。管的外口即腹股沟管浅环(皮下环)，内容：男性有精索通过，女性有子宫圆韧带通过。腹股沟管分4个壁：前壁是腹外斜肌腱膜和部分腹内斜肌;后壁是腹横筋膜和腹股沟镰;上壁是腹内斜肌和腹横肌的弓状下缘;下壁为腹股沟韧带。

腹前外侧群肌的作用:共同保护和支持腹腔脏器,收缩时可以缩小腹腔,增加腹压,以协助呼气、排便、分娩、呕吐及咳嗽等活动。该肌群还可使脊柱做出前屈、侧屈及旋转等运动。

9. 腰方肌 位于腹后壁,呈长方形,位于腰椎两侧,其后方有竖脊肌,起自髂嵴,向上止于第 12 肋。具有下降第 12 肋,并使脊柱腰部侧屈的作用。

四、膈

膈(diaphragm)封闭胸廓下口,介于胸腔与腹腔之间,为圆顶形的阔肌。起、止点:其

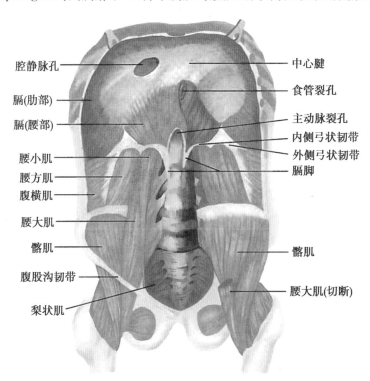

图 2-2-12 膈与腹后壁肌

周围为肌质部,起自胸廓下口内面及腰椎前面,各部肌束向中央集中移行于中心腱。作用:① 膈为主要的呼吸肌,收缩时,圆顶下降,胸腔容积扩大,引起吸气;舒张时,膈的圆顶上升恢复原位,胸腔容积减小,引起呼气。② 膈与腹肌同时收缩,则能增加腹压,可协助排便、呕吐及分娩等活动。

膈上有 3 个裂孔:① 主动脉裂孔:在膈与脊柱之间,有主动脉及胸

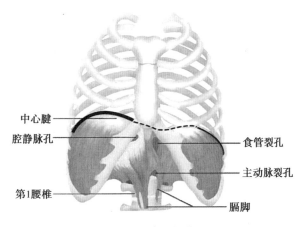

图 2-2-13 膈的位置

导管通过;② 食管裂孔:位于主动脉裂孔的左前方,有食管和迷走神经通过;③ 腔静脉孔:位于食管裂孔右前方的中心腱内,有下腔静脉通过(见图 2-2-12、图 2-2-13)。

第三节　头颈肌

一、头肌

头肌(muscles of head)可分为面肌(表情肌)和咀嚼肌两部分。

1. 面肌(facial muscles)　又称表情肌。位置形态:为扁薄的皮肌,位置浅表,大多起自颅骨的不同部位,止于面部皮肤,并主要在口裂、眼裂和鼻孔的周围,可分为环形肌和辐射状肌两种,可闭合或开大上述孔裂,同时牵动面部皮肤显出喜、怒、哀、乐等各种表情。比如:眼轮匝肌位于眼裂周围,成扁椭圆形,使眼裂闭合。颊肌紧贴于口腔侧壁的黏膜外面,可使唇、颊紧贴牙齿,帮助咀嚼和吸吮。口轮匝肌环绕口裂,收缩时使口闭合(见图 2-2-14)。

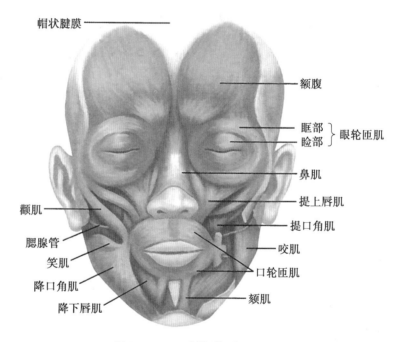

三维图:头肌

图 2-2-14　头肌(前面)

颅顶肌(epicranius)由枕额肌(occipitofrontalis)组成,覆盖于颅盖外面。阔而薄,由成对的枕腹和额腹以及中间的帽状腱膜组成。枕腹(枕肌)起自枕骨,止于帽状腱膜,可向下牵拉腱膜;额腹(额肌)起自帽状腱膜,止于额部皮肤,收缩时可扬眉、皱额(见图 2-2-15)。

2. 咀嚼肌(masticatory muscles)　主要有咬肌、颞肌、翼内肌和翼外肌。位于颞下颌关节周围,主要是上提下颌骨,使上、下颌牙咬合(见图 2-2-16)。

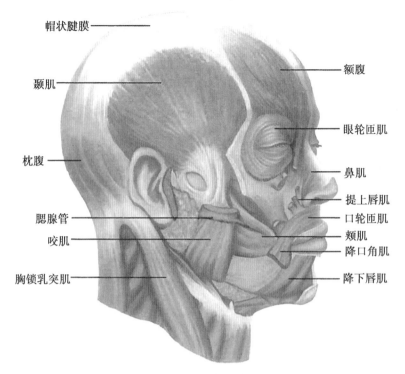

图 2-2-15 头肌(侧面)

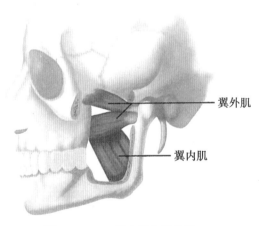

图 2-2-16 翼内肌和翼外肌

二、颈肌

颈肌(muscles of neck)按其位置可分为颈浅肌群、颈中肌群和颈深肌群。

1. 颈浅肌群 主要有胸锁乳突肌(sternocleidomastoid)(见图 2-2-17、图 2-2-18)。位置:斜列于颈部两侧,为一强有力的肌。起、止点:起自胸骨柄前面和锁骨的胸骨端,肌束斜向后上方,止于颞骨乳突。作用:两侧收缩使头后仰;单侧收缩,使头歪向同侧,面转向对侧。单侧胸锁乳突肌可因胎儿产伤等原因发生挛缩,导致斜颈畸形。

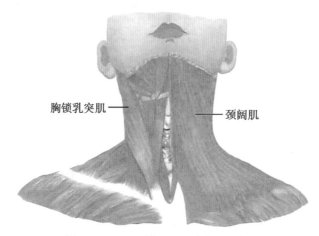

图 2 - 2 - 17　颈前肌和颈外侧肌(前面)

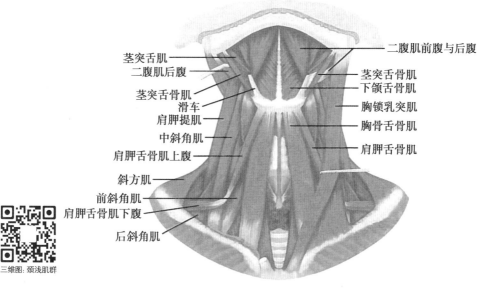

三维图: 颈浅肌群

图 2 - 2 - 18　颈肌(前面)

2. 颈中肌群　包括舌骨上肌和舌骨下肌(见图 2 - 2 - 18、图 2 - 2 - 19)。

(1) 舌骨上肌: 位于舌骨与下颌骨和颅底之间,是一群小肌,共 4 对。除二腹肌之外,都以起止命名。包括二腹肌(digastric)、茎突舌骨肌(stylohyoid)、下颌舌骨肌(mylohyoid)和颏舌骨肌(geniohyoid)。作用: 上提舌骨。如舌骨固定,前三者可下拉下颌骨,协助张口。

(2) 舌骨下肌: 位于颈前部,在舌骨与胸骨之间,居喉、气管和甲状腺的前方,分浅、深两层排列,均依据起止点命名。

1) 胸骨舌骨肌(sternohyoid)在颈部正中线两侧。

2) 肩胛舌骨肌(omohyoid)在胸骨舌骨肌的外侧,可分上、下两腹。

3) 胸骨甲状肌(sternothyroid)位于胸骨舌骨肌深面。

4) 甲状舌骨肌(thyrohyoid)位于胸骨甲状肌的上方,被胸骨舌骨肌遮盖。

作用: 4 对舌骨下肌可牵拉舌骨和喉向下。甲状舌骨肌在吞咽时还可提喉向上,使其靠近舌骨。

3. 颈深肌群　位于颈椎两侧,包括前斜角肌(scalenus anterior)、中斜角肌(scalenus

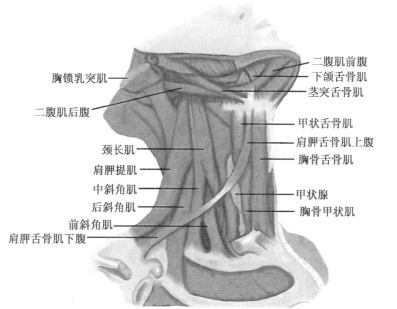

三维图: 颈中肌群

图 2-2-19 颈肌(侧面)

medius)和后斜角肌(scalenus posterior),三者均起自颈椎横突。前、中斜角肌向下止于第 1 肋骨;后斜角肌止于第 2 肋骨。在前、中斜角肌和第 1 肋骨之间,形成三角形裂隙,称斜角肌间隙,有臂丛神经和锁骨下动脉通过,故临床上将麻药注入此间隙,进行臂丛阻滞麻醉。在病理情况下,可造成此间隙狭窄,引起臂丛神经和血管受压。作用:斜角肌的作用为上提第 1 肋、第 2 肋,助深吸气。如肋骨固定,一侧收缩可使颈屈向同侧;两侧同时收缩,使颈前屈(见图 2-2-19、图 2-2-20)。

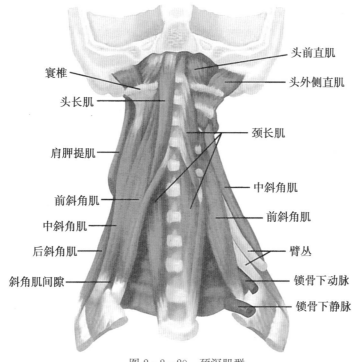

三维图: 颈深肌群

图 2-2-20 颈深肌群

第四节　上肢肌

一、肩肌

三维图：肩肌

　　肩肌（又称上肢带肌）配布于肩关节周围，均起自上肢带骨，跨越肩关节，止于肱骨的上端，有稳定和运动肩关节的作用。包括三角肌、冈上肌、冈下肌、小圆肌、大圆肌、肩胛下肌（见图2-2-21）。肩胛下肌、冈上肌、冈下肌和小圆肌在经过肩关节的前方、上方和后方时，与关节囊紧贴，且有许多腱纤维编织入关节囊壁，所以这些肌肉的收缩，对稳定肩关节起着重要的作用。三角肌和冈上肌可使肩关节外展。三角肌前部肌束、大圆肌和肩胛下肌可使肩关节内收和旋内。三角肌起自锁骨外侧端、肩峰和肩胛冈，从前、后、外三面包绕肩关节，止于肱骨体外侧的三角肌粗隆。三角肌后部肌束、冈下肌和小圆肌可使肩关节旋外。此外，三角肌后部肌束还可使肩关节后伸，前部肌束还可使其前屈。

二、臂肌

　　臂肌位于肱骨周围，可分为前、后两群。前群为屈肌，后群为伸肌。

　　1. 前群　位于肱骨前方，有浅层的肱二头肌，上方的喙肱肌和下方深层的肱肌。主要为肱二头肌（见图2-2-21）。

　　肱二头肌（biceps brachii）：位置形态：位于臂前部，呈梭形。起、止点：起端有两个头，长头以长腱起自肩胛骨关节盂的上方，通过肩关节囊，经大、小结节之间下降；短头在内侧，起自肩胛骨喙突，两头会合成一肌腹，以肌腱经肘关节前方，止于桡骨粗隆。另从腱上分出腱膜，向内下越过肘窝，移行于前臂筋膜。此肌肌腹的内、外侧各有一沟，分别称为肱二头肌内侧沟和肱二头肌外侧沟。内侧沟内通过重要的血管和神经。作用：主要为屈肘关节，此外，长头协助屈肩关节，使已旋前的前臂做旋后动作。

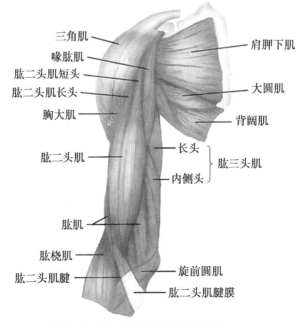

三维图：臂肌前群

图2-2-21　上肢带肌与臂肌前群

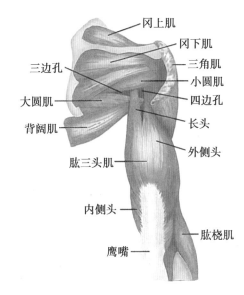

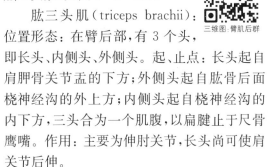

三维图:臂肌后群

2. 后群 位于肱骨后方,为肱三头肌(见图 2-2-22)。

肱三头肌(triceps brachii):位置形态:在臂后部,有 3 个头,即长头、内侧头、外侧头。起、止点:长头起自肩胛骨关节盂的下方;外侧头起自肱骨后面桡神经沟的外上方;内侧头起自桡神经沟的内下方,三头合为一个肌腹,以扁腱止于尺骨鹰嘴。作用:主要为伸肘关节,长头尚可使肩关节后伸。

图 2-2-22 上肢带肌与臂肌后群

三、前臂肌

前臂肌位于尺、桡骨周围,分为前、后两群。每群又分为浅、深两层,各层肌的肌腹大部分在前臂的上半部,向下形成细长的肌腱,主要作用于肘关节、腕关节和手关节。

1. 前群 位于前臂的前部,共 9 块肌。主要为屈腕、屈指和使前臂旋前的肌,称为屈肌群,分为浅、深两层。浅层有 6 块肌,自桡侧向尺侧依次为:肱桡肌、旋前圆肌、桡侧腕屈肌、掌长肌、尺侧腕屈肌和指浅屈肌(见图 2-2-23)。深层有 3 块肌,在桡侧有拇长屈肌,尺侧有指深屈肌,在桡尺骨远段的前面有旋前方肌(见图 2-2-24)。

三维图:前臂肌前群

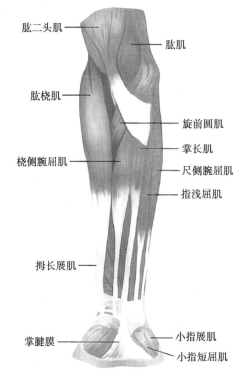

图 2-2-23 前臂肌前群(浅层)

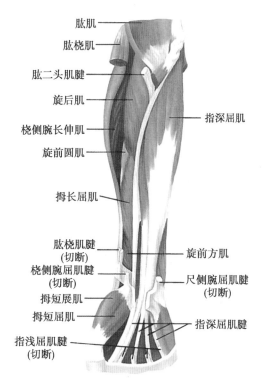

图 2-2-24 前臂肌前群(深层)

三维图：前臂肌后群

2. 后群　位于前臂的后部，共 11 块肌，包括伸肘、伸腕、伸指和旋后的肌，称为伸肌群，也分浅、深两层。浅层有 6 块肌，由桡侧向尺侧依次为：桡侧腕长伸肌、桡侧腕短伸肌、指伸肌、小指伸肌、尺侧腕伸肌以及在肘后部的肘肌（见图 2-2-25）。深层有 5 块肌，由近侧向远侧依次为：旋后肌、拇长展肌、拇短伸肌、拇长伸肌和示指伸肌（见图 2-2-26）。

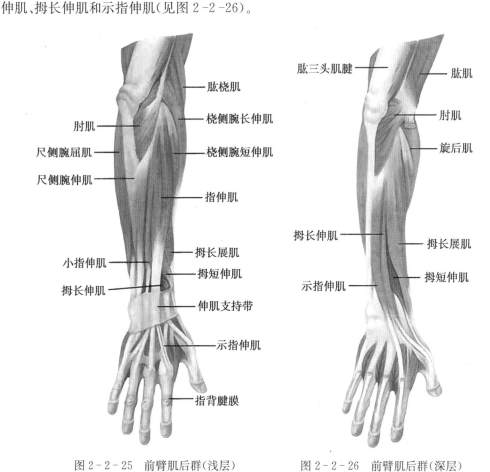

| 图 2-2-25　前臂肌后群（浅层） | 图 2-2-26　前臂肌后群（深层） |

四、手肌

三维图：手肌

这些肌都在手掌面，可分为外侧群、中间群和内侧群（见图 2-2-27、图 2-2-28）。

1. 外侧群　在拇指侧构成一隆起，称为鱼际，有 4 块肌，这些肌使拇指做屈、收、对掌等动作。

2. 内侧群　在小指侧，构成小鱼际，有 3 块小肌，使小指做屈、外展和对掌等动作。

3. 中间群　位于大小鱼际之间，共 11 块肌，包括 4 块蚓状肌和 3 块骨间掌侧肌以及 4 块骨间背侧肌。蚓状肌可屈第 2～5 掌指关节，伸手指指间关节。骨间掌侧肌可使第 2、第 4、第 5 指内收（向中指靠拢）。骨间背侧肌可使第 2、第 4 指外展（离开中指）和第 3 指左右倾斜。如果骨间掌侧肌群瘫痪，则手指夹纸无力。

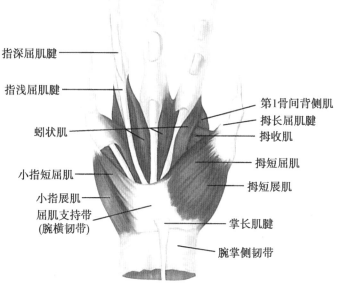

指深屈肌腱

指浅屈肌腱

蚓状肌

小指短屈肌

小指展肌

屈肌支持带
(腕横韧带)

第1骨间背侧肌

拇长屈肌腱

拇收肌

拇短屈肌

拇短展肌

掌长肌腱

腕掌侧韧带

图 2 - 2 - 27　手肌(浅层)

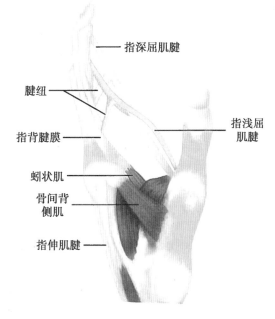

指深屈肌腱

腱纽

指背腱膜

蚓状肌

骨间背
侧肌

指伸肌腱

指浅屈
肌腱

图 2 - 2 - 28　屈肌腱和指背腱膜

五、上肢的局部记载

　　1. 腋窝(axillary fossa)　为锥形腔隙,位于臂上部和胸外侧壁之间。内含脂肪、血管、神经、淋巴结和淋巴管等。

　　2. 肘窝(cubital fossa)　位于肘关节前方呈三角形的间隙。

3. 腕管(carpal canal) 位于腕部掌侧面,由腕骨沟和屈肌支持带共同构成。管内有拇长屈肌腱,指浅、深屈肌腱和正中神经通过。在外伤、炎症、水肿等病理情况下,管内的结构可能受压和损伤,造成手功能障碍。

第五节 下肢肌

一、髋肌

三维图:髋肌

髋肌主要起自骨盆的内面或外面,跨越髋关节,止于股骨,能运动髋关节,可分为前、后两群。

1. 前群 主要有髂腰肌(iliopsoas)(见图2-2-29)。由腰大肌(psoas major)和髂肌(iliacus)组成。起、止点:腰大肌主要起自腰椎体侧面和横突;髂肌起自髂窝。两肌向下互相结合,经腹股沟韧带深面和髋关节的前内侧,止于股骨小转子。作用:使髋关节前屈和旋外。下肢固定时,可使躯干和骨盆前屈。

2. 后群 主要位于臀部,有臀大肌、臀中肌、臀小肌和梨状肌等(见图2-2-30、图2-2-31、图2-2-32)。

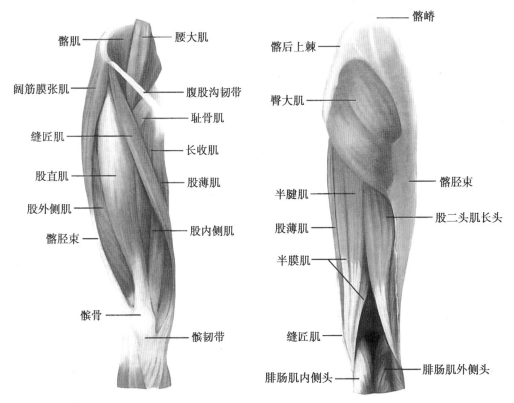

图2-2-29 髋肌、大腿肌前群及内侧群(浅层)　　图2-2-30 髋肌、大腿肌后群(浅层)

(1) 臀大肌(gluteus maximus):位置形态:位于臀部皮下,人类由于直立姿势的影响,臀大肌大而肥厚,形成特有的臀部膨隆。起、止点:臀大肌起于髂骨外面和骶、尾骨的后面,肌束斜向下外,止于股骨的臀肌粗隆和髂胫束。臀大肌肌束肥厚,其外上部又无重要的血管和神经,故为肌肉注射的常用部位。作用:臀大肌是髋关节有力的伸肌,此外尚

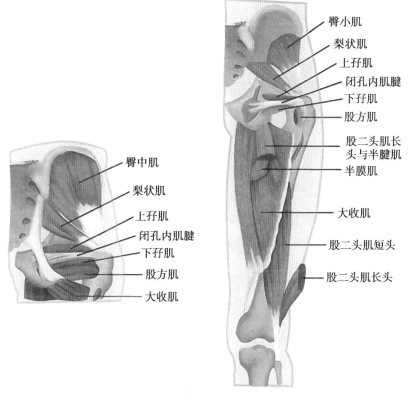

图 2-2-31 髋肌、大腿肌后群(深层)

可使髋关节旋外。

（2）梨状肌(piriformis)：起、止点：起于骶骨前面，向外经坐骨大孔，止于股骨大转子。形态特点：在坐骨大孔处，梨状肌的上、下缘均有空隙，分别称为梨状肌上孔和梨状肌下孔，均有血管和神经通过。作用：使髋关节外展和外旋。

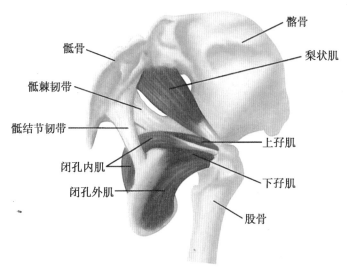

图 2-2-32 臀肌(深层)

二、大腿肌

三维图：股肌前群

大腿肌位于股骨周围，可分为前群、内侧群和后群。

1. 前群　有缝匠肌和股四头肌（见图2-2-29）。

（1）股四头肌（quadriceps femoris）：是全身中体积最大的肌，有4个头，分别称为股直肌、股内侧肌、股外侧肌和股中间肌。起、止点：股直肌位于大腿前面，起自髂前下棘；股内侧肌和股外侧肌起自股骨粗线；股中间肌位于股直肌的深面，在股内、外侧肌之间，起自股骨体的前面。4个头向下形成一个肌腱，包绕髌骨的前面和两侧缘，向下延续为髌韧带，止于胫骨粗隆。作用：股四头肌是膝关节强有力的伸肌，股直肌还有屈髋关节的作用。

（2）缝匠肌（sartorius）：是全身中最长的肌，呈扁带状，起自髂前上棘，经大腿前面，转向内下侧，止于胫骨上端的内侧面。作用：屈髋关节和膝关节，并使小腿旋内。

2. 内侧群　有5块肌。位于大腿内侧，浅层有耻骨肌、长收肌和股薄肌，中层有短收肌，深层有大收肌（见图2-2-33）。上述肌均起自耻骨和坐骨，除股薄肌止于胫骨上端的内侧以外，其他各肌都止于股骨粗线。作用：主要是内收髋关节，故又称内收肌群。

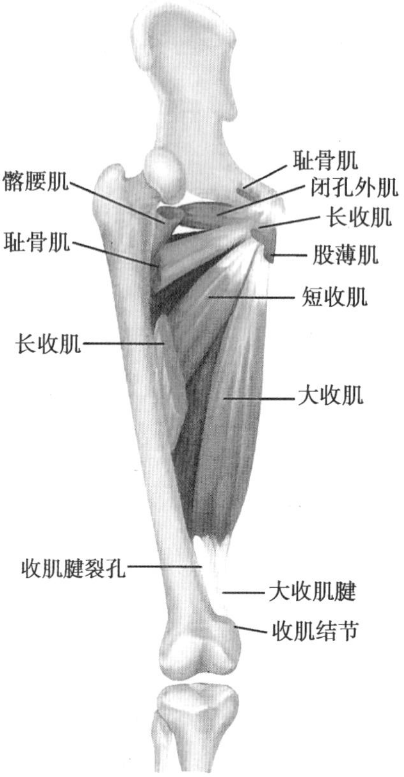

3. 后群　位于大腿的后面，有股二头肌、半腱肌和半膜肌（见图2-2-30、图2-2-31）。作用：后群的3块肌可以屈膝关节和伸髋关节。

右图标注（从上到下，左侧）：髂腰肌　耻骨肌　长收肌　收肌腱裂孔

右图标注（从上到下，右侧）：耻骨肌　闭孔外肌　长收肌　股薄肌　短收肌　大收肌　大收肌腱　收肌结节

图2-2-33　大腿肌内侧群（深层）

三、小腿肌

小腿肌分为前群、外侧群和后群。

1. 前群　位于小腿骨前方，主要有3块肌，自胫侧向腓侧依次为：胫骨前肌、踇长伸肌和趾长伸肌（见图2-2-34）。主要作用：可伸踝关节（足背屈）。此外，胫骨前肌可使足内翻，踇长伸肌和趾长伸肌能伸趾。

2. 外侧群　位于腓骨的外侧。包括腓骨长肌和腓骨短肌（见图2-2-34）。作用：可使足外翻。

3. 后群　位于小腿骨后方，可分浅、深两层（见图2-2-35）。

（1）浅层：有强大的小腿三头肌（triceps surae），由浅层的腓肠肌和深层的比目鱼肌组成。起、止点：腓肠肌的内、外侧头起自股骨内、外侧髁；比目鱼肌起自胫腓骨上端的后面。3个头会合，在小腿的上部形成膨隆的小腿肚，向下续为跟腱，止于跟骨结节。作用：屈膝和上提足跟，在站立时，能固定踝关节和膝关节，以防止身体向前倾倒。

（2）深层：有3块肌。自胫侧向腓侧依次为趾长屈肌、胫骨后肌和踇长屈肌。主要作用：3块肌均可使足跖屈，此外，趾长屈肌和踇长屈肌可屈趾，胫骨后肌可使足内翻。

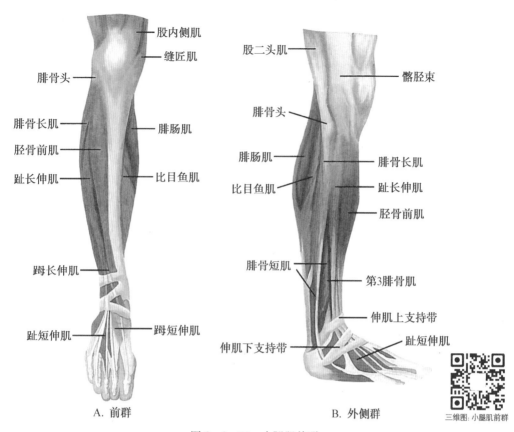

A. 前群

股内侧肌
缝匠肌
腓骨头
腓骨长肌
胫骨前肌
趾长伸肌
腓肠肌
比目鱼肌
蹈长伸肌
趾短伸肌
蹈短伸肌

B. 外侧群

股二头肌
髂胫束
腓骨头
腓肠肌
比目鱼肌
腓骨长肌
趾长伸肌
胫骨前肌
腓骨短肌
第3腓骨肌
伸肌上支持带
伸肌下支持带
趾短伸肌

三维图:小腿肌前群

图 2-2-34　小腿肌前群

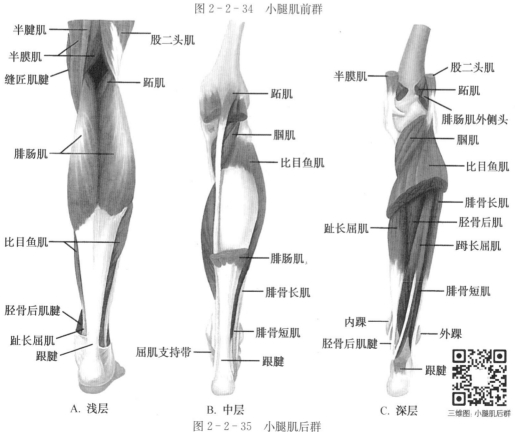

A. 浅层

半腱肌
半膜肌
缝匠肌腱
股二头肌
跖肌
腓肠肌
比目鱼肌
胫骨后肌腱
趾长屈肌
跟腱

B. 中层

跖肌
腘肌
比目鱼肌
腓肠肌
腓骨长肌
腓骨短肌
屈肌支持带
跟腱

C. 深层

半膜肌
股二头肌
跖肌
腓肠肌外侧头
腘肌
比目鱼肌
腓骨长肌
胫骨后肌
蹈长屈肌
趾长屈肌
腓骨短肌
内踝
外踝
胫骨后肌腱
跟腱

三维图:小腿肌后群

图 2-2-35　小腿肌后群

147

四、足肌

足肌分为足背肌和足底肌(见图 2-2-36)。

1. 足背肌较弱小,为伸蹬趾和伸第 2~4 趾的小肌。

2. 足底肌配布情况和作用与手掌的肌近似。

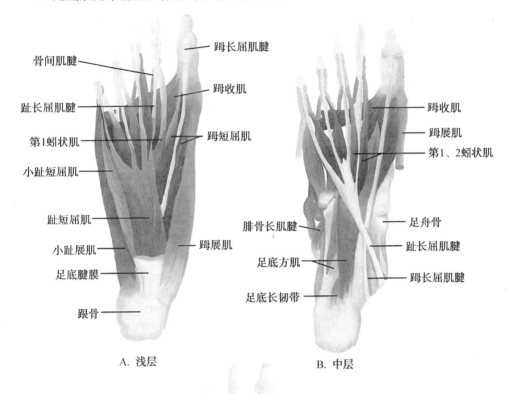

A. 浅层　　　　　　　　　　　　　　B. 中层

A 图标注：骨间肌腱、趾长屈肌腱、第1蚓状肌、小趾短屈肌、趾短屈肌、小趾展肌、足底腱膜、跟骨、蹬长屈肌腱、蹬收肌、蹬短屈肌、蹬展肌

B 图标注：蹬收肌、蹬展肌、第1、2蚓状肌、腓骨长肌腱、足底方肌、足底长韧带、足舟骨、趾长屈肌腱、蹬长屈肌腱

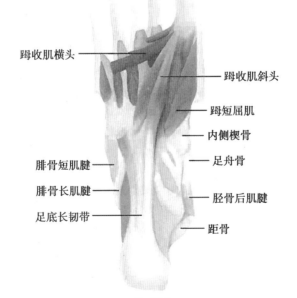

C. 深层

C 图标注：蹬收肌横头、腓骨短肌腱、腓骨长肌腱、足底长韧带、蹬收肌斜头、蹬短屈肌、内侧楔骨、足舟骨、胫骨后肌腱、距骨

图 2-2-36　足底肌

三维图:足肌

五、下肢的局部记载

1. 股三角（femoral triangle）　在大腿前上部,为底朝上、尖朝下的三角形。上界为腹股沟韧带,内侧界为长收肌内侧缘,外侧界为缝匠肌的内侧缘。三角内有神经、血管和淋巴结等。

2. 腘窝（popliteal fossa）　位于膝关节后方,呈菱形。窝内有血管、神经、淋巴结和脂肪等。

附一：运动上肢各关节诸肌综述

运动肩关节的肌

屈：三角肌前部肌束、胸大肌、肱二头肌和喙肱肌。

伸：三角肌后部肌束、背阔肌和大圆肌。

外展：三角肌和冈上肌。

内收：胸大肌、背阔肌、大圆肌及肱三头肌长头。

旋内：肩胛下肌、胸大肌、背阔肌及大圆肌。

旋外：冈上肌及小圆肌。

运动肘关节的肌

屈：肱二头肌、肱肌、肱桡肌及旋前圆肌。

伸：肱三头肌。

运动桡尺关节的肌

旋前：旋前圆肌和旋前方肌。

旋后：旋后肌和肱二头肌。

运动桡腕关节的肌

屈：桡侧腕屈肌、尺侧腕屈肌、掌长肌、指浅屈肌、指深屈肌和拇长屈肌。

伸：桡侧腕长伸肌、桡侧腕短伸肌、尺侧腕伸肌及所有伸指肌。

内收：尺侧腕屈肌和尺侧腕伸肌同时收缩。

外展：桡侧腕长、短伸肌和桡侧腕屈肌同时收缩。

运动指关节的肌

1. 运动拇指的肌

屈：拇长屈肌、拇短屈肌。

伸：拇长伸肌、拇短伸肌。

内收：拇收肌。

外展：拇长展肌、拇短展肌。

对掌：拇指对掌肌。

2. 运动第 2～5 指的肌

屈：指浅屈肌、指深屈肌、骨间肌、蚓状肌(后两肌屈第 1 节指骨)及小指短屈肌(屈小指)。

伸：指伸肌、骨间肌、蚓状肌(后二肌伸指关节)、示指伸肌(伸示指)及小指伸肌(伸小指)。

内收：骨间掌侧肌。

外展：骨间背侧肌和小指展肌。

附二：运动下肢各关节诸肌综述

运动髋关节的肌

屈：髂腰肌、股直肌、阔筋膜张肌、缝匠肌。

伸：臀大肌、股二头肌、半腱肌和半膜肌。

外展：臀中肌和臀小肌。

内收：耻骨肌、长收肌、股薄肌、短收肌和大收肌。

旋内：臀中肌和臀小肌的前部肌束。

旋外：髂腰肌、臀大肌、臀中肌和臀小肌的后部肌束和梨状肌。

运动膝关节的肌

伸：股四头肌。

屈：半腱肌、半膜肌、股二头肌、缝匠肌、股薄肌和腓肠肌。

旋内：半腱肌、半膜肌、缝匠肌、股薄肌。

旋外：股二头肌。

运动足关节(距小腿关节、跗骨间关节等)的肌

足跖屈：小腿三头肌、趾长屈肌、胫骨后肌、长屈肌、腓骨长肌和腓骨短肌。

足背屈：胫骨前肌、长伸肌和趾长伸肌。

足外翻：腓骨长肌和腓骨短肌。

足内翻：胫骨前肌、胫骨后肌、长屈肌和趾长屈肌。

运动趾关节的肌

1. 运动拇趾的肌

屈：拇长屈肌和拇短屈肌。

伸：拇长伸肌和拇短伸肌。

2. 运动第 2～5 趾的肌

屈：趾长屈肌、趾短屈肌。

伸：趾长伸肌、趾短伸肌。

思考题

1. 试述背部肌肉名称。

2. 试述下肢肌肉名称。

小案例

知识拓展1

知识拓展2

同步测试

（安国防）

第三篇　脉管系统

第一章　脉管系统的解剖与组织结构

1. 熟悉心血管壁的组织结构。

2. 掌握心血管系统的组成及体循环和肺循环的途径。

3. 掌握心的位置、外形和心腔的形态,心传导系统的组成,冠状动脉的行程和主要分支及分布。

4. 掌握主动脉的分部及各部主要分支。

5. 掌握上、下腔静脉的组成和主要属支;肝门静脉的组成和主要属支。

6. 掌握淋巴系统的组成,淋巴导管的起止及收纳范围。熟悉淋巴结的形态,全身各部淋巴结群的名称、位置。

第一节　心血管系统

一、概述

脉管系统(angiological system)包括心血管系统和淋巴系统,是进行循环的动力和管道系统。心血管系统包括心、动脉、毛细血管和静脉。心(heart)是心血管系统的动力器官。动脉(artery)将心脏输出的血液运送到全身各个器官,是血液离心的管道。静脉(vein)则把全身各个器官的血液输送回心脏,是血液回心的管道。毛细血管(capillary)是位于小动脉与小静脉间的微细管道,管壁薄,具有通透性,是进行物质交换和气体交换的场所。淋巴系统包括淋巴管道、淋巴器官和淋巴组织,可辅助静脉引流组织液。

血液由心室流经动脉、毛细血管、静脉又返回心房,这种周而复始的循环流动,称为血液循环(blood circulation)。血液循环可分为相互连续的两部分,即体循环和肺循环(见图 3 - 1 - 1)。体循环(systemic circulation)的途径是:左心室→主动脉及其各级分支→全身毛细血管网→各级静脉→上、下腔静脉→右心房。其功能是把氧和营养物质运送到身体各部,将身体各部组织细胞在新陈代谢中所产生的二氧化碳和代谢产物运送回心脏,使动脉血转变为静脉血。肺循环(pulmonary circulation)的途径是:右心室→肺动脉及其各级分支→肺泡壁毛细血管网→肺静脉→左心房。其功能是把血液中的二氧化碳运送到肺泡壁毛细血管经肺泡排出体外,而吸入肺内的氧气则经肺泡进入血液,使静脉血转变为动脉血。

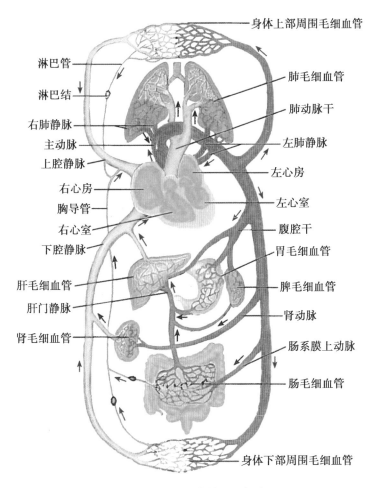

身体上部周围毛细血管

淋巴管

淋巴结

右肺静脉

主动脉

上腔静脉

右心房

胸导管

右心室

下腔静脉

肝毛细血管

肝门静脉

肾毛细血管

肺毛细血管

肺动脉干

左肺静脉

左心房

左心室

腹腔干

胃毛细血管

脾毛细血管

肾动脉

肠系膜上动脉

肠毛细血管

身体下部周围毛细血管

图 3-1-1　血液循环示意图

二、心

（一）心的位置和外形

1. 位置　心位于胸腔内，纵隔的前下部，约 1/3 位于身体正中线右侧，2/3 位于正中线左侧。前方大部分被肺和胸膜遮盖，小部分与胸骨体下部和第 4～6 肋软骨相对；后方平对第 5～8 胸椎，两侧分别与胸膜腔和肺相邻；上连出入心的大血管；下方邻膈（见图3-1-2）。

2. 外形　心是主要由心肌所构成的中空器官，大小似拳头，呈圆锥形。心尖朝向左前下方，平对左侧第 5 肋间隙，在左锁骨中线内侧 1～2cm 处可触及心尖搏动。心底朝向右后上方，连接出入心脏的大血管。心脏表面有 3 条浅沟，在近心底处，有一几乎呈环形的冠状沟，为心房和心室分界的表面标志；心室的前、后面各有一条浅沟，分别称前室间沟和后室间沟，是左、右心室表面分界的标志（见图 3-1-3、图 3-1-4）。

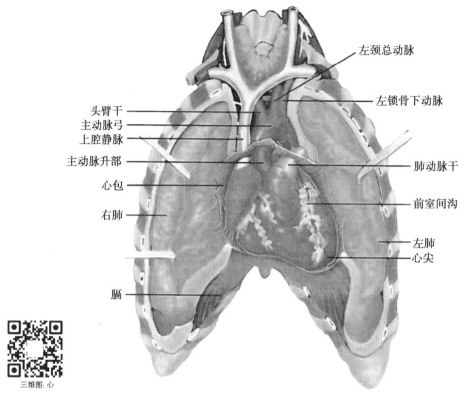

左颈总动脉

左锁骨下动脉

头臂干
主动脉弓
上腔静脉
主动脉升部
心包
右肺

肺动脉干
前室间沟
左肺
心尖

膈

三维图:心

图 3-1-2　心的位置

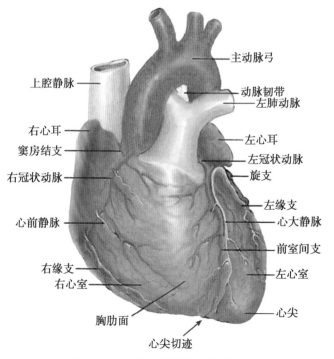

主动脉弓

上腔静脉

动脉韧带
左肺动脉

右心耳
窦房结支
右冠状动脉

左心耳
左冠状动脉
旋支

心前静脉

左缘支
心大静脉
前室间支

右缘支
右心室

左心室

胸肋面

心尖

心尖切迹

图 3-1-3　心的外形及血管(前面)

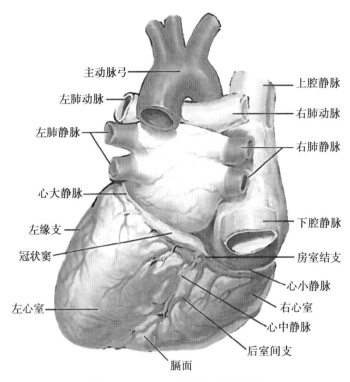

图 3-1-4 心的外形及血管（后面）

（二）心腔的结构

心脏共有 4 个腔，即右心房、右心室、左心房、左心室。心脏的左右两半以完整的房间隔和室间隔分隔，互不相通，同侧心房与心室之间有房室口相通（见图 3-1-5、图 3-1-6）。

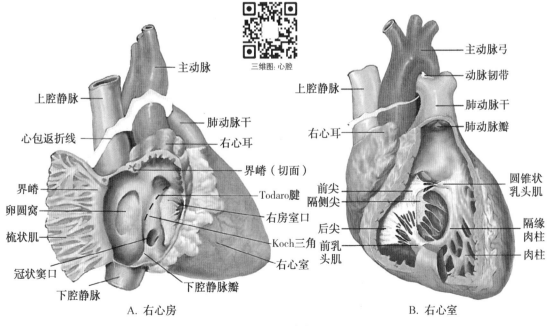

三维图:心腔

A. 右心房　　　　　　　　　　　B. 右心室

图 3-1-5 右心房与右心室

155

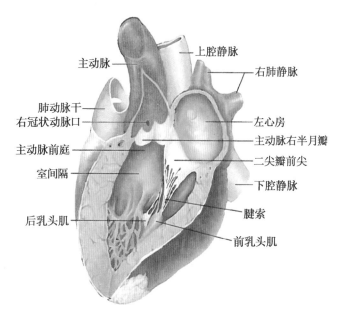

图 3-1-6　左心房与左心室

1. 右心房(right atrium)　有 3 个入口,即上腔静脉口、下腔静脉口和冠状窦口,收纳体循环所有静脉血,回流入右心房。出口为右房室口,通向右心室。右心房的后内侧壁主要由房间隔形成。房间隔下部有一浅凹,称卵圆窝,为胎儿时期卵圆孔闭合后的遗迹。

2. 右心室(right ventricle)　入口即右房室口,其周缘有 3 片近似三角形的瓣膜,称三尖瓣。三尖瓣借腱索连至右心室壁上突起的乳头肌。瓣膜、腱索、乳头肌在功能上是一个整体,可防止三尖瓣翻向右心房,从而阻止心室收缩时右心室的血逆流回右心房。出口即肺动脉口,连通肺动脉干。肺动脉口周缘附有 3 个袋状的半月形瓣膜,称肺动脉瓣,心室舒张时瓣膜互相对合关闭肺动脉口,阻止肺动脉的血液倒流回右心室(见图 3-1-7)。

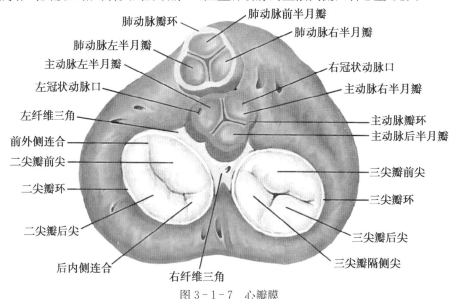

图 3-1-7　心瓣膜

3. 左心房(left atrium)　左心房后部两侧各有两个肺静脉口,收纳由肺回流的血液,注入左心房。左心房的前下部有一出口,称左房室口,通向左心室。

4. 左心室(left ventricle)　入口即左房室口,其周缘有两片近似三角形的瓣膜,称二尖瓣。二尖瓣借腱索连至左心室壁上突起的乳头肌。左房室口的前内侧有主动脉口,通主动脉。主动脉口周缘附有主动脉瓣。二尖瓣和主动脉瓣的形状、结构及作用与三尖瓣和肺动脉瓣基本一致(见图3-1-7、图3-1-8)。

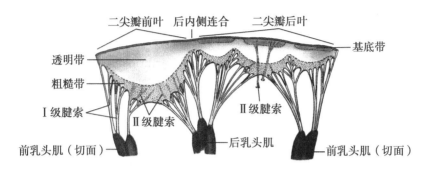

图3-1-8　二尖瓣模式图

(三)心壁的结构和心传导系统

心壁由心内膜、心肌膜和心外膜3层组成(见图3-1-9)。心内膜(endocardium)衬贴于心壁最内面,其浅层为薄而光滑的内皮,内皮下为疏松结缔组织,含有血管、神经和

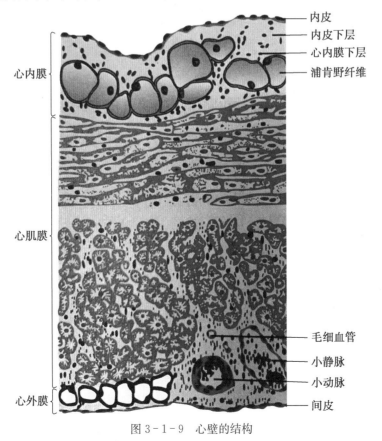

图3-1-9　心壁的结构

心传导系的分支。心瓣膜由内膜折叠构成。心肌膜（myocardium）由心肌纤维组成，含丰富的毛细血管。心房肌和心室肌被房、室之间的纤维环分开而互不延续，故心房和心室可不同时收缩。心外膜（epicardium）即浆膜心包的脏层，由间皮及其下方的结缔组织和脂肪组织组成。

心的传导系统位于心壁内，由特殊分化的心肌细胞构成，包括窦房结、房室结、房室束、左、右束支和浦肯野纤维（见图3-1-10）。其功能是产生并传导冲动，维持心脏的节律性搏动，使心房肌和心室肌的收缩互相协调。窦房结（sinuatrial node）是心的正常起搏点，呈梭形，位于上腔静脉与右心房交界处的心外膜深面。房室结（atrioventricular node）位于房间隔下部，右房室口与冠状窦之间的心内膜深面。房室束（atrioventricular bundle）又称His束，进入室间隔分成左、右束支（left/right bundle branch），分别沿室间隔左、右两侧面的心内膜深面下行，最后以细小分支即浦肯野（Purkinje）纤维分布于一般心肌纤维。

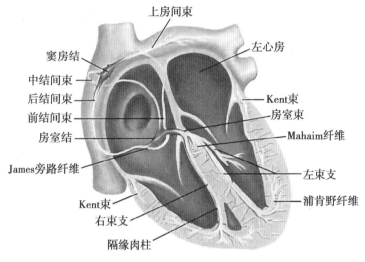

图3-1-10　心传导系统

（四）心的血管

营养心壁的动脉为左、右冠状动脉（见图3-1-3），分别起自主动脉升部，行于心外膜深面。右冠状动脉（right coronary artery）沿冠状沟向右行，至心的下面转入后室间沟，主要分布于右心房、右心室、室间隔后1/3部、部分左心室后壁。左冠状动脉（left coronary artery）短而粗，分为沿前室间沟下行的前室间支和沿冠状沟向左行至心下面的旋支，主要分布于左心房、左心室、室间隔前2/3部、右心室前面。心肌含丰富的毛细血管，毛细血管汇成小静脉。心壁的静脉主要汇入冠状沟后部的冠状窦（见图3-1-4），经右心房的冠状窦口通入右心房。

（五）心包

心包（pericardium）（见图3-1-11）为包被于心脏外面的膜，分内、外两层，外层称纤维心包，内层称浆膜心包。纤维心包是坚韧的结缔组织囊，无伸缩性，上方与大血管的外膜相续，下方附于膈肌中心腱上。浆膜心包薄而光滑，分脏、壁两层。紧贴心和大血管根部表面的浆膜为脏层（心表面的浆膜，即心外膜），它在大血管根部移行为壁层，贴衬于纤维心包内面。脏、壁层之间的腔隙称心包腔（pericardial cavity），内含少量浆液，起润滑作用。

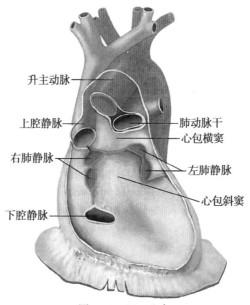

升主动脉

上腔静脉

右肺静脉

下腔静脉

肺动脉干

心包横窦

左肺静脉

心包斜窦

图 3 - 1 - 11　心包

（六）心的体表投影

心在胸前壁的体表投影常用下列 4 个点的连线表示：

1. 左上点　在左侧第 2 肋软骨下缘，距胸骨左缘 1～2cm。

2. 右上点　在右侧第 3 肋软骨上缘，距胸骨右缘约 1cm。

3. 左下点　在左侧第 5 肋间隙，距左锁骨中线内侧 1～2cm（距正中线 7～9cm）。

4. 右下点　在右侧第 6 胸肋关节处。

用弧线连接上述 4 个点，即为心在胸前壁的投影位置（见图 3 - 1 - 12）。

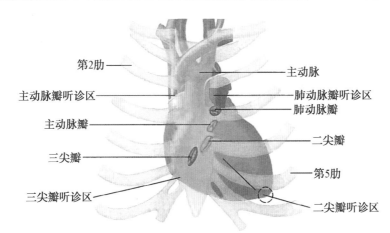

第2肋

主动脉瓣听诊区

主动脉瓣

三尖瓣

三尖瓣听诊区

主动脉

肺动脉瓣听诊区

肺动脉瓣

二尖瓣

第5肋

二尖瓣听诊区

图 3 - 1 - 12　心的体表投影

微课

三、血管

（一）血管的吻合与侧支循环

1. 血管的吻合　人体内中、小血管特别是毛细血管之间有丰富的吻合，动脉之间有动脉网和动脉弓，静脉之间有静脉网和静脉丛，小动脉与小静脉之间有动静脉吻合。血管吻合对保证器官的血液供应,维持血流畅通和调节局部血流量具有重要作用。

2. 侧支循环 有些血管干在行程中常发出与其平行的侧副管。侧副管与同一主干远端部发出的返支相连形成侧支吻合。通常状态下,侧副管较细,当主干血流受阻时,侧副管逐渐增粗,血流可经扩大的侧支吻合到受阻远端的血管主干,使血管受阻区的血液供应得到不同程度的恢复或代偿。这种通过侧支重新建立的循环称侧支循环。侧支循环的建立对于保证器官在病理状态下的血液供应具有重要意义。

(二)血管的组织结构

1. 动脉的一般结构 动脉可分大、中、小 3 级。管壁从腔面向外依次分为内膜、中膜和外膜 3 层结构。内膜由内皮和内皮下层组成。内皮下层为薄层结缔组织。中膜的厚度及成分因血管种类而异。大动脉以弹性膜为主,中动脉以平滑肌为主,静脉以结缔组织为主。外膜由疏松结缔组织组成。

2. 各种动脉血管的主要结构特点 大动脉的中膜最厚,有 40～70 层弹性膜,弹性膜之间有环形平滑肌及少量胶原纤维和弹性纤维(见图 3-1-13),大动脉因此也称弹性动脉。中动脉其管壁特征是中膜由 10～40 层环形平滑肌组成,故又称肌性动脉,在内膜与中膜之间,以及中膜与外膜之间,分别有内弹性膜和外弹性膜(见图 3-1-14)。小动脉的中膜由 1～4 层平滑肌纤维构成,故其也属肌性动脉(见图 3-1-15)。

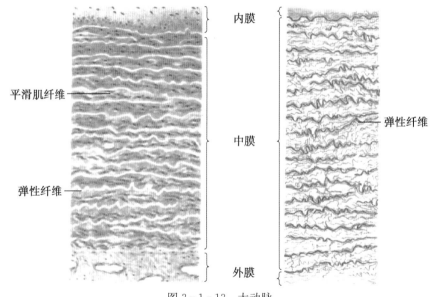

图 3-1-13 大动脉

3. 静脉的结构特点 与伴行的动脉相比,静脉管腔大,管壁薄,弹性较差。在切片上,管壁常呈塌陷状。静脉管壁的 3 层结构分界不如动脉明显,平滑肌和弹性组织不如动脉丰富,结缔组织成分较多(见图 3-1-15)。管径大于 2mm 的静脉常有瓣膜,四肢的静脉瓣膜更为发达。

4. 毛细血管 毛细血管是血液与周围组织内的细胞进行物质交换的主要部位,其分布广泛并相互吻合成网。管壁薄,由一层内皮细胞和基膜组成。管径细,一般为 $6～8\mu m$(见图 3-1-16)。根据毛细血管的超微结构特点,可将其分为 3 种类型:

(1)连续毛细血管(continuous capillary):内皮细胞内有大量吞饮小泡,细胞间有紧密连接,基膜完整。连续毛细血管分布在结缔组织、肌组织、中枢神经系统以及肺等处,参与构成机体内部的一些屏障结构。

（2）有孔毛细血管（fenestrated capillary）：在内皮细胞的胞质部分有许多小孔，小孔上可有隔膜覆盖。有孔毛细血管的通透性较大，主要分布在胃肠黏膜、内分泌腺和肾血球等处。

（3）血窦（sinusoid）：又称窦状毛细血管（sinusoid capillary），主要分布在肝、脾、骨髓和某些内分泌腺等处。血窦腔大，形态不规则。内皮细胞上常有小孔，相邻细胞之间的间隙较大，通透性大。

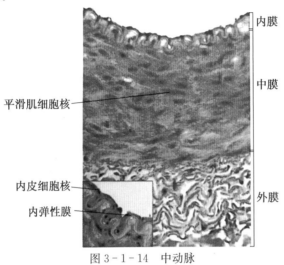

图 3-1-14　中动脉

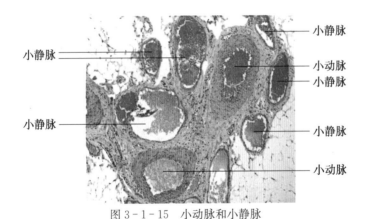

图 3-1-15　小动脉和小静脉

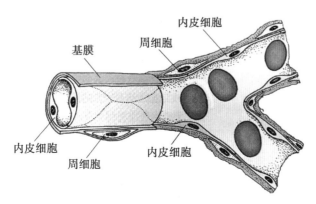

图 3-1-16　毛细血管模式图

（三）肺循环的血管

肺循环的血管包括肺动脉及其分支、肺静脉及其属支。肺动脉干（pulmonary trunk）起于右心室，为一短干，经主动脉前方向左上后方斜行，在主动脉弓下方分为左、右肺动脉，经肺门入肺，随支气管的分支而分支，在肺泡壁的周围，形成稠密的毛细血管网。肺静脉（pulmonary veins）的属支起于肺内毛细血管，逐级汇成较大的静脉，最后，在左、右肺各汇成两条肺静脉，注入左心房。

（四）体循环的血管

体循环的血管是指从左心室发出的主动脉及其各级分支及返回右心房的上腔静脉、下腔静脉、冠状窦及其各级属支。

1. 体循环的动脉　主动脉（aorta）是体循环的动脉的主干，全程可分为3段，即升主动脉、主动脉弓和降主动脉。① 升主动脉（ascending aorta）：起自左心室，在起始部发出左、右冠状动脉营养心壁。② 主动脉弓（aortic arch）：在右侧第2胸肋关节后方接升主动脉后，呈弓形向左后方弯曲，到第4胸椎椎体的左侧移行为胸主动脉。在主动脉弓的凸侧，自右向左发出头臂干、左颈总动脉和左锁骨下动脉。头臂干为一粗短动脉干，向右上方斜行至右胸锁关节后方分为右颈总动脉和右锁骨下动脉。③ 降主动脉（descending aorta）：又可分为胸主动脉和腹主动脉。胸主动脉是主动脉弓的直接延续，沿脊柱前方下降，穿过膈肌主动脉裂孔移行为腹主动脉。腹主动脉是胸主动脉的延续，沿脊柱前方下降，至第4腰椎平面分为左、右髂总动脉（见表3-1-1）（见图3-1-17、图3-1-18）。主动脉弓壁外膜下有丰富的游离神经末梢称压力感受器。主动脉弓下方，靠近动脉韧带处有2～3个粟粒样小体，称主动脉小球，为化学感受器。

表3-1-1　主动脉及其分支

升主动脉→左、右冠状动脉

主动脉弓
- 头臂干
  - 右颈总动脉
    - 颈外动脉：面动脉、颞浅动脉、上颌动脉
    - 颈内动脉
  - 右锁骨下动脉→腋动脉→肱动脉→尺动脉、桡动脉
- 左颈总动脉
- 左锁骨下动脉（分支同右）

胸主动脉
- 壁支：肋间后动脉、肋下动脉
- 脏支：食管支、支气管支、心包支

腹主动脉
- 壁支：腰动脉、膈下动脉、骶正中动脉
- 脏支
  - 腹腔干
    - 胃左动脉
    - 肝总动脉：肝固有动脉、胃十二指肠动脉
    - 脾动脉
  - 肠系膜上动脉
  - 肠系膜下动脉
  - 左、右肾动脉
  - 左、右睾丸动脉（卵巢动脉）

髂总动脉
- 髂内动脉
  - 壁支
  - 脏支：直肠下动脉、子宫动脉（女）、阴部内动脉
- 髂外动脉→股动脉→腘动脉：胫前动脉→足背动脉、胫后动脉→足底内、外侧动脉
  - 腹壁下动脉

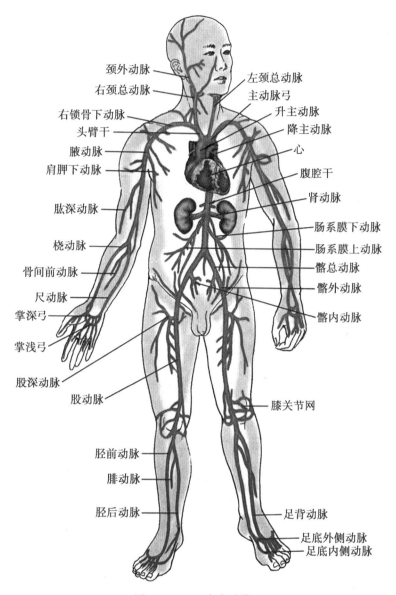

颈外动脉
右颈总动脉
右锁骨下动脉
头臂干
腋动脉
肩胛下动脉
肱深动脉
桡动脉
骨间前动脉
尺动脉
掌深弓
掌浅弓
股深动脉
股动脉
胫前动脉
腓动脉
胫后动脉

左颈总动脉
主动脉弓
升主动脉
降主动脉
心
腹腔干
肾动脉
肠系膜下动脉
肠系膜上动脉
髂总动脉
髂外动脉
髂内动脉
膝关节网
足背动脉
足底外侧动脉
足底内侧动脉

图 3-1-17　全身动脉

（1）头颈部的动脉：颈总动脉（common carotid artery）是头颈部的动脉主干（见图 3-1-19）。两侧颈总动脉均经胸锁关节后方，沿食管、气管和喉的外侧上行，至甲状软骨上缘高度分为颈内动脉和颈外动脉。颈总动脉与颈内静脉、迷走神经一起被包裹在颈动脉鞘内。在颈总动脉分叉处有两个重要结构，即颈动脉窦和颈动脉小球。① 颈动脉窦（carotid sinus）是颈总动脉末端和颈内动脉起始部的膨大部分。窦壁外膜较厚，其中有丰富的游离神经末梢称压力感受器。当血压增高时，窦壁扩张，刺激压力感受器，可反射性地引起心跳减慢、末梢血管扩张、血压下降。② 颈动脉小球（carotid glomus）是一个扁椭圆形小体，借结缔组织连于颈动脉分叉处的后方，为化学感受器，可感受血液中二氧化碳分压、氧分压和氢离子浓度变化。当血液中氧分压降低或二氧化碳分压增高时，反射性地促使呼吸加深加快。

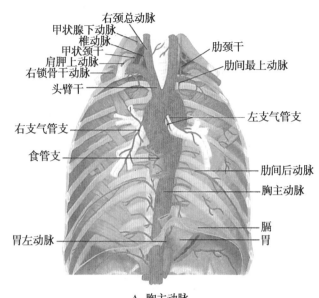

右颈总动脉
甲状腺下动脉
椎动脉
甲状颈干
肩胛上动脉
右锁骨干动脉
头臂干
肋颈干
肋间最上动脉
右支气管支
左支气管支
食管支
肋间后动脉
胸主动脉
膈
胃
胃左动脉

A. 胸主动脉

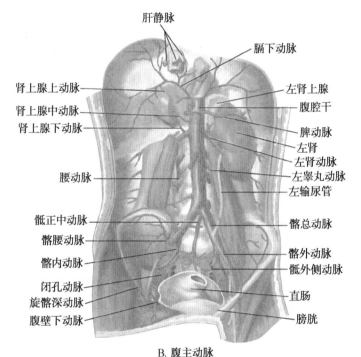

肝静脉
膈下动脉
肾上腺上动脉
左肾上腺
肾上腺中动脉
腹腔干
肾上腺下动脉
脾动脉
左肾
左肾动脉
腰动脉
左睾丸动脉
左输尿管
骶正中动脉
髂总动脉
髂腰动脉
髂内动脉
髂外动脉
骶外侧动脉
闭孔动脉
直肠
旋髂深动脉
腹壁下动脉
膀胱

三维图:主动脉
及其分支

B. 腹主动脉

图 3-1-18 主动脉分部及其分支

颈外动脉(external carotid artery)的主要分支有:① 甲状腺上动脉(superior thyroid artery):于颈外动脉起始处发出,行向前内下方,分布于喉和甲状腺。② 面动脉(facial artery):经下颌下腺深面前行,于咬肌与下颌骨下缘交界处(在此可触及其搏动)至面部,再经口角和鼻翼外侧达内眦部,移行为内眦动脉。③ 颞浅动脉(superficial temporal artery):经耳屏前方(在此可触及其搏动)上行,分布于颅顶软组织。④ 上颌动脉(maxillary artery):经下颌支深面向前内行,分支分布于口腔、鼻腔和硬脑膜等处;其分布于硬脑膜的分支称硬脑膜中动脉,经棘孔入颅,行经翼点的深面,故翼点骨折可损伤该

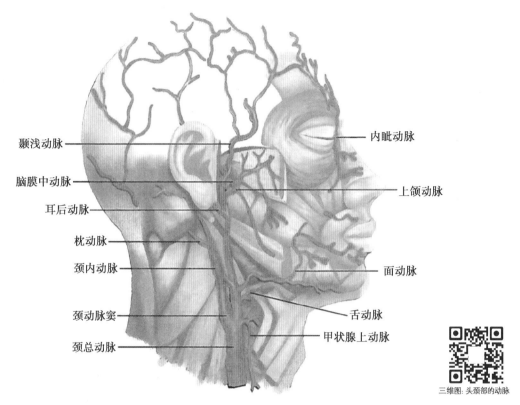

颞浅动脉

脑膜中动脉

耳后动脉

枕动脉

颈内动脉

颈动脉窦

颈总动脉

内眦动脉

上颌动脉

面动脉

舌动脉

甲状腺上动脉

三维图:头颈部的动脉

图 3-1-19　头颈部的动脉

血管,造成硬膜外血肿。

颈内动脉(internal carotid artery)的分支主要分布于脑和视器。

(2) 锁骨下动脉(subclavian artery):锁骨下动脉经胸锁关节后方斜向外至颈根部,呈弓形向外,至第 1 肋外缘延续为腋动脉。锁骨下动脉的主要分支有:① 椎动脉(vertebral artery):经上 6 个颈椎横突孔及枕骨大孔入颅腔,分布于脑和脊髓。② 胸廓内动脉(internal thoracic artery):沿胸骨外侧的肋软骨内面下行,穿膈后移行为腹壁上动脉,分布于胸前壁、膈、心包和腹直肌等处。③ 甲状颈干(thyrocervical trunk):为一短干,其主要分支有甲状腺下动脉,分支分布于甲状腺和喉等处。

(3) 上肢的动脉:包括腋动脉、肱动脉、桡动脉、尺动脉等(见图 3-1-20)。腋动脉(axillary artery)接锁骨下动脉,行于腋窝深部,至大圆肌下缘移行为肱动脉。肱动脉(brachial artery)沿肱二头肌内侧下行至肘窝,分为桡动脉(radial artery)和尺动脉(ulnar artery)。肱动脉在肘窝上方肱二头肌腱内侧可触及其搏动,是测量血压的听诊部位。桡动脉沿前臂桡侧下行,绕桡骨茎突至手背,穿第 1 掌骨间隙到手掌,与尺动脉掌深支吻合成掌深弓(deep palmar arch)。桡动脉在腕上部位置表浅,是临床触摸脉搏的部位。尺动脉沿前臂尺侧下行,经豌豆骨桡侧至手掌,与桡动脉掌浅支吻合成掌浅弓(superficial palmar arch)。掌深弓由桡动脉末端和尺动脉的掌深支吻合而成,位于屈指肌腱深面,弓的凸缘在掌浅弓近侧,约平腕掌关节高度。掌浅弓由尺动脉末端与桡动脉掌浅支吻合而成,位于掌腱膜深面,弓的凸缘约平掌骨中部。两动脉弓发出的分支分布于手掌和手指。

(4)胸部的动脉:胸主动脉(thoracic aorta)为胸部的动脉主干。壁支有肋间后动脉、肋下动脉等,分布于胸壁、脊髓等处(见图 3-1-18)。脏支包括支气管支、食管支和心包支,为一些分布于气管、支气管、食管和心包的细小分支。

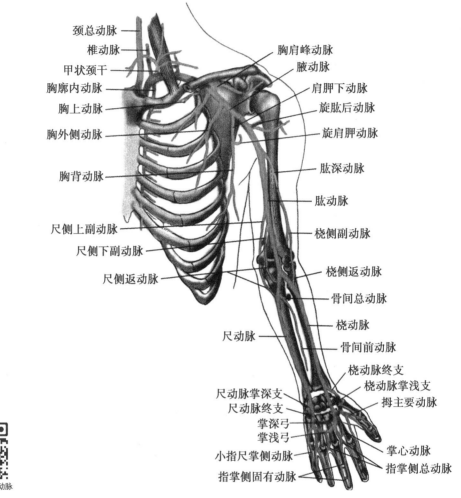

图 3-1-20　上肢的动脉

三维图:上肢的动脉

　　(5) 腹部的动脉:腹主动脉(abdominal aorta)为腹部的动脉主干(见图 3-1-18)。壁支主要有 4 对腰动脉,起自腹主动脉后壁,分布于腹后壁、脊髓及其被膜。脏支分成对和不成对两种。成对脏支有肾上腺中动脉、肾动脉、睾丸动脉(男性)或卵巢动脉(女性),不成对脏支有腹腔干、肠系膜上动脉和肠系膜下动脉,分别分布于腹腔内成对和不成对的器官(见图 3-1-21,图 3-1-22)。

　　腹腔干(celiac trunk)粗而短,在主动脉裂孔的稍下方发自腹主动脉,并立即分为胃左动脉、肝总动脉和脾动脉。胃左动脉(left gastric artery):斜向左上方至胃的贲门左侧,然后沿胃小弯向右走行,分支分布于食管下段、胃小弯侧的胃壁。肝总动脉(common hepatic artery):在十二指肠上部的上方分为:① 肝固有动脉:在肝十二指肠韧带内上行,至肝门附近分为肝左、右支,经肝门入肝。肝右支进入肝实前发出胆囊动脉,分布于胆囊。在肝固有动脉起始部还发出胃右动脉,其沿胃小弯向左与胃左动脉吻合,分布于十二指肠上部和胃小弯附近的胃前后壁。② 胃十二指肠动脉:在幽门后方下降,分为胃

图中标注(上肢的动脉):
颈总动脉、椎动脉、甲状颈干、胸廓内动脉、胸上动脉、胸外侧动脉、胸背动脉、尺侧上副动脉、尺侧下副动脉、尺侧返动脉、尺动脉、尺动脉掌深支、尺动脉终支、掌深弓、掌浅弓、小指尺掌侧动脉、指掌侧固有动脉、胸肩峰动脉、腋动脉、肩胛下动脉、旋肱后动脉、旋肩胛动脉、肱深动脉、肱动脉、桡侧副动脉、桡侧返动脉、骨间总动脉、桡动脉、骨间前动脉、桡动脉终支、桡动脉掌浅支、拇主要动脉、掌心动脉、指掌侧总动脉

网膜右动脉和胰十二指肠上动脉。胃网膜右动脉沿胃大弯向左行,分布于胃大弯侧的胃壁及大网膜。胰十二指肠上动脉在胰头与十二指肠降部间下行,分布于胰头和十二指肠降部。脾动脉(splenic artery):为腹腔干最粗分支,沿胰体的上方左行,至脾门附近分支入脾门,除沿途发出胰支到脾外,在脾门附近还发出:① 胃短动脉,分布于胃底。② 胃网膜左动脉,沿胃大弯向右行,与胃网膜右动脉吻合,分布于胃大弯侧的胃壁和大网膜。

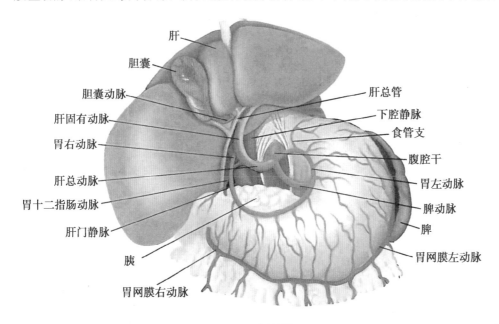

A. 胃前面

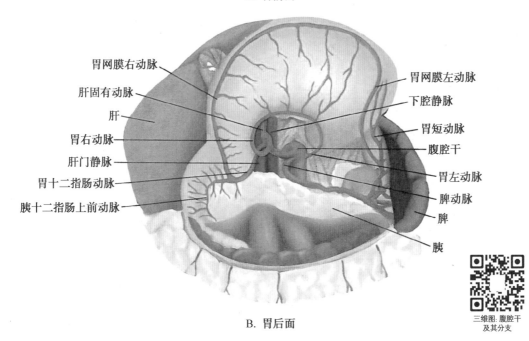

B. 胃后面

图 3-1-21　腹腔干及其分支

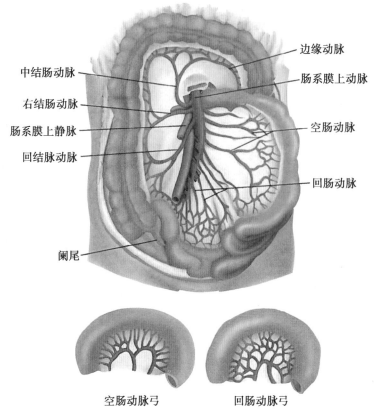

中结肠动脉
右结肠动脉
肠系膜上静脉
回结脉动脉
阑尾

边缘动脉
肠系膜上动脉
空肠动脉
回肠动脉

空肠动脉弓　　　　回肠动脉弓

A. 肠系膜上动脉及其分支

三维图:肠系膜上、
下动脉的分支

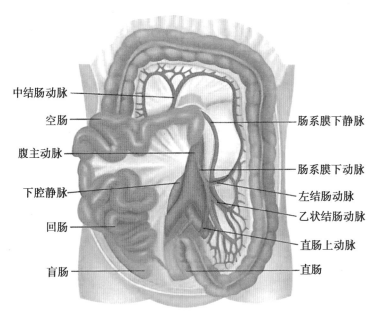

中结肠动脉
空肠
腹主动脉
下腔静脉
回肠
盲肠

肠系膜下静脉
肠系膜下动脉
左结肠动脉
乙状结肠动脉
直肠上动脉
直肠

B. 肠系膜下动脉及其分支

图 3-1-22　肠系膜上、下动脉及其分支

肠系膜上动脉(superior mesenteric artery)发自腹腔干的稍下方,经胰头与十二指肠水平部之间,进入肠系膜根内,斜向右下行至右髂窝,其主要分支有:① 空肠动脉(jejunal arteries)与回肠动脉(ileal arteries):行于肠系膜内,有 13~18 支,反复分支并吻合形成 2~5 级动脉弓,从最后一级动脉弓发出直行小支进入肠壁,分布于空肠和回肠。② 回结肠动脉(ileocolic artery):是肠系膜上动脉右侧壁发出的终末支,分布于回肠末段、盲肠、阑尾和升结肠的起始部,并发出一支阑尾动脉行于阑尾系膜的游离缘内至阑尾尖端,分布于阑尾。③ 右结肠动脉(right colic artery):在回结肠动脉上方发出,分布于升结肠。④ 中结肠动脉(middle colic artery):起自右结肠动脉的上方,进入横结肠系膜内,分支分布于横结肠,并与左、右结肠动脉的分支吻合。

肠系膜下动脉(inferior mesenteric artery)约在第 3 腰椎平面发出,向左下方进入乙状结肠系膜内,其分支有:① 左结肠动脉(left colic artery):横向左侧,分升支、降支,与中结肠动脉和乙状结肠动脉吻合,分布于降结肠。② 乙状结肠动脉(sigmoid arteries):行向左下方,分布于乙状结肠,其与左结肠动脉和直肠上动脉吻合。③ 直肠上动脉(superior rectal artery):向下经直肠后入盆腔,分布于直肠上部,向下与直肠下动脉吻合。

肾上腺中动脉(middle suprarenal artery)约平对第 1 腰椎高度处发自腹主动脉,分布于肾上腺。

肾动脉(renal artery)约平对第 1~2 腰椎高度发出,向外侧横行经肾门入肾。

睾丸动脉(testicular artery)细而长,发自肾动脉下方,沿腰大肌前面斜向外下方,穿腹股沟管,参与精索组成,故又称精索内动脉,入阴囊后分布于睾丸和附睾。在女性该动脉称卵巢动脉(ovarian artery),分布于卵巢。

(6) 盆部的动脉:髂总动脉的分支髂内动脉(internal iliac artery)是其主干(见图 3-1-23)。壁支主要有闭孔动脉、臀上动脉、臀下动脉,分布于盆壁、臀部及股内侧部;脏支主要有膀胱下动脉、直肠下动脉、子宫动脉(沿盆腔侧壁在子宫颈外侧 1~2cm 处跨越输尿管的前上方)、阴部内动脉,分布于盆腔脏器。

(7) 下肢的动脉:髂外动脉(external iliac artery)是其主干,其延续及分支主要有股动脉、腘动脉、胫后动脉、胫前动脉等,分布于下肢(见图 3-1-24)。股动脉(femoral artery)在股三角内下行,逐渐向后行至腘窝,移行为腘动脉。腘动脉(popliteal artery)在腘窝深部下行,在膝关节下方分为胫后动脉和胫前动脉。胫后动脉(posterior tibial artery)经内踝后方至足底分为足底内侧动脉和足底外侧动脉。胫前动脉(anterior tibial artery)经胫、腓骨之间至小腿前部下行,至足背,移行为足背动脉。在内、外踝前方连线中点处可触及足背动脉的搏动。

2. 体循环的静脉　起自人体各部的毛细血管网,逐渐汇成较大的静脉,最后注入右心房。体循环的静脉可分为上腔静脉系、下腔静脉系和心静脉系(见表 3-1-2)。静脉的数目较动脉多,由于走行的部位不同,头颈、躯干、四肢的静脉有深、浅之分,深静脉与同名的动脉伴行,在肢体的中间段及远侧段,一条动脉有两条静脉与之伴行。浅静脉走行于皮下组织中。静脉间的吻合较丰富。静脉管壁的内面,具有半月形向心开放的静脉瓣(venous valve)(见图 3-1-25),可阻止血液逆流,四肢的静脉瓣较多,而大静脉、肝门静脉和头颈的静脉,一般无静脉瓣。

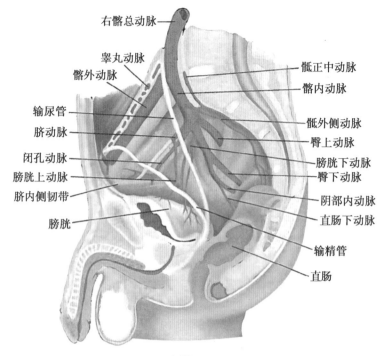

右髂总动脉

睾丸动脉
髂外动脉

输尿管
脐动脉

闭孔动脉
膀胱上动脉
脐内侧韧带
膀胱

骶正中动脉
髂内动脉

骶外侧动脉
臀上动脉
膀胱下动脉
臀下动脉
阴部内动脉
直肠下动脉
输精管
直肠

A. 男性

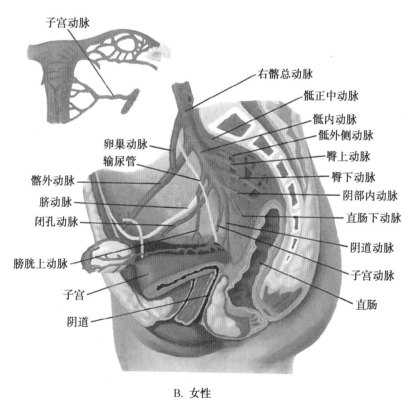

子宫动脉

右髂总动脉

卵巢动脉
输尿管

髂外动脉
脐动脉
闭孔动脉

膀胱上动脉

子宫
阴道

骶正中动脉
骶内动脉
骶外侧动脉
臀上动脉
臀下动脉
阴部内动脉
直肠下动脉
阴道动脉
子宫动脉
直肠

B. 女性

图 3 - 1 - 23　髂内动脉及其分支

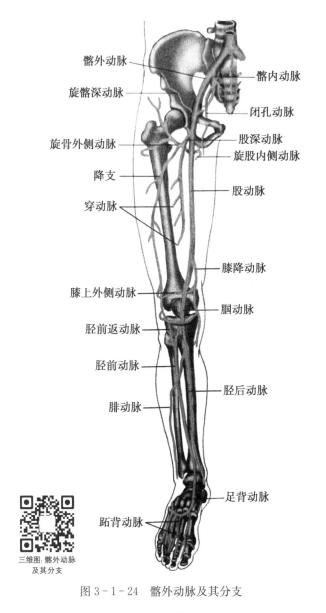

髂外动脉

旋髂深动脉

旋骨外侧动脉

降支

穿动脉

膝上外侧动脉

胫前返动脉

胫前动脉

腓动脉

跖背动脉

髂内动脉

闭孔动脉

股深动脉

旋股内侧动脉

股动脉

膝降动脉

腘动脉

胫后动脉

足背动脉

三维图：髂外动脉
及其分支

图 3-1-24　髂外动脉及其分支

静脉瓣

图 3-1-25　静脉瓣

（1）上腔静脉系：上腔静脉（superior vena cava）由左、右头臂静脉在右侧第一胸肋关节后合成，垂直下行，汇入右心房，在其汇入前有奇静脉注入上腔静脉。上腔静脉接纳头颈、上肢和胸部的静脉血。头臂静脉（brachiocephalic vein）左右各一，分别由颈内静脉和锁骨下静脉在胸锁关节后方汇合而成，汇合处所形成的夹角，称为静脉角（venous angle），是淋巴导管的注入部位。

1）头颈部的静脉：头颈部的深静脉为颈内静脉（internal jugular vein）（见图 3-1-26），起自颅底的颈静脉孔，在颈内动脉和颈总动脉的外侧下行。它除接受颅内的血流外，还收纳从咽、舌、喉、甲状腺和头面部来的静脉。浅静脉为颈外静脉（external jugular vein），起始于下颌角处，越过胸锁乳突肌表面下降，注入锁骨下静脉。面静脉（facial vein）自眼内眦处起于内眦静脉，伴面动脉向下外行至下颌角下方与下颌后静脉的前支汇合后，跨越颈内、颈外动脉表面下外行至舌骨大角高度注入颈内静脉。面静脉收集面前

171

部软组织的静脉血。面静脉口角以上一般无静脉瓣,其内的血液可与颅内海绵窦交通,故面部,尤其是鼻根至两侧口角的三角区发生感染时,若处理不当,可能导致颅内感染,临床上称此区为"危险三角"(见图3-1-27)。

表3-1-2　体循环的静脉

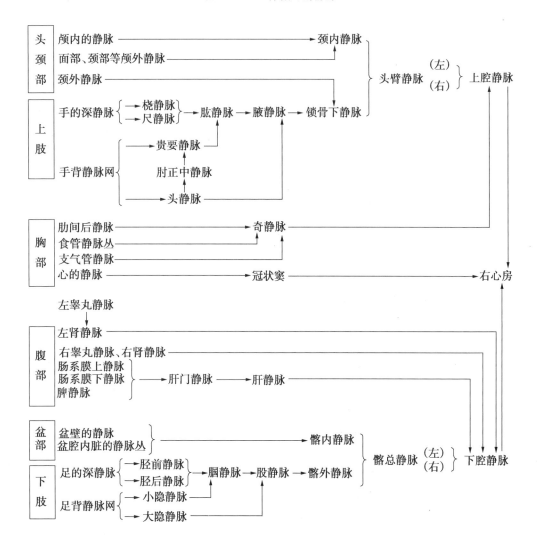

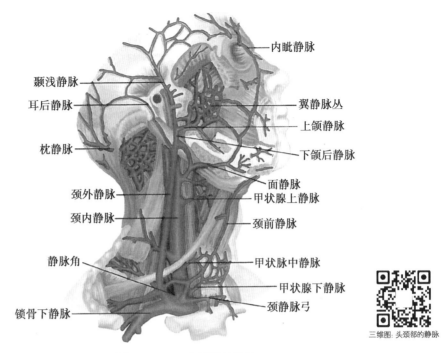

图 3 - 1 - 26　头颈部的静脉

三维图：头颈部的静脉

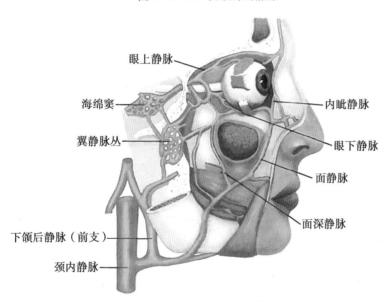

图 3 - 1 - 27　颅内外静脉的交通

2）锁骨下静脉和上肢的静脉：锁骨下静脉（subclavian vein）自第 1 肋外侧续于腋静脉，与同名动脉伴行，与颈内静脉在胸锁关节后方合成头臂静脉，其属支有腋静脉和颈外静脉。上肢的静脉有深静脉和浅静脉之分。上肢的深静脉均与同名动脉伴行。上肢的浅静脉有：① 头静脉（cephalic vein），起自手背静脉网桡侧，沿前臂和臂外侧上行，汇入腋静脉。② 贵要静脉（basilic vein），起自手背静脉网尺侧，沿前臂尺侧上行，在臂内侧中点与肱静脉汇合，或伴随肱静脉向上注入腋静脉。③ 肘正中静脉（median cubital vein），在肘部前面连于头静脉和贵要静脉之间（见图 3 - 1 - 28），变异较多，在头静脉与贵要静脉之间的连接通常有"N""H""M"形等。

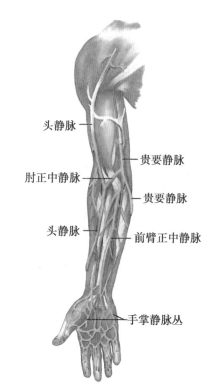

三维图：上肢的浅静脉

图 3-1-28　上肢的浅静脉

3）胸部的静脉：胸部的静脉主干为奇静脉（azygos vein）（见图 3-1-29）。奇静脉

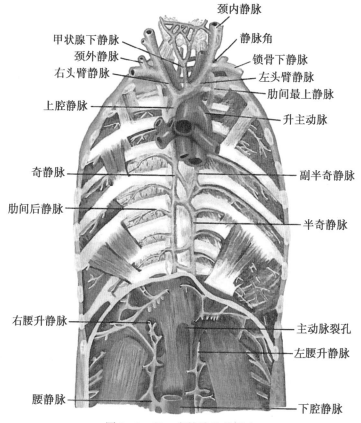

图 3-1-29　奇静脉及其属支

起于右腰升静脉,穿膈进入胸腔,在食管后方沿胸椎体右前方上行,至第 4～5 胸椎高度,弓形跨过右肺根上方,向前注入上腔静脉。重要属支有半奇静脉、副半奇静脉及椎静脉丛等。右侧肋间后静脉、支气管静脉和食管静脉汇入奇静脉;而左侧肋间后静脉则先汇入半奇静脉或副半奇静脉,然后汇入奇静脉。

(2) 下腔静脉系:下腔静脉(inferior vena cava)是人体最大的静脉,收集下半身的静脉血,由左、右髂总静脉在第 4 腰椎下缘处汇合而成,沿腹主动脉右侧上行,穿过膈的腔静脉孔,注入右心房。

1) 下肢的静脉:下肢的深静脉与同名动脉伴行,由股静脉续于髂外静脉。下肢的浅静脉有大隐静脉和小隐静脉等(见图 3-1-30)。大隐静脉(great saphenous vein)起自足背静脉弓的内侧端,经内踝前方,沿下肢内侧上行,在股前部近上端处汇入股静脉。小隐静脉(small saphenous vein)起自足背静脉弓外侧端,经外踝后方,沿小腿后面上行,在腘窝注入腘静脉。

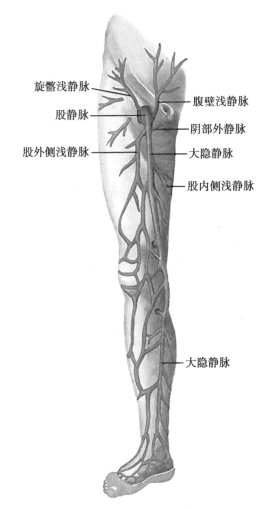

旋髂浅静脉　　　　　　　　　腹壁浅静脉
股静脉　　　　　　　　　　　阴部外静脉
股外侧浅静脉　　　　　　　　大隐静脉
　　　　　　　　　　　　　　股内侧浅静脉

大隐静脉

三维图:大隐静脉

图 3-1-30　大隐静脉

2) 盆部的静脉:壁支与同名动脉伴行。脏支起自盆腔脏器周围的静脉丛(如膀胱丛、子宫阴道丛和直肠丛等)。壁支和脏支均汇入髂内静脉(internal iliac vein)。髂外静脉(external iliac vein)和髂内静脉在骶髂关节前方,汇成髂总静脉(common iliac vein)。

3) 腹部的静脉:壁支与同名动脉伴行,注入下腔静脉。脏支与动脉相同,也可分为成对脏支和不成对脏支(见图3-1-31)。成对脏支有睾丸静脉、肾静脉、肾上腺静脉,收集同名动脉供血区的血液,大部分直接注入下腔静脉。肾静脉(renal vein)在肾门处汇合成一主干,经肾动脉前面向内行,注入下腔静脉。左肾静脉比右肾静脉长,跨过腹主动脉前方,左肾静脉接受左睾丸静脉和左肾上腺静脉。睾丸静脉(testicular vein)又称精索内静脉,起自睾丸和附睾的小静脉,吻合成蔓状静脉丛,经腹股沟管上行至深环处,合成左、右各一条睾丸静脉,并伴同名动脉,沿腰大肌前面上行。右侧睾丸静脉以锐角汇入下腔静脉;左侧睾丸静脉以直角注入左肾静脉,然后汇入下腔静脉。由于睾丸静脉行程长,左侧又以直角注入肾静脉,血流较右侧缓慢,所以睾丸静脉曲张多见于左侧。因静脉血流受阻,严重者可导致男性不育。卵巢静脉(ovarian vein)起自卵巢静脉丛,在卵巢悬韧带内与卵巢动脉伴行,注入部位同睾丸静脉。不成对脏支有起自肠、脾、胰、胃的肠系膜上静脉、肠系膜下静脉和脾静脉等,它们汇合形成一条静脉主干即肝门静脉。

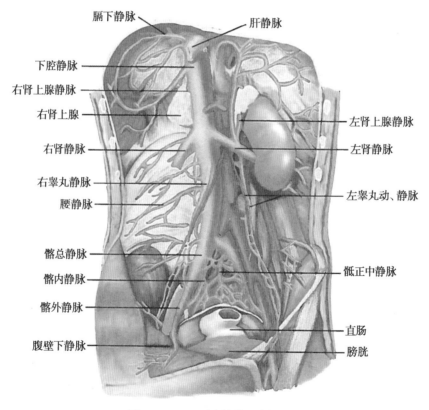

图3-1-31　下腔静脉的主要属支

肝门静脉(hepatic portal vein)由肠系膜上静脉和脾静脉在胰头后方汇合而成,在肝门处,分左、右两支分别入肝左叶和肝右叶,在肝内反复分支,最后汇入肝血窦,与来自肝固有动脉的血液共同经肝细胞代谢后导入中央静脉,然后逐级汇入肝静脉,注入下腔静脉(见图3-1-32)。肝门静脉收集腹腔不成对器官(肝除外)的静脉血。肝门静脉起始端和末端均与毛细血管相连,一般无静脉瓣,当回流受阻压力升高时,可发生血液倒流。

肝门静脉的主要属支有:① 肠系膜上静脉(superior mesenteric vein),在同名动脉的右侧上行,至胰头后方与脾静脉合成肝门静脉。收集同名动脉及胃十二指肠动脉供血区的静脉血。② 脾静脉(splenic vein),在胰的后方,脾动脉的下方向右行,与肠系膜上静脉合成肝门静脉。收集同名动脉供血区的静脉血。③ 肠系膜下静脉(inferior mesenteric vein),注入脾静脉或肠系膜上静脉或上述两静脉的汇合处。收集同名动脉供血区的静脉血。④ 胃左静脉(left gastric vein)(胃冠状静脉),与同名动脉伴行,注入肝门静脉。胃左静脉的食管支经食管静脉丛,再借食管静脉与奇静脉吻合。⑤ 胃右静脉(right gastric vein),与同名动脉伴行,注入肝门静脉,并与胃左静脉相吻合。⑥ 胆囊静脉(cystic vein),收集胆囊的静脉血,注入肝门静脉或其右支。⑦ 附脐静脉(paraumbilical vein),起于脐周静脉网,沿肝圆韧带行走,注入肝门静脉。

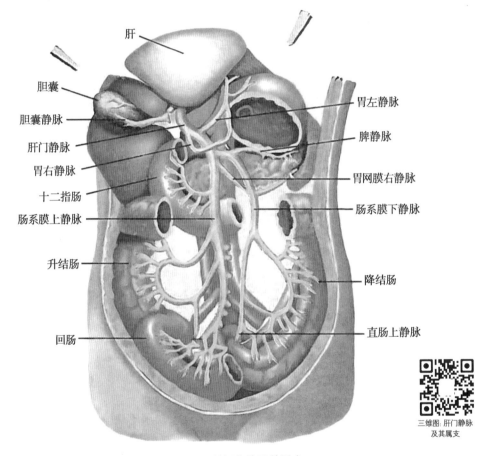

三维图:肝门静脉
及其属支

图 3-1-32　肝门静脉及其属支

　　肝门静脉与上、下腔静脉系之间的吻合主要有 3 处(见图 3-1-33):通过食管静脉丛与上腔静脉系吻合、通过直肠静脉丛与下腔静脉系吻合、通过脐周围静脉网分别与上腔静脉系和下腔静脉系吻合。当肝门静脉发生阻塞(如肝硬化)时,血液不能畅通入肝,则通过上述吻合途径建立侧支循环,分别流入上、下腔静脉。交通支因血流量增大变粗、弯曲,于是食管、直肠及脐周等处出现静脉曲张,甚至破裂,发生呕血或便血。

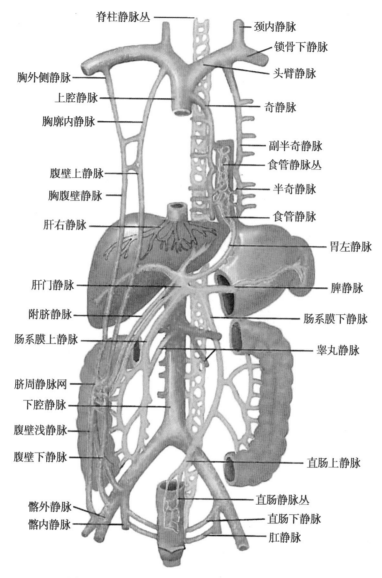

脊柱静脉丛 —— —— 颈内静脉

—— 锁骨下静脉

胸外侧静脉 —— —— 头臂静脉

上腔静脉 ——

胸廓内静脉 —— —— 奇静脉

—— 副半奇静脉

腹壁上静脉 —— —— 食管静脉丛

胸腹壁静脉 —— —— 半奇静脉

肝右静脉 —— —— 食管静脉

—— 胃左静脉

肝门静脉 —— —— 脾静脉

附脐静脉 —— —— 肠系膜下静脉

肠系膜上静脉 —— —— 睾丸静脉

脐周静脉网 ——

下腔静脉 ——

腹壁浅静脉 ——

腹壁下静脉 —— —— 直肠上静脉

髂外静脉 —— —— 直肠静脉丛

髂内静脉 —— —— 直肠下静脉

—— 肛静脉

图 3 - 1 - 33　肝门静脉与上、下腔静脉系的吻合

第二节　淋巴系统

一、概述

淋巴系统(lymphatic system)包括淋巴管道、淋巴器官和淋巴组织。在淋巴管道内流动的液体,称为淋巴。当血液通过毛细血管时,物质经过毛细血管滤出,进入组织间隙成为组织液。组织液与细胞间进行物质交换,大部分又不断通过毛细血管壁,再渗回血液;小部分则进入毛细淋巴管,成为淋巴。淋巴器官和淋巴组织具有产生淋巴细胞、过滤淋巴和参与机体的免疫等功能。故淋巴系统不仅有协助静脉引流组织液的功能,而且也是人体重要的防御装置。

二、淋巴管道

淋巴管道可分为毛细淋巴管、淋巴管、淋巴干和淋巴导管(见图 3-1-34)。

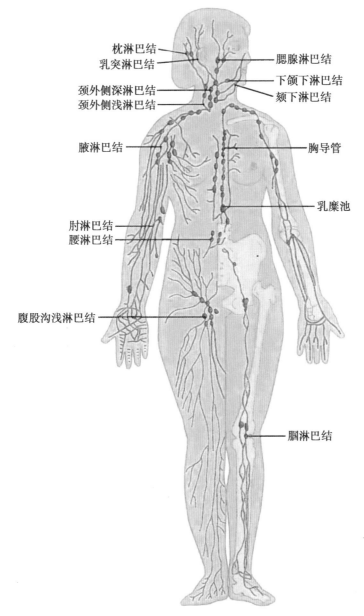

枕淋巴结
乳突淋巴结
颈外侧深淋巴结
颈外侧浅淋巴结
腋淋巴结
肘淋巴结
腰淋巴结
腹股沟浅淋巴结

腮腺淋巴结
下颌下淋巴结
颏下淋巴结
胸导管
乳糜池
腘淋巴结

图 3-1-34　全身淋巴系统分布

1. 毛细淋巴管(lymphatic capillary)　以盲端起始于组织间隙,相互吻合成网,管壁由一层内皮细胞构成,内皮细胞间有较大的间隙。一些不易透过毛细血管壁的大分子物质,如蛋白质、细菌和癌细胞等较易进入毛细淋巴管。

2. 淋巴管(lymphatic vessel)　由毛细淋巴管汇合而成,管壁与静脉相似,但较薄,瓣膜丰富,外形粗细不匀,呈串珠状。淋巴管根据其位置分为浅、深两组,淋巴管在行程中通过一个或多个淋巴结,从而把淋巴细胞带入淋巴液。

3. 淋巴干(lymphatic trunk) 由淋巴管多次汇合而形成,全身淋巴干共有 9 条,即收集头颈部淋巴的左、右颈干;收集上肢、胸壁淋巴的左、右锁骨下干;收集胸部淋巴的左、右支气管纵隔干;收集下肢、盆部及腹腔淋巴的左、右腰干以及收集腹腔脏器淋巴的不成对的肠干(见图 3-1-35)。

4. 淋巴导管(lymphatic duct) 包括胸导管和右淋巴导管(见图 3-1-35)。胸导管(thoracic duct)由左、右腰干和肠干在第 1 腰椎前方汇合而成,起始部膨大称乳糜池(cisterna chyli);胸导管穿经膈肌的主动脉裂孔进入胸腔,再上行至左颈根部,最终汇入左静脉角,沿途接受左支气管纵隔干、左颈干和左锁骨下干,收集人体下半身及左侧上半身的淋巴。右淋巴导管(right lymphatic duct)为一短干,由右支气管纵隔干、右颈干和右锁骨下干汇合而成,收集右侧上半身的淋巴,注入右静脉角。

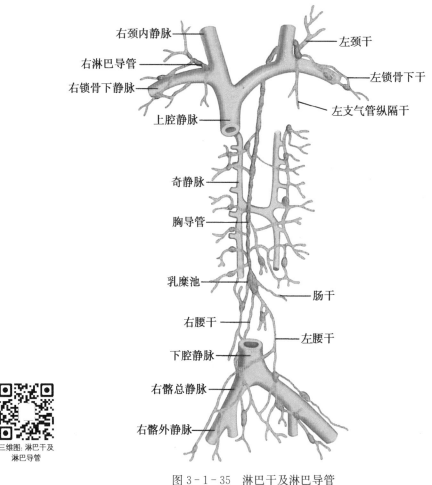

三维图:淋巴干及淋巴导管

图 3-1-35 淋巴干及淋巴导管

三、淋巴器官

淋巴器官主要由淋巴组织组成,包括淋巴结、脾、胸腺和扁桃体。

(一) 淋巴结

淋巴结(lymph node)为灰红色的扁圆形或椭圆形小体,一侧隆凸,连有数条输入淋巴管,另一侧凹陷,连有 1～2 条输出淋巴管。淋巴结常成群聚集,也有浅、深群之分,多沿血管分布,位于身体屈侧活动较多的部位,每群收纳一定范围的淋巴。淋巴结实质分为浅层的皮质(cortex)和深层的髓质(medulla),皮质和髓质内都有淋巴窦通过。皮质由浅层皮质、副皮质区和皮质淋巴窦构成;髓质由髓索和淋巴窦构成(见图 3－1－36、图 3－1－37)。浅层皮质中有许多淋巴小结,淋巴小结和髓索主要由 B 淋巴细胞构成,而副皮质区则以 T 淋巴细胞为主。副皮质区有许多毛细血管后微静脉(又称高内皮微静脉),是淋巴细胞再循环途径的重要结构,即是血液与副皮质区之间进行淋巴细胞出入的门户。在细菌等抗原的刺激下,淋巴小结中央部的 B 淋巴细胞能分裂分化转变为浆细胞,产生抗体,同时 T 淋巴细胞也分裂分化,产生大量效应细胞,参与免疫反应。皮质淋巴窦位于被膜下方和小梁周围,分别称被膜下窦和小梁周窦。淋巴窦是淋巴结内淋巴流动的间隙,内含淋巴细胞、巨噬细胞、网状细胞及网状纤维,巨噬细胞可清除窦内淋巴液中的异物、病菌等。淋巴结的主要功能是滤过淋巴液,产生淋巴细胞和浆细胞,参与机体的免疫反应。

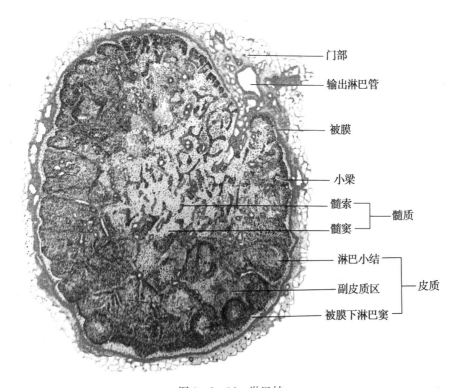

图 3－1－36　淋巴结

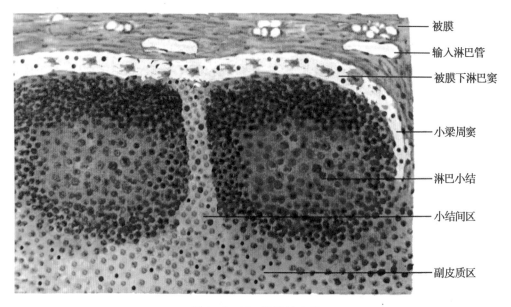

被膜

输入淋巴管

被膜下淋巴窦

小梁周窦

淋巴小结

小结间区

副皮质区

图 3-1-37　淋巴结皮质

（二）脾

脾（spleen）（见图 3-1-38）是人体内最大的淋巴器官。位于腹腔左季肋部，第 9～11 肋之间，其长轴与第 10 肋一致，正常情况下在肋弓下缘不能触及。活体脾为暗红色，质软而脆，易因暴力打击而造成破裂。脏面凹陷，其中央有脾门，是神经、血管等出入脾之处，上缘锐利朝前上方并有 2～3 个深陷的脾切迹，是触诊时辨认脾的标志。脾实质由淋巴组织构成，分为白髓（white pulp）、红髓和边缘区 3 部分；脾内无淋巴窦，但有大量血窦。白髓由密集的淋巴组织构成，包括两种结构：① 动脉周围淋巴鞘：是围绕中央动脉周围的厚层弥散淋巴组织，由大量 T 淋巴细胞和少量巨噬细胞、交错突细胞等构成，是胸腺依赖区。② 淋巴小结：又称脾小体，

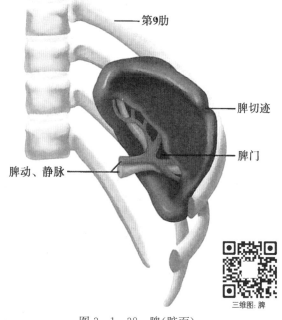

第9肋

脾切迹

脾门

脾动、静脉

三维图：脾

图 3-1-38　脾（脏面）

结构同淋巴结内的淋巴小结，主要由 B 淋巴细胞构成。边缘区在白髓与红髓交界的狭窄区，含有 T 淋巴细胞、B 淋巴细胞和较多的巨噬细胞。红髓由两部分构成：① 脾索：主要为 B 淋巴细胞，其次为浆细胞、巨噬细胞和树突状细胞。② 脾血窦：其内充满血液，窦壁内皮细胞呈长杆状，内皮间有间隙，基膜不完整，有利于血细胞进出脾血窦。脾具有造血、滤血、清除衰老血细胞及参与免疫反应等功能，其免疫功能主要由脾内的 B 淋巴细胞和 T 淋巴细胞完成（见图 3-1-39）。

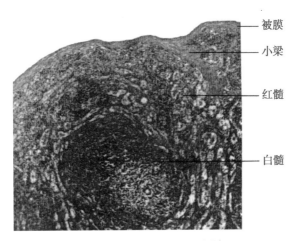

图 3 - 1 - 39　脾的组织结构

（三）胸腺

胸腺（thymus）是中枢淋巴器官，具有培育并向周围淋巴器官（淋巴结、脾和扁桃体）和淋巴组织输送 T 淋巴细胞的功能。

胸腺位于胸骨柄后方，上纵隔前部，分为不对称的左、右两叶，某些人的胸腺可向上突入颈根部。胸腺有明显的年龄变化。新生儿和幼儿的胸腺相对较大，性成熟后最大，重达 25～40g。以后逐渐萎缩退化，成人胸腺常被结缔组织所代替（见图 3 - 1 - 40）。

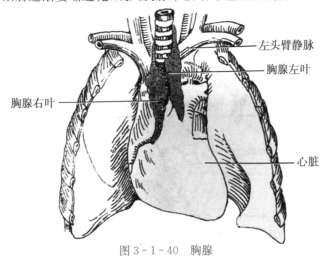

图 3 - 1 - 40　胸腺

胸腺既是淋巴器官，又兼内分泌功能，可分泌胸腺素，使骨髓产生的淋巴干细胞转化为具有免疫活性的 T 淋巴细胞，再经血液迁入淋巴结和脾，参与机体的免疫反应。

（四）单核巨噬细胞系统

单核巨噬细胞系统（mononuclear phagocyte system）是指广泛分布于机体内具有吞噬功能的细胞组成的系统，包括单核细胞、肝巨噬细胞、肺巨噬细胞（肺泡内的尘细胞）、淋巴组织中的巨噬细胞、结缔组织中的巨噬细胞和骨组织中的破骨细胞、神经组织中的小胶质细胞、皮肤中的郎格汉斯细胞（Langerhans cell）等。上述细胞均由骨髓内的幼单核细胞分化而来，能分泌多种细胞因子。免疫细胞与单核巨噬细胞的产物经血液循环而相互联系，使免疫系统形成有机的统一体，为防御疾病起十分重要的作用。

四、淋巴组织

淋巴组织是含有大量淋巴细胞的网状组织,除淋巴器官外,消化、呼吸、泌尿和生殖道黏膜以及皮肤等处也含有丰富的淋巴组织,起防御屏障作用。

淋巴组织分为弥散淋巴组织和淋巴小结两类。弥散淋巴组织主要位于消化道和呼吸道的黏膜固有层。淋巴小结包括小肠黏膜固有层内的孤立淋巴滤泡和集合淋巴滤泡以及阑尾壁内的淋巴小结。

引流淋巴的因素有:① 新生淋巴的推动;② 淋巴管壁平滑肌的收缩;③ 淋巴管周围动脉及肌肉收缩的挤压;④ 胸腔负压的吸引;⑤ 瓣膜的导向等。

五、人体各部的淋巴管和淋巴结

人体内淋巴结多沿血管成群分布于较隐蔽的部位,并引流一定范围的淋巴。掌握淋巴结群的位置及其收纳淋巴的范围和淋巴流注方向(见表 3-1-3)有重要的临床意义。

1. 头颈部的淋巴结(见图 3-1-41) 主要位于颈内、外静脉周围与头、颈交界处,主要有:① 下颌下淋巴结:位于下颌下腺附近,收纳面部及口腔的淋巴。② 颈外侧浅淋巴结:位于胸锁乳突肌表面,沿颈外静脉排列,收纳耳后及腮腺下部等处的淋巴,其输出管注入颈外侧深淋巴结。③ 颈外侧深淋巴结:沿颈内静脉排列,直接或间接地收集头颈部各群淋巴结的输出管,其输出管汇合成左、右颈干。

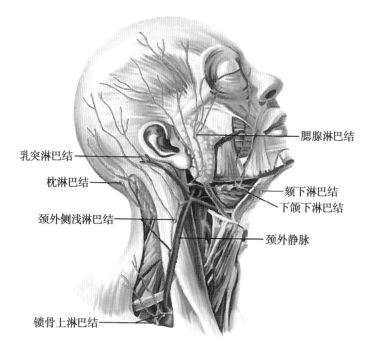

图 3-1-41 头颈部的淋巴结

2. 上肢的淋巴结 主要为腋淋巴结(见图 3-1-42),位于腋窝内,沿腋静脉及其属支排列,收集上肢、胸前外侧壁、乳房外侧部和肩部等处的淋巴。其输出管大部分组成锁骨下干。

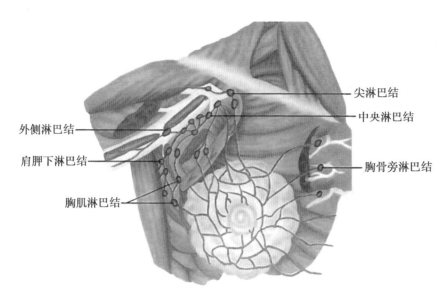

尖淋巴结

中央淋巴结

外侧淋巴结

胸骨旁淋巴结

肩胛下淋巴结

胸肌淋巴结

图 3-1-42　腋淋巴结

3. 胸部的淋巴结　主要有位于肺门处的支气管肺门淋巴结(肺门淋巴结)等(见图 3-1-43)。胸部的淋巴结主要收纳胸前壁、乳房内侧部、肺及纵隔等处的淋巴。其输出管汇合成左、右支气管纵隔干。

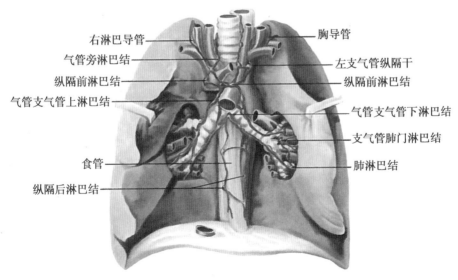

右淋巴导管

胸导管

气管旁淋巴结

左支气管纵隔干

纵隔前淋巴结

纵隔前淋巴结

气管支气管上淋巴结

气管支气管下淋巴结

支气管肺门淋巴结

食管

肺淋巴结

纵隔后淋巴结

图 3-1-43　胸部的淋巴结

4. 腹部的淋巴结　多沿腹部血管排列,主要有腰淋巴结,腹腔淋巴结和肠系膜上、下淋巴结(见图 3-1-44)。腰淋巴结位于下腔静脉和腹主动脉周围,收纳腹后壁和腹腔成对器官的淋巴。其输出管汇成左、右腰干。腹腔淋巴结和肠系膜上、下淋巴结分别位于同名动脉干附近,收纳该动脉分布区域的淋巴,输出管共同合成肠干。

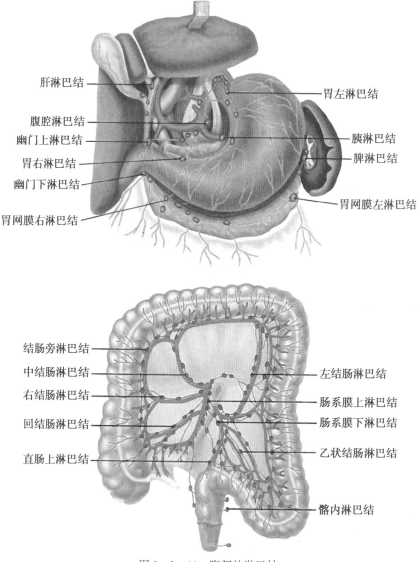

肝淋巴结
腹腔淋巴结
幽门上淋巴结
胃右淋巴结
幽门下淋巴结
胃网膜右淋巴结

胃左淋巴结
胰淋巴结
脾淋巴结
胃网膜左淋巴结

结肠旁淋巴结
中结肠淋巴结
右结肠淋巴结
回结肠淋巴结
直肠上淋巴结

左结肠淋巴结
肠系膜上淋巴结
肠系膜下淋巴结
乙状结肠淋巴结
髂内淋巴结

图 3-1-44 腹部的淋巴结

5. 盆部的淋巴结 有髂外淋巴结、髂内淋巴结和髂总淋巴结,沿同名动脉排列。收纳盆壁、盆腔脏器和腹前壁下部的深淋巴管与腹股沟深淋巴结的输出管。髂总淋巴结的输出管注入腰淋巴结。

6. 下肢的淋巴结 主要有腹股沟浅淋巴结(见图3-1-45)和腹股沟深淋巴结。腹股沟浅淋巴结上组沿腹股沟韧带排列,收纳腹前壁下部、臀部、会阴和外生殖器的浅淋巴管;下组排列于大隐静脉末端,接受下肢除足外缘和小腿后外侧面以外的浅淋巴管。腹股沟深淋巴结位于股静脉根部周围,收纳腹股沟浅淋巴结的输出管和下肢的深淋巴管。其输出管注入髂外淋巴结。

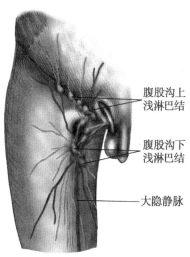

腹股沟上浅淋巴结

腹股沟下浅淋巴结

大隐静脉

图 3-1-45 腹股沟浅淋巴结

表 3-1-3　人体内淋巴结群位置及其收纳淋巴范围和淋巴流注方向

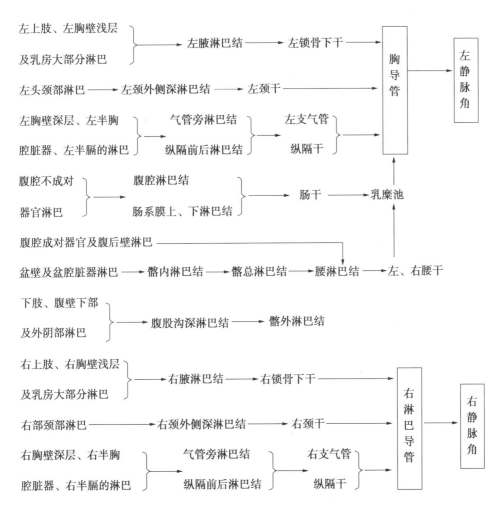

思考题

1. 简述血液循环的途径。
2. 简述心的位置、心腔出入口的结构及功能。
3. 举例说明如何从体表寻认全身主要动脉？它们的压迫止血部位各在何处？
4. 上、下肢重要的浅静脉有哪些？它们各在何处注入何深静脉？
5. 试述肝门静脉的组成、收集范围及其与上、下腔静脉的吻合部位。
6. 简述胸导管的起始、注入部位和收集范围。

小案例　　　　　知识拓展　　　　　同步测试

（季　华）

第二章　局部血液循环障碍

课件

学习 要求

1. 掌握肺、肝淤血的病理变化；血栓形成的概念、条件和类型；栓塞的概念；梗死的概念、条件、类型以及各型梗死的病变特点。

2. 熟悉静脉性充血的病理变化和后果；血栓形成对机体的影响；栓子运行的途径；栓塞的主要类型和原因。

3. 了解充血的概念、分类、原因；血栓形成的机制和过程；栓塞对机体的影响；梗死的影响和结局等。

正常血液循环的主要功能是向各组织、器官输送氧和各种营养物质，同时又不断运走组织代谢产生的二氧化碳和各种代谢产物，以保持机体内环境稳定和各组织、器官的代谢及机能活动的正常运行。一旦血液循环发生障碍，并超过神经体液调节范围时，就会发生相应组织、器官的机能、代谢和形态结构的变化，出现萎缩、变性和坏死等病理改变，严重者甚至导致机体死亡。

血液循环障碍可以分为全身性和局部性两种，它们既有区别又有联系。本章主要讲述局部血液循环障碍，表现为：① 局部组织器官内血液含量异常，如充血、缺血；② 局部血液性质和血管内容物的异常，如血栓形成、栓塞及其引起的梗死；③ 血管壁通透性和完整性的改变，如水肿、出血等。局部血液循环障碍及其所引起的病变是疾病的基本病理改变，常出现在许多疾病过程中。

第一节　充血和淤血

充血（hyperemia）和淤血（congestion）都是指机体局部组织或器官的血管内血液含量增多的状态。

一、充血

因动脉血量输入过多，引起局部组织或器官的血管内血量增多的状态，称为动脉性充血（arterial hyperemia），简称充血。充血是一个主动过程，发生快，易于消退。

（一）原因及常见类型

各种原因通过神经、体液作用，使血管舒张神经兴奋性增高或血管收缩神经兴奋性降低，引起细动脉扩张，血流加速，从而使血液过多地流入血管所致。常见的充血类型有：

1. 生理性充血　是为了适应器官和组织的生理功能活动加强和代谢增强需要而发生的充血。如进食后的胃肠道黏膜充血，情绪激动时的面部、颈部充血等。

2. 病理性充血　指各种病理状态下的充血。多见于炎症性充血、减压后性充血和侧支性充血等。① 炎症性充血：在炎症的早期,由于致炎因子的刺激所导致的轴突反射和炎症介质的作用,局部细动脉扩张充血。② 减压后性充血：局部组织和器官长期受压,使局部血管张力降低,若压力突然解除,受压组织、器官内的细动脉发生反射性扩张,导致局部血管充血,如绷带、止血带解除后或腹腔巨大肿瘤摘除后的充血。严重时可引起有效循环血量骤减,导致患者血压下降,脑供血不足,发生晕厥。③ 侧支性充血：指局部组织缺血、缺氧,代谢不全产物堆积,刺激血管运动神经兴奋,引起缺血组织周围的动脉吻合支扩张充血(即局部动脉侧支循环建立),具有代偿意义。

（二）病变及后果

充血组织、器官内的小动脉及毛细血管扩张,充满血液。外观上,器官和组织的体积轻度增大,颜色鲜红,温度升高。

充血是短暂的血管反应,多数情况下对机体有利。因为充血时能给局部带来大量的氧和营养物质,促进物质代谢,增强组织、器官的功能。透热疗法的治疗作用就在于此。但在高血压、动脉粥样硬化、脑血管畸形等疾病的基础上,如因情绪激动等引起脑血管充血,可导致脑血管破裂、出血,后果严重。

二、淤血

由于静脉血液回流受阻,血液淤积在小静脉和毛细血管内,引起局部组织或器官内血液含量增多的状态,称为静脉性充血（venous hyperemia）,简称淤血。淤血是被动过程,发生缓慢,持续时间长,远较充血多见,通常为病理性的。

（一）原 因

1. 静脉受压　如肠扭转、肠套叠或嵌顿性肠疝压迫肠系膜静脉,肿瘤、炎症包块及过紧绷带压迫局部静脉引起淤血。

2. 静脉管腔阻塞　如静脉内血栓形成、栓塞或静脉炎引起的静脉管壁增厚、管腔狭窄等。

3. 静脉血液坠积　静脉内血液因受重力作用,使躯体下垂部位的静脉血液回流困难,如久病卧床患者肺贴近床面的一侧容易发生肺淤血。

4. 心力衰竭　左心衰竭时,由于肺静脉回流受阻,导致肺淤血;同样,右心衰竭时,可导致体循环淤血。

（二）病理变化

局部细静脉及毛细血管扩张淤血,可伴有组织水肿和出血。外观上淤血的局部组织和器官体积肿大。发生在体表时,由于局部的血液灌流减少,脱氧血红蛋白增多、局部皮肤发绀、温度下降。

（三）后 果

淤血的后果取决于淤血发生的速度、程度、部位、持续时间以及侧支循环建立的状况等因素。短时间的淤血后果轻微,长时间的淤血后果较为严重。由于淤血时毛细血管内流体静压升高,导致组织间液的生成大于回流;由于局部组织的慢性缺氧和中间代谢产物堆积,一方面损伤毛细血管内皮细胞使其通透性增高,另一方面,造成实质细胞的损伤,并促进间质纤维组织增生以及网状纤维融合成胶原纤维(网状纤维胶原化)。因此,长期的淤血可以引起：

1. 组织水肿和浆膜腔积液　血管内漏出的液体,潴留于组织间隙形成组织水肿或积聚于浆膜腔则形成积液。

2. 漏出性出血　红细胞从通透性明显增高的血管壁漏出。在皮肤、黏膜可形成瘀点或瘀斑。

3. 实质细胞萎缩、变性及坏死。

4. 间质纤维组织增生,导致淤血性硬化(congestive sclerosis)。

（四）重要器官的淤血

1. 肺淤血　常见于左心衰竭。肉眼观,肺体积肿大,重量增加,暗红色,质地较实。切面可流出暗红色泡沫状血性液体。

镜下观(见图3-2-1):肺细小静脉及肺泡壁毛细血管高度扩张淤血,可有水肿液和红细胞漏出到肺泡腔内,患者出现心悸、气促和乏力等缺氧症状。随后红细胞可被巨噬细胞吞噬,其血红蛋白转变成棕黄色的含铁血黄素颗粒沉积在巨噬细胞内,此时称为心衰细胞(heart failure cell)。心衰细胞可见于肺泡腔内和肺间质内,也可见于患者痰液内。严重时肺泡腔内可有大量液体和红细胞漏出,形成肺水肿及漏出性出血。患者出现呼吸困难甚至端坐呼吸、发绀、咳粉红色泡沫痰、双肺湿性啰音等表现。

长期慢性肺淤血时,由于肺间质纤维组织增生及网状纤维胶原化,使肺泡壁增厚纤维化,肺质地变硬,加上含铁血黄素的沉积,呈深褐色,故称之肺褐色硬化(brown induration)。

2. 肝淤血　常见于右心衰竭。肉眼观:肝脏体积增大,重量增加,暗红色。肝切面出现红(淤血区)黄(脂肪变性区)相间的条纹,状似槟榔的切面,故称之为槟榔肝(nutmeg liver)(见图3-2-2)。

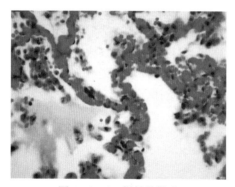

图3-2-1　慢性肺淤血

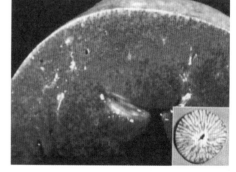

图3-2-2　槟榔肝

镜下观:因肝静脉回流受阻,使肝小叶中央静脉及其附近的肝血窦高度扩张淤血,小叶中央区的肝细胞因缺氧和受压而萎缩,甚至消失,小叶周边区的肝细胞可发生脂肪变性(见图3-2-3)。

长期慢性肝淤血时,肝细胞广泛损伤,因缺氧引起肝内纤维组织增生及网状纤维胶原化,使肝质地变硬,形成淤血性肝硬化(congestive liver cirrhosis)。

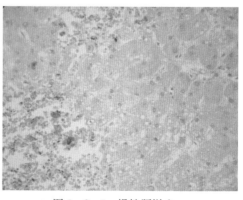

图3-2-3　慢性肝淤血

第二节　出　血

血液(主要为红细胞)自心、血管腔逸出,称为出血(hemorrhage)。

一、病因和发病机制

出血有生理性出血和病理性出血。前者如正常月经的子宫内膜出血;后者多由创伤、血管病变及出血性疾病等引起。按血液逸出机制可分为破裂性出血和漏出性出血。

(一)破裂性出血

因心血管壁破裂引起,一般出血量较多。

1. 外伤　由各种机械性损伤引起的心血管壁破裂。

2. 心、血管壁病变　见于高血压病的细动脉硬化、动脉粥样硬化、囊性动脉中层坏死、先天性血管壁发育不全伴有动脉瘤形成、心肌梗死后的室壁瘤等导致的心血管壁破裂。

3. 血管壁受侵蚀　见于肿瘤、炎症、消化性溃疡和伤寒等对局部血管壁的损伤(如恶性肿瘤对血管壁的侵蚀、胃及十二指肠溃疡对局部血管的破坏等均可引起管壁破裂出血)。

4. 静脉曲张破裂　见于肝硬化的食管下段静脉曲张破裂、直肠静脉丛曲张破裂等。

(二)漏出性出血

由于微循环血管壁通透性增高,导致血液经内皮细胞间隙和损伤的血管基底膜漏出血管外。常见的原因有:

1. 淤血和缺氧　淤血和缺氧引起的血管内皮细胞变性、坏死,以及酸性代谢产物堆积引起的血管基底膜损伤,均使血管壁通透性升高。另外,淤血时毛细血管内流体静力压升高亦可引起出血。

2. 感染和中毒　败血症、流行性出血热、某些病原体毒素、钩端螺旋体、蛇毒、有机磷毒物等,均可损伤毛细血管壁,使其通透性升高。

3. 过敏　机体对某些药物或食物等产生过敏反应也可损伤毛细血管壁,使其通透性增高。

4. 维生素 C 缺乏　维生素 C 缺乏时,血管基底膜基质形成不足,使血管脆性和通透性增加,引起牙龈和黏膜等出血。

5. 血液性质的改变　如血小板减少性紫癜时,血小板破坏过多;再生障碍性贫血、急性白血病时,血小板生成障碍;血液中凝血酶原和某些凝血因子缺乏或消耗过多,如缺乏凝血因子Ⅷ的血友病及弥漫性血管内凝血时,均可因血液凝血功能障碍发生漏出性出血。

二、病理变化

根据出血发生部位不同,血液进入组织间隙或体腔内,称内出血;血液流出体外,称外出血。

1. 内出血　血液蓄积于体腔内称为体腔积血,如胸腔、腹腔和心包腔积血等;血液进入组织间隙时,则可在组织内见到多少不等的红细胞存在,少量出血可形成小出血灶,较大量的局限性出血可形成血肿(hematoma),如硬脑膜下血肿、皮下血肿、内囊血肿等。

2. 外出血　鼻腔出血称为鼻出血,呼吸道出血经口咯出称为咯血(hemoptysis),上消化道出血经口吐出称为呕血(hematemesis),消化道出血随粪便排出称为便血(hematochezia),泌尿道出血随尿液排出称为尿血(hematuria)。

3. 皮肤、黏膜、浆膜的少量出血　局部可见散在小出血点,又称瘀点(petechia);严重时,出血灶直径超过 1cm,称为瘀斑(ecchymosis)。出血灶的大小介于瘀点和瘀斑之间,且多发者称为紫癜。皮肤、黏膜出血灶的颜色随着红细胞被巨噬细胞吞噬,红细胞崩解释放出血红蛋白被降解的过程而改变,依次为紫红色、蓝绿色、棕黄色,直到消退。

三、后果

出血对机体的影响取决于出血的类型、出血量、出血的速度和部位。漏出性出血比较缓慢,出血量较少,一般不会引起严重后果,但若发生广泛的漏出性出血时,则可导致失血性休克。破裂性出血如果发生在较大的动脉和静脉,在短时间内出血量达到血液总量的 20%～25%时,可发生失血性休克。心脏破裂出血引起心包积血,导致心脏压塞,可因心搏出量骤降而猝死。重要器官的出血,即使出血量不多,也可引起严重后果。如脑干出血,可因重要的神经中枢受压而导致死亡。

除心脏和大血管破裂出血外,一般出血多可自行停止。其发生机制是受损处血管发生反射性痉挛以及局部血管内血栓形成使破损血管闭塞,阻止血液外流。流入体腔和组织间隙的血液可逐渐被分解吸收,亦可机化或纤维包裹。一次性大量出血或长期慢性出血,可引起贫血。出血除全身性影响外,还可以引起局部的功能障碍,如脑出血患者可出现偏瘫,视网膜出血可引起视力减退或失明。

第三节　血栓形成

在活体的心、血管腔内,血液发生凝固或血液中的有形成分发生析出、凝集,形成固体质块的过程,称为血栓形成(thrombosis)。所形成的固体质块称为血栓(thrombus)。

正常情况下,血液在循环系统内不发生凝固或凝集,这是血液中凝血系统和抗凝血系统保持平衡的结果。在生理状态下,血液中的凝血因子不断地被激活,产生凝血酶,形成纤维蛋白,但纤维蛋白又不断地被激活的纤维蛋白溶解酶所溶解。这既保证了血液潜在的可凝固性,又保证了血液的流体状态。如果在某些促凝因素作用下,打破了这种动态平衡,触发凝血过程,血液便可在心血管内形成血栓。

一、血栓形成的条件和机制

血液在心血管内流动情况下,一旦具备一定的条件(如血小板被激活、凝血因子被激活等),血小板就会发生黏附、凝集成团,并促发凝血反应导致血液凝固。目前公认由魏尔啸提出的 3 个条件:

1. 心血管内膜损伤　在正常情况下,心血管内膜完整的内皮细胞主要起抑制血小板黏附和抗凝血作用。在心血管内膜受损后:① 表面的内皮细胞变性、坏死及脱落,暴露出内皮下胶原纤维,激活血小板和凝血因子Ⅻ,启动内源性凝血过程。② 损伤的内皮细胞释放组织因子,激活凝血因子Ⅶ,启动外源性凝血过程。

在凝血过程启动后,血小板的活化也极为重要,主要表现为 3 个连续的反应:① 黏附反应:内皮细胞损伤可释放 von Willebrand 因子,介导血小板与内皮下胶原的黏附。

② 释放反应：黏附后的血小板被激活,释放多种促凝物质,如纤维连接蛋白、V 因子、vW 因子、血小板第Ⅳ因子、血小板源性生长因子和转化生长因子、二磷酸腺苷(ADP)、组胺、5-羟色胺(5-HT)、肾上腺素等,其中 ADP 是血小板间黏集的强有力介质。③ 黏集反应：在 Ca^{2+}、ADP 和血栓素 A_2(TXA_2)的作用下,血流中血小板不断黏集,逐渐形成血小板黏集堆。血小板还可与纤维蛋白、纤维连接蛋白发生黏附。最初的血小板黏集堆是可逆的,随着凝血酶的产生并与血小板结合,黏集堆进一步增大,变成不可逆的血小板融合团块(血小板血栓),成为血栓形成的起始点。

风湿性心内膜炎、细菌性心内膜炎、血管内膜炎、动脉粥样硬化和心肌梗死等疾病,以及同部位多次静脉注射、穿刺或手术损伤血管时,均可导致内膜损伤引起血栓形成。缺氧、败血症和细菌内毒素等可引起全身广泛的内皮细胞损伤,造成弥漫性血管内凝血,形成全身微循环血栓。

2. 血流状态的改变　在正常流速和流向的情况下,血液中的有形成分(红细胞、白细胞、血小板)位于轴流,血浆位于边流,阻止了血小板和内膜接触。当血流状态改变(即血流缓慢或涡流形成)时,轴流增宽甚至消失,首先,使血小板得以进入边流,增加了与内膜接触的机会,血小板黏附于内膜的可能性增大。其次,因血流缓慢引起内膜缺氧,导致内皮细胞变性、坏死、脱落,暴露出内皮下胶原纤维,触发内源性和外源性凝血过程。再次,血流缓慢时,被激活的凝血因子可在局部达到较高浓度,亦有利于血栓形成。

据统计,静脉血栓比动脉多 4 倍,而下肢静脉血栓比上肢静脉多 3 倍。下肢深静脉血栓常发生在心衰、久病卧床、术后卧床或妊娠者长时间坐或卧不活动,或伴发于大隐静脉曲张者。心脏和动脉内因血流快,不易形成血栓,但在二尖瓣狭窄时的左心房和左心耳内、室壁瘤和动脉瘤内、血管分支处,因血流缓慢或出现涡流时,则易形成血栓。

3. 血液凝固性增高　在严重创伤、大面积烧伤、产后或大手术后,由于严重失血,造成血液浓缩,黏稠度增高;而血液中补充了大量幼稚的血小板,其黏性较大,易发生黏集;同时血中纤维蛋白原、凝血酶原及其他凝血因子如Ⅵ、Ⅶ因子等的含量相应增多,均使血液的凝固性增高,可促发全身多发性血栓形成。某些肿瘤(如肺癌、肾癌及前列腺癌等)以及胎盘早期剥离时,因有大量组织因子入血,激活外源性凝血过程,导致静脉内血栓形成。此外,妊娠期高血压疾病、高脂血症、冠状动脉粥样硬化、吸烟和肥胖症等亦使血液凝固性增高。

血栓的形成往往是多种因素综合作用的结果,常以其中某一条件为主。一般而言,心血管内膜损伤是血栓形成最重要和最常见的原因,也是动脉血栓形成的主要条件;血流状态改变则是静脉血栓形成的主要条件;血液凝固性增高则为共有条件。如手术后患者髂静脉内血栓形成,除因手术后卧床、血流缓慢外,手术创伤、出血引起血液凝固性增高,也是促发血栓形成非常重要的条件。

二、血栓形成过程及血栓的形态

(一)形成过程

血栓的形成过程(见图 3-2-4),都是从血小板黏附于内膜下裸露的胶原开始,当不可逆性血小板融合团块形成后,成为血栓的起始点。血栓的后续发展以及血栓的形态、组成和大小取决于血栓发生的部位和局部血流速度等因素。

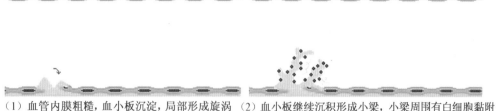

（1）血管内膜粗糙，血小板沉淀，局部形成旋涡　（2）血小板继续沉积形成小梁，小梁周围有白细胞黏附

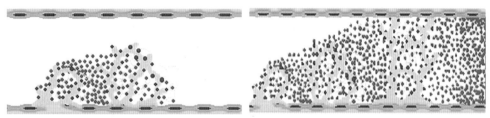

（3）小梁间形成纤维蛋白网，网眼中充满红细胞　（4）血管腔阻塞，局部血流停止，血液凝固

图 3-2-4　血栓形成的基本过程

（二）类型和形态

血栓可分为以下几种类型：

1. 白色血栓（pale thrombus）　主要由于内皮细胞损伤，血小板黏附于受损的血管内膜处，不断黏集并逐渐增大而形成。白色血栓主要由血小板和少量纤维蛋白构成，多见于血流较快的心瓣膜、心腔和动脉内，静脉内的白色血栓位于延续性血栓的头部。肉眼观呈灰白色结节状或赘生物状，表面粗糙，质硬，与血管壁黏着紧密不易脱落。发生在心瓣膜上的白色血栓又称赘生物。

2. 混合血栓（mixed thrombus）　当静脉内白色血栓体积增大到一定程度时，其下游血流变慢，发生涡流，加之血栓局部被激活的凝血因子浓度也逐渐增高，从而形成一个新的血小板黏集堆，这一过程反复交替进行，随着新的血小板黏集堆连续不断地形成，并向血管中央和下游延伸，导致白色血栓逐渐呈小梁状，梁的边缘有中性粒细胞附着，梁间充满由纤维蛋白交织形成的网，并网罗大量红细胞而形成血凝块。这种由血小板梁（白色）及梁间的红细胞（红色）层层交错

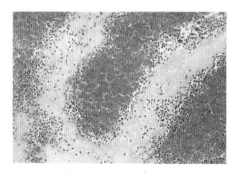

图 3-2-5　混合血栓

构成的血栓称为混合血栓，构成静脉内延续性血栓的体部（见图 3-2-5）。

混合血栓呈粗糙干燥圆柱状，与血管壁粘连紧密。它还见于二尖瓣狭窄时扩张的左心房内形成的球形血栓，以及动脉瘤和室壁瘤内的附壁血栓。

3. 红色血栓（red thrombus）　发生在血流极度缓慢或血流停滞之后。如混合血栓逐渐增大阻塞血管腔，造成局部血流极度缓慢甚至停滞，血液则迅速发生凝固，形成暗红色凝血块，即为红色血栓，构成静脉内延续性血栓的尾部。新鲜的红色血栓湿润，有一定的弹性；陈旧的红色血栓由于水分被吸收，变得干燥，失去弹性，质脆易碎，易于脱落成为血栓栓子，造成栓塞。

4. 透明血栓（hyaline thrombus）　是一种发生于微循环血管内的血栓，主要由纤维

蛋白构成,只能在显微镜下见到,故又称微血栓,见于弥散性血管内凝血(DIC)。

三、血栓的结局

1. 溶解、吸收 血栓形成后,由于纤维蛋白溶解系统以及血栓内白细胞崩解后释放的溶蛋白酶的作用,血栓发生溶解,变成细小颗粒,可被血流冲走或被吞噬细胞吞噬,小的血栓可完全溶解吸收而不留痕迹。

2. 软化、脱落 较大的血栓,部分被溶解、软化,在血流冲击下,整个血栓或血栓的一部分,脱落形成血栓栓子,随血流运行到他处,引起相应口径血管的阻塞,即血栓栓塞。

3. 机化与再通 血栓形成后,在血栓附着处,逐渐有新生的肉芽组织长入血栓并逐渐取代血栓,这一过程称为血栓机化(thrombus organization)(见图3-2-6)。机化的血栓和血管壁紧密相连,不易脱落。由于血栓水分吸收,发生收缩,使血栓内或血栓与血管壁之间出现裂隙,此后内皮细胞长入并衬覆于裂隙表面而形成新的管腔,使阻塞的血管内血流重新通过,称为血栓再通(thrombus recanalization)。

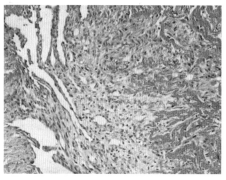

图3-2-6 血栓机化

4. 钙化 如血栓未完全溶解吸收或机化时,钙盐可在血栓内沉积,使血栓部分或全部钙化成坚硬的质块,称为静脉石或动脉石。

四、血栓对机体的影响

(一)有利方面

1. 止血作用 当血管损伤破裂时,在血管损伤处血栓形成,出血停止。

2. 预防出血 在某些病变情况下,如胃溃疡或肺结核空洞时其病灶周围的血管内常有血栓形成,可防止病灶内血管破裂引起出血。

3. 防止炎症扩散 炎症灶周围的小血管内血栓形成,可防止病原体经血道蔓延扩散。

因此,在一定条件下,血栓形成对机体有积极的防御性意义。

(二)不利方面

血栓形成对机体的主要危害是引起局部甚至全身性血液循环障碍。危害的严重程度视其阻塞管腔的程度、阻塞血管的大小、阻塞部位、阻塞发生的速度以及侧支循环建立等情况的不同而异。

1. 阻塞血管腔 发生在动脉内的血栓,当管腔未被完全阻塞时,引起局部器官组织慢性缺血,导致细胞变性和萎缩;若血管被完全阻塞,且未建立有效的侧支循环时,则可引起器官、组织缺血性坏死(梗死),如脑动脉血栓形成引起的脑梗死。静脉血栓形成后,若侧支循环建立不良,则引起局部淤血、水肿和出血,甚至坏死。

2. 栓塞 血栓形成后可因活动或者在血栓软化过程中,整体或部分血栓脱落形成栓子,随血流运行引起血管栓塞。下肢深静脉形成的血栓和心室、心瓣膜上形成的血栓最容易脱落成为栓子。如果栓子内含有细菌,可引起栓塞部位的败血性梗死或栓塞性脓肿。

3. 心瓣膜变形　风湿性心内膜炎时心瓣膜上形成的血栓,反复机化后可引起瓣膜增厚、皱缩、变硬、瓣叶粘连,形成慢性心瓣膜病。

4. 出血和休克　DIC 时微循环内广泛性微血栓形成,导致凝血因子和血小板被耗竭,造成血液呈低凝状态,引起全身广泛性出血,甚至休克。

第四节　栓　塞

在循环血液中出现不溶于血液的异常物质,随着血液流动阻塞血管腔的现象,称为栓塞(embolism)。阻塞心血管的异常物质称为栓子(embolus)。栓子可以是固体、液体或气体。最常见的是血栓栓子,其他栓子有脂肪栓子、空气栓子、羊水栓子、肿瘤细胞栓子、细菌栓子、寄生虫及其虫卵栓子等。

一、栓子运行的途径

微课

栓子运行的途径一般与血流方向一致,但也有例外情况。

1. 来自左心和体循环动脉系统的栓子　随体循环动脉血流运行,由较大动脉流向较小动脉,最终栓塞于口径与其相当的动脉分支。常栓塞于脑、脾、肾及下肢等处。

2. 来自右心和体循环静脉系统的栓子　随体循环静脉血流运行,从较小静脉汇流向较大静脉,最后回流至右心,随后进入肺循环,引起肺动脉主干及其分支的栓塞。但某些体积小而富于弹性的栓子,有可能通过肺泡壁毛细血管流入左心,再进入体循环动脉系统,引起细小动脉分支的栓塞。

3. 门静脉系统的栓子　是指由肠系膜静脉等门静脉系统来源的栓子,经门静脉入肝,引起肝内门静脉分支的栓塞。

4. 交叉性栓塞(crossed embolism)　在有房(室)间隔缺损或动、静脉瘘者,栓子可通过缺损处,由压力高的一侧进入压力低的一侧,产生动、静脉系统栓子的交叉运行,形成交叉性栓塞。

5. 逆行性栓塞(retrograde embolism)　罕见,来自下腔静脉的栓子,在胸、腹腔压力急剧升高(如剧烈咳嗽、呕吐等)时,可逆血流方向运行,在肝静脉、肾静脉等分支形成逆行性栓塞。

二、栓塞的类型及对机体的影响

由于栓子的种类不同,可以引起不同类型的栓塞。栓塞对机体的影响,也因栓子的种类、栓塞的部位以及侧支循环建立的情况而异。

(一)血栓栓塞

血栓的部分或全部脱落所造成的栓塞,称为血栓栓塞(thromboembolism)。它是临床最常见的一种栓塞。由于血栓栓子的来源、大小、数目、运行途径和栓塞部位不同,对机体的影响也不同。

1. 肺动脉血栓栓塞　造成肺动脉栓塞的血栓栓子 95% 以上来自下肢深静脉,特别是腘静脉、股静脉、髂静脉,其次来自盆腔静脉或右心。根据栓子的大小、数量及原有肺循环的状态,引起栓塞的后果不同:① 中、小栓子多栓塞肺动脉的较小分支,一般不产生严重后果。因为肺具有双重血液供应,肺动脉和支气管动脉间有丰富的吻合支,相应的肺组织可通过侧支循环得到代偿血供。② 如果栓塞前已有肺严重淤血,与支气管动脉间的侧支循环难以有效建立,可引起肺出血性梗死。③ 来自下肢静脉或右心的血栓栓子,因体积较大,常栓塞于肺动脉主干或大分支,此时患者可突然出现呼吸困难、发绀、休克等症状,严重者可猝死。或者血栓栓子体积虽较小但数量很多,造成广泛肺动脉分支栓塞时亦可引起猝死。临床称之为肺动脉栓塞症。

肺动脉栓塞症引起猝死的机制,尚未完全阐明。一般认为可能与下列因素有关:① 肺循环机械性阻塞,肺动脉高压造成急性右心衰;② 栓子中的血小板释放出大量 5 - HT、TXA_2,使肺血管发生广泛性痉挛;③ 栓子刺激肺动脉管壁,引起迷走神经兴奋性增强。

2. 体循环动脉血栓栓塞　引起体循环动脉栓塞的血栓栓子80%来自左心及动脉系统,如亚急性感染性心内膜炎时心瓣膜上的赘生物、心梗时心内膜上的附壁血栓以及动脉粥样硬化溃疡面或动脉瘤内的附壁血栓。血栓脱落后随动脉血流运行至相应口径的小动脉分支,引起栓塞。栓塞部位以脾、肾、脑、下肢较常见。栓塞的后果亦视栓子的大小、栓塞的部位以及局部侧支循环建立的情况而异。仅栓塞动脉小分支,又有侧支循环及时建立时,可无严重后果;若栓塞动脉的大分支,且不能建立有效侧支循环时,局部可发生梗死;若栓塞发生在冠状动脉或脑动脉分支等重要器官,常可发生严重后果,甚至危及生命。

（二）脂肪栓塞

循环血流中出现脂肪滴并阻塞小血管,称为脂肪栓塞(fat embolism)。在长骨粉碎性骨折或严重脂肪组织挫伤、脂肪肝挤压伤时,脂肪细胞破裂,脂肪游离成无数脂滴,从破裂的静脉入血形成脂肪栓子,经右心进入肺动脉分支,引起肺小动脉和毛细血管的脂肪栓塞。直径<$20\mu m$的脂滴可通过肺毛细血管进入体循环动脉系统,引起脑、肾、皮肤和眼结膜等处的栓塞。

脂肪栓塞的后果,取决于栓塞部位及脂滴数量的多少。少量脂滴入血,可由巨噬细胞吞噬或被血中的脂酶分解清除,对机体无影响;若大量脂滴(9~20 克)短期内进入肺循环,导致肺小血管广泛栓塞并引起放射性肺动脉和冠状动脉痉挛,可引起猝死。

（三）气体栓塞

大量气体迅速进入血液循环,或原溶解于血液中的气体迅速游离出来,形成气泡阻塞心血管腔,称为气体栓塞(gas embolism)。前者是空气栓塞(air embolism),后者是氮气栓塞,又称减压病(decompression sickness)。

1. 空气栓塞　多由静脉破裂,空气通过破裂口进入血流所致。常见于手术或创伤引起的锁骨下静脉、颈静脉和胸腔内大静脉的损伤。空气可因吸气时静脉腔内负压而被迅速从破口吸入静脉管腔,随血流到达右心;此外,在分娩、人工流产及胎盘早期剥离时,由于子宫强烈收缩,宫腔内压升高可将空气压入破裂的子宫静脉窦内,随血流到达右心。

后果取决于空气进入的速度和数量。少量空气入血,可溶解于血液内,不引起严重后果;若大量空气(>100ml)迅速进入静脉,随血流到达右心后,因心脏搏动,将空气与血液混合成具有压缩性和膨胀性的泡沫状血液,既影响静脉血液回流,又使右心不能正常排血,造成严重的循环障碍,此时患者可突然出现呼吸困难、发绀甚至猝死。空气栓塞有时见于意外事故,如空气造影、加压输血等,医务工作者必须注意防止。

2. 氮气栓塞(减压病)　主要见于潜水员从深海迅速浮出水面或飞行员在机舱未密封的情况下从地面快速升空时。当体外大气压骤然降低时,原来溶解于血液中的气体(主要是氮气)迅速游离出来并形成气泡阻塞在微血管,引起氮气栓塞。临床上可引起皮下气肿,关节和肌肉疼痛,局部组织梗死;若短期内大量气泡阻塞微血管,尤其是冠状动脉的微血管时,可引起猝死。

（四）羊水栓塞

羊水栓塞是分娩过程中一种偶见(1/50000)但十分严重的并发症。在胎盘早期剥离,羊膜已破裂、又逢胎头阻塞产道口时,由于子宫强烈收缩,宫腔内压增高,羊水被挤入破裂的子宫静脉窦内,然后羊水随血流进入母体的体循环静脉系统,经下腔静脉、右心,流入肺动脉分支及肺泡壁毛细血管内引起栓塞。少量羊水可通过肺的毛细血管经肺静脉达左心,引起体循环动脉系统的小血管栓塞(如心、肾、脑、肝、脾等器官)。

羊水栓塞发病急、后果严重。产妇常在分娩过程中或分娩后突然出现呼吸困难、发绀、休克、抽搐、昏迷,死亡率>80%。本病的证据是尸检时在肺动脉小分支及毛细血管中见到羊水成分(如角化上皮、胎毛、胎脂及胎粪等)。

羊水栓塞引起猝死的发病机制为:① 羊水中胎儿代谢产物入血引起过敏性休克;② 羊水栓子阻塞肺动脉及羊水内含有的血管活性物质引起反射性血管痉挛;③ 羊水具有凝血致活酶的作用引起 DIC。

（五）其他栓塞

含菌的血栓、菌落或真菌团侵入血管或淋巴管内,不仅引起栓塞,而且造成感染的扩散。细菌栓塞多见于细菌性心内膜炎及脓毒血症;结肠血吸虫病的成虫和虫卵可栓塞肝内门静脉分支;恶性肿瘤细胞常侵入局部静脉血管内,随血流运行至其他部位,形成肿瘤细胞栓塞,造成恶性肿瘤的血道转移。

第五节　梗　死

由于血流阻断,有效的侧支循环未能建立,导致机体局部组织或器官因缺血、缺氧而发生的坏死,称为梗死(infarction)。梗死通常是由动脉阻塞引起,由静脉阻塞引起的梗死极少。

一、梗死形成的原因和条件

（一）梗死形成的原因

动脉血液供应阻断是引起梗死的最重要原因。

1. 血栓形成　动脉血栓形成是引起梗死最常见的原因。如冠状动脉、脑动脉粥样硬化继发血栓形成引起心肌梗死和脑梗死。

2. 动脉栓塞　多为血栓栓塞,引起脑、下肢、肾和脾的梗死。偶见空气、羊水、脂肪栓塞。

3. 动脉受压　当动脉受到肿瘤或机械性压迫时,导致动脉管腔闭塞而引起局部组织缺血、缺氧而坏死。如肠扭转、肠套叠时肠系膜静脉和动脉先后受压而引起肠梗死。

4. 动脉痉挛　单纯动脉痉挛引起的梗死十分罕见。但在血管有病变的基础上,如心冠状动脉粥样硬化,因情绪激动、过度劳累等刺激,引起本已狭窄的动脉发生持续性痉挛,导致血流中断而发生心肌梗死。

（二）梗死形成的条件

血管阻塞后是否引起梗死，还与下列因素有关：

1. 血液供应状况　有双重血供的器官，血管间有丰富的吻合支相互连接，当某一血管阻塞后，由于侧支循环的建立，可以避免梗死。如肺有肺动脉和支气管动脉供血，肝有肝动脉和门静脉供血，在一般情况下不易发生梗死。有些动脉吻合支较少或不明显，如脾动脉、肾动脉、脑动脉等，当动脉迅速阻塞时，由于有效侧支循环不能建立，常可导致梗死的发生。

2. 组织器官对缺血的耐受性　机体不同的组织细胞对缺血的耐受性不同。神经细胞的耐受性最低，一般 3～4 分钟的缺血即可引起梗死。其次为心肌细胞，缺血 20～30 分钟即引起心肌梗死。骨骼肌、纤维结缔组织对缺血耐受性较强。

3. 血液和心血管的机能状态　严重的贫血或心功能不全时，血液携氧量减少，心输出量减少，组织或器官有效循环血量不足时，都会促进梗死的发生。

二、梗死的病变及类型

（一）梗死的形态特征

梗死是局部组织的坏死，其形态因不同组织器官而异。

1. 梗死区的形状　取决于该器官的血管分布方式。多数器官的血管呈树枝状分布，如脾、肾、肺，故其梗死区呈圆锥形，切面呈扇形或楔形，其尖端位于血管阻塞部位，底边为该器官的表面；心冠状动脉分支不规则，故梗死区形状亦不规则或呈地图形；肠系膜血管呈扇形分布，故梗死区呈节段状。

2. 梗死区的质地　取决于坏死的类型。实质器官如心、肾、脾的梗死为凝固性坏死。新鲜时由于组织崩解，局部胶体渗透压升高而吸收水分，使局部组织肿胀，表面和切面均略有隆起。陈旧性梗死含水分较少而略干燥，质地变硬，表面下陷。脑梗死为液化性坏死，新鲜时质地疏松较软，以后逐渐液化形成囊状。

3. 梗死区的颜色　取决于病灶内含血量的多少。含血量少时颜色灰白，称为贫血性梗死（anemic infarct）。含血量多时颜色暗红，称为出血性梗死（hemorrhagic infarct）。

（二）梗死的类型

根据梗死区内含血量的多少和有无合并细菌感染，梗死可分为 3 种类型。

1. 贫血性梗死　多发生于组织结构致密，侧支循环不丰富的实质器官，如心、肾、脾、脑等。当动脉分支血流阻断时，局部组织缺血缺氧，所属微血管通透性增高，病灶边缘侧支血管内的血液通过通透性增高的血管漏出于病灶周围，形成肉眼可见的梗死区周围的出血带。由于梗死区组织致密，因此出血量不多，即使有少量出血，但红细胞很快崩解，血红蛋白溶于组织液中并被吸收，梗死区呈灰白色。

（1）肾、脾梗死：肉眼观，肾及脾（见图 3-2-7）梗死区呈锥体形，尖端指向血管阻塞的部位，底部靠脏器表面。梗死区表面的浆膜常覆有一层纤维素性渗出物。梗死区周围因炎症反应，常有暗红色的充血及出血带。梗死早期，梗死区略隆起于表面，界限不清，颜色较正常组织为暗。24 小时后，红细胞崩解，使梗死区变灰白。几天后梗死区因红细胞被巨噬细胞吞噬转变为含铁血黄素而呈棕黄色。晚期病灶表面下陷，质地变坚实，出血带消失，梗死区发生机化，初由肉芽组织取代，以后形成瘢痕组织。镜下观，梗死区为凝固性坏死。早期仍可辨认组织结构的轮廓；晚期则梗死区呈无结构的颗粒状，充血、出血带消失,周围有肉芽组织生长,最后可完全机化变成瘢痕组织(见图3-2-8)。

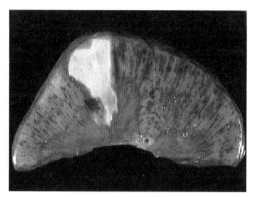

图3-2-7 脾脏贫血性梗死

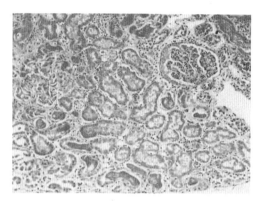

图3-2-8 肾脏贫血性梗死

(2)脑梗死:为液化性坏死。早期,梗死区的脑组织坏死、变软、液化,同时有小胶质细胞增生;晚期,梗死区周围有较多的胶质细胞及肉芽组织包围,大的梗死区形成囊状,小的梗死区被增生的星形胶质细胞和胶质纤维取代,形成胶质瘢痕。

2. 出血性梗死 出血性梗死的特点是在梗死区内有明显的出血现象。好发于有双重血液供应或侧支循环丰富的器官,如肺和肠。出血性梗死的形成,除血流阻断这一基本原因外,还与以下条件有关:① 严重的静脉淤血。这是出血性梗死形成的重要先决条件。如肺因有双重血供,一般不易发生梗死。但在严重肺淤血的情况下,肺静脉和毛细血管内压增高,影响了肺动脉分支阻塞后肺动脉与支气管动脉间有效侧支循环的建立,导致肺组织缺血坏死。② 组织疏松。肠和肺的组织较疏松,梗死初期疏松的组织间隙内可容纳较多漏出的血液,当组织坏死吸收水分而膨胀时,也不能把漏出的血液挤出梗死区外,因此梗死区有弥漫性出血现象。

(1)肺出血性梗死:多见于肺下叶外周部,尤以肋膈角处多见。肉眼观(见图3-2-9),梗死区为锥体形,切面为楔形,其尖端指向肺门或血管堵塞处,底边靠近胸膜面。梗死区胸膜面常有纤维素渗出。梗死区呈暗红色,质较实。镜下观,肺梗死呈凝固性坏死,可见肺泡壁的结构轮廓,肺泡腔、小支气管腔及肺间质内充满大量红细胞。临床上可出现胸痛、咳嗽、咯血、发热及白细胞总数增高等症状。

(2)肠出血性梗死:多发生在肠扭转、肠套叠、绞窄性肠疝以及肠系膜动脉栓塞等情况下。多发生于小肠,呈节段性。肉眼观(见图3-2-10),梗死的肠壁因弥漫性出血而呈紫红色,因淤血、水肿及出血而明显增厚,质脆易破裂;肠腔内充满混浊的暗红色液体,

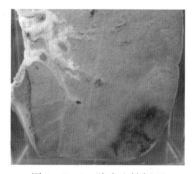

图3-2-9 肺出血性梗死

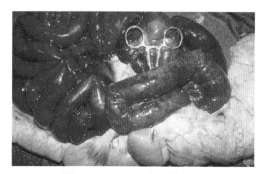

图3-2-10 肠出血性梗死

浆膜面可有纤维素性渗出物。临床上可出现剧烈腹痛、腹胀、呕吐及发热、白细胞总数增高等表现。严重者可引起肠穿孔及腹膜炎。

3. 败血性梗死（septic infarct）　由含有细菌的栓子阻塞血管引起。常见于急性感染性心内膜炎，含细菌的栓子从心内膜脱落，顺血流运行而引起相应组织器官动脉栓塞所致。梗死区内可见有细菌团及大量炎细胞浸润，若有化脓性细菌感染时，可形成多发性小脓肿。

三、梗死对机体的影响和结局

梗死对机体的影响决定于发生梗死的器官、梗死区的大小和部位、有无细菌感染等。肾有较强的代偿功能，肾梗死对肾功能影响不大，临床可有肾区疼痛、血尿。脾梗死可出现左季肋区疼痛，因梗死区表面常有纤维素渗出，呼吸时可出现腹膜的摩擦音及刺痛感。脑梗死视梗死区大小及不同部位而出现相应临床症状，从局部肌肉麻痹到半侧肢体的偏瘫，严重者可发生昏迷，甚至致死。肺梗死区小者可无严重影响，患者可有胸痛及咯血，较大区域梗死则可引起呼吸困难和肺实变体征，梗死区易继发感染。肠梗死早期由于肠组织缺血，肠壁肌肉发生痉挛性收缩，可致剧烈腹绞痛；梗死肠段肠蠕动消失，引起腹胀、呕吐等肠梗阻症状，可并发肠穿孔而引起弥漫性腹膜炎和气腹症；由于梗死肠段内细菌及其毒素被吸收入血，可引起感染性休克危及生命。心肌梗死可影响心脏功能，严重者可致心功能不全、心源性休克和心律失常等，病情危重，死亡率高。

小梗死灶可机化，以后形成瘢痕；大梗死区不能完全机化时，则由肉芽组织包裹；较大的脑梗死区则液化成囊腔，周围由增生的胶质瘢痕包裹。

思考题

1. 试用槟榔肝的镜下改变，解释其肉眼病变特征。
2. 试述梗死的类型和病变特点。
3. 静脉淤血、血栓形成、栓塞及梗死之间有何联系？
4. 某一大面积烧伤患者，住院期间曾行大隐静脉切开插管，患者后因感染性休克而死，尸检发现髂外静脉有血栓形成，请分析该例患者血栓形成的原因？

小案例　　　　　　知识拓展　　　　　　同步测试

（刘丹丹）

第三章 炎　症

学习 要求

1. 掌握炎症的概念、基本病理变化、常见类型和各型的病变特点。
2. 熟悉炎症的原因、结局、炎症介质的概念及作用。
3. 了解炎症的局部表现和全身反应。

第一节　炎症的概念和原因

一、炎症的概念

炎症(inflammation)是指具有血管系统的活体组织对各种损伤因子的刺激所发生的以防御反应为主的基本病理过程。单细胞和多细胞动物在局部损伤时也会发生相应的反应(如吞噬和清除损伤因子、中和缓解有害刺激),但这些反应均不能称为"炎症"。只有当生物进化到具有血管系统时,才会出现以血管反应为中心环节,同时又保留了上述吞噬和清除功能的复杂而完善的炎症反应。

在炎症过程中,一方面各种损伤因子引起组织细胞的损伤性变化,另一方面机体通过一系列血管反应、液体渗出、白细胞渗出和激活,发挥稀释、中和、杀伤和消除损伤因子的作用,同时通过实质细胞和间质细胞的再生使受损组织得以修复。所以,炎症是机体损伤、抗损伤和修复3个方面的综合过程。炎症过程的中心环节是血管反应,主要特征是液体和白细胞渗出。炎症本质是以防御为主的反应,但是在机体防御功能异常的情况下,炎症也可造成机体危害。例如,机体对肝炎病毒发生强烈的免疫反应时会导致肝细胞的广泛坏死甚至危及生命;而免疫反应低下时则使肝炎慢性化。另外,炎症反应不当也会对机体造成不利影响。

炎症在医学上占有重要的地位,是许多疾病如皮肤的疖和痈、支气管炎、肺炎、阑尾炎、肝炎、肾炎、结核病和其他传染病的基本病理过程。没有炎症反应就无法控制感染,创伤不能愈合,损伤会继续发展;但在某些情况下,炎症反应对机体也有不利的一面,例如浆液性心包炎引起的心包腔内大量积液,可压迫心脏导致功能障碍;大叶性肺炎时肺泡内大量纤维素性渗出物会影响肺通气和换气功能。所以治疗炎症性疾病时既要积极清除损伤因子,减轻组织损伤,也要防止和控制炎症造成的不利方面。

二、炎症的原因

任何能引起组织损伤的因素均可成为炎症的原因(即致炎因子)。可归纳为以下几类:

1. **生物性因素**　细菌、病毒、立克次体、螺旋体、支原体、真菌和寄生虫等是最常见、最重要的致炎因子,尤以细菌和病毒为著。由病原生物体引起的炎症又称为感染(infection)。

2. 物理性因素　高温(烫伤)、低温(冻伤)、放射线和紫外线、机械性创伤等。

3. 化学性因素　外源性化学物质如强酸、强碱和腐蚀性物质及毒物等;内源性化学物质如坏死组织的分解产物和病理情况下蓄积的代谢产物如尿酸、尿素等。

4. 组织坏死　缺血或缺氧等原因可引起组织坏死,坏死组织是潜在的致炎因子,在新鲜梗死灶的边缘所出现的出血充血带便是炎症反应的表现。

5. 免疫反应　当机体免疫反应异常时,可发生不适当或过度的免疫反应,造成组织损伤引起变态反应性炎症,如过敏性鼻炎等。

致炎因子作用于机体是否发生炎症以及炎症反应的强弱不仅与致炎因子的性质、强度和作用时间等有关,还与机体本身的防御机能状态和对致炎因子的敏感性有关。

三、炎症介质

炎症过程中除早期有神经介导作用外,化学物质的介导作用非常重要,尤其是急性炎症的每个阶段都与它们的作用密切相关。我们将这些参与并诱导炎症发生、发展的具有生物活性的化学物质称为炎症介质(inflammatory mediator),其特点有:① 多数介质通过与靶细胞表面的受体结合发挥其生物活性。② 可作用于一种或多种靶细胞,对不同的细胞产生不同的作用。③ 有的介质能激活另一介质或放大另一介质的作用,或通过靶细胞释放出新的介质,对原介质起协同或拮抗作用。④ 炎症介质一经激活或释放到细胞外,半衰期很短,迅速被酶降解灭活,或被拮抗分子抑制或清除。

炎症介质生物活性作用强、种类多,一般分为外源性(细菌及其代谢产物)和内源性(来源于血浆和细胞)两大类。内源性炎症介质最重要,主要包括:① 来自血浆的炎症介质:以前体形式存在,需经一系列蛋白酶水解而具有生物活性,主要有缓激肽、补体成分、纤维蛋白多肽等。② 来自细胞的炎症介质:通常存在于细胞内颗粒中,经刺激而分泌或代谢后发挥生物活性作用;主要有组胺和 5 - HT、前列腺素(PG)和白细胞三烯(LT)、溶酶体酶、细胞因子、血小板激活因子(PAF)、一氧化氮(NO)和 P 物质等。

主要炎症介质的种类及其生物学作用归纳如表 3 - 3 - 1。

表 3 - 3 - 1　炎症中主要介质及其作用

作用	主要炎症介质
扩张血管	组胺、缓激肽、前列腺素(PGE_2、PGD_2、PGF_2、PGI_2)、NO
增高血管壁通透性	组胺、缓激肽、补体(C3a、C5a)、白细胞三烯(LTC_4、LTD_4、LTE_4)、PAF、活性氧代谢产物、P 物质
趋化作用	C5a、LTB_4、细菌产物、中性粒细胞阳离子蛋白、细胞因子(IL - 8、TNF)
发热	细胞因子(IL - 1、IL - 6、TNF)、PG
致疼痛	PGE_2、缓激肽
致组织损伤	氧自由基、溶酶体酶、NO

第二节　炎症的基本病理变化

变质、渗出和增生是炎症局部的基本病理变化。它们贯穿炎症的始终,通常急性炎症或炎症早期,以变质和渗出为主,慢性炎症或炎症后期则以增生为主。一般来说,变质是损伤过程,而渗出和增生是抗损伤和修复过程。

一、变质

变质(alteration)是指在致炎因子作用下,炎症局部组织、细胞(包括实质和间质)发生的变性和坏死,同时受损的局部组织代谢和功能也发生障碍。变质常由致炎因子直接作用,也可由局部血液循环障碍和炎症反应产物间接作用所致。

变质的形态变化表现为:① 实质细胞发生细胞水肿、脂肪变性和坏死等,如急性重型病毒性肝炎时的肝细胞广泛坏死。② 间质成分发生玻璃样变性、黏液样变性、纤维素样坏死和组织崩解等,如风湿病时结缔组织发生纤维素样坏死。变质的代谢变化可表现为物质分解代谢亢进,酸性代谢产物堆积,氢离子浓度增高,局部酸中毒,组织渗透压增高等,炎区的酸中毒和组织渗透压增高为渗出提供了重要的条件。

二、渗出

微课

渗出(exudation)是指炎症局部组织血管内的液体成分、纤维素等蛋白质和白细胞通过血管壁(发生部位主要是小静脉和毛细血管)进入组织间隙、体腔、体表和黏膜表面的过程。渗出是炎症最具特征性的变化,在局部发挥重要的防御作用,特别在急性炎症的早期阶段表现尤为明显。渗出以血管反应为主,其过程包括血流动力学变化、血管壁通透性增高、白细胞渗出。这 3 个过程组成了机体对各种致炎因子的第一道防线,使炎症局限化,也是炎症局部出现红、肿、热、痛和功能障碍的病理基础。

(一)血流动力学变化

当致炎因子作用于机体,局部组织受损后,局部微循环很快发生血流动力学变化(即血管口径、血流速度和血流量的一系列动态改变),一般按以下顺序发生:① 细动脉短暂痉挛:于组织损伤时立即出现,持续仅几秒钟,其机制与神经调节和化学介质作用有关。② 动脉扩张和血流加速,发生动脉性充血:持续时间不等,短则十几分钟,长则几小时,其机制与轴突反射和炎症介质作用有关。后者包括组胺、缓激肽、前列腺素和一氧化碳等化学介质,具有较强的扩张血管作用,作用时间也较长。③ 血流速度减慢:一方面随着炎症继续发展,静脉端毛细血管和小静脉相继开放、扩张,血流速度逐渐减慢,导致静脉性充血;另一方面由于血管壁通透性增高,血液的液体成分大量外渗,致使局部血液浓缩,黏稠度增加,血流进一步变慢,最后扩张的小血管内充满红细胞,甚至出现血流停滞。血流缓慢、停滞有利于白细胞黏附于血管内皮并渗出到血管外。

(二)血管壁通透性增高

炎症过程中血液中富含蛋白质的液体成分可通过血管壁渗出到血管外,称液体渗出。引起液体渗出的因素包括:① 炎症充血引起血管内流体静压升高;② 血管壁通透性增高;③ 血浆超滤、富含蛋白质的液体外渗到血管外引起血管内胶体渗透压下降和组织内胶体渗透压升高。其中关键性因素是血管壁通透性增高。

1. 血管壁通透性增高的机制　微循环血管壁通透性的维持主要依赖血管内皮细胞的完整性。炎症时血管壁通透性增高可能与以下因素有关：① 内皮细胞间隙增宽：主要由于组胺、缓激肽、白细胞三烯、P 物质等炎症介质与内皮细胞受体结合后引起内皮细胞收缩所致；白细胞介素 - 1（IL - 1）、肿瘤坏死因子（TNF）、干扰素 γ（IFN-γ）、缺氧和轻微损伤引起内皮细胞骨架重排，也可导致内皮细胞间隙增宽。② 穿胞作用增强：内皮细胞中的囊泡性细胞器相互连接形成的穿胞通道可让富含蛋白质的液体通过。炎症时血管内皮生长因子、组胺、缓激肽、白细胞三烯、P 物质等炎症介质可引起内皮细胞穿胞通道数量增加和囊泡口径增大，穿胞作用增强导致血管壁通透性增高。③ 内皮细胞损伤：严重烧伤或化脓菌感染可直接损伤内皮细胞，使之坏死脱落，通透性增高。另外，白细胞黏附于内皮细胞，使白细胞激活，并释放氧自由基和蛋白水解酶也间接引起内皮细胞损伤脱落。④ 新生毛细血管壁的高通透性：在炎症修复过程中形成的新生毛细血管内皮细胞，其分化不成熟，细胞连接不健全，具有高通透性。

2. 液体渗出　炎症过程中，从血管内渗出的富含蛋白质的液体称为渗出液。渗出液聚集在血管外组织间隙，引起炎性水肿（edema），尤其在急性炎症过程中表现明显；渗出液潴留在浆膜腔（胸腔、腹腔、心包腔）或关节腔称为炎性积液（hydrops）。炎症严重时还可因血管壁通透性显著增高，引起红细胞的漏出，发生出血性炎。炎症的渗出液与非炎症性的漏出液在发生机制和成分上有所不同。前者形成的关键是血管壁通透性增高，后者形成的机制是血管内流体静压增高（如心力衰竭引起静脉淤血时）或血浆胶体渗透压降低（如肝硬化、营养不良引起低蛋白血症时）。两者在临床上均可引起水肿和体腔积液，所以两者的区别在临床疾病的治疗上具有重要的鉴别意义（见表 3 - 3 - 2）。

表 3 - 3 - 2　渗出液与漏出液的区别

	渗出液	漏出液
原因	炎症	非炎症
蛋白含量	>30g/L	<30g/L
比重	>1.018	<1.018
细胞数	>500/mm³	<100/mm³
Rivalta 试验 *	阳性	阴性
凝固性	能自凝	不能自凝
透明度	浑浊	清亮

* Rivalta 试验为醋酸沉淀实验。渗出液因含有大量黏液，为 0.1% 醋酸所沉淀，呈阳性。

渗出液对机体具有积极的防御作用：① 稀释毒素，带走炎区的有害物质，减轻毒素对局部组织的损伤作用。② 为炎症局部带来营养物质（如葡萄糖、氧气等）并带走代谢产物。③ 渗出液中的抗体、补体有利于防御、消灭病原微生物。④ 渗出物中的纤维蛋白原转变为纤维蛋白，交织成网，不仅能限制病原体扩散，使病灶局限，还有利于白细胞发挥表面吞噬作用；炎症后期，纤维蛋白网可形成修复支架，并利于成纤维细胞产生胶原纤维。⑤ 渗出物中的病原微生物和毒素随淋巴液被带至局部淋巴结，可刺激机体产生细胞免疫和体液免疫。

但渗出液过多可压迫和阻塞邻近的组织和器官，造成不良后果。如肺泡内堆积过多的渗出液可影响换气功能，过多的心包腔或胸膜腔积液可压迫心脏或肺脏，严重的喉头水肿可引起窒息。渗出的纤维蛋白过多不能被完全吸收时，可发生机化引起器官纤维性粘连，影响功能，如心包粘连可影响心脏的舒缩功能。

（三）白细胞渗出

炎症过程中，各种白细胞通过血管壁游出到血管外的过程，称为白细胞渗出。游出的白细胞又称为炎症细胞。炎症细胞进入组织间隙并在炎区聚集的现象，称为炎细胞浸润（inflammatory cell infiltration），它是炎症重要的形态学特征。

炎症反应最重要的功能是将参与炎症反应的白细胞（炎症细胞）输送到炎症灶，因此白细胞渗出是炎症反应最重要的特征，其渗出过程是一个复杂的连续的主动游出过程，包括白细胞边集和附壁、游出、趋化和吞噬等。白细胞吞噬作用是炎症防御的主要环节。

1. 边集和附壁　当血流缓慢或发生停滞时，血管内轴流变宽，白细胞由轴流进入边流，靠近血管壁（边集）并沿血管内皮细胞表面滚动，通过细胞表面黏附分子相互识别，黏附于内皮细胞表面（附壁）。

2. 游出和趋化　附壁的白细胞在内皮细胞的连接处伸出伪足，以阿米巴样运动的形式穿过内皮细胞间隙和基底膜到达血管外（游出）。一个白细胞通过血管壁的过程常需2～12分钟。

各种白细胞都以同样的方式游出，但不同的白细胞的运动能力不同，以中性粒细胞游出最快，单核细胞次之，淋巴细胞最慢。炎症的不同阶段游出的白细胞不同，急性炎症或炎症早期，中性粒细胞首先游出，但其寿命短，多在 24～48 小时后崩解消失，而单核细胞的游出虽晚于中性粒细胞，但其寿命长达数周至数月，因此炎症晚期或慢性炎症，炎症灶内以单核细胞取代中性粒细胞。但在某些病原微生物如结核杆菌、伤寒杆菌感染时，炎症开始即引起明显的单核巨噬细胞反应。另外，致炎因子不同，游出的白细胞种类也不同，如葡萄球菌和链球菌感染以中性粒细胞游出为主，病毒感染以淋巴细胞游出为主，寄生虫病感染和过敏性炎症则以嗜酸性粒细胞游出为主。

白细胞游出血管后，受某些化学刺激物的影响或吸引，沿组织间隙，以阿米巴样运动方式向炎症灶定向游走，称趋化作用（chemotaxis）或趋化性。能引起白细胞定向游走的化学物质称为趋化因子。趋化因子来源于血浆或细菌，如补体成分（特别是 C5a）、白细胞三烯（主要是 LTB_4）、细胞因子（特别是 IL-8）、细菌代谢产物等。不同的趋化因子能够吸引不同的白细胞，不同的白细胞对趋化因子的反应也不同，粒细胞和单核细胞对趋化因子的反应较明显，淋巴细胞对趋化因子的反应较弱。

3. 白细胞的作用　趋化因子对白细胞不仅有趋化性，还有激活白细胞的作用。激活的白细胞一方面通过其吞噬作用和免疫作用发挥重要防御功能，另一方面通过释放某些代谢产物而造成局部组织损伤和破坏。因此，白细胞可在炎症局部发挥吞噬作用、免疫作用和组织损伤作用。

（1）吞噬作用（phagocytosis）：指白细胞到达炎症灶对病原体和组织崩解碎片进行吞噬和消化的过程，是炎症过程中重要的防御反应。具有吞噬功能的细胞主要有中性粒细胞（又称小吞噬细胞）和单核细胞，后者进入组织后即为巨噬细胞（又称大吞噬细胞）。吞噬过程大致分为 3 个步骤（见图 3-3-1）。

1）识别和附着：血清中存在一类能够增强吞噬细胞吞噬功能的蛋白质，称调理素。

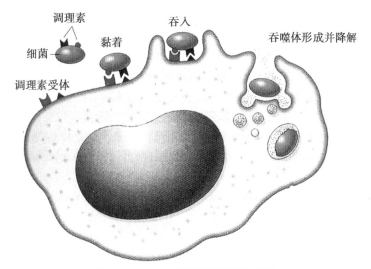

图 3-3-1　白细胞吞噬过程示意图

主要有免疫球蛋白的 Fc 片段、补体 C3b 等。吞噬细胞借助表面的 Fc 和 C3b 受体,能识别被调理素包裹的病原体并与之结合,使要被吞噬的病原体黏着在吞噬细胞表面。

2) 包围吞入:吞噬细胞黏着细菌等异物之后,吞噬细胞伸出伪足或相应部位的质膜内陷,将异物包围,形成由吞噬细胞质膜包围的吞噬体。

3) 杀灭和降解:吞噬体移入细胞内与溶酶体融合形成吞噬溶酶体,然后细菌等异物在吞噬溶酶体内被杀灭和降解。杀灭和降解过程主要通过依赖氧的机制所形成的超氧负离子(O_2^-)和过氧化氢(H_2O_2),以及次氯酸盐($HOCl^-$),后者具有强杀菌作用。故 H_2O_2-髓过氧化物酶(MPO)-卤素系统是中性粒细胞最主要的杀菌系统。杀死的细菌可被溶酶体内的水解酶降解。

$$2O_2 + NADPH \xrightarrow{NADPH \text{ 氧化酶}} 2O_2^- + NADP^+ + H^+$$

$$H_2O_2 + Cl^- \xrightarrow{MPO} HOCl^- + H_2O$$

巨噬细胞的吞噬过程与中性粒细胞基本相同,但其吞噬和降解被吞物体的能力远比中性粒细胞强,特别在炎症后期,炎区组织的崩解碎片、异物等主要由巨噬细胞清除,为组织修复创造条件。

(2) 免疫作用:参与免疫过程的细胞主要是巨噬细胞、淋巴细胞和浆细胞。巨噬细胞将进入机体的抗原吞噬处理后,将抗原信息呈递给 T 淋巴细胞和 B 淋巴细胞,并使其致敏,当再次遇到相应抗原后,致敏的淋巴细胞分别产生淋巴因子和抗体,发挥杀伤病原体作用。

(3) 组织损伤作用:某些情况下,白细胞激活后释放溶酶体酶、活性氧自由基、前列腺素和白细胞三烯等物质,可造成内皮细胞和组织细胞损伤,并能增强致炎因子的损伤作用。

4. 炎症细胞的种类和功能　炎症局部的各种炎症细胞除了来自血液的白细胞外(如中性粒细胞、单核细胞、嗜酸性粒细胞、淋巴细胞、嗜碱性粒细胞),还有来自组织内的各类细胞,如浆细胞、巨噬细胞以及肥大细胞。

(1) 中性粒细胞:具有活跃的运动能力和较强的吞噬能力,是机体清除和杀灭病原体的主要炎细胞。中性粒细胞常见于急性炎症早期和化脓性炎,主要吞噬细菌、坏死组织碎片和抗原抗体复合物。细胞完成吞噬作用后很快死亡崩解,释放出各种蛋白水解酶,溶解坏死组织及纤维素等渗出物。

(2)单核(巨噬)细胞:来自血液中的单核细胞和组织内的巨噬细胞,吞噬能力强,能吞噬中性粒细胞所不能吞噬的病原体、异物和较大的组织碎片;运动能力弱于中性粒细胞。常出现在急性炎症后期、慢性炎症、非化脓性炎症(如结核病、伤寒等)、病毒感染和原虫感染等。巨噬细胞可因吞噬物质的不同而发生形态演化,可演化为上皮样细胞(吞噬结核杆菌)、泡沫细胞(吞噬脂类物质)、风湿细胞(吞噬纤维素样坏死物)、伤寒细胞(吞噬伤寒杆菌、红细胞和细胞碎片)等。当遇到体积太大或难以吞噬的物质时,能通过细胞融合的方式或胞核分裂的方式,形成多核巨细胞,如结核性肉芽肿中的朗格汉斯巨细胞和异物性肉芽肿中的异物巨细胞。

(3)嗜酸性粒细胞:运动能力弱,仅可吞噬抗原抗体复合物。常见于某些变态反应性疾病(如哮喘、过敏性鼻炎等)和寄生虫病(如蛔虫、血吸虫病等)。

(4)淋巴细胞和浆细胞:淋巴细胞运动能力弱,无明显趋化性,也无吞噬能力。常见于慢性炎症、病毒感染。T淋巴细胞受抗原刺激产生淋巴因子发挥细胞免疫作用。B淋巴细胞受抗原刺激转化为浆细胞,可产生、释放各种免疫球蛋白(抗体),起体液免疫作用。浆细胞常见于慢性炎症和某些特殊病原体感染(如梅毒)。

(5)嗜碱性粒细胞和肥大细胞:肥大细胞主要分布在全身结缔组织内的血管周围。这两种细胞在形态和功能上有许多相似之处,胞质中均含有嗜碱性、异染性颗粒,当细胞脱颗粒时可释放出组胺、肝素和5-HT,引起变态反应。多见于变态反应性炎症。

三、增生

增生(proliferation)是指在致炎因子、组织崩解产物或某些生长因子的作用下,炎症局部组织的细胞增殖,细胞数目增多,包括实质细胞和间质细胞的增生。实质细胞增生如慢性肝炎中肝细胞的增生;间质细胞增生主要有巨噬细胞、血管内皮细胞和成纤维细胞增生。炎症增生具有限制炎症扩散和修复作用,但过度或异常的增生可破坏原有组织器官的结构和功能。尤其在慢性炎症时,成纤维细胞增生产生的大量胶原纤维可导致组织器官纤维化,如慢性肝炎后期引起的肝硬化。

增生一般在炎症后期或慢性炎症时较显著。但某些炎症性疾病的早期,就有明显的细胞增生,如急性弥漫性增生性肾小球肾炎时肾小球的毛细血管内皮细胞和系膜细胞增生明显,伤寒时全身单核巨噬细胞系统的细胞大量增生。

综上所述,任何炎症都具有变质、渗出、增生这3种基本病理变化。但由于致炎因子的不同,机体反应性的不同,炎症的部位和发展阶段的不同,使炎症有的以变质为主,有的以渗出为主,有的以增生为主。一般在急性炎症或炎症早期往往以变质和渗出性病变为主,而慢性炎症或炎症后期则以增生性病变为主。

第三节 炎症的类型

一、临床类型

临床上根据炎症发生、发展的过程和持续时间的长短,可将炎症分为4型(见表3-3-3),其中以急性炎症和慢性炎症最常见。

表 3 - 3 - 3　炎症的类型

类型	病程	病变与临床	病例
超急性炎症	数小时至数天	变态反应性炎症,变质、渗出明显,暴发经过	器官移植的超急性排斥反应
急性炎症	数天到 1 个月	以变质、渗出为主,以中性粒细胞渗出为主,起病急,症状明显	急性阑尾炎
慢性炎症	数月至数年	以增生为主,以淋巴细胞、浆细胞及单核细胞渗出为主,临床症状相对较轻	慢性鼻炎
亚急性炎症	介于急、慢性之间	变质、渗出与增生均较明显,炎细胞的渗出较复杂	亚急性重型肝炎

二、病理类型

根据炎症局部组织的基本病理变化,可将炎症分为变质性炎、渗出性炎和增生性炎。这种分类不是绝对的,即使同一致炎因子作用于同一患者,在不同条件下,炎症的主要类型也可以发生转化。

（一）变质性炎

变质性炎(alternative inflammation)多为急性炎症,病变以组织、细胞的变性、坏死为主,渗出和增生性病变轻微。常见于心、肝、肾、脑等实质性器官的某些重症感染、中毒等,如急性重型病毒性肝炎时的肝细胞广泛坏死,白喉杆菌外毒素引起中毒性心肌炎时的心肌纤维变性、坏死,流行性乙型脑炎时的神经细胞变性、坏死。常引起相应器官的功能障碍。此外,某些变态反应性疾病,如恶性高血压、系统性红斑狼疮、风湿病、结节性动脉炎时血管壁的纤维素样坏死也属于变质性炎。

（二）渗出性炎

渗出性炎(exudative inflammation)多为急性炎症,病变以渗出为主,同时伴有一定程度的变质,而增生性改变比较轻微。根据渗出物主要成分和病变特点的不同,分为浆液性炎、纤维素性炎、化脓性炎和出血性炎。

1. 浆液性炎(serous inflammation)　以血清渗出为主,含有 3%～5% 的蛋白质,其中主要为白蛋白,此外含少量白细胞和纤维蛋白。浆液性炎常发生于疏松结缔组织、皮肤、黏膜、浆膜等处。如蜂毒时引起皮下疏松结缔组织炎性水肿;发生于皮肤时,渗出液蓄积于表皮内和皮下可形成水疱,如皮肤二度烧伤时;发生于黏膜时,渗出物渗出到黏膜表面后排出体外,如感冒初期的流"清鼻涕"等;发生于浆膜时,常形成浆膜腔炎性积液,如渗出性结核性胸膜炎引起胸腔积液。

浆液性炎病变一般较轻,病因消除后,渗出液易被吸收,黏膜或浆膜表面受损的被覆细胞可完全再生,不留痕迹。但渗出液过多会产生不良影响,如胸腔或心包腔内大量积液可压迫肺或心脏,影响呼吸或心功能;小儿急性喉炎出现喉头水肿可引起窒息;霍乱引起大肠黏膜的急性浆液性炎时,患者可因短时内排出大量米泔样便,发生低血容量休克和水、电解质及酸碱平衡紊乱。

2. 纤维素性炎(fibrinous inflammation)　以渗出物中含有大量纤维蛋白原为特征。

渗出的纤维蛋白原在凝血酶的作用下转化为纤维蛋白,HE 染色呈红色的丝状、网状或凝结成片状、条索状,称为纤维素。纤维素性炎的血管壁损伤程度较浆液性炎重,血管壁通透性明显增高,故渗出物内会含有大量大分子纤维蛋白原。常由某些细菌毒素(如白喉杆菌、痢疾杆菌、肺炎球菌),或某些内源性和外源性毒物(如尿毒症时的尿素和汞中毒等)所致。纤维素性炎好发于黏膜、浆膜和肺泡。

(1) 黏膜(咽、喉、气管、结肠)发生纤维素性炎时,渗出的纤维素、中性粒细胞和坏死的黏膜上皮细胞等相混合,形成灰白色膜状物(即假膜),覆盖在黏膜表面,故黏膜的纤维素性炎又称假膜性炎。如白喉和细菌性痢疾(见图 3-3-2)。

(2) 浆膜(胸膜、腹膜、心包膜)发生纤维素性炎时,如风湿性心包炎时,心包脏、壁两层表面可有大量纤维蛋白渗出,由于心脏不停地搏动,纤维素在心包表面形成绒毛状物,故称"绒毛心"(cor villosum)(见图 3-3-3)。

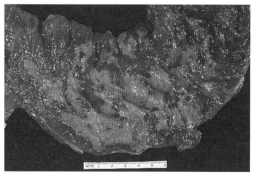 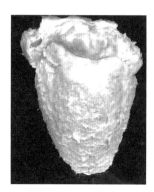

图 3-3-2　假膜性炎(细菌性痢疾)　　　　图 3-3-3　绒毛心

(3) 肺发生纤维素性炎时,肺泡腔内充满大量渗出的纤维蛋白,并交织成网,网中夹杂数量不等的中性粒细胞、红细胞等。常见于大叶性肺炎。

纤维素性炎多呈急性经过,少量渗出的纤维素可被溶蛋白酶溶解,或被吞噬细胞清除,或经自然管道排出体外,使病变组织得以修复。如果纤维素渗出过多,而溶蛋白酶的量相对较少时,则纤维素不能被完全溶解清除而发生机化。如"绒毛心"时过多的纤维素发生机化,造成心包壁层和脏层纤维性粘连,形成缩窄性心包炎,严重影响心脏功能;大叶性肺炎则可引起肺肉质变。

3. 化脓性炎(purulent inflammation)　以大量中性粒细胞渗出为主,伴有不同程度的组织坏死和脓液形成为特征。多由化脓菌(如葡萄球菌、链球菌、脑膜炎双球菌、大肠杆菌等)感染引起,也可由松节油、巴豆油、坏死的骨片、异物以及坏死组织继发感染引起。疖、痈、化脓性阑尾炎、化脓性脑膜炎等都是常见的化脓性炎。炎性灶内的坏死组织被中性粒细胞或坏死组织释放的溶蛋白酶溶解液化的过程称为化脓(suppuration),形成的脓性渗出物称脓液(pus),为一种混浊的凝乳状液体,呈灰黄色或黄绿色。脓液中的中性粒细胞大多已变性、坏死,称为脓细胞(pus cell)。脓液的成分为大量脓细胞、溶解的坏死组织、细菌和浆液等。由葡萄球菌引起的脓液质浓稠,而由链球菌引起的脓液质较稀薄。化脓性炎依病因和病变部位的不同又可将其分为 3 种类型:

(1) 脓肿(abscess):为器官或组织内局限性化脓性炎症,其主要特征是局部组织发生坏死溶解,形成充满脓液的囊腔(见图 3-3-4)。脓肿多发生于实质脏器和皮肤等较致密的组织,常由金黄色葡萄球菌引起,因该菌能产生血浆凝固酶,使渗出的纤维蛋白原转化为纤维素,因而病灶较局限。细菌产生的毒素使局部组织坏死,继而大量中性粒细胞浸润并释放蛋白水解酶将坏死组织溶解液化,形成含有脓液的囊腔。脓肿的边缘组织早期呈明显充血、水肿和中性粒细胞浸润,随后脓肿周围肉芽组织增生形成脓肿膜。它既能向脓腔输送白细胞等血液成分,又有吸收脓液、限制炎症扩散的作用。小脓肿可以被吸收消散,较大的脓肿则由于脓液过多吸收困难,常需切开排脓或穿刺抽脓,而后由肉芽组织修复,形成瘢痕。

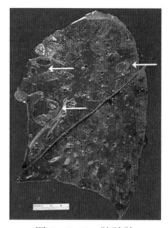

图 3-3-4　肺脓肿
(→示充满脓液的囊腔)

疖和痈是脓肿的特殊表现形式,好发于颈部和肩背部等毛囊和皮脂腺丰富的部位。疖(furuncle)是指单个毛囊、皮脂腺及其周围组织所发生的脓肿,中央部分液化后,脓液可破出。痈(carbuncle)是多个疖的融合,在皮下脂肪、筋膜组织中形成许多互相沟通的脓腔,必须及时切开引流排脓后,局部才能修复愈合。

浅表脓肿成熟时穿破皮肤或黏膜,向表面排出脓液可形成溃疡(ulcer)。深部组织脓肿向体表、体腔或自然管道穿破,形成只有一个开口的病理性盲管称窦道(sinus)。深部组织脓肿一端向体表穿破,另一端向自然管道（如消化道或呼吸道等）或有腔器官穿破,或两个有腔器官之间相互沟通,形成有两个以上开口的病理性管道称瘘管(fistula)。例如肛门周围深部脓肿,只向皮肤穿破,则形成窦道;若脓肿一端开口于皮肤,另一端开口于直肠腔,则称瘘管。窦道和瘘管不断排出脓性渗出物,若不及时治疗,长期不愈。

（2）蜂窝织炎(phlegmonous inflammation):是指发生于疏松结缔组织的弥漫性化脓性炎。多发生于皮下组织、黏膜下、肌肉间和阑尾壁等处(见图 3-3-5)。主要由溶血性链球菌引起,该菌能分泌透明质酸酶和链激酶,降解结缔组织基质中的透明质酸和溶解纤维蛋白,使细菌易于沿组织间隙蔓延扩散。炎区组织间隙内有大量中性粒细胞弥漫浸润和明显水肿,原有组织早期不发生明显的坏死和溶解,炎症灶与周围正常组织分界不清。单纯的蜂窝织炎痊愈后一般不留痕迹,严重者病变扩散快,范围广,全身中毒症状明显,常需多处切开引流。

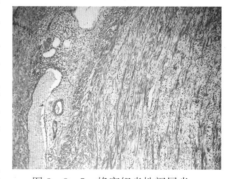

图 3-3-5　蜂窝织炎性阑尾炎

（3）表面化脓和积脓:发生在黏膜或浆膜表面的化脓性炎称表面化脓,中性粒细胞主要向黏膜或浆膜表面渗出,深部组织无明显的炎细胞浸润,不发生明显坏死。如化脓性尿道炎、化脓性支气管炎,渗出的脓液可沿尿道、气管排出体外。当渗出的脓液不能排出,蓄积在浆膜腔、输卵管或胆囊、阑尾腔内时,称为积脓。

4. 出血性炎(hemorrhagic inflammation)　由于血管壁损伤严重,大量红细胞从血管内漏出,导致渗出物中含有多量红细胞时称为出血性炎。常见于毒性较强的病原微生物感染引起的某些传染病,如炭疽、鼠疫、钩端螺旋体病、流行性出血热等。严格地说,出血性炎不是一种独立的炎症类型,常与其他类型的炎症混合存在,如浆液性出血性炎、纤维素性出血性炎、化脓性出血性炎。

附：卡他性炎(catarrhal inflammation)是指发生在黏膜的较轻、较表浅的渗出性炎。由于黏膜腺分泌亢进,渗出物沿黏膜表面向外排出("卡他"一词来自希腊语,意为向下滴流)。卡他性炎依渗出物性质不同,又分浆液性卡他、黏液性卡他和脓性卡他。如感冒初期的鼻黏膜炎症,鼻腔排出大量浆液性分泌物,属浆液性卡他;结肠炎时肠黏膜的黏液分泌亢进属黏液性卡他;化脓性尿道炎属脓性卡他。

上述各型渗出性炎可单独发生,也可两种不同类型并存,如化脓性出血性炎、纤维素性化脓性炎等。此外,炎症的发展过程中一种类型炎症可转变为另一种类型炎症,如早期的浆液性卡他发展成黏液性卡他,还可进一步转变为脓性卡他。

(三)增生性炎

增生性炎以组织、细胞增生为主要特征,而变质、渗出病变较轻。增生性炎一般经过缓慢,多属慢性炎症,但个别也可呈急性经过,如急性肾小球肾炎、伤寒等。增生性炎一般可分为非特异性增生性炎和肉芽肿性炎两大类。

1. 非特异性增生性炎 病变特点:① 炎症灶内浸润的炎细胞主要是淋巴细胞、浆细胞和单核细胞,反映了机体对损伤的持续反应。② 变质、渗出性病变轻微。③ 常有较明显的成纤维细胞、血管内皮细胞增生,同时有炎症灶局部的被覆上皮、腺上皮和实质细胞增生。如慢性扁桃体炎,以淋巴组织增生为主。

有的非特异性增生性炎症可在局部形成肿块,表现为两种特殊形态:

(1)炎性息肉(inflammatory polyp):是指在致炎因子的长期刺激下,局部黏膜上皮、腺体和肉芽组织局限性过度增生而形成向黏膜表面凸起、根部带蒂的肿物。炎性息肉的数量单个或多个,大小从数毫米至数厘米不等,表面光滑,易出血。可见于上呼吸道、消化道和泌尿生殖道黏膜,常见的有鼻息肉、肠息肉和子宫颈息肉等。

(2)炎性假瘤(inflammatory pseudotumor):是指局部组织的炎性增生形成的边界较清楚的肿瘤样团块。常见于眼眶及肺。由于肉眼形态和 X 线表现均与肿瘤甚为相似,故临床上需与肿瘤相鉴别。

2. 肉芽肿性炎(granulomatous inflammation):是一种特殊类型的增生性炎,它以肉芽肿(granuloma)形成为特征。肉芽肿是指由局部巨噬细胞及其演化细胞(包括上皮样细胞和多核巨细胞)增生所形成的边界清楚的结节状病灶。病灶很小,直径为 0.5～2mm。不同的病因可引起形态不同的肉芽肿,病理学家常可根据肉芽肿的特殊形态特点作出病理诊断,如见到结核性肉芽肿即可诊断为结核病。肉芽肿性炎多为慢性炎症,急性者极少,如伤寒。

肉芽肿性炎的常见原因有:① 病原体感染:包括结核杆菌、麻风杆菌、梅毒螺旋体、组织胞浆菌、新型隐球菌、血吸虫等感染。② 外源性或内源性异物:如手术缝线、石棉、滑石粉、尿酸盐、脂质等。③ 原因不明:如结节病。

肉芽肿根据致炎因子和病变特点不同,分为:① 感染性肉芽肿:由病原体感染引起,形成具有特殊结构的巨噬细胞结节,如结核肉芽肿。② 异物性肉芽肿:由于异物不易被消化,刺激长期存在而形成的慢性炎症。③原因不明的肉芽肿:如结节病肉芽肿。

肉芽肿的形成与机体的免疫反应有关,尤其是细胞免疫反应。当巨噬细胞吞噬不易消化的病原微生物后将抗原呈递给 T 淋巴细胞,并使其激活,产生 IL-2,IL-2 可进一步激活 T 淋巴细胞,产生 TNF-γ,使巨噬细胞转变成上皮样细胞和多核巨细胞。同时,不易被消化的异物长期存在,可作为抗原引起细胞免疫,刺激巨噬细胞增生并衍生为上皮样细胞和异物巨细胞。

典型的结核性肉芽肿中央常可见干酪样坏死,坏死边缘为放射状排列的上皮样细胞,其间可有数目不等的朗格汉斯巨细胞,外围可见大量淋巴细胞浸润,结节周围可有不同程度的纤维组织增生包绕(见图 3-3-6)。肉芽肿的主要细胞成分是上皮样细胞和多核巨细胞。镜下观,上皮样细胞体积大,呈梭形或多角形,胞质丰富,淡红色,细胞界限不清,细胞核呈圆形或卵圆形,染色质少,呈空泡状(见图 3-3-7)。多核巨细胞体积巨大,直径可达 $40\sim50\mu m$,胞质丰富,细胞核形态同上皮样细胞,细胞核数目可达几个至几十个,甚至几百个,根据核的排列方式可分朗格汉斯巨细胞和异物巨细胞。前者核整齐地排列于胞质周围,呈马蹄形或花环状,多见于结核性肉芽肿;后者核杂乱无章地分布于胞质内。

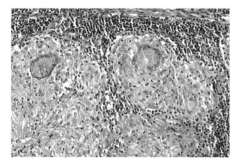 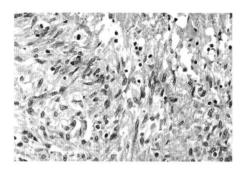

图 3-3-6 结核性肉芽肿　　　　　图 3-3-7 上皮样细胞

第四节　炎症的局部表现和全身反应

一、炎症的局部表现

炎症的局部表现包括红、肿、热、痛和功能障碍,尤其在体表的急性炎症以及慢性炎症的活动期较明显。发红和发热主要是炎症局部血管扩张、血流加速所致;肿胀则与炎症充血和渗出有关;渗出物的压迫和炎症介质的作用可引起疼痛。在此基础上还可引起局部组织、器官的功能障碍,如关节炎时关节活动受限,肾炎影响肾功能。

二、炎症的全身反应

局部的炎症反应也可影响到全身,特别是生物性因素引起的炎症,通常会有显著的全身反应。全身的急性期反应包括发热、外周血白细胞数目改变、单核巨噬细胞系统增生、补体和凝血因子合成增多,以及血沉加快、慢波睡眠增加、肌肉蛋白降解加速、厌食等。

1. 发热　多见于病原微生物所致的炎症。是下丘脑体温调节中枢受致热源刺激的结果。能引起发热的物质称为致热原。根据其来源可分为外源性致热原(如内毒素、革兰氏阳性杆菌、病毒、立克次体、疟原虫等)和内源性致热原(如前列腺素 E、IL-1 等)。外源性致热原激活致热原细胞释放内源性致热原作用于下丘脑体温调节中枢,使体温调定点上移,机体产热增加,散热减少,导致体温升高。一定程度的体温升高使机体代谢增强,加速抗体形成和增强单核巨噬细胞系统的吞噬功能,有效地抑制病原体生长繁殖和活动,并加强肝脏的解毒功能,具有一定的防御意义。但体温过高或长期发热,将影响机体代谢过程,引起各系统特别是中枢神经系统功能紊乱。如果炎症病变严重而体温反而不升,这说明机体反应性差,抵抗力弱,是预后不良的征兆。

2. 外周血白细胞变化　炎症时,绝大多数患者外周血白细胞计数常增加,特别在细菌感染所引起的炎症尤为明显,白细胞计数可达$(15\sim20)\times10^9$/L(15 000~20 000/mm^3),若达到$(40\sim100)\times10^9$/L(40 000~100 000/mm^3)则称为类白血病反应。严重感染时,外周血中幼稚的杆状核中性粒细胞常增多,所占比例>5%,临床称之为"核左移"。不同原因引起的炎症其增多的白细胞种类不同,如急性化脓性炎症以中性粒细胞增多为主;慢性炎症和某些病毒感染以淋巴细胞和单核细胞增多为主;寄生虫感染和过敏反应以嗜酸性粒细胞增多为主。但有些炎症外周血白细胞计数反而减少,如伤寒杆菌、流行性感冒病毒、肝炎病毒、立克次体引起的炎症。当患者抵抗力低下或感染严重时,白细胞增多可不明显,甚至减少,提示预后不良。

3. 单核巨噬细胞系统的细胞增生　临床表现为局部淋巴结、肝、脾肿大,单核巨噬细胞有不同程度的增生。增生的巨噬细胞具有很强的吞噬功能,吞噬和消灭病原体,清除坏死组织碎片。此外,淋巴组织中的 T 淋巴细胞、B 淋巴细胞增生,释放淋巴因子和分泌抗体,增强机体的免疫力。

4. 实质器官病变　炎症严重时,由于病原微生物和其毒素的作用,引起心、肝、肾等实质器官的细胞变性、坏死,如白喉杆菌外毒素引起的中毒性心肌炎出现心肌纤维的变性、坏死,伤寒杆菌引起腹直肌坏死,病变严重时出现相应的临床表现。

第五节　炎症的结局

炎症的结局与致炎因子的性质和数量、机体的抵抗力、治疗是否适当等因素有密切关系,大多数炎症经过适当治疗能够痊愈,少数可迁延为慢性炎症,极少数可蔓延到全身。

一、痊愈

在机体的抵抗力较强和经过适当治疗的情况下,致炎因子被及时清除,少量的炎性渗出物和坏死组织被溶解、吸收或排出,病变的组织可通过周围正常细胞再生,完全恢复原来的组织结构和功能,称完全痊愈。若损伤范围较大或渗出物不能完全被吸收,则可通过肉芽组织的增生,形成纤维性修复,局部留有瘢痕,称不完全痊愈。如风湿性心内膜炎,心瓣膜机化粘连,导致心瓣膜病,出现器官功能障碍。

二、迁延为慢性炎症

在机体抵抗力较低,治疗不适当或不彻底时,由于致炎因子不能在短期内清除,在机体内持续存在,不断地损伤组织造成炎症迁延不愈,使炎症由急性转变为慢性,病情时轻时重。如急性病毒性肝炎转为慢性病毒性肝炎、急性阑尾炎转为慢性阑尾炎。

三、蔓延扩散

当机体抵抗力低,病原微生物毒力强、数量多的情况下,病原体可在体内大量繁殖,并经组织间隙向周围蔓延,或经自然管道、淋巴道、血道扩散到远处甚至全身。

(一)局部蔓延

病原体经组织间隙或器官的自然管道向周围组织、器官扩散。如肾结核可沿泌尿道向下扩散,引起输尿管结核和膀胱结核;肺结核沿支气管播散,引起肺的其他部位出现新的结核病灶。

（二）淋巴道扩散

病原微生物进入淋巴管内,随淋巴液到达局部淋巴结,引起继发性淋巴管炎和淋巴结炎。如肺结核原发灶的结核杆菌经淋巴管引起肺门淋巴结结核;足部的化脓灶可经下肢淋巴道扩散至腹股沟淋巴结,引起下肢淋巴管炎和腹股沟淋巴结炎。

（三）血道扩散

病原微生物从炎症灶侵入血液循环,或其毒素、某些毒性产物吸收入血,引起菌血症、毒血症、败血症和脓毒败血症(见表3-3-4),严重者可危及生命。

表3-3-4　菌血症、毒血症、败血症和脓毒败血症的区别

	血培养细菌	毒素吸收	中毒症状
菌血症	有	无	无
毒血症	无	有	有
败血症	有	有	有
脓毒败血症	有	有	有(并有多器官脓肿)

1. 菌血症(bacteremia)　是指细菌由局部病灶入血,无明显全身中毒症状,但血液中可检出细菌。一般在某些感染性疾病的早期可有菌血症,如肠伤寒和大叶性肺炎等。但细菌可很快被巨噬细胞消灭。

2. 毒血症(toxemia)　是指细菌的毒素或其毒性产物入血,但血液中检不出细菌。临床出现高热、寒战等全身中毒症状。常有心、肝、肾等器官的实质细胞变性或坏死,严重者可出现中毒性休克。

3. 败血症(septicemia)　是指细菌由炎症灶入血后,大量繁殖并产生毒素,引起严重的全身中毒症状和病理变化。败血症除有毒血症的临床表现外,还常出现如皮肤和黏膜的多发性出血点以及脾和淋巴结肿大等。血液细菌培养阳性。

4. 脓毒败血症(pyemia)　化脓菌所引起的败血症可进一步发展成为脓毒败血症。致病菌以金黄色葡萄球菌为多。此时除有败血症的表现外,常在肺、肝、肾、皮肤等脏器中出现多发性栓塞性小脓肿,脓肿中央及小血管内常见细菌团。

思考题

1. 简述引起炎症的常见原因。

2. 液体渗出有何病理意义?

3. 哪些疾病为假膜性炎,其各自病变特点是什么?

4. 何谓化脓性炎,有几种类型,其各有什么病变特点?

5. 炎症血道扩散有几种,其特点各是什么?

小案例

知识拓展

同步测试

（陈　健）

第四章　心血管系统疾病

学习 要求

1. 掌握高血压病、动脉粥样硬化的概念。
2. 掌握高血压病、动脉粥样硬化及风湿病的基本病理变化。
3. 熟悉感染性心内膜炎、心瓣膜病的常见原因和病变特点。
4. 熟悉上述各类疾病的经过和转归。
5. 了解各疾病的发病机制。

在欧美一些国家的人群中,心血管疾病的死亡率居第一位。虽然我国心血管疾病的发病率低于欧美国家,但目前我国的疾病谱正在发生变化,心血管疾病的发病率和死亡率不断增加,已成为我国患病者最主要的死亡原因之一。

心血管疾病的种类很多,有五大类:① 炎症性疾病:如风湿病、感染性心内膜炎、心肌炎、心脏瓣膜病;② 血管性疾病:如动脉粥样硬化、高血压病;③ 心肌病;④ 先天发育畸形:如先天性心脏病、血管畸形;⑤ 继发于肺部疾患的心脏病:如肺心病。心脏肿瘤很少见。

第一节　高血压病

一、概念和类型

微课

高血压(hypertension)是以体循环动脉血压持续升高为主要表现的一种常见的临床综合征,是人类最常见的心血管疾病之一。目前,我国高血压的发病率逐年上升,并呈现年轻化的趋势。

成年人收缩压 ≥ 18.6kPa(140mmHg)和(或)舒张压 ≥ 12.0kPa(90mmHg)被判定为高血压。

高血压可分原发性、继发性和特殊类型 3 种。原发性高血压即高血压病(占 90%～95%),是原因不清的以体循环动脉压升高为主要表现的独立性疾病;继发性高血压是症状性高血压(占 5%～10%),由其他疾病如慢性肾小球肾炎、肾动脉狭窄、肾上腺肿瘤、垂体肿瘤等引起,血压升高只是作为疾病的一种症状;特殊类型高血压是指妊娠高血压和某些疾病导致的高血压危象,如高血压脑病、颅内出血、急性心肌梗死、子痫等。

原发性高血压比较常见,其基本病变是细小动脉硬化,进而引起心、脑、肾、视网膜等的病变,并出现相应的临床表现。

二、病因和发病机制

原发性高血压的病因和发病机制尚未完全明了,一般认为高血压并非单一因素引起,而是由多种因素综合影响造成的。

（一）危险因素

1. 精神心理因素　反复的精神紧张和刺激可以导致高血压。在不同的职业中,高血压的发病率有明显的差别。注意力高度集中,长期精神紧张而体力活动又少的职业者发病率较高。长期焦虑、忧郁和恐惧可引起血压升高。对视觉、听觉形成慢性刺激的环境可能成为血压升高的因素。

2. 膳食因素　流行病学和临床观察均显示,食盐摄入量与高血压的发生有一定关系。对钠盐敏感者,高钠摄入可使血压升高,而低钠饮食可降低血压,利尿剂主要是通过减少体内钠量而产生降压效果。

3. 遗传因素　在高血压人群中有 75％的患者具有遗传素质,表明遗传因素在高血压发病中起一定作用。近年研究发现,遗传缺陷或某些基因的变异和突变与高血压发病有密切关系。目前认为高血压的遗传模式是多基因遗传,但不排除特殊群体高血压可能呈单基因显性遗传。

4. 神经内分泌因素　一般认为,细动脉的交感神经纤维兴奋性增强是高血压发病的重要环节。交感神经节后纤维有两类:一类为缩血管纤维,递质为神经肽 Y 及去甲肾上腺素;另一类是扩血管纤维,递质为降钙素基因相关肽(CGRP)及 P 物质。如果前者的功能比后者强,则引起高血压。研究表明,许多高血压患者有胰岛素抵抗及高胰岛素血症,它们可能与高血压的发生有一定关联。高胰岛素血症可促进肾小管对 Na^+ 的重吸收, Na^+ 潴留能提高交感神经系统的兴奋性,直接刺激肾上腺髓质,使儿茶酚胺浓度升高,导致高血压。

（二）发病机制

高血压病的病因和发病机制还不十分清楚。一般血压升高与心输出量增多和血管外周阻力增加有关。高血压只有在早期有心输出量增多,所以认为高血压的发生主要是外周血管阻力增加所致。目前提出的主要学说有:

1. 精神神经源　长期过度的精神紧张、焦虑、忧郁或恐惧,能使中枢神经系统的功能紊乱,大脑皮层下中枢功能失调,表现为血管收缩神经的兴奋性增高和肾上腺髓质分泌的儿茶酚胺增多,因而使细小动脉痉挛,使外周循环阻力增加,从而导致血压上升;另一方面,由于对内分泌系统的调节发生紊乱,垂体前叶促肾上腺皮质激素分泌增多,致肾上腺皮质醛固酮分泌增加,水钠潴留,血容量增多,而使血压增高。

2. 血管体液调节　血液及体液中的一些化学物质可通过心血管的活动调节血压,如乙酰胆碱、儿茶酚胺、血管升压素、前列腺素和肾素等。化学物质可通过缩血管作用使血管口径缩小,从而使外周阻力增大,导致血压升高。如长期的中枢神经功能紊乱引起全身细小动脉痉挛,肾脏血液供应减少,肾球旁细胞在缺血的刺激下分泌过多的肾素,肾素活化血管紧张素原使所形成的血管紧张素增多,血管紧张素既能使细小动脉痉挛收缩,又能使肾上腺分泌醛固酮而导致水钠潴留使血容量增多,并使血管壁对各种加压物质的敏感性增高,促进和维持高血压。

3. Na^+ 潴留　前已述及,高血压的发病与食盐摄入过多有关,一般认为 Na^+ 潴留使血容量增多,致使血管壁对血管紧张素的敏感性增强,从而引起高血压。

4. 遗传因素　目前有人认为,高血压病患者多有基因遗传缺陷,多个遗传因子通过不同的机制影响血压,引起血压升高。根据高血压发病有明显的家族性(患者有家族史者高达 59％),说明本病的发生与遗传因素有关。

总之,高血压的发生是多种因素作用的结果,初期可能是在内外因素作用下中枢神经系统功能发生紊乱,通过自主神经作用致血压升高。以后因肾缺血、肾素-血管紧张素系统参与使血压越趋升高。最后由于细小动脉硬化,使高血压症状变得更加顽固。高血压又可进一步导致中枢神经系统功能紊乱而造成恶性循环。

三、病理变化

原发性高血压分为两种类型:缓进型(良性)高血压和急进型(恶性)高血压。良性高血压呈慢性经过,病程长达 10~20 年以上,约占原发性高血压的 95% 以上。恶性高血压病程进展迅速,常发生于青年人,约占原发性高血压的 5% 以下,常引起肾及脑的严重病变,多在短期内由于肾、脑的病变而死亡。

(一)缓进型高血压

又称良性高血压,此病多发生在中年以后,早期可无临床症状,起病隐匿,仅在体检时发现高血压,少数患者首发症状即为合并症,如脑溢血。本病预后较好,发展缓慢,根据其临床特征与病变发展过程,可分为 3 期。

1. 功能紊乱期 此期主要改变为全身细小动脉间歇性痉挛收缩、血压升高,但血管无器质性改变。如长期情绪紧张、劳累,使血管发生痉挛,外周阻力增加,血压升高。该期血压升高呈波动性,患者除头昏、心悸外可无其他表现。可持续多年,经适当休息治疗血压恢复正常。若病情发展,血管痉挛持续,逐渐进入第二期。

2. 动脉病变期 此期特点是全身细小动脉由于长期痉挛而发展为细小动脉硬化。① 细动脉改变:由于血管持续痉挛,致管壁缺氧,内皮细胞和基底膜损伤,通透性增高,血浆蛋白侵入血管壁,凝集成红染玻璃样物,此为细动脉玻璃样变(见图 3-4-1);同时基底膜样物质也增多,使管壁增厚变硬,管腔缩小甚至闭塞,称为细动脉硬化。此种改变可累及全身细动脉,以肾入球动脉、脾中央动脉,脑、胰、肾上腺的细动脉多见。由于广泛的细动脉硬化,管腔狭窄,使外周循环阻力增加,从而使血压持续升高,并相对稳定。细动脉硬化是缓进型高血压的基本病变。② 小动脉的改变:这种改变多见于肾的小叶间动脉、弓形动脉及脑内小动脉等。由于持续血压升高对血管壁的作用,使动脉内膜胶原纤维和弹性纤维增生,管壁因而增厚,管腔变狭窄,内弹力板分层断裂,管壁弹性减弱。此期由于细小动脉硬化,血压升高明显,休息后无法缓解。③ 大动脉的改变,如主动脉及其主要分支,并发动脉粥样硬化。

3. 内脏病变期 此期血压持续升高,伴有明显心、脑、肾的器质性改变,并可出现心、肾功能障碍和脑出血等并发症。

(1)心脏改变:因血压持续升高,外周阻力增加,心肌负荷加重,左心室代偿性肥大。早期,肥大的心脏心腔不扩张,甚至略缩小,称为向心性肥大。此时心脏重量增加,左心室壁明显肥厚,乳头肌和肉柱增粗(见图 3-4-2)。镜下观,心肌细胞变粗变长,细胞核大而深染。晚期左心室失代偿,心肌收缩力降低,逐渐出现心腔扩张,称为离心性肥大,严重者出现心力衰竭。高血压中晚期,心脏的冠状动脉常合并动脉粥样硬化,进一步加重心肌供血不足,又促进心功能不全的发生,故心力衰竭是本病常见死因。心脏的上述病变,称为高血压性心脏病(hypertensive heart disease)。

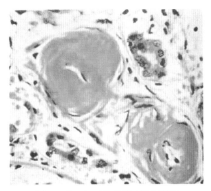

图3-4-1　细动脉玻璃样变

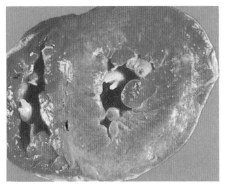

图3-4-2　高血压左心室向心性肥大

（2）肾脏的改变：高血压时，由于肾入球动脉和小叶间动脉的硬化，导致肾小球缺血发生纤维化、硬化等，相应的肾小管因缺血而萎缩、消失，出现间质纤维组织增生和淋巴细胞浸润，病变相对较轻的肾小球和肾小管发生代偿性肥大和扩张（见图3-4-3）。肉眼观，双侧肾脏对称性缩小，质地变硬，表面凹凸不平，呈细颗粒状，肾皮质变薄，称原发性颗粒性固缩肾。临床上，早期一般不出现肾功能障碍。晚期因病变的肾单位越来越多，出现肾功能不全，严重时可发生肾衰竭。

（3）脑的改变：由于脑细小动脉的硬化，常可引起以下改变：① 脑出血：这是高血压病常见而严重的合并症。一般认为是在脑细动脉硬化的基础上由于动脉持续痉挛、缺血、缺氧，使细小动脉通透性增高，血管内压力增大，引起漏出性出血或血管破裂而出血；此外，动脉壁因缺氧及周围组织坏死而受损，加之脑动脉的肌层外膜本来就薄弱，故可扩张造成"微小动脉瘤"，当血压突然升高时，可破裂而引起较大的出血。脑出血的部位多见于内囊和基底节，因为供应该区的豆纹动脉同大脑中动脉呈直角分支，受血流冲击力较大，当全身血压突然升高时，易破裂出血（见图3-4-4）。脑出血可出现颅内压增高的症状（如头痛、呕吐等），或表现为失语、偏瘫、感觉丧失、昏迷，甚至突然死亡。② 高血压脑病：是指高血压患者因血压急剧升高，脑细小动脉持续痉挛，血管壁通透性升高，而发生的急性脑水肿和颅内压升高。临床上可出现头痛、眩晕、呕吐、呼吸困难、抽搐及意识障碍等症状，称为高血压危象。此种危象可见于高血压病的各个时期。③ 脑软化：在脑细小动脉硬化并伴有脑血管痉挛或血栓形成时，脑组织可因缺血而坏死，形成脑软化灶。病灶小者可无临床表现，大的软化灶常合并脑出血引起严重后果。

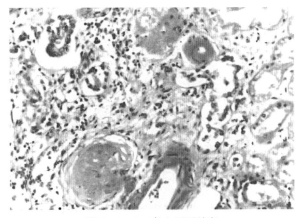

图3-4-3　高血压固缩肾

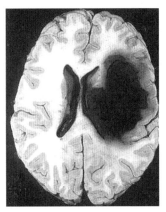

图3-4-4　高血压脑出血

(4)视网膜变化：高血压病时,视网膜血管的改变,大致与高血压病3个时期的变化相一致。因此,眼底检查可帮助了解高血压病的分期、进展及预后。早期出现视网膜中央动脉痉挛;中期可见动脉变细、颜色苍白、反光增强等硬化性改变,动静脉交叉处静脉受压;晚期可出现视网膜渗出、出血及视神经乳头水肿。

(二)急进型高血压

又名恶性高血压,比较少见,多见于青年人。该病起病急骤、发展迅速,血压显著升高,常超过 30.67/17.34kPa(230/130mmHg),可继发高血压脑病和肾衰竭。此型高血压多为原发,也可在良性高血压基础上发生。

病理改变：由于全身细小动脉急剧痉挛,细动脉管壁发生纤维素样坏死,小动脉出现闭塞性动脉内膜炎,短期内出现心、脑、肾的病变。镜下肾脏改变最为明显,肾入球动脉、肾小球毛细血管壁发生纤维素样坏死,管腔内有血栓形成,或血管破裂而引起出血,小动脉内膜呈洋葱皮样增生。脑细小动脉及全身其他细小动脉也可以发生同样改变。脑动脉坏死可引起脑出血、水肿。

临床表现：患者除血压急速升高外,由于肾脏受损明显,可出现血尿、蛋白尿、管型尿和少尿、无尿,最终导致尿毒症。脑损害则出现高血压脑病。实验室检查显示血浆肾素增高。本病预后差,多数患者在两年内死于肾衰(占 95%),也可因心衰或脑血管意外而死亡。

第二节　动脉粥样硬化

动脉硬化(arteriosclerosis)泛指动脉的硬化性疾病,表现为动脉壁增厚、变硬及弹性降低。常见的动脉硬化有 3 种：① 动脉粥样硬化(atherosclerosis,AS),以动脉内膜形成粥样斑块为特征;② 动脉中层钙化;③ 细动脉硬化,主要见于高血压病和糖尿病。

动脉硬化以动脉粥样硬化最为常见,也是危害人类健康的常见病。动脉粥样硬化多见于 40 岁以上的中老年人,病变主要累及主动脉、心冠状动脉、脑底动脉、肾动脉和四肢动脉等大中动脉,以心冠状动脉和脑底动脉病变危害最大,可引起心、脑的缺血性病变,甚至危及生命。

一、病因及发病机制

(一)危险因素

动脉粥样硬化的病因和发病机制目前尚未完全清楚。研究发现,动脉粥样硬化发生的主要危险因素有4个：高脂血症、高血压、吸烟、糖尿病。

1. 高脂血症　是动脉粥样硬化的重要危险因素之一,是指血浆总胆固醇和(或)甘油三酯异常增高。血脂并不是以游离的胆固醇或甘油三酯的形式存在,而是与蛋白质和磷脂结合,构成亲水性的脂蛋白在血浆中运行,脂蛋白在转运和携带脂质中起重要作用。血浆脂蛋白分为：乳糜微粒(CM)、极低密度脂蛋白(VLDL)、低密度脂蛋白(LDL)和高密度脂蛋白(HDL)4 类。

大量流行病学调查证明,大多数 AS 患者血中胆固醇水平比正常人高,而 AS 的严重程度随血浆胆固醇水平的升高而加重,尤其是血浆 LDL、VLDL 水平的持续升高和 HDL 水平的降低与动脉粥样硬化的发病率呈正相关。这是由于 LDL 含胆固醇最高,且分子较小,容易透过动脉内膜沉积于动脉壁,而 VLDL 降解后可形成 LDL。相反,HDL 能将过多的胆固醇运至肝脏进行代谢,从而抑制过多胆固醇在动脉内膜的沉积和通过竞争性抑制阻抑 LDL 与内皮细胞的受体结合而减少其摄取,因此 HDL 有抗动脉粥样硬化的作用。

研究表明,多食动物性脂肪的人群中血胆固醇含量较高,动脉粥样硬化的发病率也较高。此外,糖尿病、甲状腺功能低下、肾病综合征等患者,常伴有高胆固醇血症,他们的动脉粥样硬化的病变也较重。另外,肥胖者存在脂质代谢障碍,也是动脉粥样硬化发生的危险因素。

2. 高血压　血压升高是冠心病的独立性危险因素,并与其他危险因素有协同作用。高血压能促使动脉粥样硬化提早发生并加重其病变程度。这是因为高血压时血流对血管壁的机械性压力和冲击作用较大,动脉内膜容易受损,内膜对脂质的通透性增加,使血中脂蛋白易于透入内膜;其次,内膜下胶原纤维暴露,可引起血小板聚集,释放血小板生长因子,刺激动脉中膜平滑肌细胞(SMC)增生并移入内膜,吞噬和分解脂蛋白,成为肌源性泡沫细胞,并产生胶原纤维、弹性纤维等,最终形成斑块。

3. 吸烟　大量吸烟:① 可使血液中 LDL 易于氧化,促进血液单核细胞迁入内膜转变为泡沫细胞。② 导致血内一氧化碳浓度升高而损害血管内皮细胞和刺激内膜胶原纤维增生,促进动脉粥样硬化的发生。③ 烟草含有一种糖蛋白,可激活凝血因子Ⅷ及某种致突变物质,导致血管壁 SMC 增生,并促使附壁血栓形成,继而可在动脉内膜上形成机化斑块。

4. 糖尿病和高胰岛素血症　糖尿病时,由于糖代谢紊乱,患者血液中甘油三酯和 VLDL 水平明显升高,HDL 水平降低;另外,高血糖可致 LDL 氧化,这些修饰的 LDL 可促进血液单核细胞迁入内膜。

高胰岛素血症与动脉粥样硬化的发生密切相关,胰岛素水平越高,其冠状动脉粥样硬化性心脏病的发病率及死亡率越高。实验表明,高胰岛素血症可促进 SMC 增生,且与血中 HDL 水平呈负相关。

5. 遗传因素和年龄、性别　冠心病家族聚集现象提示遗传因素是本病的危险因素。家族中有较年轻时患动脉粥样硬化者,其后代患病的机会比无这种情况的家族高 5 倍。目前已知有多种由于细胞的 LDL 受体基因突变以致其功能缺损,导致 LDL 水平增高而引起动脉粥样硬化的家族症,如家族性高乳糜微粒血症、家族性脂蛋白脂酶缺乏症等。

女性血浆中 HDL 水平高于男性,而 LDL 水平却较男性低。女性在绝经期以前比同年龄组男性发病率低,而绝经期后这种性别差异消失,这是因为雌激素能影响脂类代谢,减少血浆中胆固醇的含量。

（二）发病机制

动脉粥样硬化症的发病机制比较复杂,至今尚未完全阐明,有脂质渗入学说、平滑肌突变学说、炎症学说及内皮损伤学说、单核巨噬细胞作用学说等。现将有关机制归纳如下:血脂升高为动脉粥样硬化发生的物质基础,动脉壁的结构和功能的改变等则能促进动脉粥样硬化的发生,而内皮细胞损伤、凋亡、坏死与脱落更促进脂质进入内膜。内皮细胞、单核巨噬细胞、平滑肌细胞等都参与进入内膜的脂蛋白的氧化修饰,形成氧化的 LDL,即 OX-LDL。在 OX-LDL、单核细胞趋化蛋白 1 等因子影响下,血中的单核细胞进入内膜,摄取已发生修饰的脂蛋白,形成单核细胞源性泡沫细胞,动脉内膜的平滑肌细胞亦迁入内膜,在 LDL 的介导下吞噬脂质,形成平滑肌源性泡沫细胞,上述变化导致动脉内膜脂纹期、纤维斑块期形成。修饰的脂质具有细胞毒作用,使泡沫细胞坏死、崩解,局部载脂蛋白、分解脂质产物共同形成粥样物,从而出现粥样斑块。

二、基本病理变化

动脉粥样硬化主要发生在弹力型及弹力肌型动脉,即大、中动脉。其好发部位是腹主动脉下段、冠状动脉、肾动脉、胸主动脉、颈内动脉和脑底动脉环。典型病变的发展过程可分为以下几个阶段:

1. 脂斑脂纹 随着动脉内膜脂质沉积的增多,迁移至内皮下间隙的巨噬细胞和增生的 SMC 在吞噬脂质后形成大量泡沫细胞。这些细胞聚积成团,在内膜形成肉眼可见的黄色斑点和条纹。镜下观,病灶内可见泡沫细胞成堆聚集,细胞外可有脂质沉积,纤维组织轻度增生。泡沫细胞有两种来源,主要是来自平滑肌细胞(肌源性泡沫细胞),少数来自巨噬细胞(巨噬细胞源性泡沫细胞)。

2. 纤维斑块 纤维斑块由脂斑脂纹发展而来。随着大量氧化 LDL 被吞噬,超过其清除能力时引起泡沫细胞坏死,形成细胞外脂质,同时 SMC 产生大量胶原纤维,从而演变为纤维斑块。肉眼观,为突出于内膜表面的斑块。早期斑块呈灰黄色,随着斑块表层胶原纤维的不断增加和玻璃样变,脂质逐渐被埋至内膜深层,表面覆盖有较厚的“纤维帽”,斑块变为瓷白色,略带光泽。镜下观,斑块表层有厚薄不一的“纤维帽”,其下有许多不等的增生的平滑肌细胞、巨噬细胞及两者所形成的泡沫细胞,以及细胞外脂质和基质。

3. 粥样斑块 随着病变加重,纤维斑块深层组织因营养不良发生变性、坏死而崩解,崩解物与脂质混合成为黄色粥糜样物质,故称粥样斑块。镜下可见粥样斑块的表层为玻璃样变的纤维帽,深层为大量无定形坏死物质,内富含脂质,其中胆固醇结晶因制片过程中被溶解而呈针形空隙,病灶边缘和基底部可见增生的肉芽组织、少数泡沫细胞和浸润的淋巴细胞(见图 3-4-5);病变严重者中膜可呈不同程度的压迫性萎缩变薄。

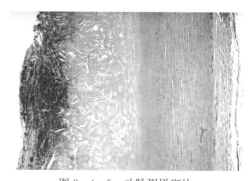

图 3-4-5 动脉粥样斑块

4. 继发性病变 是指在纤维斑块和粥样斑块的基础上继发的病变,常见有:

(1)斑块内出血:出血可以是斑块边缘或基底部的新生的毛细血管破裂出血,也可是动脉腔内血液直接经破裂口进入斑块内形成。出血可形成血肿,使斑块增大,甚至引起血管阻塞。

(2)斑块破裂与粥样溃疡:斑块表面的“纤维帽”坏死破溃形成“粥样溃疡”及并发血栓形成。粥样物质进入血流可形成微小栓子(胆固醇栓子),引起栓塞。

(3)血栓形成:由于斑块的溃疡面粗糙不平,故常继发血栓形成。血栓能引起动脉阻塞而导致器官梗死(如脑梗死、心肌梗死);血栓脱落或碎裂可形成栓子,引起栓塞。

(4)钙化:多见于老年患者,钙盐沉着于陈旧的粥样灶及玻璃样变的“纤维帽”内而发生钙化。严重的钙化可使动脉壁变硬、变脆、弹性减弱,易于破裂。

(5)动脉瘤形成:严重的粥样斑块底部的中膜平滑肌可发生不同程度的萎缩和弹性下降,在血管内压力的作用下,动脉壁局限性扩张,形成动脉瘤。

三、主要动脉的病变

1. 主动脉粥样硬化　主动脉较其他动脉易发生粥样硬化,比其他动脉的病变发生早而广泛。最常发生于腹主动脉,其次是降主动脉、主动脉弓、升主动脉,特别是主动脉后壁及分支开口处。前所述及的病变在主动脉内膜均可见,严重者可见主动脉内膜布满斑块,整个内膜高低不平,管壁变硬失去弹性,且斑块常发生钙化、溃疡及附壁血栓形成等继发性改变。

由于主动脉管腔大,血流较快,故不会引起管腔狭窄。但病变严重者,由于动脉中膜萎缩及弹力板断裂,使管壁薄弱,在血压的作用下有时可形成动脉瘤,多见于腹主动脉。或者由于内膜、中膜破裂,血液流入内、中膜之间,形成夹层动脉瘤。动脉瘤破裂可造成致命的大出血。

2. 颈动脉及脑动脉粥样硬化　最常见于颈内动脉起始段、脑基底动脉、大脑中动脉和脑底 Willis 动脉环。由于脑动脉管腔狭窄,可引起局部供血不足。脑动脉中膜较薄,故透过外膜及中膜可见到成串排列的黄色粥样斑块,病变内膜不规则增厚,管壁变硬,管腔狭窄或闭塞。

脑动脉粥样硬化引起的病变:① 脑萎缩:脑动脉狭窄,长期供血不足可引起脑萎缩。② 脑梗死(液化性坏死):病变严重时斑块阻塞管腔或合并血栓形成,引起脑梗死。③ 脑出血:脑动脉较薄,动脉粥样硬化时,可局部扩张形成小动脉瘤,动脉瘤破裂可引起脑出血。

3. 肾动脉粥样硬化　病变多发生在肾动脉开口处或肾动脉主干近端,亦可累及弓形动脉和叶间动脉。常引起顽固性肾血管性高血压;若发生斑块内出血或血栓形成可导致肾组织梗死,梗死机化后形成较大瘢痕,使肾体积缩小,称为动脉粥样硬化性固缩肾。

4. 四肢动脉粥样硬化　病变以下肢动脉为重。主要发生于髂动脉,股动脉及前、后胫动脉。若下肢动脉主干管腔明显狭窄,下肢可因缺血而致肌肉萎缩无力,走路时出现间歇性跛行;若高度狭窄、闭塞或血栓形成,则可发生肢端的干性坏疽。

第三节　冠状动脉粥样硬化性心脏病

冠状动脉性心脏病(coronary artery heart disease,CHD)简称冠心病,是指冠状动脉疾病引起的心肌供血不足或中断,导致心肌缺血、缺氧的一种心脏病,又称缺血性心脏病。冠状动脉粥样硬化症占冠状动脉性心脏病的绝大多数。因此,习惯上把 CHD 视为冠状动脉粥样硬化性心脏病。

一、病因

冠心病的常见原因有:

1. 冠状动脉粥样硬化　是冠心病最常见的原因。最常发生于冠状动脉的左前降支,其次为右冠状动脉主干,再次是左旋支及左冠状动脉主干。

(1)病变分布特点:呈多发性(各分支都有病变),一般左心侧重于右心侧,大分支重于小分支,近端重于远端,靠近心肌一侧的动脉壁或动脉开口处病变最明显。

(2)粥样斑块的特点:呈节段性分布,可相互融合。横切面上,患处管壁呈半月形增厚(见图 3-4-6),管腔狭窄且偏于靠心肌一侧。可并发出血、钙化、溃疡及血栓形成。

上述病变可引起管腔的狭窄甚至闭塞,导致心肌血供障碍而发生心绞痛或心肌梗死。管腔狭窄的程度可分四级:Ⅰ级:管腔狭窄在 25% 以下;Ⅱ级:狭窄在 26%～50% 之间;Ⅲ级:狭窄在 51%～75% 之间;Ⅳ级:狭窄在 76% 以上。

2. 冠状动脉痉挛　在冠状动脉粥样硬化基础上发生痉挛。

3. 冠状动脉炎症　可引起管腔狭窄甚至完全闭塞,如结节性多动脉炎。

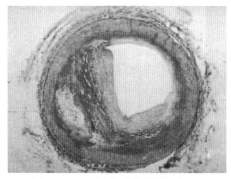

图 3-4-6　冠状动脉粥样斑块

二、类型

根据心肌缺血的轻重,发生缓急,有无侧支循环的建立及所引起心肌损伤的程度,冠心病可表现为心绞痛、心肌梗死、心肌纤维化及冠状动脉性猝死。

(一)心绞痛

心绞痛(angina pectoris)是由于心肌急性、暂时性缺血缺氧所造成的以胸痛为特点的临床综合征。主要表现为阵发性胸骨后或心前区疼痛或紧缩压迫感,疼痛常放射至左肩及左臂,每次发作一般只持续 3～5 分钟。在冠状动脉粥样硬化的基础上,由于寒冷、体力活动增强、情绪激动、饱食等因素引起心肌代谢增强,耗氧量增加,发生供需失调。在有上述诱因或无明显诱因时发生了冠状动脉痉挛,使心肌缺血缺氧。

1. 心绞痛的发生机制　由于心肌缺血缺氧造成氧化不全的酸性代谢产物和多肽类物质堆积,刺激心脏局部的神经末梢,信号经胸交感神经节和相应脊髓段传至大脑,产生痛觉。内脏的疼痛常投射于(牵涉到)同一脊髓节段支配的皮肤,所以心绞痛常同时出现左肩、左臂痛(称牵涉痛)。

2. 心绞痛的临床类型　① 稳定型心绞痛:轻型,一般在体力劳动过度时发作。② 不稳定型心绞痛:一种进行性加重的心绞痛,活动或休息时均可发作。③ 变异型心绞痛:多在无诱因时发作,与冠状动脉痉挛有关。

(二)心肌梗死

心肌梗死(myocardial infarction,MI)是由于冠状动脉供血中断,严重而持续的缺血、缺氧所引起的部分心肌的坏死。

1. 心肌梗死的原因与机制　在冠状动脉粥样硬化,管腔已狭窄的基础上又并发以下症状:①血栓形成;② 粥样斑块内出血,致管腔突然闭塞;③ 冠状动脉持续痉挛;④ 因大出血、休克、心动过速所致冠状动脉循环血量急剧减少;⑤ 心脏负荷过重:某些原因(如强体力劳动、情绪激动等)使心肌需氧量急剧增加,引起相对供血不足。心肌梗死能否发生还与侧支循环的代偿情况密切相关。

2. 心肌梗死的部位和范围

(1)梗死部位:与阻塞冠状动脉的供血区域一致。最常见的是冠状动脉左前降支阻塞引起的左心室前壁、心尖部及室间隔的前 2/3 坏死,约 50%;其次为右冠状动脉阻塞,引起左心室后壁、室间隔的后 1/3 及右心室的坏死,约 25%(见图 3-4-7);冠状动脉左旋支阻塞引起的左心室侧壁坏死较少见。心肌梗死较少累及右心室及心房。

(2)梗死范围:与阻塞的冠状动脉分支大小、阻塞部位和侧支循环情况有关。按梗死所占心壁厚度的不同,将心肌梗死分为两种:① 心内膜下心肌梗死,梗死仅限于心内膜下,其厚度为心壁厚度的内 1/3,并波及肉柱和乳头肌,严重的、弥漫的冠状动脉狭窄是此型心肌梗死发生的基础。② 透壁性心肌梗死,梗死自心内膜直到心外膜,贯穿整个心壁,梗死范围较大。该型梗死比心内膜下梗死常见,是典型心梗的类型。

3. 心肌梗死的形态改变

(1)肉眼观:心肌梗死多属于贫血性梗死。梗死灶呈灰白色或灰黄色,质地较硬、干燥,外形不规则(见图 3-4-8)。随后梗死周围出现充血、出血带。以后肉芽组织增生呈红色,最终被瘢痕组织替代,呈灰白色。

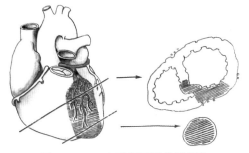

图 3-4-7　心肌梗死最常见部位

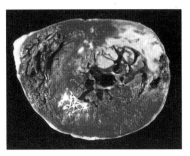

图 3-4-8　心肌梗死

(2)镜下观:梗死灶内的心肌纤维变性、坏死,有大量中性粒细胞、单核细胞浸润。后期由肉芽组织长入,最终(6~8 周)形成灰白色瘢痕组织。

4. 心肌梗死的临床表现　出现剧烈而持久的心前区疼痛,性质和部位似心绞痛,但持续时间较长;心电图呈进行性异常变化;可出现面色苍白、皮肤湿冷、烦躁不安、脉搏细速、血压下降、听诊心音减弱等心源性休克的表现;实验室生化检查提示:血和尿中肌红蛋白升高,血清酶的含量升高(如磷酸肌酸酶、谷草转氨酶、乳酸脱氢酶、α-羟丁酸脱氢酶、丙酮酸激酶等),可通过测定血清内酶的含量以辅助诊断;坏死组织引起无菌性炎症反应如发热、白细胞计数增高,血沉加快。

5. 心肌梗死的合并症及后果　① 心源性休克:当梗死范围达 40% 或以上时,心肌收缩力极度减弱,心排出量减少,血压下降,引起休克。② 心力衰竭:梗死的心肌收缩力显著减弱以致丧失,引起不同程度的心力衰竭。常表现为左心衰竭,继之伴以右心或全心充血性心力衰竭。③ 附壁血栓形成:多发生在左心室。由于梗死部位心内膜粗糙,及心室纤维颤动出现涡流等引起。血栓可脱落形成栓子引起动脉系统栓塞。④ 室壁瘤:常见于心肌梗死愈合期,也可发生于急性期。多发生在左心室前壁近心尖处,是由于梗死心肌组织和瘢痕组织在心腔内压的作用下,逐渐向外膨出形成。⑤ 心脏破裂:严重并发症,多发生在梗死后 2 周内。部位多为左心室前壁,是由于梗死心肌溶解软化或室壁瘤破裂引起,大量血液充塞心包,可引起心包填塞而致猝死。⑥ 心律失常:心肌梗死如累及传导系统,可引起传导阻滞。其他还可引起期前收缩、心室纤维颤动等。

(三)心肌纤维化

心肌纤维化(myocardial fibrosis)是由于中到重度冠状动脉粥样硬化性狭窄引起的心肌纤维持续性和(或)反复加重的缺血缺氧所产生的结果,是逐渐发展为心力衰竭的慢性缺血性心脏病。冠状动脉粥样硬化时,由于动脉管腔逐渐狭窄,心肌长期慢性供血不足,引起心肌萎缩,间质纤维组织增生,导致心肌纤维化。肉眼可见心脏增大,心腔扩张,心壁见有多灶性白色纤维条块,心内膜增厚并失去光泽,有时可有机化的附壁血栓。广泛的心肌纤维化,称心肌硬化。

（四）冠状动脉性猝死

冠状动脉性猝死（sudden coronary death）是心源性猝死中最常见的一种,多见于40~50 岁成年人,男性多见。可发生在某种诱因后,如饮酒、劳累、吸烟及运动后,患者突然昏倒,四肢抽搐,小便失禁,或突然发生呼吸困难,口吐白沫,迅速昏迷,可立即死亡或在一至数小时后死亡,有的则在夜间睡眠中死亡。

冠状动脉性猝死多发生在冠状动脉粥样硬化的基础上,由于冠状动脉中到重度硬化,斑块内出血,冠状动脉狭窄或血栓栓塞,导致心肌急性缺血,冠状动脉血流中断,引起心室纤颤等严重心律失常。

第四节　风湿病

风湿病（rheumatism）是一种与 A 组乙型溶血性链球菌感染有关的变态反应性疾病。本病病变主要累及全身结缔组织,形成具有诊断特征的风湿性肉芽肿。

本病最常侵犯心脏、关节、皮肤、浆膜、血管及脑等,其中以心脏病变后果最为严重。临床表现以反复发作的心脏病、多发性关节炎、皮肤环形红斑、皮下结节和小舞蹈病等为特征;急性期称为风湿热,常伴有发热,血沉加快,抗链球菌溶血素“O”抗体滴度增高等现象。

风湿病在寒冷、潮湿地区发病率较高,冬春季多见。临床上初次发病多在 5~15 岁之间（约占 90%）。反复发作后,常造成心瓣膜器质性病变,形成风湿性心瓣膜病。

一、病因和发病机制

风湿的病因和发病机制目前尚未完全清楚。

1. 一般认为本病发生与 A 组乙型溶血性链球菌感染有关。其依据是多数患者发病前 2~3 周曾有咽峡炎、扁桃体炎或猩红热感染史;在 A 族溶血性链球菌感染的地区和季节,风湿病的发生也增多;用抗生素防治链球菌感染,可以降低风湿病的发生率和复发率。

2. 认为本病不是由链球菌直接感染引起,而是与感染有关的变态反应所致:① 本病发作不是在溶血性链球菌感染的当时,而在感染后 2~3 周,这正是抗体形成所需要的时间。② 风湿病的病变组织和患者血液中都不能直接检查或培养出链球菌。③ 风湿病不是化脓性炎症（与一般链球菌感染不同）,而是胶原纤维的纤维素样坏死,与其他结缔组织变态反应性疾病相似。④ 抗过敏药物治疗效果较好。因此,目前认为风湿病是一种与链球菌感染有关的变态反应性疾病。

3. 关于风湿病的发病机制有多种学说,主要有链球菌直接感染说、链球菌毒素学说、变态反应学说、自身免疫学说等。目前多数学者支持抗原-抗体交叉反应学说,认为是链球菌的细胞壁上存在的某些抗原成分如 M 蛋白和 C 多糖,与机体结缔组织内某些成分具有共同抗原性,因此链球菌感染所产生的抗体不仅作用于链球菌本身,还可作用于自身结缔组织,产生交叉免疫反应,导致风湿病的发生。已在患者血液内查到相应抗体,在心肌纤维、骨骼肌及平滑肌上亦见结合的抗体。

二、基本病理变化

风湿病主要侵犯全身结缔组织,但以心脏、血管和浆膜等处病变最明显。其特征性病变是风湿小体(Aschoff body)的形成。病变的发展过程可分为3期:

1. 变质渗出期　表现为病变处结缔组织基质的黏液样变性,以后胶原纤维肿胀、断裂、崩解,发生纤维素样坏死。病灶内有浆液纤维素渗出及少量淋巴细胞、中性粒细胞和单核细胞浸润。此期病变持续1个月左右。

2. 增生期(又称肉芽肿期)　此期特点是形成具有病理诊断意义的特征性的风湿性肉芽肿(风湿小体、风湿结节)。风湿小体多发生在心肌间质的小血管旁,在镜下呈梭形的结节,中央有纤维素样坏死物,周围出现成堆的风湿细胞,外围有少量成纤维细胞、淋巴细胞和单核细胞(见图3-4-9)。风湿细胞的形态特征:胞体肥大,圆形或多边形,胞浆丰富略嗜碱性,单核或多核,核大,核膜清晰,染色质集中在核中央,胞核横切面上呈枭眼状,纵切

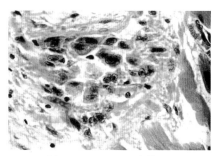

图3-4-9　风湿小体

面上呈毛虫状。风湿细胞来源于巨噬细胞,而非心肌细胞。此期持续2~3个月。

3. 瘢痕期(亦称愈合期、纤维化期)　此时风湿小体内的纤维素样坏死物质逐渐被吸收,周围的风湿细胞和成纤维细胞逐渐演变成梭形的纤维细胞,并产生胶原纤维,最后整个风湿小体纤维化,继而玻璃样变,形成梭形的瘢痕组织而愈合。此期经过2~3个月。

上述3期改变,持续4~6个月,但风湿病变具有反复发作的特点,故可见新旧病变并存。多次反复发作,可使瘢痕愈益增多,影响器官功能。

发生在浆膜(关节的滑膜、心包膜、胸膜等)的风湿病变,则主要为浆液性和(或)纤维素性炎症。

三、心脏病变

75%的风湿病患者有心脏受累,约1/3患者的首发症状为心脏病。心脏的风湿病可累及心脏各层(心内膜、心肌和心外膜),心脏全层受累者称为风湿性全心炎。

1. 风湿性心内膜炎(rheumatic endocarditis)　病变主要累及心瓣膜,二尖瓣单纯受累最常见,约占50%;二尖瓣和主动脉瓣联合受累次之;三尖瓣和肺动脉瓣极少受累。

急性炎症期,受累瓣膜内结缔组织发生黏液变性和纤维素样坏死,浆液渗出和炎细胞浸润,瓣膜肿胀、增厚。继而在瓣膜闭锁缘上形成一串单行排列的灰白色粟粒(1~2mm)大小的疣状赘生物,故称为疣状心内膜炎。后期,赘生物机化形成灰白色瘢痕。如病变反复发作,形成大量瘢痕,瓣膜可因大量纤维组织增生与收缩而增厚、变硬、缩短、卷曲或互相粘连,腱索也因病变而变粗、缩短,最后可使瓣膜口发生狭窄和(或)闭锁不全,造成慢性风湿性心瓣膜病。

赘生物形成原因:肿胀瓣膜由于不断受到血液冲击和关闭时的摩擦,使瓣膜(尤其是闭锁缘)内皮细胞受损脱落,内皮下的胶原暴露,随后血小板和纤维蛋白就沿着闭锁缘的粗糙面,沉积形成疣状赘生物。

赘生物的特点:多见于二尖瓣心房面及主动脉瓣心室面的闭锁缘上,灰白色半透明,

粟粒大小,呈串珠状排列,且黏着牢固,不易脱落。本质是由血小板及纤维蛋白构成的白色血栓(见图3-4-10)。

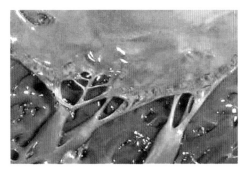

图3-4-10 二尖瓣赘生物

2. 风湿性心肌炎(rheumatic myocarditis) 病变主要累及心肌间质结缔组织。早期心肌间质水肿,间质小血管附近的结缔组织发生纤维素样坏死,中期形成典型风湿小体,晚期风湿小体纤维化而形成梭形瘢痕。风湿小体弥漫性或局限性分布,常见于左心室、室间隔、左心房、左心耳。

风湿性心肌炎在儿童可发生充血性心力衰竭。累及传导系统时,可出现传导阻滞。

3. 风湿性心外膜炎(rheumatic pericarditis) 病变主要表现为心包脏层纤维素性炎或浆液纤维素性炎。若渗出物不多(50~200ml),可吸收消散,无任何临床表现;若渗出纤维素较多,可形成绒毛心。临床表现为心前区疼痛和心包摩擦音;若大量液体渗出形成心包积液,可导致心界扩大,心音遥远,甚至可出现心脏受压症状。

渗出的大量纤维素如不能完全吸收,则可发生机化,使心包脏层与壁层发生粘连,形成缩窄性心外膜炎。此时患者可有心前区疼痛,听诊可闻及心包摩擦音,心音弱而遥远。

四、其他器官风湿性病变

1. 风湿性关节炎 约75%的患者可发生风湿性关节炎(rheumatic arthritis)。

病变主要累及四肢的大关节,如膝、踝、肩、腕、肘等关节。表现为关节腔内有浆液及纤维蛋白渗出,关节滑膜组织及周围软组织可发生纤维素样坏死,偶见风湿小体。

临床出现关节红、肿、热、痛及功能障碍,各关节常先后反复受累,呈游走性、多发性。通常炎症消退后,关节腔内渗出物被完全吸收,关节完全恢复正常。

2. 皮肤风湿病变 风湿病的皮肤损害,可分为渗出性病变与增生性病变两种。

(1)环形红斑:为渗出性病变。常见于躯干及四肢的皮肤,呈淡红色的环形红晕,直径为3cm大小,持续1~2天消退。组织学检查红晕处真皮浅层血管充血,血管周围水肿及炎细胞浸润。环形红斑是风湿病急性发作的指征。

(2)皮下结节:为增生性病变。结节多出现于肘、腕、膝、踝这些四肢大关节伸面的皮下,直径0.5~2cm,圆形或椭圆形,质较硬,活动,压之不痛。镜下见结节中心为纤维素样坏死和风湿细胞,有淋巴细胞和单核细胞浸润。皮下结节常分批出现,数日或数周后结节发生纤维化,形成瘢痕组织。

上述皮肤病变多出现在急性期,对风湿病具有临床诊断意义。

3. 中枢神经系统病变 多发生于5~12岁儿童,女孩较多。

病变以大脑皮层、基底节、丘脑及小脑皮层最明显。主要表现为脑血管风湿性动脉炎,或呈轻度脑膜炎改变,可见神经细胞变性和胶质细胞增生,以及脑膜和脑实质充血、水肿,血管周围有少量淋巴细胞浸润。

当病变侵犯中枢锥体外系时,患儿可出现肌肉运动失调,表现为肢体和头面部无意识的、不自主的、粗大而无节奏的运动,临床上称为小舞蹈病。

第五节　感染性心内膜炎

感染性心内膜炎(infective endocarditis)是由病原微生物直接侵犯心内膜(主要是心瓣膜)而引起的炎症性疾病。引起感染的病原微生物有细菌、真菌、立克次体、病毒等,但最常见的还是细菌。由于病原体、临床经过和病理变化的不同,感染性心内膜炎可分为急性及亚急性两种。

一、急性感染性心内膜炎

急性感染性心内膜炎(acute infective endocarditis)多由毒力较强的化脓菌引起,最常见的为金黄色葡萄球菌(占50%～80%),其他如溶血性链球菌、脑膜炎双球菌、肺炎球菌和淋球菌等亦可引起。

本病多发生在本来正常的心内膜上,最常累及二尖瓣,其次为主动脉瓣。病变多发生在二尖瓣的心房面和主动脉瓣的心室面,这与血液冲击瓣膜发生机械性损伤有关。

本病基本病变为心内膜的急性化脓性炎症。心瓣膜因急性炎症局部组织坏死脱落形成溃疡,继而在溃疡处形成含有细菌的赘生物。这种疣状赘生物一般较大,灰黄色或浅绿色,质地松脆,易于脱落而形成细菌性栓子,可引起大循环器官的栓塞和梗死及多发性栓塞性小脓肿形成。若瓣膜破坏严重,可发生破裂、穿孔以及腱索断裂,引起急性心瓣膜关闭不全,甚至发生心力衰竭。镜下观:瓣膜溃疡底部组织坏死,有大量中性粒细胞浸润,可见肉芽组织形成。赘生物主要由血小板、纤维蛋白、坏死组织和大量细菌构成。

此病起病急,病程短,病情严重,患者多在数日或数周内死亡。

二、亚急性感染性心内膜炎

亚急性感染性心内膜炎(subacute infective endocarditis)远比急性细菌性心内膜炎多见。大多由毒力较弱的草绿色链球菌引起(约占75%),少数由肠球菌及其他链球菌、肺炎球菌和淋球菌引起。病程6个月以上,甚至1～2年。

病原菌多从机体内某一感染灶(如扁桃体炎、牙周炎、咽喉炎、气管炎、骨髓炎等)侵入血流,亦可通过拔牙、前列腺摘除术、静脉导管术等发生医源性感染而侵入血流,引起败血症,发生心内膜炎。

常发生在已有病变的心瓣膜上,有50%～80%病例发生在风湿性心内膜炎的基础上,或并发于先天性心脏病(如室间隔缺损,Fallot四联症等)。仅少数病例发生在正常心瓣膜。最常侵犯二尖瓣和主动脉瓣,三尖瓣和肺动脉瓣很少累及。在二尖瓣的心房面、主动脉瓣的心室面,有单个或多个息肉状或菜花样赘生物,大小不一、形状不规则、色灰黄、污秽、干燥而质脆,易脱落而引起栓塞。病变瓣膜因纤维化及钙化而增厚、变硬、变形,严重者可发生穿孔。赘生物由纤维蛋白、血小板、坏死组织、炎细胞和大量细菌团组成。赘生物底部有肉芽组织增生和炎细胞浸润。

亚急性感染性心内膜炎可出现以下继发表现:

(1)瓣膜病变:瓣膜口狭窄和(或)关闭不全:这是由于赘生物机化、瘢痕形成所造成的瓣膜变形,或病变累及腱索,机化后腱索的增粗、缩短所致。

(2)急性心功能不全:严重病例可因瓣膜穿孔或腱索断离而导致急性瓣膜功能不全。

（3）动脉栓塞：是本病的重要表现之一，因赘生物脱落入血，引起各器官的栓塞，常见于脑、肾、脾。由于栓子多来自血栓的最外层，几乎不含细菌，因此引起的是非感染性梗死。

（4）败血症：由赘生物内的病原菌侵入血流引起。败血症表现为：① 出血点：患者皮肤、黏膜和眼底常有出血点，在临床上具有一定诊断意义。是由于血管壁受损，通透性升高所致。② 脾大：一般呈中度肿大，是由于细菌毒素的刺激，使脾单核巨噬细胞增生，脾窦扩张充血。③ 贫血：由于脾功能亢进和草绿色链球菌的轻度溶血作用，患者常有贫血。

（5）免疫合并症：由于病原菌持续释放抗原入血，循环免疫复合物大量形成，引起关节炎、肾和皮肤的病变。约 1/3 的患者并发局灶性肾小球肾炎，少数病例为弥漫性肾小球肾炎。皮肤可发生紫癜，是由于免疫复合物沉积引起的。指（趾）末端的掌面，大小鱼际或足底等处可见 Osler 结节，呈紫色或红色，稍高出皮肤，直径小的 1～2mm，大的达 5～15mm，有明显压痛，常持续数天消退。

第六节　心瓣膜病

心瓣膜病（valvular heart disease）是指心瓣膜受到各种原因损伤后或先天性发育异常所引起的心瓣膜器质性病变，从而导致心功能不全，引起全身血液循环障碍。

心瓣膜病表现为瓣膜狭窄或（和）关闭不全。受累瓣膜最常见的是二尖瓣，其次为二尖瓣和主动脉瓣同时受累，再次为单独主动脉瓣受累，三尖瓣和肺动脉瓣较少受累。若两个以上瓣膜同时受累称为联合瓣膜病。

瓣膜口狭窄是由于瓣膜增厚、变硬、弹性减低，相邻两瓣膜相互粘连、瓣膜环硬化和缩窄等导致瓣膜在开放时不能充分敞开，引起血流通过障碍。瓣膜口关闭不全的原因是瓣膜增厚、卷曲、缩短，或因瓣膜破裂或穿孔、腱索融合、增粗和缩短，导致瓣膜关闭时不能完全闭合可引起部分血液发生返流。

不论是瓣膜狭窄还是关闭不全，均影响血液的正常循环，增加心脏负荷。最初可通过心脏代偿，以增加心搏出量而不出现明显的临床症状，若病变发展加重，心脏失去代偿，则可发生心力衰竭。

心瓣膜病最常见的原因是风湿性心内膜炎和感染性心内膜炎，其次可见于主动脉粥样硬化及主动脉瘤、瓣膜硬化、瓣膜脱垂、瓣膜先天性发育异常等。

一、二尖瓣狭窄

1. 病理变化　正常成人二尖瓣口开放时面积约为 5cm²，显著狭窄时，瓣膜口呈鱼口状，缩小到 1～2cm²，甚至到 0.5cm²，或仅能通过医用探针。按病变程度可将二尖瓣狭窄分为 3 型：① 隔膜型：病变最轻，瓣膜轻度增厚，仍保持一定的弹性，瓣膜边缘粘连，使瓣膜口轻度狭窄，此型一般不合并关闭不全，作瓣膜分离手术效果好。② 增厚型：病变较重，瓣膜增厚及瓣膜间粘连均较明显，瓣口狭窄较重，瓣膜弹性显著减弱，偶可合并轻重不等的关闭不全。③ 漏斗型：病变最重，瓣膜由于大量纤维组织增生而明显增厚、变硬，广泛粘连及腱索增粗、缩短，使瓣膜口严重狭窄呈漏斗状或鱼口状（见图 3-4-11），常伴有显著关闭不全。此型一般手术治疗效果不佳，需作换瓣手术。

2. 血流动力学和心脏形态的改变　二尖瓣狭窄时，在左心室舒张期，二尖瓣因病变不能完全打开,使左心房血液不能顺利流入左心室,而发生左房淤血,引起左心房代偿肥大,使血液在加压情况下快速通过狭窄口,并引起漩涡与震动,产生心尖区隆隆样杂音。后期代偿失调,左心房衰竭,左心房内血液淤积,肺静脉回流受阻,引起肺淤血、肺水肿。临床出现呼吸困难、发绀、咳嗽和血性泡沫痰等左心衰竭症状。当肺静脉压升高时,通过神经反射引起肺内小动脉收缩或痉挛,使肺动脉压升高。长期肺动脉高压,可导致右心室代偿性肥大,

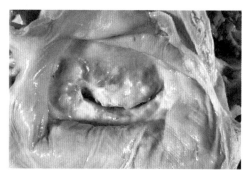

图 3 - 4 - 11　二尖瓣鱼口状狭窄

继而失代偿,右心室扩张,三尖瓣因相对关闭不全,最终引起右心房淤血及体循环淤血。

3. 临床表现　听诊时二尖瓣区可闻及舒张期隆隆样杂音。另可见下肢水肿、腹水、肝肿大和压痛、颈静脉怒张等。长期肝淤血,可发生淤血性肝硬化。X 线检查出现"三大一小",呈倒梨形心影像,左、右心房和右心室均扩张,左心室正常或缩小。

二、二尖瓣关闭不全

1. 血流动力学和心脏形态的改变　二尖瓣关闭不全时,左心室收缩期左心室部分血液返流回左心房,加上肺静脉回流的血液,使左心房内血容量较正常增加,同时因舒张期时从左心房流入左心室的血量也较正常增加,故早期左心房和左心室均发生代偿性扩张和肥厚;以后失代偿(左心衰竭),病变最终也可引起右心室、右心房代偿性肥大,右心衰竭和大循环淤血。

2. 临床表现　听诊心尖区可闻及收缩期吹风样杂音。X 线检查:早期即有左心室肥大,全心衰时心脏 4 个房室均扩大,呈球形心的影像。

三、主动脉瓣狭窄

主动脉瓣狭窄较少见,主要由慢性风湿性主动脉瓣膜炎引起,少数由先天性发育异常、动脉粥样硬化引起的主动脉瓣钙化所致。

1. 血流动力学和心脏形态的改变　主动脉瓣狭窄引起左心室收缩期左心室排血受阻,左心室代偿性肥大,心室壁肥厚,但无心腔扩张(称向心性肥大);后期,左心室失代偿,出现肌源性扩张,左心室淤血,左心房淤血继而衰竭,最终出现右心及大循环的血液循环障碍。

2. 临床表现　听诊时主动脉瓣区可闻及喷射性收缩期杂音。由于心脏最主要的病变是左心室肥厚扩张,X 线检查心脏呈靴形,并向左、向下扩大,向后移位。患者出现心绞痛、脉压减小等症状。

四、主动脉瓣关闭不全

主要由风湿性、细菌性主动脉炎引起,少数由主动脉粥样硬化和梅毒性主动脉炎波及瓣膜所致。

1. 血流动力学和心脏形态的改变　主动脉瓣关闭不全,左心室舒张期大量血液由主动脉返流回左心室,左心室舒张期同时收纳来自左心房的血液,导致左心室代偿扩张肥大,后

期左心室失代偿,发生左心室淤血、左心房淤血、肺淤血、肺动脉高压,最终引起右心肥大、右心衰竭和体循环淤血。

2. 临床表现　听诊时在主动脉瓣区可闻及舒张期杂音。收缩压明显增高(因心搏出量大大增加),脉压差增大(因收缩压明显增高,而舒张期血液返流舒张压下降),临床检查可出现水冲脉、血管枪击音及毛细血管搏动现象。由于舒张压下降,冠状动脉供血不足,有时可出现心绞痛。

思考题

1. 高血压病的内脏病变有哪些?
2. 简述动脉粥样硬化的基本病变和粥样斑块的继发改变。
3. 风湿病的基本病变有哪些?
4. 简述二尖瓣狭窄时的血流动力学改变。

小案例

知识拓展

同步测试

（潘晓燕　陈　健）

第四篇　消化系统

第一章　消化系统的解剖与组织结构

课件 1

课件 2

学习 要求

1. 熟悉消化管壁的一般结构。
2. 熟悉口腔的分部、牙的形态结构、唾液腺的位置。
3. 熟悉咽的位置和分部。
4. 掌握食管 3 处生理性狭窄的位置及距中切牙的距离。
5. 掌握胃和肠的位置、形态、分部和微细结构。
6. 掌握肝的形态、位置、体表投影和微细结构。
7. 熟悉胰的位置和微细结构。
8. 熟悉胆囊的位置、分部及胆囊底的体表投影。
9. 掌握胆汁产生及排出的途径。
10. 掌握小网膜、大网膜、网膜囊的位置及组成。

消化系统(alimentary system)由消化管和消化腺组成(见图 4-1-1)。消化管(alimentary canal)是指从口腔到肛管之间的管道,包括口腔、咽、食管、胃、小肠(十二指肠、空肠、回肠)和大肠(盲肠、阑尾、结肠、直肠、肛管)。临床上常把十二指肠以上的消化管称上消化道,空肠以下的消化管称下消化道。消化腺(alimentary gland)包括大消化腺和小消化腺,大消化腺包括大唾液腺、肝和胰,小消化腺是消化管壁内的小腺体,如唇腺、胃腺和肠腺等。

消化系统的主要功能是消化食物、吸收营养和排除残渣。

第一节　消化管

一、消化管壁的一般结构

消化管壁(除口腔、咽、肛管末端外)自内向外分为黏膜、黏膜下

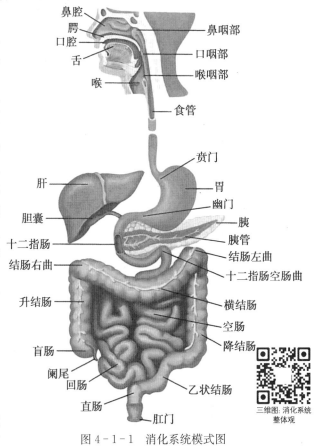

图 4-1-1　消化系统模式图

三维图:消化系统整体观

层、肌层与外膜 4 层（见图 4 - 1 - 2）。

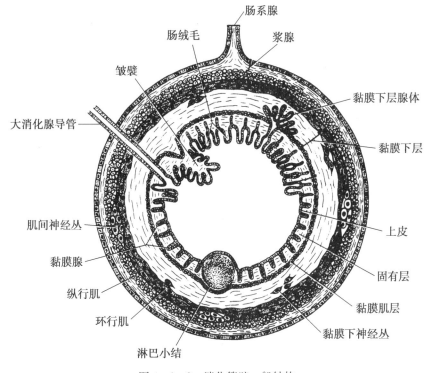

图 4 - 1 - 2　消化管壁一般结构

（一）黏膜

黏膜（mucosa）位于消化管壁最内层，由上皮、固有层和黏膜肌层组成，是消化管各段结构差异最大、功能最重要的部分。

1. 上皮（epithelium）　上皮的类型依部位而异。消化管的两端（口腔、咽、食管及肛管末端）为复层扁平上皮，以保护功能为主；其余为单层柱状上皮，以消化吸收功能为主。

2. 固有层（lamina propria）　由疏松结缔组织组成，内含血管、淋巴管、神经、散在的平滑肌纤维、小腺体（如胃腺、小肠腺等）及淋巴组织。

3. 黏膜肌层（muscularis mucosa）　为薄层平滑肌，其收缩可促进固有层内的腺体分泌物排出、血液运行和物质吸收。

（二）黏膜下层

黏膜下层（submucosa）由结缔组织组成，含小动脉、小静脉、淋巴管及黏膜下神经丛。黏膜下神经丛由多极神经元与无髓神经纤维组成，可调节黏膜肌与血管平滑肌的收缩以及小腺体的分泌。在食管及十二指肠的黏膜下层内分别有食管腺和十二指肠腺。在食管、胃和小肠等部位，黏膜与黏膜下层共同向管腔内突起，形成纵行、环形或不规则形的皱襞（plica），扩大了黏膜表面积。

（三）肌层

除消化管两端（口腔、咽、食管上段及肛管末端）的肌层（muscularis）为骨骼肌外，其余大部分为平滑肌。肌层一般分为内环行、外纵行两层，其间有肌间神经丛，结构与黏膜下神经丛相似，可调节肌层的运动。有些部位的环形肌局部增厚形成括约肌。

（四）外膜

外膜（adventitia）位于消化管壁最外层，分为纤维膜（fibrosa）和浆膜（serosa）两种，前者由薄层结缔组织构成，主要分布于消化管两端（咽、食管和大肠末端）；后者由薄层结缔组织外覆间皮构成，主要分布于胃、肠，其表面光滑，有利于胃肠活动。

二、口腔

三维图:口腔

口腔（oral cavity）是消化管的起始部，向前经口裂与外界相通，向后经咽峡与咽相通。口腔前壁为上、下唇，两侧为颊，上壁为腭，下壁为口腔底。口腔借上、下牙弓（包括牙槽突和牙列）和牙龈分为前外侧的口腔前庭和后内侧的固有口腔。

（一）口唇

口唇（oral lips）分为上唇和下唇，外面是皮肤，中间是口轮匝肌，内面为黏膜。口唇游离缘皮肤与黏膜的移行部位称唇红，呈红色，缺氧时呈绛紫色，临床称发绀。上唇外面中线处有一纵行浅沟称人中（philtrum），抢救昏迷患者时，可在此处指压或针刺。上唇外面两侧与颊部交界处的斜行浅沟称鼻唇沟（nasolabial sulcus）。上、下口唇之间为口裂。口唇两侧，上、下唇结合处形成口角。

（二）颊

颊（cheek）是口腔的侧壁，从外向内由皮肤、颊肌和黏膜构成。

（三）腭

腭（palate）（见图4-1-3）是口腔的上壁，分隔口腔与鼻腔，分为前2/3的硬腭和后1/3的软腭两部分。硬腭（hard palate）由骨腭（包括上颌骨的腭突和腭骨的水平板）表面覆以黏膜构成。软腭（soft palate）由骨骼肌和黏膜构成，后部斜向后下称腭帆（velum palatinum）；腭帆后缘游离，其中部向下的突起称腭垂（uvula）或悬雍垂；腭帆两侧各向下方分出两条皱襞，前方的一对称腭舌弓（palatoglossal arch），延至舌根外侧，后方的一对称腭咽弓（palatopharyngeal arch），延至咽侧壁；腭垂、腭帆游离缘、左右腭舌弓和舌根共同围成咽峡（isthmus of fauces），是口腔和咽的分界。

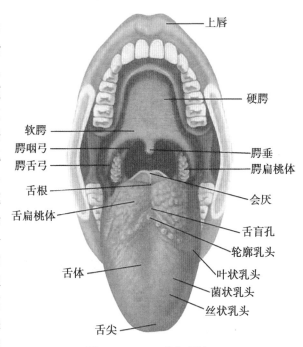

图4-1-3 口腔与咽峡

（四）舌

三维图:舌

舌（tongue）临近口腔底，由骨骼肌外覆黏膜构成，舌具有协助咀嚼、吞咽食物、感受味觉及辅助发音等功能。

1. 舌的形态（见图4-1-4） 舌有上下两面，上面称舌背，其后部有向前开放的"V"形界沟,界沟将舌分为后 1/3 的舌根和前 2/3 的舌体,舌体的前端称舌尖。

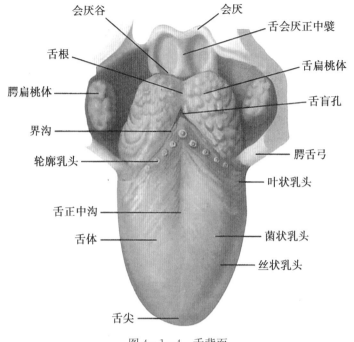

图 4-1-4　舌背面

2. 舌黏膜　舌体背面黏膜呈淡红色,其表面有许多小突起,称舌乳头,按其形状可分为 4 种:丝状乳头体积最小,数目最多,呈白色,遍布于舌前 2/3;菌状乳头体积稍大,数目较少,呈红色,散在于丝状乳头之间,多见于舌尖和侧缘;叶状乳头位于舌侧缘后部、腭舌弓前方,每侧为 4~8 条并列的叶片形皱襞,小儿较清楚,成人退化;轮廓乳头体积最大,有 7~11 个,排列于界沟前方,乳头中央隆起,周围有环状沟。除丝状乳头外,其他舌乳头及软腭、会厌等处的黏膜上皮均含有味觉感受器即味蕾,能感受酸、甜、苦、咸等味觉刺激。

舌根背面黏膜表面有大小不等的由淋巴组织构成的丘状隆起,称舌扁桃体。舌下面黏膜在正中线上有连于口腔底前部的皱襞,称舌系带;舌系带根部两侧各有一圆形隆起,称舌下阜;舌下阜向口腔底后外侧延续的带状皱襞称舌下襞,深面藏有舌下腺。

3. 舌肌(见图 4-1-5)　为骨骼肌,分为舌内肌和舌外肌。舌内肌的起止点均在舌内,其肌纤维分纵行、横行和垂直 3 种,收缩时可改变舌的形态。舌外肌起自舌周围各骨,止于舌内,包括颏舌肌、茎突舌肌和舌骨舌肌等,收缩时可改变舌的位置。其中颏舌肌在临床上较为重要,该肌起自下颌骨的颏棘,肌纤维呈扇形向后上方发散止于舌正中线两侧;两侧颏舌肌同时收缩,舌伸向前下方,即伸舌,单侧收缩可使舌尖伸向对侧;如一侧颏舌肌瘫痪,伸舌时舌尖偏向患侧。

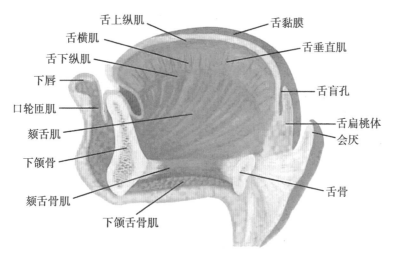

图 4 - 1 - 5　舌(矢状切面)

（五）牙

牙(teeth)是人体最坚硬的器官,能咀嚼
食物和辅助发音,镶嵌于上、下颌骨的牙槽
内,分别排列成上、下牙弓。

1. 牙的形态(见图 4 - 1 - 6)　牙在外形
上可分为牙冠、牙颈和牙根 3 部分。暴露于
口腔、露出于牙龈以外的部分称牙冠,嵌于牙
槽内的部分称牙根,牙冠与牙根之间的部分
称牙颈。牙冠与牙颈内部的宽大腔隙称牙冠
腔,牙根内的细管称牙根管,开口于牙根尖端
的牙根尖孔,牙的血管和神经通过牙根尖孔
和牙根管进入牙冠腔。牙根管和牙冠腔合称
牙腔或牙髓腔。

2. 牙组织　牙由牙质、釉质、牙骨质、牙
髓组成。牙质构成牙的大部分,呈淡黄色;釉
质覆于牙冠部的牙质表面,是人体中最坚硬
的组织;在牙颈和牙根的牙质表面包有牙骨
质;牙髓位于牙腔内,由神经、血管和结缔组织组成。

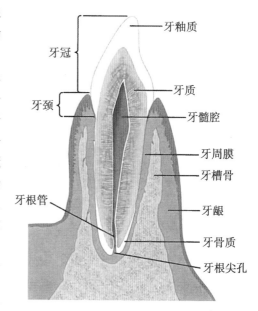

图 4 - 1 - 6　下颌切牙(矢状切面)

3. 牙周组织　包括牙周膜、牙槽骨和牙龈,对牙起保护、固定和支持作用。牙周膜是
介于牙槽骨与牙根之间的致密结缔组织膜,有固定牙根、缓冲咀嚼时所产生的压力的作
用。牙龈是口腔黏膜的一部分,紧贴于牙颈及邻近的牙槽骨上,血管丰富,呈淡红色,因
缺少黏膜下层,直接与骨膜紧密相连。

4. 牙的种类和排列　人一生中有两组牙发生。第一组称乳牙(deciduous teeth),一
般在出生后 6 个月开始萌出,到 3 岁左右出齐,共 20 颗。6 岁开始,乳牙逐渐脱落,更换
成恒牙(permanent teeth)。恒牙中,第 1 磨牙最先长出,其他各牙在 14 岁左右出齐,唯有
第 3 磨牙萌出最晚,在成年后才长出,有的甚至终生不萌出,称迟牙或智牙。因此,恒牙
数为 28～32 颗均属正常。各牙的萌出和脱落时间见表 4 - 1 - 1。

表 4-1-1　牙的萌出和脱落时间

牙		萌出时间	脱落时间
乳牙	乳中切牙	6～8 个月	7 岁
	乳侧切牙	6～10 个月	8 岁
	乳尖牙	15～20 个月	12 岁
	第 1 乳磨牙	12～16 个月	10 岁
	第 2 乳磨牙	20～30 个月	11～12 岁
恒牙	中切牙	6～8 岁	
	侧切牙	7～9 岁	
	尖牙	9～12 岁	
	第 1 前磨牙	10～12 岁	
	第 2 前磨牙	10～12 岁	
	第 1 磨牙	6～7 岁	
	第 2 磨牙	11～13 岁	
	第 3 磨牙	17～25 岁或更迟	

　　乳牙在上、下颌的左、右半侧各 5 颗,共计 20 颗;恒牙在上、下颌的左、右半侧各 8 颗,共计 32 颗。临床上为了记录牙的位置,常以被检查者的方位为准,以"＋"划分 4 区,以罗马数字Ⅰ～Ⅴ标示乳牙,以阿拉伯数字 1～8 标示恒牙。乳牙与恒牙的名称及排列顺序见图 4-1-7、图 4-1-8。

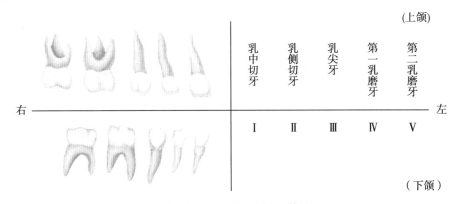

（上颌）

乳中切牙　乳侧切牙　乳尖牙　第一乳磨牙　第二乳磨牙

右　　　　　　　　　　　　　　　　　　　　左

Ⅰ　　Ⅱ　　Ⅲ　　Ⅳ　　Ⅴ

（下颌）

图 4-1-7　乳牙的名称及符号

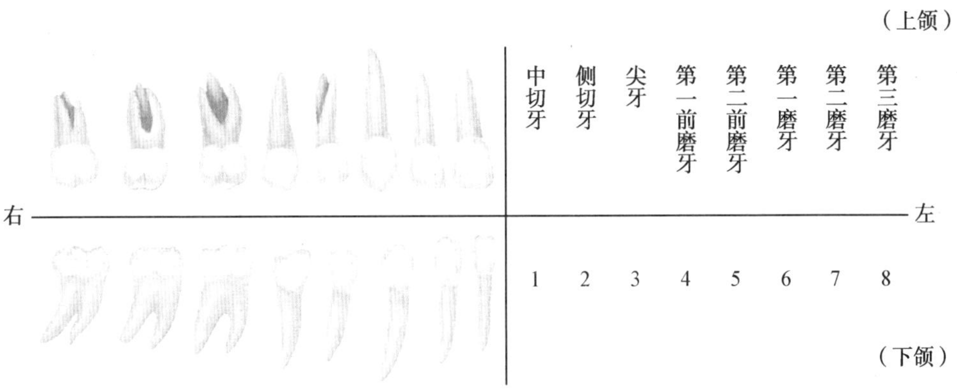

（上颌）

中切牙　侧切牙　尖牙　第一前磨牙　第二前磨牙　第一磨牙　第二磨牙　第三磨牙

右　　　　　　　　　　　　　　　　　　　　左

1　2　3　4　5　6　7　8

（下颌）

图 4-1-8　恒牙的名称及符号

（六）唾液腺

唾液腺（salivary gland）位于口腔周围，有分泌唾液、清洁口腔和消化食物等作用。除唇腺、颊腺、腭腺等小唾液腺外，还有 3 对大唾液腺，即腮腺、下颌下腺和舌下腺（见图 4-1-9）。唾液腺为复管泡状腺，由腺泡及导管组成，导管是反复分支的上皮性管道，将分泌物从腺泡输送到口腔，包括闰管、纹状管、小叶间导管和总导管。其管壁上皮由单层扁平或单层立方上皮向单层柱状或假复层柱状上皮移行，最终与口腔的复层扁平上皮相连续。

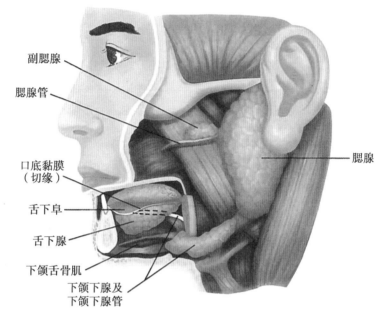

副腮腺

腮腺管

口底黏膜
（切缘）

舌下阜

舌下腺

下颌舌骨肌

下颌下腺及
下颌下腺管

腮腺

三维图：大唾液腺

图 4-1-9　大唾液腺

1. 腮腺（parotid gland）　是最大的一对唾液腺，呈不规则三角形，位于耳郭的前下方，上达颧弓，下至下颌角。腮腺管从腮腺前缘穿出，在颧弓下一横指处横越咬肌表面，穿过颊肌，开口于平对上颌第二磨牙牙冠的颊黏膜处的腮腺管乳头（papilla of parotid duct）。腮腺为纯浆液性腺。

2. 下颌下腺（submandibular gland）　位于下颌体内面的下颌下腺凹内，其导管开口于舌下阜。下颌下腺为混合性腺，浆液性腺泡多，黏液性和混合性腺泡少。

3. 舌下腺（sublingual gland）　位于舌下襞的深面，舌下腺导管分大、小两种，小管约有 10 条左右，均开口于舌下襞，大管仅有 1 条，开口于舌下阜。舌下腺为混合性腺，以黏液性腺泡为主，也多见混合性腺泡。

三、咽

（一）咽的位置和形态

咽（pharynx）是上宽下窄、前后略扁的漏斗形肌性管道，长约 12cm，位于第 1～6 颈椎的前方，上起颅底，下至第 6 颈椎下缘移行为食管，咽前壁不完整，自上而下分别与鼻腔、口腔、喉腔相通。

（二）咽的分部

以腭帆游离缘和会厌上缘平面为界，咽可分为鼻咽、口咽和喉咽 3 部分（见图 4 - 1 - 10）。其中，口咽和喉咽是消化和呼吸的共同通道。

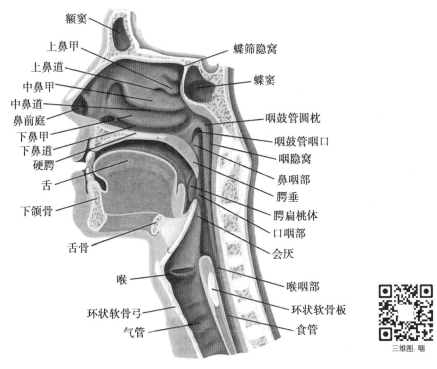

图 4 - 1 - 10　头颈部正中矢状切面

1. 鼻咽　位于鼻腔后方，上达颅底，下至腭帆游离缘平面，向前经鼻后孔与鼻腔相通。在鼻咽两侧壁相当于下鼻甲后方 1cm 处各有一咽鼓管咽口，经咽鼓管通中耳鼓室。该口的前、上、后方有明显的半环形隆起，称咽鼓管圆枕，是寻找咽鼓管咽口的标志。位于咽鼓管咽口附近黏膜内的淋巴组织称为咽鼓管扁桃体。咽鼓管圆枕后方与咽后壁之间的纵行深窝称咽隐窝，为鼻咽癌好发部位。鼻咽上壁后部的黏膜内有丰富的淋巴组织称咽扁桃体。

2. 口咽　位于腭帆游离缘与会厌上缘平面之间，向前经咽峡与口腔相通，上通鼻咽，下续喉咽。口咽前壁有一连于舌根后部正中与会厌之间的舌会厌正中襞，该襞两侧的深窝称会厌谷，异物易在此处滞留。口咽侧壁腭舌弓与腭咽弓之间的三角形凹陷为扁桃体窝，容纳腭扁桃体，其表面覆有黏膜，并有许多深陷的小凹称扁桃体小窝，细菌易在此繁殖。扁桃体窝上部未被腭扁桃体填满的空间称扁桃体上窝，异物易停留。

咽扁桃体、咽鼓管扁桃体、腭扁桃体和舌扁桃体共同组成咽淋巴环，对消化道和呼吸道具有防御功能。

3. 喉咽　是咽最狭窄的部位，位于喉的后方，上起会厌上缘平面，下至第 6 颈椎下缘平面与食管相续，向前经喉口通喉腔。喉口两侧各有一深窝，称梨状隐窝（见图 4 - 1 - 11），是异物易滞留部位。

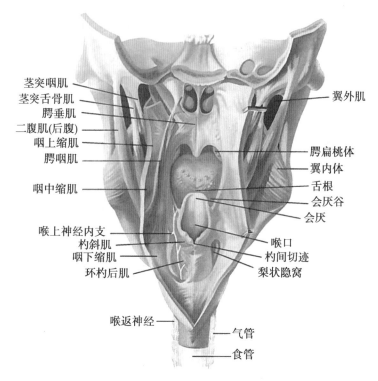

茎突咽肌
茎突舌骨肌
腭垂肌
二腹肌(后腹)
咽上缩肌
腭咽肌
咽中缩肌
喉上神经内支
杓斜肌
咽下缩肌
环杓后肌
喉返神经
翼外肌
腭扁桃体
翼内体
舌根
会厌谷
会厌
喉口
杓间切迹
梨状隐窝
气管
食管

图 4-1-11　咽腔(切开咽后壁)

四、食管

（一）食管的位置和分部

食管(esophagus)为前后扁窄的肌性管道,长约 25cm,上端在第 6 颈椎下缘平面连于咽,下端在第 11 胸椎体左侧连接胃的贲门。按其行程可分为颈部、胸部和腹部。自食管起始端至胸骨颈静脉切迹平面为颈部,长约 5cm;自胸骨颈静脉切迹平面至食管裂孔为胸部,长 18～20cm;自食管裂孔至贲门为腹部,长 1～2cm。

（二）食管的狭窄

食管全长有 3 处生理性狭窄:第一狭窄处为食管起始处,相当于第 6 颈椎下缘,距中切牙约 15cm;第二狭窄处为食管与左主支气管相交处,相当于第 4、5 胸椎体之间水平,距中切牙约 25cm;第三狭窄处为穿膈的食管裂孔处,相当于第 10 胸椎水平,距中切牙约 40cm。上述狭窄是食管内异物滞留和食管癌的好发部位。

（三）食管的微细结构

食管腔面有许多纵行皱襞,食物通过时皱襞消失(见图 4-1-12)。

1. 黏膜　上皮为未角化的复层扁平上皮,食管下端与胃贲门部的单层柱状上皮骤然相接,是食管癌的易发部位。固有层为细密的结缔组织,层内有少量黏液性腺。黏膜肌层由纵行平滑肌组成。

2. 黏膜下层　为疏松结缔组织,内含较多黏液性或混合性的食管腺,其导管穿过黏膜开口于食管腔。食管腺周围常有较密集的淋巴细胞及浆细胞。

3. 肌层　分内环行与外纵行两层。上 1/3 段为骨骼肌,下 1/3 段为平滑肌,中 1/3

三维图:食管

段则两者兼具。

4. 外膜　为纤维膜。

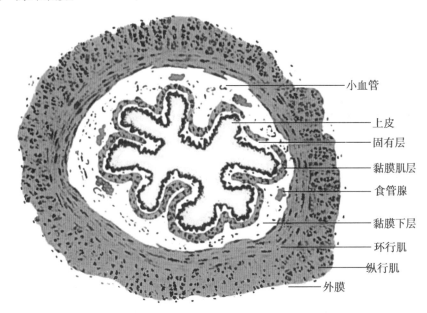

A. 低倍

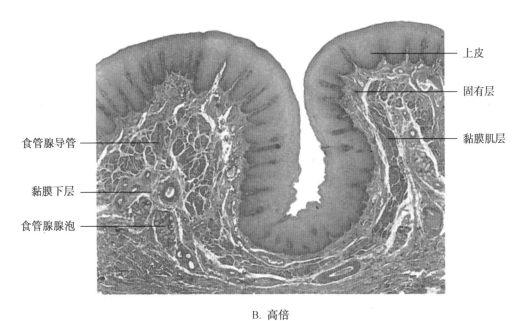

B. 高倍

图 4-1-12　食管（横切面）

五、胃

胃（stomach）是消化管中最膨大的部分，上连食管，下续十二指肠。成人胃容量约 1500ml。胃有分泌胃液、容纳消化食物及内分泌等功能。

微课

（一）胃的形态及分部

胃的形态受体位、体型、年龄、性别和胃的充盈状态等多种因素影响。胃分前后两壁、大小两弯、入出两口（见图 4-1-13）。前壁朝向前上方，后壁朝向后下方。胃的上缘短且凹向右上方，称胃小弯（lesser curvature of stomach），其最低点弯度明显折转处称角切迹（angular incisure）。胃的下缘长且凸向左下方，称胃大弯（greater curvature of stomach）。胃的入口称贲门（cardia），上接食管；出口称幽门（pylorus），下续十二指肠。胃可分为 4 部分：贲门附近的部分称贲门部；贲门平面以上向左上方膨出的部分称胃底，临床上称胃穹窿，内含吞咽时进入的空气，X 线片上可见气泡；自胃底向下至角切迹处的部分称胃体；角切迹与幽门之间的部分称幽门部。幽门部大弯侧有一浅沟称中间沟，将幽门部分为左侧的幽门窦和右侧的幽门管。胃溃疡和胃癌多发生于胃的幽门窦近胃小弯处（见图 4-1-14）。

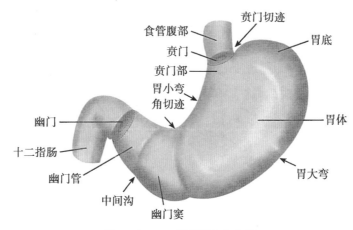

图 4-1-13　胃的形态和分部

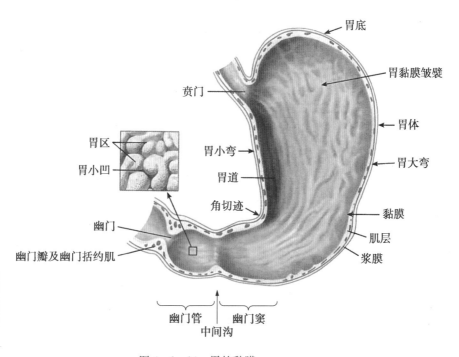

图 4-1-14　胃的黏膜

三维图：胃

（二）胃的位置和毗邻

胃的位置常因体型、体位和充盈程度不同而有较大变化。胃在中等充盈状态下，大部分位于左季肋区，小部分位于腹上区。贲门和幽门的位置比较固定，贲门位于第 11 胸椎左侧，幽门位于第 1 腰椎右侧。

胃前壁右侧部临近肝左叶和方叶；左侧部邻膈，被左肋弓掩盖；在剑突下方，胃前壁直接与腹前壁相贴，是临床上进行胃触诊的部位；胃后壁与胰、横结肠、左肾上部和左肾上腺相邻；胃底与膈、脾相邻。

（三）胃的微细结构

1. 黏膜 胃空虚时腔面可见许多皱襞，充盈时皱襞几乎消失。黏膜表面有许多浅沟，将黏膜分成许多直径 2～6mm 的胃小区（gastric area）。黏膜表面还遍布许多针尖样的小凹，称胃小凹（gastric pit），每个胃小凹底部与 3～5 条腺体通连（见图 4 - 1 - 15）。

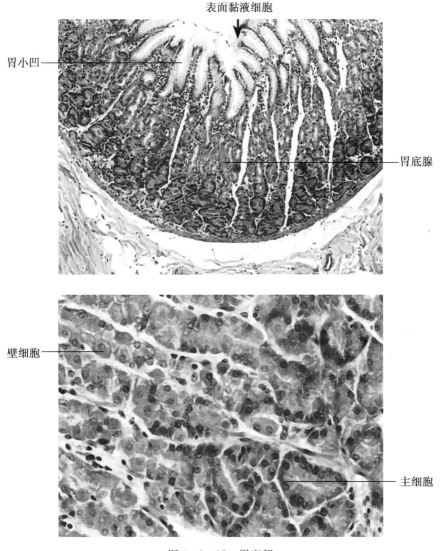

图 4 - 1 - 15　胃底部

（1）上皮：为单层柱状上皮，主要由表面黏液细胞（surface mucous cell）组成。核椭圆形,位于基部;顶部胞质充满黏原颗粒,在 HE 染色切片上着色浅淡以至透明;细胞间有紧密连接。此细胞分泌含高浓度碳酸氢根的不可溶性黏液,该黏液富含糖蛋白,覆盖于胃上皮表面形成一层保护膜,并与上皮细胞之间的紧密连接共同构成胃黏膜屏障,具有抗酸、抗碱和抗机械摩擦等作用。表面黏液细胞不断脱落,由胃小凹底部和胃腺颈部的干细胞增殖补充,一般 3~5 天更新一次。正常胃上皮的表面黏液细胞之间没有杯状细胞。

(2)固有层:内有紧密排列的大量管状腺,根据所在部位和结构的不同,分为胃底腺、贲门腺和幽门腺。

1)胃底腺(fundic gland):又称泌酸腺(oxyntic gland),分布于胃底和胃体部,是胃黏膜中数量最多、功能最重要的腺体。胃底腺呈分支管状,可分为颈、体及底 3 部分,由主细胞、壁细胞、颈黏液细胞、干细胞和内分泌细胞组成;越接近贲门部的胃底腺中主细胞越多,越毗邻幽门部的胃底腺中壁细胞越多。

主细胞(chief cell):又称胃酶细胞(zymogenic cell),数量最多,主要分布于腺的体部和底部。细胞呈柱状,核圆形,位于基部;胞质基部呈强嗜碱性,顶部充满酶原颗粒,但在 HE 染色的标本上,颗粒多消失而使该部位呈空泡状。此细胞具有典型的蛋白质分泌细胞的结构特点。主细胞的主要作用是分泌胃蛋白酶原(pepsinogen)。

壁细胞(parietal cell):又称泌酸细胞(oxyntic cell),在腺的颈、体部较多。此细胞体积大,多呈圆锥形;核圆而深染,居中,可有双核;胞质呈均质而明显的嗜酸性。壁细胞能合成和分泌盐酸(也称胃酸),盐酸能激活胃蛋白酶原使之转变为胃蛋白酶,并为其活性提供所需的酸性环境,以对蛋白质进行初步分解;盐酸还有杀菌等作用。壁细胞还能分泌内因子(intrinsic factor),这种糖蛋白在胃腔内与食物中的维生素 B_{12} 结合成复合物,使维生素 B_{12} 在肠道内不被酶分解,并能促进回肠吸收维生素 B_{12},以供红细胞生成所需。

颈黏液细胞(mucous neck cell):位于胃底腺颈部,数量较少,常呈楔形夹在其他细胞之间。细胞呈柱状,核扁平,居基底部,胞质内充满黏原颗粒,HE 染色浅淡。其分泌物为可溶性的酸性黏液,参与胃上皮黏液层的形成。

干细胞(stem cell):位于胃底腺颈部和胃小凹深部,该类细胞处于活跃的增殖状态,能分化为表面黏液细胞及其他胃底腺细胞。

内分泌细胞:能够调节壁细胞的分泌活动。

2)贲门腺(cardiac gland):分布于贲门部宽 1~3cm 的区域,为黏液性腺。

3)幽门腺(pyloric gland):分布于幽门部宽 4~5cm 的区域,也是黏液性腺。幽门腺中有很多 G 细胞,能产生胃泌素(gastrin),可刺激壁细胞分泌盐酸,还能促进胃肠黏膜细胞增殖,使黏膜增厚。

(3)黏膜肌层:由内环行与外纵行两薄层平滑肌组成。

2. 黏膜下层 为较致密的结缔组织,内含较粗的血管、淋巴管和神经,还可见成群的脂肪细胞。

3. 肌层 肌层较厚,一般由内斜行、中环行和外纵行 3 层平滑肌构成(见图 4-1-16)。环行肌在贲门部和幽门部增厚,分别形成贲门括约肌和幽门括约肌。幽门括约肌表面形成环形皱襞,突向十二指肠腔内,称幽门瓣,有节制胃内容物进入小肠和防止小肠内容物逆流入胃的作用。

4. 外膜 位于胃壁的最外层,为浆膜。

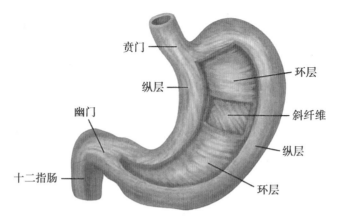

图 4-1-16 胃壁的肌层

六、小肠

小肠（small intestine）是消化管中最长的一段，全长 5～7m，也是消化吸收的主要场所，并具有内分泌功能。小肠上起幽门，下续盲肠，分为十二指肠、空肠、回肠 3 部分。

微课

（一）十二指肠

十二指肠（duodenum）介于胃与空肠之间，长约 25cm，因长度相当于十二个横指并列而得名。十二指肠是小肠中长度最短、管径最大、位置最深且最为固定的部分。十二指肠呈"C"形包绕胰头，可分为上部、降部、水平部和升部 4 部分。

1. 上部　长约 5cm，起自胃的幽门，水平行向右后方，至肝门下方急转向下移行为降部，转折处的弯曲称十二指肠上曲。上部与幽门相连接处长约 2.5cm，壁薄腔大，黏膜光滑无皱襞，称十二指肠球部，是十二指肠溃疡的好发部位。

2. 降部　长 7～8cm，起自十二指肠上曲，沿第 1～3 腰椎和胰头右侧下行，至第 3 腰椎体右侧弯向左行，移行为水平部，转折处的弯曲称十二指肠下曲。降部的黏膜环形皱襞发达，其中份后内侧壁上有一纵行的十二指肠纵襞，其下端的隆起称十二指肠大乳头，距中切牙 75cm，为肝胰壶腹开口处。有时在大乳头上方 1～2cm 处，可见十二指肠小乳头，为副胰管的开口处。

3. 水平部　又称下部，长约 10cm，起自十二指肠下曲，向左在第 3 腰椎平面横过下腔静脉，行至腹主动脉前方、第 3 腰椎左前方，移行于升部。肠系膜上动脉、静脉紧贴此部前面下行。

4. 升部　长 2～3cm，起自水平部末端，斜向左上方，至第 2 腰椎左侧转向下，移行为空肠，十二指肠与空肠转折处形成的弯曲称十二指肠空肠曲。

十二指肠空肠曲的上后壁被由肌纤维和结缔组织构成的十二指肠悬肌固定于右膈脚。十二指肠悬肌和包绕其下段的皱襞共同构成十二指肠悬韧带（suspensory ligament of duodenum），又称 Treitz 韧带，可作为手术中确认空肠起始部的标志。

（二）空肠和回肠

空肠（jejunum）和回肠（ileum）起自十二指肠空肠曲，下端续于盲肠。空肠和回肠的形态结构不完全一致，其变化是逐渐发生的，两者间无明显分界。一般空肠占空回肠全长近侧的 2/5,位于左上腹;回肠占远侧的 3/5,位于右下腹。空肠腔大壁厚,血管丰富,颜色较红,动脉弓级数少(1～2 级),直血管较长,皱襞高而密,绒毛较多,有散在的孤立淋巴小结;回肠腔小壁薄,血管较少,颜色较浅,动脉弓级数多(4～5 级),直血管较短,皱襞低而疏,绒毛较少,既有孤立淋巴小结,又有集合淋巴小结。肠伤寒病变多侵犯集合淋巴小结,可并发肠穿孔或肠出血(见图 4-1-17)。约有 2% 的成人在距回肠末端 0.3～1m范围内的肠壁上可见囊状突起称 Meckel 憩室,是胚胎时期卵黄囊管未完全消失形成的,因位置靠近阑尾,故炎症时症状与阑尾炎相似。

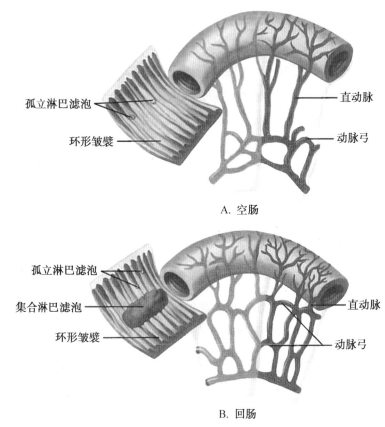

A. 空肠

B. 回肠

图 4-1-17 空肠和回肠

(三) 小肠的微细结构

1. 黏膜 由上皮、固有层和黏膜肌层构成。小肠黏膜和黏膜下层共同向肠腔突出,形成环形皱襞,在十二指肠末端和空肠头端最发达(见图 4-1-18)。黏膜表面有许多细小的指状、圆锥形或叶片状的绒毛(villus),是由上皮和固有层向肠腔突起而成,以十二指肠和空肠头段最发达(见图 4-1-19)。环形皱襞、绒毛使小肠的表面积增大 20～30 倍。绒毛根部的上皮和固有层中的小肠腺上皮相连续,小肠腺又称肠隐窝,呈单管状,直接开口于肠腔。

(1) 绒毛:表面为单层柱状上皮,中轴为固有层。

1) 上皮:由吸收细胞、杯状细胞和少量内分泌细胞组成。

吸收细胞(absorptive cell):数量最多,呈高柱状,核椭圆形,位于基部。细胞游离面在光镜下可见纹状缘,电镜下即为密集的微绒毛,它可使细胞游离面的表面积增大约 30

倍。微绒毛表面尚有一层细胞衣，其中有参与消化碳水化合物和蛋白质的双糖酶和肽酶等，故细胞衣是消化吸收的重要部位。相邻细胞顶部有紧密连接，可阻止肠腔内物质由细胞间隙进入组织，保证选择性吸收的进行。

杯状细胞：散在于吸收细胞间，分泌黏液，有润滑和保护作用。从十二指肠至回肠末端，杯状细胞逐渐增多。

内分泌细胞：种类很多，散在于吸收细胞间，能协调胃肠道运动和分泌功能。

2）固有层：由结缔组织构成，含有毛细血管、毛细淋巴管、平滑肌纤维等。每条绒毛中轴的固有层内有1～2条纵行毛细淋巴管，称中央乳糜管（central lacteal）（见图4－1－19），以盲端起始于绒毛顶部，向下穿过黏膜肌层进入黏膜下层形成淋巴管丛。中央乳糜管管腔较大，内皮细胞间隙宽，无基膜，故通透性大，一些大分子物质如吸收细胞释出的乳糜微粒入中央乳糜管后输出。中央乳糜管周围有丰富的有孔毛细血管，水溶性物质主要经此入血。绒毛内的平滑肌纤维通过收缩使绒毛摆动和缩短，有利于淋巴液和血液运行。固有层中尚有淋巴小结，可穿过黏膜肌层抵达黏膜下层。

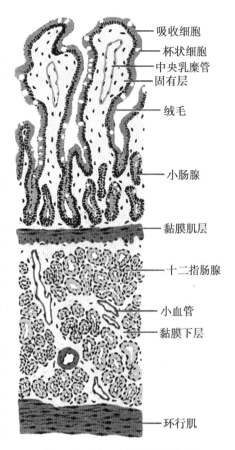

图4-1-18　小肠的微细结构

（吸收细胞、杯状细胞、中央乳糜管、固有层、绒毛、小肠腺、黏膜肌层、十二指肠腺、小血管、黏膜下层、环行肌）

（2）小肠腺：由吸收细胞、杯状细胞、内分泌细胞、潘氏细胞、干细胞等组成。

潘氏细胞（Paneth cell）：是小肠腺的特征性细胞，常三五成群位于腺基部，细胞呈锥体形，顶部胞质充满粗大的嗜酸性分泌颗粒。潘氏细胞分泌防御素、溶菌酶等，对肠道微生物有杀灭作用。

干细胞：位于小肠腺基部，胞体较小，呈柱状。细胞不断增殖、分化形成吸收细胞、杯状细胞、潘氏细胞和内分泌细胞等。

（3）黏膜肌层：由内环行和外纵行两薄层平滑肌组成。

2. 黏膜下层　为较致密的结缔组织。十二指肠的黏膜下层内有大量十二指肠腺，为黏液性腺，其导管穿过黏膜肌层开口于小肠腺底部。此腺分泌黏稠的碱性黏液可保护十二指肠免受胃酸侵蚀。

3. 肌层　肌层由内环行和外纵行两层平滑肌组成。

4. 外膜　除部分十二指肠壁为纤维膜外，其余均为浆膜。

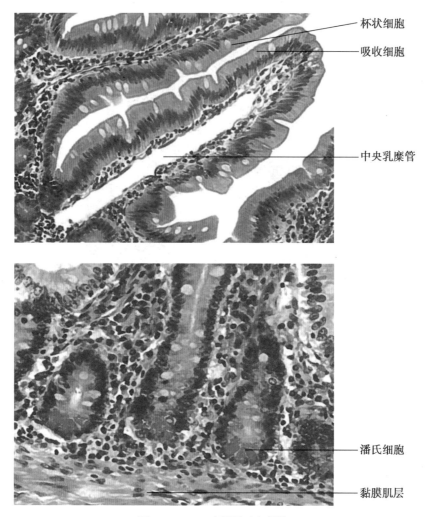

图 4-1-19　小肠绒毛与肠腺

（图注：杯状细胞、吸收细胞、中央乳糜管、潘氏细胞、黏膜肌层）

七、大肠

大肠(large intestine)全长 1.5m,分为盲肠、阑尾、结肠、直肠、肛管 5 个部分。主要功能是吸收水分、维生素和无机盐,并将食物残渣形成粪便排出体外。

盲肠和结肠具有 3 个特征性结构:结肠带、结肠袋和肠脂垂(见图 4-1-20)。结肠带有 3 条,即独立带、系膜带和网膜带,由肠壁的纵行平滑肌增厚形成,沿大肠的纵轴平行排列,3 条结肠带均会聚于阑尾根部,手术时可沿结肠带寻找阑尾。结肠袋是肠壁由横沟隔开并向外膨出的囊状突起,这是由于结肠带长度短于肠管长度皱缩而成。肠脂垂是沿结肠带两侧分布的脂肪突起。

（左侧二维码图注：微课）

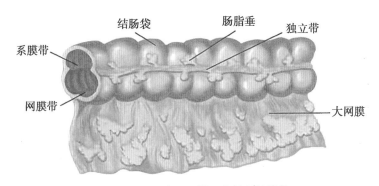

图 4-1-20 盲肠和结肠的特征性结构

（一）盲肠

盲肠（caecum）（见图 4-1-21）是大肠的起始部，长 6~8cm，位于右髂窝内。回肠末端突入盲肠的开口称回盲口，此处环形肌增厚覆以黏膜形成上下两片唇状皱襞称回盲瓣，此瓣能控制食糜从小肠进入大肠的速度，并防止大肠内容物逆流回小肠。

（二）阑尾

阑尾（vermiform appendix）（见图 4-1-21）是从盲肠下端后内侧壁向外延伸的一条蚓状盲管，又称蚓突，一般长 5~7cm，偶有长达 20cm 以上或短至 1cm 者。

阑尾根部位置较固定，于回盲口后下方约 2cm 处开口于盲肠，称阑尾口。阑尾根部的体表投影点位于脐与右髂前上棘连线的中、外 1/3 交点处，称 McBurney 点（麦氏点）；急性阑尾炎时，此处有明显压痛、反跳痛。

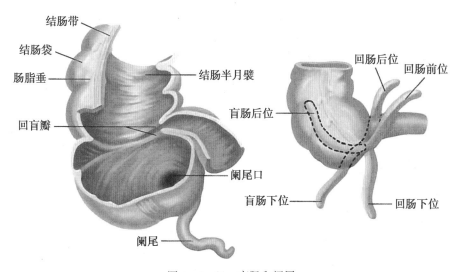

图 4-1-21 盲肠和阑尾

（三）结肠

结肠（colon）介于盲肠和直肠之间，围绕于空、回肠周围，整体呈"M"形。可分为升结肠、横结肠、降结肠和乙状结肠 4 部分（见图 4-1-22）。

1. 升结肠（ascending colon） 长约 15cm，在右髂窝起于盲肠，沿腰方肌和右肾前方上升至肝右叶下方，转向左前下方移行于横结肠，转折处的弯曲称结肠右曲或肝曲。

2. 横结肠（transverse colon） 长约 50cm，起自结肠右曲，先行向左前下方，再转向

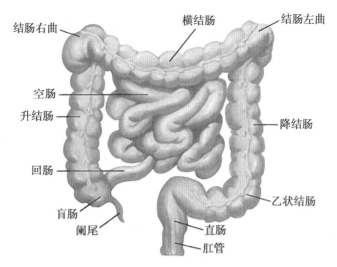

图 4-1-22　小肠和大肠

左后上方,形成略向下垂的弓形弯曲,至脾脏下方转折成结肠左曲或称脾曲,续于降结肠。横结肠借系膜连于腹后壁,活动度较大。

3. 降结肠(descending colon)　长约 25cm,起自结肠左曲,沿左肾外侧缘和腰方肌前方下降,至左髂嵴处续于乙状结肠。

4. 乙状结肠(sigmoid colon)　长约 40cm,于左髂嵴处起自降结肠,沿左髂窝转入盆腔,全长呈"乙"字形弯曲,至第 3 骶椎平面续于直肠。乙状结肠系膜中段幅度较宽,因此乙状结肠中段活动性较大,可导致乙状结肠扭转。

（四）直肠

直肠(rectum)长 10～14cm,位于盆腔后部,起自乙状结肠,沿骶、尾骨前方下行,穿盆膈移行于肛管。直肠并不直,在矢状面上有两个明显弯曲:骶曲是直肠上段沿骶、尾骨前方下降形成的凸向后的弯曲,距肛门 7～9cm;会阴曲是直肠末段绕过尾骨尖,转向后下形成的凸向前的弯曲,距肛门 3～5cm(见图 4-1-23)。临床上行直肠、乙状结肠镜检时,应注意这些弯曲,以免损伤肠壁。

直肠下端肠腔膨大,称直肠壶腹(ampulla of rectum)。直肠内面有 3 个由黏膜和环形肌构成的直肠横襞,具有阻挡粪便下移的作用;中间的一条直肠横襞位于直肠右前壁,大而明显,位置恒定,距肛门约 7cm,是直肠镜检时的定位标志。

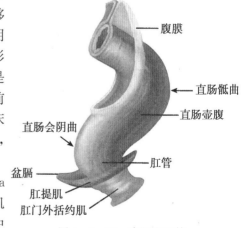

图 4-1-23　直肠和肛管

直肠前方的毗邻在男、女性有很大不同,男性有膀胱、输精管壶腹、精囊腺、前列腺;女性则有子宫和阴道。直肠指诊时可触及这些器官。

（五）肛管

肛管(anal canal)(见图 4-1-24)长约 4cm,起自直肠穿过盆膈的平面,下续肛门。

肛管内面有 6～10 条纵行皱襞称肛柱(anal columns)；肛柱下端之间有半月形皱襞相连，此襞称肛瓣(anal valves)；肛瓣与其相邻的肛柱下端之间形成的向上开口的小隐窝称肛窦(anal sinuses)，窦内易积存粪屑，感染后易致肛窦炎。

各肛柱上端的连线称肛直肠线，即直肠与肛管的分界线；连接各肛柱下端与肛瓣边缘的锯齿状环形线称齿状线(dentate line)或肛皮线，此线以上肛管内面衬以黏膜，以下被覆皮肤。齿状线下方宽约 1cm 的环状区域称肛梳或痔环。肛梳下缘有一不明显的环形沟称白线，为肛门内、外括约肌的分界线。肛门(anus)是肛管下口，为一前后纵行的裂孔。

肛梳部的皮下组织和肛柱部的黏膜下层富含静脉丛，在病理情况下可形成静脉曲张，向肛管腔内突起形成痔。发生在齿状线以上的痔称内痔，发生在齿状线以下的痔称外痔，跨越齿状线的称混合痔。

肛管周围有肛门内、外括约肌和肛提肌等。肛门内括

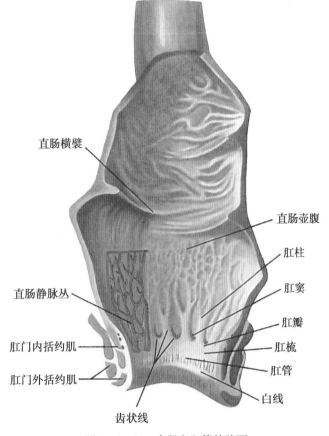

图 4-1-24 直肠和肛管的腔面

约肌由环形平滑肌增厚形成，环绕肛管上 3/4，能协助排便；肛门外括约肌为骨骼肌，位于肛管平滑肌之外，可分为皮下部、浅部和深部，受意识支配可控制排便。

（六）大肠的微细结构

1. 盲肠、结肠与直肠 这 3 部分大肠的组织学结构基本相同：无绒毛、肠腺多、杯状细胞多(见图 4-1-25)。

（1）黏膜：上皮为单层柱状上皮，由吸收细胞和杯状细胞组成。固有层内有稠密的大肠腺，呈单管状，含吸收细胞、大量杯状细胞、少量干细胞和内分泌细胞，无潘氏细胞。大肠腺分泌黏液，可润滑粪便以利排出。黏膜肌层由内环行和外纵行两薄层平滑肌组成。

（2）黏膜下层：为疏松结缔组织，内有小血管和淋巴管，可有成群脂肪细胞。

（3）肌层：由内环行和外纵行两层平滑肌组成。内环行肌节段性局部增厚，形成结肠袋；外纵行肌局部增厚形成 3 条结肠带。

（4）外膜：在盲肠、横结肠、乙状结肠为浆膜；在升结肠与降结肠的前壁以及直肠上 1/3 段的大部与中 1/3 段的前壁为浆膜，后壁为纤维膜。外膜结缔组织中有肠脂垂。

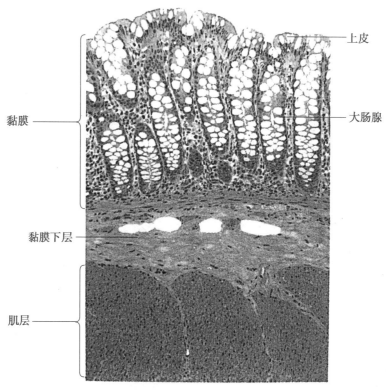

图 4-1-25　结肠(纵切面)

2. 阑尾　阑尾的管腔小而不规则,固有层内大肠腺短而少,有极丰富的淋巴组织,大量淋巴小结可连续成层,并突入黏膜下层,致使黏膜肌层不完整。肌层很薄,外膜为浆膜(见图 4-1-26)。

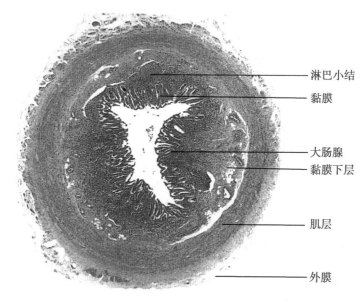

图 4-1-26　阑尾(横切面)

第二节　消化腺

一、胰

（一）胰的位置与形态

胰（pancreas）是人体第二大消化腺，呈长条形，质地柔软，色灰红，长 17～

20cm，位于左季肋区和腹上区，横亘于第 1～2 腰椎水平并紧贴于腹后壁。

三维图：胰

（二）胰的分部

胰可分为头、颈、体、尾 4 部分，各部之间无明显界限。胰头膨大，位于第 2 腰椎右前方，其上、下和右侧被十二指肠包绕，下部有一向左后上方的钩突；由于钩突与胰头、颈部之间有肝门静脉和肠系膜上静脉通过，故胰头肿大时，可压迫肝门静脉，影响其血液回流，出现腹水、脾肿大等症状。胰颈是位于胰头与胰体之间的扁薄部分。胰体位于胰颈与胰尾之间，构成胰的大部分，略呈三棱柱形。胰体前方隔网膜囊与胃后壁相邻，故胃后壁的溃疡穿孔或癌肿常与胰体粘连。胰尾较细，行向左上方至左季肋区，在脾门下方与脾的脏面相接触。

胰管是位于胰实质内运输胰液的管道，从胰尾经胰体走向胰头，其走行与胰的长轴一致，最后与胆总管汇合成肝胰壶腹，开口于十二指肠大乳头。胰头上部常见一条副胰管行于胰管上方，开口于十二指肠小乳头，引流胰头前上部的胰液。

（三）胰的微细结构

胰表面覆有薄层结缔组织被膜，结缔组织伸入腺内将实质分隔为许多小叶。胰腺实质分为外分泌部和内分泌部（胰岛）两部分（见图 4-1-27）。

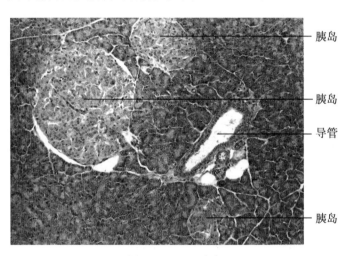

胰岛

胰岛

导管

胰岛

图 4-1-27　胰腺

1. 外分泌部　为复管泡状腺，属浆液性腺，由腺泡和导管组成。腺细胞具有典型浆液性细胞形态特点，胞质顶部的嗜酸性酶原颗粒为胰酶的前身。腺泡腔面可见一些较小的扁平或立方形的泡心细胞（centroacinar cell），胞质染色淡，核圆形或卵圆形。泡心细胞是延伸入腺泡腔内的闰管起始部，胰液经闰管、小叶内导管、小叶间导管汇入胰管，最后与胆总管汇合成肝胰壶腹开口于十二指肠大乳头。

2. 内分泌部胰岛（pancreas islet）　是由内分泌细胞组成的球形细胞团，分布于腺泡之间,细胞间有丰富的有孔毛细血管。在 HE 染色中,胰岛细胞着色浅淡,易于辨认。人胰岛主要有 A、B、D、PP 4 种细胞,在三色染色(Mallory 法)的标本中可进行鉴别(见图4-1-28)。

(1) A 细胞(甲细胞、a 细胞):约占胰岛细胞总数的 20%,细胞体积较大而呈多边形,多分布在胰岛周边部。A 细胞分泌胰高血糖素(glucagon),能促进肝细胞糖原分解为葡萄糖并抑制糖原合成,使血糖浓度升高,满足机体活动的能量需要。

(2) B 细胞(乙细胞、b 细胞):约占胰岛细胞总数的 75%,主要位于胰岛的中央部。B 细胞分泌胰岛素(insulin),能促进细胞吸收血液内的葡萄糖,合成糖原或转化为脂肪储存,使血糖降低。胰岛素和胰高血糖素的协同作用能保持血糖水平处于动态平衡。

(3) D 细胞(丁细胞、d 细胞):约占胰岛细胞总数的 5%,D 细胞散在分布于 A、B 细胞之间。D 细胞分泌生长抑素,抑制 A 细胞、B 细胞和 PP 细胞的分泌活动。

(4) PP 细胞:数量很少,主要分布于胰岛的周边部,也可见于外分泌部的导管上皮内及腺泡细胞间。该细胞分泌胰多肽,具有抑制胃肠运动、胰液分泌以及胆囊收缩的作用。

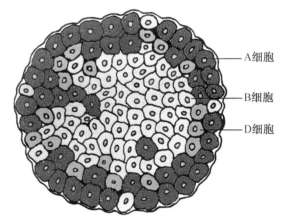

图 4-1-28　胰岛 3 种细胞分布模式图

二、肝

微课

肝(liver)是人体最大的腺体,也是最大的消化腺。我国成年人肝的重量男性为1230～1450g,女性为 1100～1300g,占体重的 1/50～1/40。胎儿和新生儿的肝相对较大,重量可达体重的 1/20,体积可占腹腔容积的 1/2 以上。肝的血供十分丰富,呈棕红色,质软而脆,易受外力冲击而破裂。

肝的功能十分复杂,是机体新陈代谢最活跃的器官,不仅参与蛋白质、脂类、糖类、维生素等的合成、转化和分解,还参与激素、药物等的转化和解毒。肝还具有分泌胆汁、吞噬、防御以及在胚胎时期造血等功能。

(一)肝的形态

肝呈楔形,可分为上、下两面和前、后、左、右四缘。肝上面隆凸,贴于膈下,又称膈面(见图 4-1-29),借矢状位的镰状韧带分为小而薄的肝左叶和大而厚的肝右叶。膈面后部无腹膜覆盖的部分称裸区。肝下面凹凸不平,邻近一些腹腔器官,又称脏面(见图 4-1-30)。脏面中部有呈“H”形的 3 条沟。横沟位于脏面正中,有肝固有动脉左、右支,肝门静脉左、右支,肝左、右管和神经、淋巴管等出入,故称肝门(porta hepatis);出入肝门的结构为结缔组织所包绕,构成肝蒂。左侧纵沟窄而深,其前部为肝圆韧带裂,有肝圆韧带通过,肝圆韧带经肝镰状韧带的游离缘连于脐,是胎儿时期脐静脉闭锁后的遗迹;后部为静脉韧带裂,其内的静脉韧带是胎儿时期静脉导管闭锁后的遗迹。右侧纵沟宽而浅,其前部为胆囊窝,容纳胆囊;后部为腔静脉沟,容纳下腔静脉,在腔静脉沟的上端,有肝左、中、右静脉出肝后立即注入下腔静脉,此处称第二肝门。

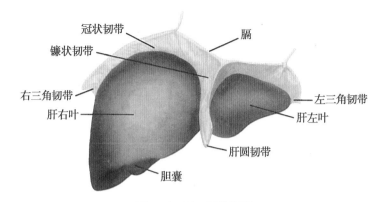

三维图：肝

图 4-1-29 肝的膈面

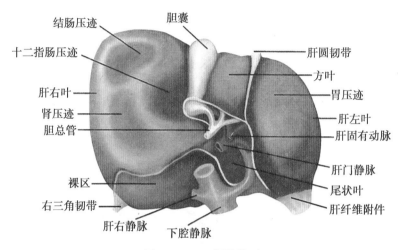

图 4-1-30 肝的脏面

肝的脏面借"H"形的 3 条沟分为 4 个叶：肝左叶位于左纵沟左侧；肝右叶位于右纵沟右侧；方叶位于肝门前方，肝圆韧带裂与胆囊窝之间；尾状叶位于肝门后方，静脉韧带裂与腔静脉沟之间。肝前缘是肝的脏面与膈面之间的分界线，薄而锐利，在胆囊窝处，肝前缘有一胆囊切迹；肝后缘厚而钝圆，朝向脊柱；肝右缘是肝右叶的右下缘，较钝圆；肝左缘是肝左叶的左缘，较扁薄。

（二）肝的位置与毗邻

肝大部分位于右季肋区和腹上区，小部分位于左季肋区。肝的膈面大部分被胸廓所掩盖，仅在腹上区的左、右肋弓之间，有一部分露于剑突之下，直接与腹前壁相接触。

肝上界与膈穹隆一致，可用以下 3 点连线来表示：右锁骨中线与第 5 肋的交点，前正中线与剑胸结合线的交点，左锁骨中线与第 5 肋间隙的交点。肝下界在右季肋区与右肋弓一致，在腹上区可达剑突下 3cm 左右，左季肋区为肋弓所掩盖；故成人体检时，右肋弓下不能触及肝；3 岁以下儿童，肝下缘可低于右肋弓下 1～2cm，7 岁以上则在右肋弓下不能触及。

肝上方为膈；肝脏面右叶从前向后分别邻接结肠右曲、十二指肠上曲、右肾和右肾上腺；肝脏面左叶与胃前壁相邻，后上方邻接食管腹部。

（三）肝的分叶和分段

近代研究证明,肝内有 4 套管道,形成两个系统,即 Glisson 系统和肝静脉系统。肝门静脉、肝固有动脉和肝管在肝内的走行、分支和分布基本一致,并有Glisson囊包绕,共同组成 Glisson 系统。肝静脉及其属支组成肝静脉系统。根据 Glisson 系统在肝内的分支和分布情况,一般将肝分成左、右半肝,进而再分成 5 个叶。按照 Couinaud 肝段划分法,可将肝分 8 个段(见表 4-1-2)。

表 4-1-2 Couinaud 肝段

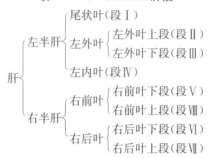

（四）肝的微细结构

微课

肝表面覆以致密结缔组织被膜,除在肝脏面各沟窝处以及右叶上面后部为纤维膜外,其余均为浆膜。肝门处的结缔组织伸入肝实质,将实质分成许多肝小叶(见图 4-1-31)。肝小叶之间各种管道密集的部位为门管区。

1. 肝小叶（hepatic lobule）是肝的基本结构和功能单位,呈多角棱柱体,长约 2mm,宽约 1mm,成人肝有 50 万～100 万个肝小叶。肝小叶中央有一条纵贯长轴的中央静脉(central vein),肝细胞以中央静脉为中心向周围呈放射状单层排列成凹凸不平的板状结构,称肝板(hepatic plate)。相邻肝板吻合连接,形成迷路样

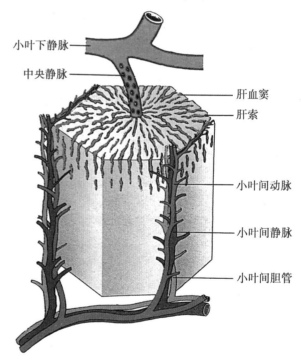

图 4-1-31 肝小叶立体模式图

结构,其断面呈索状,故称肝索（hepatic cord）(见图 4-1-32)。肝板之间的不规则腔隙为肝血窦,血窦经肝板上的孔互相通连。肝细胞相邻面的胞膜向胞质内凹陷形成微细的胆小管。肝板、肝血窦和胆小管在肝小叶内以中央静脉为中轴形成各自独立而又密切相关的复杂网络(见图 4-1-33)。

（1）肝细胞(hepatocyte)：呈多面体形,核大而圆,有 1～2 个,居中,常染色质丰富,核仁

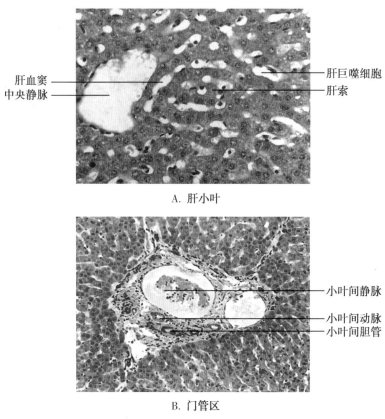

肝血窦

中央静脉

肝巨噬细胞

肝索

A. 肝小叶

小叶间静脉

小叶间动脉

小叶间胆管

B. 门管区

图 4 - 1 - 32　肝小叶与门管区切面

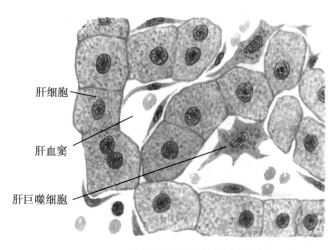

肝细胞

肝血窦

肝巨噬细胞

图 4 - 1 - 33　肝索与肝血窦

明显,胞质呈嗜酸性,含有弥散分布的嗜碱性团块。每个肝细胞有 3 种类型的功能面,即血窦面、胆小管面和肝细胞连接面。血窦面有发达的微绒毛,使表面积增大,有利于和血液进行物质交换。相邻肝细胞之间的连接面有紧密连接、桥粒和缝隙连接等结构。电镜下,胞质内细胞器和内含物丰富,如:内网器与分泌胆汁有关;粗面内质网能合成多种重要的血浆蛋白,包括白蛋白、纤维蛋白原、凝血酶原、脂蛋白、补体等;细胞摄取的有机物在滑面内质网进行连续的合成、分解、结合、转化等反应,包括胆汁合成、脂类代谢、糖代谢、激素代谢以及多种物质的生物转化、解毒等;胞质内含丰富的线粒体、溶酶体和过氧化物酶体;胞质内的糖原作为血糖的储备形式,受胰岛素和胰高血糖素的调节。

(2) 肝血窦(hepatic sinusoid):位于肝板之间,腔大而不规则,窦壁由内皮细胞围成,窦内有肝巨噬细胞。血液从肝小叶周边注入肝血窦,然后汇入中央静脉。内皮细胞不连续,有大量内皮窗孔,大小不等,成筛状,无隔膜,通透性大,除血细胞和乳糜微粒外,血浆各种成分均可进入窦周隙。肝巨噬细胞(hepatic macrophage)又称库普弗细胞(Kupffer cell),其形态不规则,胞质嗜酸性,核扁圆形;电镜下,其表面有大量皱褶和微绒毛,以伪足附着在内皮细胞上,或穿过内皮窗孔和细胞间隙伸入窦周隙,有利于物质交换;该细胞由血液单核细胞分化而来,在清除抗原异物、衰老的血细胞及监视肿瘤等方面发挥重要作用。

(3) 窦周隙(perisinusoidal space):为肝血窦内皮与肝板之间的狭小间隙,由于肝血窦内皮通透性大,故窦周隙充满血浆,肝细胞血窦面的大量微绒毛浸泡在血浆内,与血浆进行充分而高效的物质交换。窦周隙内有一种贮脂细胞(fat-storing cell),形态不规则,胞质内含有许多大脂滴,有摄取和储存维生素 A 的功能。此外,贮脂细胞能产生细胞外基质,如网状纤维;在患慢性肝炎、慢性酒精中毒等肝脏疾病时,贮脂细胞异常增殖,肝内纤维增多,可导致肝硬化。

(4) 胆小管(bile canaliculus):是相邻肝细胞的质膜局部凹陷而成的微细管道,在肝板内连接成网(见图 4-1-34)。胆汁经胆小管从肝小叶中央流向周边,汇入小叶边缘处由立方细胞组成的赫令管(Hering canal),随即汇入门管区的小叶间胆管。靠近胆小管的相邻肝细胞膜连接紧密,形成连接复合体,可封闭胆小管周围的细胞间隙,防止胆汁外溢。当肝细胞发生变性、坏死,或胆道堵塞时,胆小管因胆汁淤积而扩张,破坏正常连接结构,胆汁溢入窦周隙,继而入血,导致黄疸。

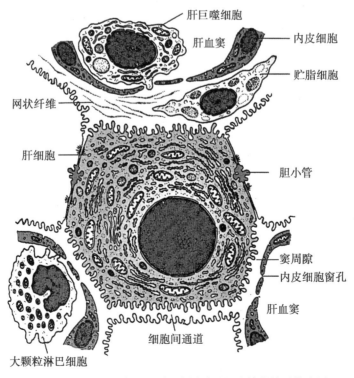

图 4-1-34　肝细胞、肝血窦、窦周隙及胆小管的关系模式图

2. 门管区(portal area)　是相邻肝小叶之间的结缔组织小区,其内有 3 种伴行的管道,即小叶间静脉、小叶间动脉和小叶间胆管(见图 4-1-32)。小叶间静脉是肝门静脉的分支,管腔较大而不规则,壁薄;小叶间动脉是肝固有动脉的分支,管腔小而圆,管壁相对较厚;小叶间胆管管壁上皮为单层立方上皮。

(五)肝的血液循环

肝有两套血管,即肝门静脉和肝固有动脉(见图 4-1-35)。肝门静脉是肝的功能性血管,收集腹腔内不成对脏器的血液,在肝门处分为左、右两支,分别进入肝左、右叶,然后在门管区分支成小叶间静脉。肝固有动脉是肝的营养性血管,与肝门静脉伴行入肝,在门管区分支成小叶间动脉,与小叶间静脉一起将血液导入肝血窦,因此,肝血窦内含混合性血液,由小叶周边汇入中央静脉,中央静脉汇集成在非门管区的小叶间结缔组织中单独走行的小叶下静脉,进而汇合成 2～3 支肝静脉,出第二肝门后注入下腔静脉。

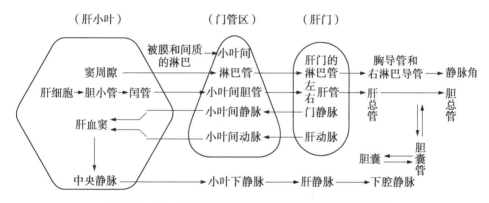

图 4-1-35　肝的血液循环、胆汁排出和淋巴回流示意图

(六)肝的淋巴回流

肝小叶内没有毛细淋巴管,淋巴液主要来自窦周隙的血浆,至小叶边缘注入小叶间淋巴管,后汇合成肝门的淋巴管(见图 4-1-35)。

(七)肝内胆汁形成和排出的途径

肝细胞产生胆汁进入胆小管,由小叶中央输送至小叶周边的小叶间胆管,至肝门处经左、右肝管出肝(见图 4-1-35)。

三、肝外胆道

肝外胆道是指肝门以外的胆道系统,包括胆囊和输胆管道(肝左管、肝右管、肝总管和胆总管)。主要有储存和输送胆汁的功能(见图 4-1-36)。

(一)胆囊

胆囊(gallbladder)是位于肝脏面胆囊窝内的囊状器官,梨形,容积为 40～60ml,能储存和浓缩胆汁。胆囊分底、体、颈、管 4 部分。胆囊底是胆囊突向前下方的盲端,在肝前缘胆囊切迹处露出,贴近腹前壁;胆囊底的体表投影在右锁骨中线与右肋弓相交处,胆囊炎时,该处有明显压痛。胆囊体是胆囊的主体部分。胆囊体向后逐渐变细,在肝门右端移行为胆囊颈。胆囊颈略作"S"形扭转,即开始向前上方弯曲,继而转向后下方续为狭细的胆囊管(cystic duct),胆囊管长 3～4cm,直径 0.2～0.3cm。

胆囊内衬黏膜,底和体的黏膜呈蜂窝状,而颈和管的黏膜呈螺旋状突入腔内,形成螺旋襞,可控制胆汁的出入,胆囊结石易嵌顿于此。胆囊管、肝总管和肝的脏面围成的三角形区域称胆囊三角或称 Calot 三角,有胆囊动脉通过,因此该三角是胆囊手术中寻找胆囊动脉的标志。

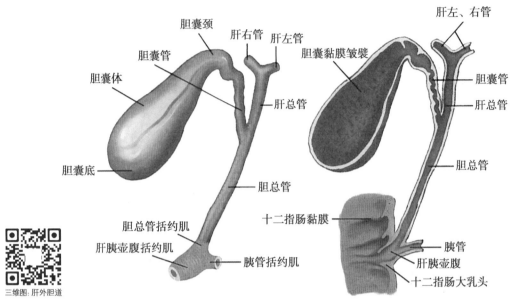

图 4-1-36　胆囊与输胆管道

（二）肝管与肝总管

肝左、右管分别由左、右半肝内的小叶间胆管汇合而成,出肝门后即合成肝总管。肝总管(common hepatic duct)长约 3cm,下行于肝十二指肠韧带内,与胆囊管以锐角结合成胆总管。

（三）胆总管

胆总管(common bile duct)由肝总管和胆囊管合成,长 4～8cm,直径 0.6～0.8cm。胆总管在肝十二指肠韧带内下行,经十二指肠上部的后方,降至胰头后方,再转向十二指肠降部中份后内侧壁与胰管汇合,形成一膨大的管道称肝胰壶腹或 Vater 壶腹,开口于十二指肠大乳头。肝胰壶腹周围有肝胰壶腹括约肌包绕,在胆总管末端和胰管末端周围也有平滑肌包绕,以上 3 部分平滑肌统称为 Oddi 括约肌。

Oddi 括约肌平时保持收缩状态,胆汁出肝门后,经肝左、右管、肝总管、胆囊管进入胆囊储存;进食后,在神经-体液调节下,胆囊收缩,Oddi 括约肌舒张,胆汁经胆囊管、胆总管、肝胰壶腹、十二指肠大乳头排入十二指肠腔。

第三节　腹　膜

一、概述

腹膜(peritoneum)是覆盖于腹、盆腔壁内面和腹、盆腔脏器表面的一层浆膜,薄而光滑,呈半透明状,由间皮和少量结缔组织构成。其中,覆盖于腹、盆壁内面的腹膜称壁腹膜;覆盖于腹、盆腔脏器表面的腹膜称脏腹膜。脏、壁腹膜相互移行,围成不规则的潜在性腔隙,称为腹膜腔(peritoneal cavity)。男性腹膜腔为一完全封闭的腔隙,女性腹膜腔借输卵管腹腔口经输卵管、子宫、阴道与外界相通(见图4-1-37)。

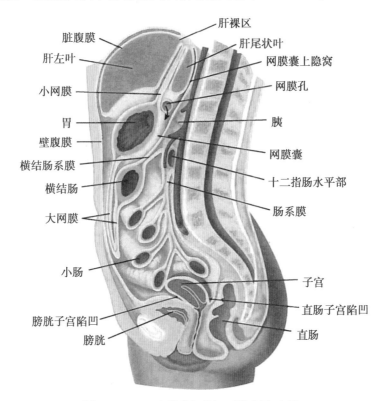

图4-1-37 腹膜腔矢状切面模式图(女性)

腹膜具有分泌、吸收、保护、支持、防御和修复等功能。腹膜分泌少量浆液,能润滑、保护脏器;浆液中含有大量巨噬细胞,可吞噬细菌和有害物质;浆液中的纤维素,可促进炎症局限化和伤口的愈合,但若手术操作粗暴也可造成肠祥纤维性粘连甚至肠梗阻;腹膜能吸收腹膜腔内的液体和空气,上腹部的吸收能力更强,因此腹膜炎或术后患者多采取半卧位,使炎性渗出液流向下腹部,减缓对有害物质的吸收;腹膜形成的韧带、系膜等结构对脏器起到支持和固定作用。

二、腹膜与腹、盆腔脏器的关系

腹、盆腔脏器根据其被腹膜覆盖的范围不同,可分为3类:腹膜内位器官、腹膜间位器官和腹膜外位器官(见图4-1-38)。

(一)腹膜内位器官

器官表面完全被腹膜包裹,如胃、十二指肠上部、空肠、回肠、盲肠、阑尾、横结肠、乙状结肠、脾、卵巢和输卵管等。

(二)腹膜间位器官

器官表面大部分被腹膜包裹,如肝、胆囊、升结肠、降结肠、子宫、直肠上端和充盈的膀胱等。

(三)腹膜外位器官

器官表面仅有一面被腹膜包裹,如肾、肾上腺、输尿管,十二指肠降部、水平部和升部,直肠中、下段,胰及空虚的膀胱等。

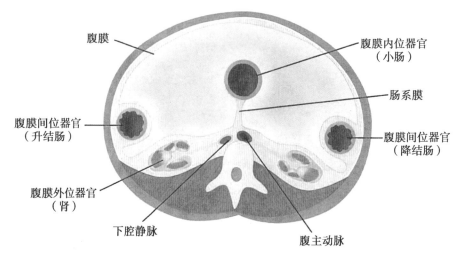

图 4-1-38　腹膜与脏器的关系示意图（水平切面）

三、腹膜形成的结构

脏、壁腹膜之间或脏腹膜之间互相返折移行，形成了网膜、系膜和韧带等结构，这些结构既能连接和固定器官，又是血管、神经等进入脏器的途径。

（一）网膜

网膜包括小网膜、大网膜及网膜囊等（见图 4-1-39）。

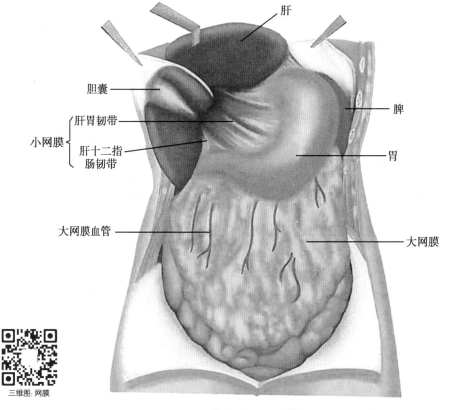

三维图：网膜

图 4-1-39　网膜

1. 小网膜(lesser omentum)　是从肝门向下移行至胃小弯和十二指肠上部的双层腹膜结构。小网膜左侧连于肝门与胃小弯之间的部分称肝胃韧带,其内含胃左、右血管、胃上淋巴结及胃的神经等。小网膜右侧连于肝门和十二指肠上部之间的部分称肝十二指肠韧带,其内含胆总管(位于右前方)、肝固有动脉(位于左前方)和肝门静脉(位于后方)。

2. 大网膜(greater omentum)　似围裙覆盖于空、回肠和横结肠的前方,由4层腹膜结构组成,即胃前、后壁的两层腹膜自胃大弯和十二指肠上部下垂,形成大网膜的前两层,降至脐平面稍下方返折向上,形成大网膜的后两层,至横结肠包绕其前、后壁,形成横结肠系膜,而连于胃大弯和横结肠之间的大网膜前两层则形成胃结肠韧带。大网膜含有丰富的血管、脂肪和巨噬细胞,大网膜的下垂具有一定活动性,当腹膜腔内有炎症时,大网膜的下垂部分向病变部位移动,将其包裹而限制炎症扩散。

3. 网膜囊(omental bursa)　是小网膜和胃后方的扁窄间隙,属于腹膜腔的一部分,又称小腹膜腔,网膜囊以外的腹膜腔称大腹膜腔。网膜囊位置较深,胃后壁穿孔时,胃内容物易积聚于此。网膜囊的右侧有网膜孔(omental foramen)(见图4-1-40),是大、小腹膜腔之间的唯一通道,又称Winslow孔,其上界为肝尾状叶,下界为十二指肠上部,前界为肝门静脉,后界为下腔静脉,网膜孔可容纳1~2指,手术时可经网膜孔进行指诊,探察胆道。

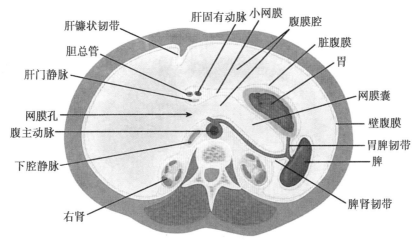

图4-1-40　网膜孔和网膜囊(经第1腰椎水平切面)

(二)系膜

系膜是将器官系连固定于腹、盆壁的双层腹膜结构,其内含有进出器官的血管、神经、淋巴管、淋巴结和脂肪等(见图4-1-41)。

1. 肠系膜(mesentery)　又称小肠系膜,是将空、回肠固定于腹后壁的双层腹膜结构。肠系膜与腹后壁腹膜的移行部称肠系膜根,长约15cm,起自第2腰椎左侧,斜向右下止于右骶髂关节前方。肠系膜长而宽,因此空、回肠的活动性较大,易发生肠扭转、肠套叠等。肠系膜内含肠系膜上血管及其分属支、淋巴管、淋巴结、神经丛和脂肪等。

2. 阑尾系膜(mesoappendix)　是阑尾与肠系膜下端之间的三角形双层腹膜结构。其游离缘内有阑尾动、静脉,阑尾切除时,应从系膜游离缘进行血管结扎。

3. 横结肠系膜(transverse mesocolon)　是将横结肠连于腹后壁的横行的双层腹膜

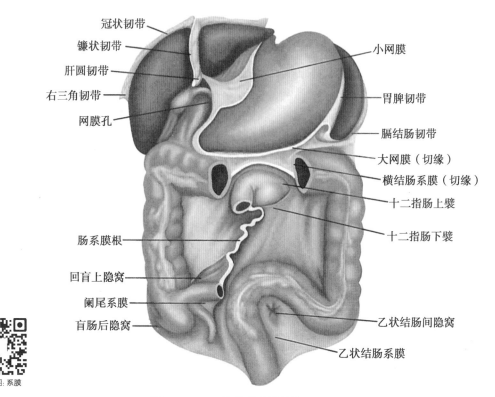

图 4 - 1 - 41　腹膜形成的结构

结构,较宽,其根部起自结肠右曲,沿胰前缘向左至结肠左曲。系膜内含有中结肠血管、淋巴管、淋巴结和神经丛等。

4. 乙状结肠系膜(sigmoid mesocolon)　是将乙状结肠连于左下腹的双层腹膜结构,其根部附于左髂窝和骨盆左后壁。系膜较长,因此乙状结肠活动度较大,易发生扭转。系膜内含有乙状结肠血管、直肠上血管、淋巴管、淋巴结和神经丛等。

（三）韧 带

腹膜形成的韧带是指连接腹、盆壁与脏器之间或连接相邻脏器之间的腹膜结构,多为双层,有固定脏器的作用。

1. 肝的韧带　肝的下方有肝胃韧带和肝十二指肠韧带。肝的上方有镰状韧带、冠状韧带和左、右三角韧带。

镰状韧带是腹前壁上部和膈下面连于肝上面的双层腹膜结构,呈矢状位,其下缘游离增厚,由脐延伸至肝脏面,内含肝圆韧带。腹壁手术中要注意避免损伤肝圆韧带及其伴行的附脐静脉。冠状韧带是膈下面的壁腹膜返折至肝上面的前、后双层腹膜结构,两层间无腹膜覆盖的肝表面称肝裸区。在冠状韧带的左、右两端,前、后两层腹膜黏合增厚形成左、右三角韧带。

2. 脾的韧带　主要有胃脾韧带、脾肾韧带和膈脾韧带。

胃脾韧带是连于胃底和胃大弯上份至脾门之间的双层腹膜结构,向下与大网膜左侧相延续,内含胃短血管、胃网膜左血管及淋巴管等。脾肾韧带是脾门至左肾前面的双层腹膜结构,内含胰尾、脾血管、淋巴结、神经丛等。膈脾韧带为脾肾韧带的上部,由脾上极连至膈下。

（四）隐窝和陷凹

肝肾隐窝(hepatorenal recess)位于肝右叶下面与右肾和结肠右曲之间，为仰卧位时腹膜腔的最低处，易于积液。

腹膜陷凹主要位于盆腔内，为盆腔脏器表面的腹膜相互移行返折而成。男性在直肠和膀胱之间有直肠膀胱陷凹(rectovesical pouch)；女性在膀胱和子宫之间有膀胱子宫陷凹(vesicouterine pouch)，在子宫和直肠之间有直肠子宫陷凹(rectouterine pouch)，又称Douglas腔，与阴道后穹隔以阴道后壁和腹膜(见图4-1-37)。立位或坐位时，男性的直肠膀胱陷凹和女性的直肠子宫陷凹是腹膜腔最低位，易于积液，临床上可经直肠前壁或阴道后穹穿刺引流。

1. 试述三对大唾液腺的位置及其导管的开口部位。
2. 试述食管的长度、狭窄位置及与中切牙的距离。
3. 试述胃的位置、形态、分部和微细结构。
4. 试述肝的形态、位置及微细结构。
5. 试述胆汁的产生及排出途径。

小案例　　　　　　知识拓展　　　　　　同步测试

（王　征）

第二章　消化系统疾病

课件

学习 要求

1. 掌握消化性溃疡的病理变化及并发症,病毒性肝炎的基本病变,肝硬化的病理变化及临床病理联系,伤寒、细菌性痢疾的主要病理变化及临床病理联系。

2. 熟悉慢性胃炎的类型及病理变化,消化性溃疡的临床病理联系,病毒性肝炎的临床病理类型,肝硬化的病因及发病机制,食管癌、胃癌、结直肠癌及原发性肝癌的病理变化。

3. 了解急性胃炎的分类,慢性胃炎、消化性溃疡、病毒性肝炎的病因及发病机制,克罗恩病、慢性溃疡性结肠炎、食管癌、胃癌、结直肠癌和原发性肝癌的病因及临床病理联系。

第一节　胃　炎

胃炎(gastritis)是胃黏膜的炎性病变,发病率高,分为急性胃炎和慢性胃炎。由于内镜可直接观察胃黏膜病变,并能钳取病变组织进行病理活检,所以一般都可得到正确诊断。

一、急性胃炎

急性胃炎(acute gastritis)常有明确的病因,常见的类型有以下 4 种:

（一）急性单纯性胃炎

急性单纯性胃炎(acute simple gastritis)多因暴饮暴食、食用刺激性食物引起,又称刺激性胃炎(irritated gastritis)。主要表现为胃黏膜充血、水肿,有时可见黏膜糜烂。病因去除即可痊愈。

（二）急性出血性胃炎

急性出血性胃炎(acute hemorrhagic gastritis)的发生多与某些药物如阿司匹林、过量应用肾上腺皮质激素、过量饮酒及手术等引起的应激反应有关。主要表现为胃黏膜出血合并轻度糜烂,或可见多灶应激性浅表溃疡。

（三）腐蚀性胃炎

腐蚀性胃炎(corrosive gastritis)多由吞服高浓度酸、碱或其他腐蚀剂引起。胃黏膜出现坏死、溶解,病变多较严重,甚至可出现穿孔。

（四）急性感染性胃炎

急性感染性胃炎(acute infective gastritis)临床少见,可由金黄色葡萄球菌、链球菌或大肠杆菌等化脓菌经血行感染(败血症或脓毒血症)或胃创伤直接感染引起,表现为弥漫性化脓性炎,可引起急性蜂窝织炎性胃炎。

二、慢性胃炎

慢性胃炎(chronic gastritis)是一种常见病,是胃黏膜的慢性非特异性炎症。

（一）病因及发病机制

目前尚不明确,大致为以下 4 类:

1. 幽门螺杆菌(*H. pylori*)感染,*H. pylori* 存在于多数慢性胃炎患者的胃型上皮表面和腺体内的黏液层,可分泌尿素酶、细胞毒素相关蛋白及细胞空泡毒素等而致病。

2. 长期慢性刺激,如过度饮酒与吸烟、滥用水杨酸类药物、急性胃炎多次发作,可引起慢性胃炎。

3. 十二指肠液反流对胃黏膜屏障的破坏。

4. 自身免疫性损伤。

（二）类型及病理变化

根据组织学变化,慢性胃炎分为以下 4 类:

1. 慢性浅表性胃炎(chronic superficial gastritis)　又称慢性单纯性胃炎,是常见的胃黏膜病变之一,纤维胃镜检出率高达 20%～40%,以胃窦部最为常见。

胃镜检查可见:病变胃黏膜充血、水肿,表面有灰白色或灰黄色黏液性渗出物覆盖,有时伴有点状出血和糜烂。镜下可见炎性病变主要限于黏膜浅层(黏膜层上 1/3),呈灶状或弥漫性分布。主要是淋巴细胞和浆细胞浸润,有时可见少量中性粒细胞和嗜酸性粒细胞。此外黏膜浅层可出现水肿、小出血点或表浅上皮坏死脱落。

患者多出现上腹部不适或疼痛、恶心、呕吐等症状,大多经治疗或合理饮食可痊愈,少数转变为慢性萎缩性胃炎。

2. 慢性萎缩性胃炎(chronic atrophic gastritis)　特点是胃黏膜的萎缩变薄和肠上皮化生(见图 4-2-1)。

根据病因和发病机制分为 A、B 两型。A 型为自身免疫性疾病,患者血中抗胃壁细胞微粒体抗体和内因子抗体阳性,病变主要在胃体和胃底部,常合并恶性贫血。B 型与自身免疫无关,不伴有恶性贫血,病变部位在胃窦部,在我国较为多见。

两型萎缩性胃炎的胃黏膜病变基本一致。胃镜检查显示:正常胃黏膜的橘红色变

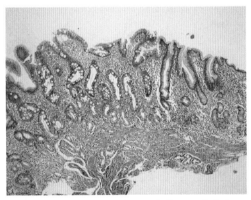

图 4-2-1　慢性萎缩性胃炎伴肠上皮化生

为灰色,胃黏膜明显变薄,黏膜下血管清晰可见。镜下观:① 黏膜腺体萎缩变小,可有囊性扩张。② 固有层有不同程度的淋巴细胞和浆细胞浸润,病程长者可形成淋巴滤泡。③ 常出现腺上皮化生,可表现为肠上皮化生和假幽门腺化生,以肠上皮化生为多见。肠上皮化生是指胃窦部幽门腺萎缩或消失,出现分泌黏液的杯状细胞、有纹状缘的吸收细胞和潘氏细胞。肠化生上皮有杯状细胞和吸收细胞称完全化生,仅有杯状细胞为不完全化生。不完全化生又根据黏液的组化反应分为两类,即大肠型不完全化生和小肠型不完全化生。目前认为大肠型不完全化生与胃癌发生关系密切。假幽门腺化生是指在胃体或胃底部壁细胞和主细胞消失,由黏液分泌细胞取代。

因胃液分泌减少，临床上可有消化不良、食欲不佳、上腹部不适、消瘦等症状。

3. 肥厚性胃炎(hypertrophic gastritis)　又称 Menetrier 病，病因不明。病变常位于胃底及胃体部。胃镜检查可见：胃黏膜增厚，皱襞加深变宽似脑回状。镜下观，腺体肥大增生，腺管延长，有时可穿过黏膜肌层；黏膜表面黏液分泌细胞数量增加，壁细胞和主细胞有时减少；黏膜固有层炎细胞浸润不显著。临床上，因黏液形成增多而胃酸分泌减少，多数患者有消化不良症状，因大量蛋白由胃液丧失而致低蛋白血症。

4. 疣状胃炎(gastritis verrucosa)　病因不明。是一种有特征性病变的胃炎，病变在胃窦部多见。胃镜检查可见：胃黏膜表面发生一些中心凹陷周边突起的病灶，形如痘疹。镜下观，病变活动期，病灶中心凹陷部的胃黏膜上皮变性、坏死并脱落，急性炎性渗出物覆盖病灶表面；病变修复时上皮再生修复，有时可伴不典型增生。

第二节　消化性溃疡

消化性溃疡(peptic ulcer)是一种以胃或十二指肠形成慢性溃疡为特征的常见病，多见于成人。十二指肠溃疡较胃溃疡多见，前者约占 70%，后者约占 25%，两者并存的复合性溃疡只占 5%。本病多反复发作，呈慢性经过，主要症状有周期性上腹部疼痛、反酸、嗳气等。

一、病因及发病机制

消化性溃疡的病因及发病机制很复杂，尚未完全清楚。一般认为与以下因素有关：

（一）H. pylori 感染

近年发现 H. pylori 感染在溃疡病的发生中具有重要作用。在胃镜检查中，溃疡病患者胃组织中 H. pylori 的检出率较高（见图 4-2-2）。实验证明，H. pylori 感染可引起炎症，降低黏膜的防御能力，促进溃疡的发生和发展。

（二）黏膜防御屏障破坏

正常情况下，胃和十二指肠黏膜具有防御屏障功能。当胃黏液分泌减少、黏膜上皮受损时，黏膜的这种屏障功能减弱，分泌至胃腔内的氢离子得以逆向弥散进入胃黏膜，直接损伤黏膜中的血管内皮细

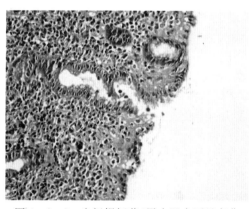

图 4-2-2　幽门螺杆菌（胃小凹内可见弯曲棒状的幽门螺杆菌）

胞，促使黏膜中的肥大细胞释放组胺，引起微循环障碍；还可触发胆碱能效应，促进胃蛋白酶分泌，加强胃液的消化作用。这样反复恶性循环，使黏膜形成溃疡并不断加深。氢离子由胃腔进入胃黏膜的弥散能力在胃窦部是胃底的 15 倍，而十二指肠又是胃窦部的 2~3 倍，溃疡好发于十二指肠和胃窦部可能与此有关。

（三）胃液的消化作用

多年研究已证明，溃疡的发生是胃或十二指肠黏膜组织被胃酸和胃蛋白酶消化的结果。空肠及回肠内为碱性环境，一般极少发生这种溃疡。但做过胃空肠吻合术后，吻合处的空肠可因胃液的消化作用而形成溃疡。

（四）神经、内分泌功能失调

溃疡病患者常有精神过度紧张、忧郁、迷走神经功能紊乱等现象。根据皮层内脏相关学说，精神因素刺激可使大脑皮层功能失调，从而导致迷走神经功能紊乱。在空腹时，迷走神经过度兴奋，对胃黏膜壁细胞的胆碱能性刺激增加，引起胃泌素的释放，促使胃酸分泌增加，造成十二指肠溃疡形成。迷走神经兴奋性降低，胃蠕动减弱，则又造成胃内食物潴留，结果胃窦部的胃泌素细胞（G 细胞）直接受到刺激，使胃泌素分泌亢进，促进胃黏膜的溃疡形成。

（五）遗传因素

相当多的患者有家族性倾向，血型为"O"型的人发病率较其他血型高 1.5～2 倍，说明溃疡病的发生可能与遗传有关。

二、病理变化

胃溃疡多位于胃小弯，愈近幽门愈多见，尤其多见于胃窦部，罕见于胃底及大弯侧。肉眼观，溃疡通常只有一个，圆形或椭圆形，直径多在 2cm 以内。溃疡边缘整齐，状如刀切，底部平坦，通常穿越黏膜下层，深达肌层甚至浆膜层。溃疡周围黏膜皱襞受溃疡底瘢痕组织的牵拉而呈放射状向溃疡集中（见图 4-2-3）。

镜下观，溃疡底由 4 层组织组成：最表层由少量炎性渗出物（白细胞、纤维素等）覆盖；其下为坏死组织层；再下为较新鲜的肉芽组织层；最下层则由肉芽组织移行为陈旧的瘢痕组织。位于瘢痕组织内的小动脉因炎性刺激常发生增殖性动脉内膜炎，使小动脉管壁增厚，管腔狭窄或有血栓形成。这种血管变化可引起局部血液循环障碍，妨碍组织再生，使溃疡不易愈合。但这种变化却可在一定程度上防止溃疡血管破裂、出血。溃疡底部的神经节细胞及神经纤维常发生变性和断裂，有时神经纤维断端呈小球状增生，这种变化有可能使患者产生疼痛的症状（见图 4-2-4）。

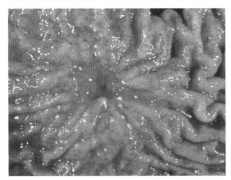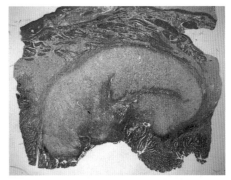

图 4-2-3　胃消化性溃疡（胃小弯近幽门处溃疡，边缘整齐，黏膜皱襞向周围放射状排列）

图 4-2-4　消化性溃疡（溃疡底部由内向外依次分为 4 层：炎性渗出层、坏死组织层、肉芽组织层和瘢痕层）

十二指肠溃疡多发生在十二指肠起始部（球部）的前壁或后壁，直径多在 1cm 以内，溃疡较浅且易愈合。

三、临床病理联系

（一）上腹部疼痛

节律性上腹部疼痛是消化性溃疡患者的主要临床表现。胃溃疡的疼痛出现在餐后半小时到一小时内,这是因为进食引起胃泌素分泌增多,导致壁细胞分泌胃酸增加,刺激溃疡局部神经末梢,以及胃壁平滑肌痉挛而引起。十二指肠溃疡疼痛发生在午夜或饥饿时,这与迷走神经功能亢进,刺激胃酸分泌增加有关。

（二）反酸、呕吐

反酸、呕吐是由于胃酸刺激引起幽门括约肌痉挛及胃逆蠕动,胃酸性内容物向上反流而引起。

（三）嗳气

消化不良,胃排空困难,食物滞留而引起发酵,导致上腹部饱胀感及嗳气。

四、结局及并发症

（一）愈合

如果溃疡不再发展,渗出物及坏死组织会逐渐被吸收、排出。已被破坏的肌层不能再生,底部的肉芽组织不断增生形成瘢痕组织充填修复,同时周围黏膜上皮再生,覆盖溃疡面而愈合。

（二）出血

出血是溃疡病最常见的并发症,占 10％～35％。溃疡底部毛细血管破裂,溃疡面常有少量出血,患者大便内常可查出潜血。溃疡底部较大血管被侵蚀破裂则引起大出血,患者出现黑便及呕血,严重的可发生失血性休克。

（三）穿孔

穿孔约占溃疡病的 5％。十二指肠溃疡因肠壁较薄更易发生穿孔。穿孔后由于胃肠内容漏入腹腔可引起腹膜炎。如穿孔发生在胃后壁,则内容物漏入小网膜囊。

（四）幽门狭窄

约有 3％的患者发生幽门狭窄。历时较久的溃疡易形成大量瘢痕,瘢痕收缩引起幽门狭窄,使胃内容物通过困难,继发胃扩张,患者出现反复呕吐。

（五）癌变

约 1％的长期胃溃疡病患者发生癌变,十二指肠溃疡几乎不发生癌变。癌变来自于溃疡边缘的黏膜上皮或腺体,因不断受到破坏并反复再生,在此过程中受某种致癌因素作用,细胞发生癌变。

第三节　肠道炎症

一、克罗恩病

克罗恩病是一种病因未明,主要侵犯消化道的全身性疾病。发生在肠管的病变又称局限性肠炎(regional enteritis)。本病可发生在任何年龄,20～40 岁和 60～70 岁是两个年龄高峰。病变呈慢性经过,经治疗可缓解,但常复发。

（一）病因及发病机制

病因迄今不明。近年发现本病常伴有免疫异常现象。患者的血液中可测到抗结肠抗体。在病变部位用酶标和免疫荧光方法证明有免疫复合物存在。

（二）病理变化

肉眼观,病变可发生在消化道的任何部位,主要累及回肠末端,其次是结肠、近端回肠和空肠等处。病变呈节段性分布,由正常黏膜分隔。主要表现有:病变处肠壁变厚、变硬,肠黏膜高度水肿而呈块状增厚,如鹅卵石状或息肉状;黏膜面有裂隙状溃疡形成,重者可引起慢性肠穿孔及瘘管形成;肠壁增厚常致肠腔狭窄,以回肠末段形成长管状狭窄最典型;病变肠管易与邻近肠管或腹壁粘连;肠壁黏合成团,与回盲部增殖型结核颇为相似。

镜下观,本病复杂多样,肠黏膜下层增厚、水肿,裂隙状溃疡表面覆以坏死组织,其下肠壁各层可见大量淋巴细胞、浆细胞及中性粒细胞浸润,有时有淋巴滤泡形成。约半数以上病例在肠壁内见由类上皮细胞、多核巨细胞及炎细胞形成的肉芽肿,肉芽肿中心不发生干酪样坏死,据此可与结核性肉芽肿鉴别。

(三)临床病理联系

1. 腹痛 常位于脐周或右下腹,多伴腹泻。是由于病变肠段的痉挛、狭窄或炎症波及腹膜而引起。

2. 消化吸收不良 对脂肪及脂溶性维生素的吸收明显障碍,严重的可出现脂肪泻、乳糜泻,是由于肠腔内细菌过度繁殖将胆盐分解破坏而引起。

3. 腹部肿块 约1/3晚期患者可触及腹部肿块。

(四)并发症

1. 肠梗阻 发生率为20%～30%。常为慢性肠梗阻,因肠腔狭窄引起,以回肠末端多见。

2. 肠瘘 由裂隙状溃疡穿透肠壁引起。常见回肠-结肠瘘和回肠-回肠瘘,也可在手术切口上发生肠-皮肤瘘。

3. 癌变 少数长期反复发作的病变,肠黏膜上皮可由不典型增生发展为癌。

二、慢性溃疡性结肠炎

慢性溃疡性结肠炎(chronic ulcerative colitis)是一种主要累及结肠的慢性炎症,又称特发性溃疡性结肠炎。临床上有腹痛、腹泻、黏液血便等症状,病程有时缓解,可迁延多年。患者常伴肠外免疫性疾病,如游走性多关节炎、原发性硬化性胆管炎等。

(一)病因及发病机制

本病病因不明,现多认为是一种自身免疫性疾病,约不到半数的患者血清中可查出抗自身结肠细胞抗体。这种自身抗体可与结肠组织浸液起交叉反应而引起肠黏膜的免疫性损伤。但也可在正常人血清中检出此类抗体。造成本病结肠黏膜破坏及溃疡形成的免疫学机制目前还不清楚。

(二)病理变化

病变从直肠或乙状结肠开始,逐步向近侧结肠扩展,直到累及整个结肠,大约10%的病例可以累及回肠。

肉眼观,最初结肠黏膜充血并出现点状出血,黏膜隐窝有小脓肿形成。小脓肿逐渐扩大,局部黏膜表层坏死脱落,形成许多表浅小溃疡并可累及黏膜下层。溃疡可融合扩大或相互穿通形成窦道。有时肠黏膜可出现大片坏死并形成大的溃疡。溃疡之间的肠黏膜充血、水肿并增生,可形成息肉样外观。

镜下观,早期可见黏膜及黏膜下层充血、水肿及中性粒细胞、淋巴细胞、浆细胞、嗜酸性粒细胞浸润,肠黏膜隐窝处有小脓肿形成。溃疡底部有时呈急性血管炎,血管壁可见纤维素样坏死。溃疡周围假息肉形成处的肠黏膜上皮可呈不典型增生,提示有癌变可能。晚期病变区肠壁有大量纤维组织增生。

（三）并发症

1. 中毒性巨结肠　有5%～13%的患者呈暴发型,结肠因中毒而丧失蠕动功能,发生麻痹性扩张,故称中毒性巨结肠。中毒性巨结肠可致患者死亡。

2. 癌变　慢性溃疡性结肠炎并发肠癌是正常人群的5～10倍,癌变率决定于病程长短及病变范围。一般患病15年以上者癌变率可达5%～10%,为多发性肠癌。

3. 其他　部分患者可并发结肠周围脓肿、腹膜炎。

第四节　病毒性肝炎

病毒性肝炎(viral hepatitis)是由肝炎病毒引起的以肝实质细胞变性、坏死为主要病变的传染病。现已知肝炎病毒有甲型、乙型、丙型、丁型、戊型及庚型6种,分别引起按病原学分类的相应类型的病毒性肝炎。病毒性肝炎在世界各地均有发病和流行,男女发病率大致相当,各种年龄均可罹患,且发病率有不断升高趋势,是很重要的一种传染病。

一、病因及发病机制

目前对肝炎病毒的认识已比较清楚,但肝炎病毒引起肝损害的机制尚未阐明,不同类型的病毒引起损伤的机制可能有所不同。另外,个体的免疫反应以及侵入的病毒数量和毒力不同,也会引起不同病变类型的肝炎,其中,个体的细胞免疫反应强弱是决定肝炎病变轻重程度的一个重要因素。在病毒毒力相当的前提下,细胞免疫反应正常的人发生急性普通型肝炎,细胞免疫反应过强的人发生重型肝炎,细胞免疫反应过弱则病变趋向慢性,而细胞免疫反应缺乏的人多成为无症状的病毒携带者。

1. 甲型肝炎病毒(HAV)　为单链RNA病毒,经消化道感染,潜伏期2～6周,引起甲型肝炎。HAV并不直接损伤肝细胞,可能通过细胞免疫机制引起肝细胞的损伤。临床上儿童、青少年多见,多为急性病程,通常可痊愈,愈后有较持久的免疫力。

2. 乙型肝炎病毒(HBV)　为DNA病毒,经输血、注射、分泌物等传播,潜伏期2～6个月,主要引起慢性肝炎,也可引起急性肝炎、急性重型肝炎(暴发性肝炎)和无症状病毒携带者状态。HBV主要通过T淋巴细胞介导的细胞免疫反应而损伤肝细胞。临床上青壮年多见,在中国HBV是慢性肝炎的主要致病原,最终导致肝硬化。

3. 丙型肝炎病毒(HCV)　为单链RNA病毒,经输血、注射等传播,潜伏期2～26周。HCV可直接损伤肝细胞,另外,免疫因素也是肝细胞受损的重要原因。HCV感染者约3/4演变成慢性肝炎,其中1/5发展为肝硬化,部分可发生肝细胞性肝癌。

4. 丁型肝炎病毒(HDV)　为复制缺陷型RNA病毒,必须依赖与HBV复合感染才可复制。经血液感染,潜伏期4～7周。感染情况有2种:一是与HBV同时感染,约90%可以痊愈,少数转变成HBV/HDV复合性慢性肝炎,少数可发生急性重型肝炎(暴发性肝炎);还有是在HBV携带者中感染HDV,约80%演变成HBV/HDV复合性慢性肝炎,其余多可发生急性重型肝炎(暴发性肝炎)。

5. 戊型肝炎病毒(HEV)　为单链RNA病毒,经消化道感染,潜伏期2～9周,引起戊型肝炎,妊娠期戊型肝炎发生重症肝炎的比例较高。临床上35岁以上的中老年人多见,病情往往较重,预后较好,但孕妇死亡率可达20%。

6. 庚型肝炎病毒（HGV）　为单链 RNA 病毒,经输血、注射等传播,部分患者可转为慢性。对于此型病毒尚有争议,目前认为 HGV 可在单核细胞内复制,故不一定是嗜肝病毒。

二、基本病理变化

各型病毒性肝炎都属于变质性炎,病变基本相同,都以肝细胞的变性、坏死为主,同时伴有不同程度的炎细胞浸润、肝细胞再生和纤维组织增生。

（一）肝细胞变性

1. 细胞水肿　为最常见的病变,是由于肝细胞受损、代谢障碍、胞浆内水分增多造成的。光镜下见肝细胞肿大,胞浆疏松呈网状、半透明,称胞浆疏松化。进一步发展,肝细胞高度胀大呈球形,胞浆几乎完全透明,称气球样变。

2. 嗜酸性变　嗜酸性变仅累及单个或几个肝细胞,散在于肝小叶内。光镜下见病变肝细胞体积缩小,胞浆水分脱失浓缩,嗜酸性增强,细胞核染色也较深。

3. 毛玻璃样变　多见于乙肝表面抗原（HBsAg）携带者及慢性肝炎患者的肝组织。光镜下,肝细胞胞浆内充满嗜酸性细颗粒状物质,不透明似毛玻璃样故称毛玻璃样变。这些细胞胞浆内含大量 HBsAg,用免疫酶标法或免疫荧光法可呈 HBsAg 阳性反应。

（二）肝细胞坏死

1. 嗜酸性坏死　上述嗜酸性变进一步发展,胞浆更加浓缩,胞核也浓缩以至消失。最后形成深红色均一浓染的圆形小体,称嗜酸性小体（acidophilic body）。为单个肝细胞死亡,属于细胞凋亡。

2. 溶解性坏死　不同类型的病毒性肝炎坏死的程度和范围不同,有以下类型。

（1）点状坏死：是肝小叶内散在的单个或数个相邻肝细胞坏死。多见于急性普通型肝炎。

（2）碎片状坏死：是肝小叶周边界板的肝细胞呈灶状坏死、崩解。多见于慢性肝炎。

（3）桥接坏死：是肝小叶中央静脉与门管区之间、两个中央静脉之间或两个门管区之间出现的互相连接的肝细胞坏死带。多见于中度和重度慢性肝炎。

（4）大片坏死：是几乎累及整个肝小叶的较大范围的肝细胞坏死。多见于重型肝炎。

（三）炎细胞浸润

在门管区或肝小叶内的坏死区常有不等程度的炎细胞浸润,主要是淋巴细胞、单核细胞,有时可见少量浆细胞及中性粒细胞等。

（四）肝细胞再生

肝细胞坏死后,邻近的肝细胞可通过直接或间接分裂再生来修复。再生的肝细胞体积较大,核大而染色较深,有的可有双核,细胞沿原来的网状支架排列。但坏死严重时,原有的网状支架塌陷,再生的肝细胞堆积成团,称结节状再生。

（五）间质反应性增生和小胆管增生

1. Kupffer 细胞增生　增生的细胞胞浆丰富,突出于窦壁或脱入窦内成为游走的吞噬细胞。

2. 间叶细胞及成纤维细胞增生　间叶细胞具有多向分化潜能,存在于肝间质内,肝炎早期增生分化为组织细胞,参与炎症反应。后期成纤维细胞增生参与修复。在反复发生严重坏死的病例,由于大量纤维组织增生,形成穿插于肝细胞的纤维间隔,可发展成肝硬化。

3. 细小胆管增生　慢性病例在门管区和增生的纤维组织间可见不同程度的细小胆管增生。

三、临床病理类型

（一）普通型病毒性肝炎

1. 急性普通型肝炎（见图4-2-5）最常见。临床上又分为黄疸型和无黄疸型两种类型。我国以无黄疸型肝炎居多,其中多为乙型肝炎,少部分为丙型肝炎。黄疸型肝炎的病变略重,病程较短,多见于甲型、丁型及戊型肝炎。两种类型的病理变化基本相同。

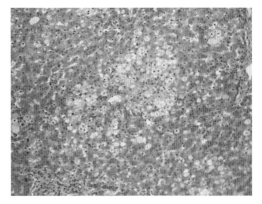

图4-2-5　急性普通型肝炎（肝细胞水肿,部分呈气球样变的肝细胞散在成团分布,还可见凋亡小体）

（1）病理变化：肉眼观：肝脏体积增大,质偏软,表面光滑。镜下观：肝小叶结构完好,病变主要在肝小叶内,表现为广泛的肝细胞变性,以细胞水肿为主,胞浆疏松化甚至气球样变,肝窦受压变窄,肝细胞内可见淤胆。坏死轻微,肝小叶内可有点状坏死和嗜酸性小体。肝小叶内及门管区也有轻度的炎细胞浸润。黄疸型坏死稍重,毛细胆管管腔中可有淤胆及胆栓形成。

（2）临床病理联系：由于肝细胞弥漫性肿大,肝脏体积增大,被膜紧张,刺激神经末梢引起肝区疼痛或压痛。肝细胞坏死后酶释放入血,血清丙氨酸氨基转移酶（ALT）升高,同时还可引起多种肝功能异常。肝细胞坏死较多时,胆红素代谢障碍,可引起黄疸。

（3）结局：急性肝炎大多在半年内可治愈,点状坏死的肝细胞可完全再生修复。但乙型肝炎患者中5%～10%转变为慢性肝炎,极少数（约1%）可发展为急性重型肝炎,如再同时感染HDV往往病情更严重。丙型肝炎患者有50%～60%转变为慢性肝炎。

2. 慢性普通型肝炎　病毒性肝炎病程持续半年以上为慢性肝炎。根据炎症、坏死及纤维化程度的不同将慢性肝炎分为以下3型：

（1）轻度慢性肝炎：肝细胞点状坏死,偶有轻度碎片状坏死,门管区慢性炎细胞浸润,四周有少量纤维组织增生。肝小叶结构保存,界板无破坏。

（2）中度慢性肝炎：肝细胞变性坏死更为广泛,中度碎片状坏死,并可见特征性的桥接坏死。小叶结构大部分保存,小叶内纤维间隔形成。

（3）重度慢性肝炎：重度的碎片状坏死和大范围的桥接坏死,坏死区内肝细胞不规则再生,纤维间隔形成伴肝小叶结构紊乱。

轻度慢性肝炎可痊愈或者病变相对静止。若病变反复发作或不断加重,可逐步演变为肝硬化。

（二）重型病毒性肝炎

本型病情严重,相对少见。根据起病缓急和病变程度,分为急性重型和亚急性重型两种类型。

1. 急性重型肝炎(见图 4-2-6)　少见。起病急,病程短,多在 10 天左右,病变发展迅速,病死率高。临床上又称暴发性肝炎。

(1)病理变化:本型的病变特点是肝细胞广泛坏死而再生不明显。肉眼观:肝脏体积显著缩小,尤以左叶为甚,重量可减至 600～800g,被膜皱缩,质地柔软。切面呈黄色或红褐色,有的区域呈红黄相间的斑纹状,故又称急性黄色肝萎缩或急性红色肝萎缩。镜下观:肝细胞索解离,肝细胞弥漫性的大片坏死。坏死多自小叶中央

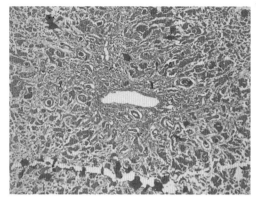

图 4-2-6　急性重型肝炎(肝细胞广泛坏死,仅剩细胞残影,结构破坏消失,坏死区有多量淋巴细胞、单核细胞浸润)

开始,向四周扩张,仅小叶周边部残留少数变性的肝细胞。溶解坏死的肝细胞被迅速清除,仅留下网状支架。肝窦明显扩张充血甚至出血,Kupffer 细胞肥大增生,吞噬活跃。坏死区及门管区有大量巨噬细胞和淋巴细胞等炎细胞浸润。几天后网状支架塌陷,残存的肝细胞再生现象不明显。

(2)临床病理联系:大量肝细胞的溶解坏死,可导致:① 胆红素大量入血而引起重度肝细胞性黄疸;② 凝血因子合成障碍导致出血表现;③ 肝功能衰竭,对各种代谢产物的解毒功能发生障碍而导致肝性脑病。此外,由于胆红素代谢障碍及血液循环障碍,还可导致肾功能衰竭(肝肾综合征)。

(3)结局:本型肝炎预后极差,大多在短期内死亡,死因主要为肝功能衰竭(肝昏迷),其次是消化道大出血、DIC、肾功能衰竭等。少数病例可迁延发展为亚急性重型肝炎。

2. 亚急性重型肝炎　起病比急性重型肝炎稍慢,病程达数周至数月,多由急性重型肝炎转变而来,少数病例由急性普通型肝炎恶化而致。

(1)病理变化:本型的病变特点是既有大片的肝细胞坏死,又有肝细胞结节状再生。肉眼观:肝脏体积缩小,重量减轻,被膜皱缩,呈黄绿色,病程较长者可形成大小不等的结节,质地略硬。切面见土黄色或红褐色的坏死区和小岛屿状的再生结节。镜下观:肝细胞大片坏死,但范围不超过肝实质的 50%,坏死灶可连接成带形成桥接坏死。坏死区内网状纤维支架塌陷和胶原化,致使存留的肝细胞再生时失去原有的依托呈不规则结节状,肝小叶结构紊乱。肝小叶内外有大量淋巴细胞、单核细胞等炎细胞浸润。肝小叶周边部小胆管增生,可有淤胆和胆栓形成。

(2)临床病理联系及结局:因为肝实质的较大范围坏死,所以此型肝炎患者有较重的肝功能不全表现,实验室检查可见多项指标异常。如及时积极治疗,亚急性重型肝炎有停止发展并治愈的可能。多数因病程迁延较长(超过 1 年),肝内病变反复继续发展,转变为坏死后性肝硬化。病情严重的可死于肝衰竭。

<h2 style="text-align:center">第五节　肝硬化</h2>

肝硬化(liver cirrhosis)是由于肝细胞弥漫性变性坏死、纤维组织增生和肝细胞结节

状再生这 3 种改变反复交错进行,使肝脏变形、变硬的一种常见的慢性进行性肝病。本病早期可无明显症状,晚期则出现不同程度的门脉高压症和肝功能不全,危害较大。发病年龄多在 20～50 岁,男女无明显差异。由于肝硬化的病因及发病机制比较复杂,因此至今没有统一的分类方法。一般是根据病因或形态学角度进行分类。国际上根据形态将肝硬化分为大结节型、小结节型、大小结节混合型及不完全分割型 4 类;我国常用的是病因、病变特点和临床表现相结合的综合分类方法。下面介绍按照我国分类方法中常见的 3 类肝硬化。

一、门脉性肝硬化

门脉性肝硬化(portal cirrhosis)(见图 4-2-7),相当于国际形态学分类中的小结节型,为各型肝硬化中最常见者,遍布世界各地。

(一)病因及发病机制

病因尚未完全阐明。研究资料显示很多因素可以损害肝细胞而导致肝硬化。

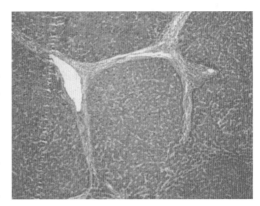

图 4-2-7　门脉性肝硬化(正常肝小叶结构不清,假小叶形成,结节间有纤维间隔)

1. 病毒性肝炎　这是我国肝硬化最常见的原因,尤以乙型和丙型病毒性肝炎与肝硬化的发生关系密切。肝硬化患者常显 HBsAg 阳性,其阳性率高达 76.7%。丙型肝炎大部分可转为慢性,其中 1/3 转为肝硬化,并且历时较短。

2. 慢性酒精中毒　长期大量饮酒引起的肝损害统称为酒精性肝病,包括脂肪肝、酒精性肝炎及酒精性肝硬化,三者之间存在一定的连续发展的关系,这在欧美国家更为突出。目前认为,酒精在体内代谢后产生的乙醛可以直接损害肝细胞,使肝细胞发生脂肪变性进而发展为肝硬化。

3. 营养缺乏　动物实验表明,食物中长期缺乏蛋氨酸或胆碱类营养物质,肝脏合成磷脂障碍,可经过脂肪肝而发展为肝硬化。

4. 毒性物质中毒　许多化学物质对肝细胞有损伤,如四氯化碳、辛可芬等,长期作用可引起肝硬化。

上述各种因素引起肝细胞变性、坏死和炎症反应,长期反复发作导致坏死区发生胶原纤维增生。增生的胶原纤维主要来自成纤维细胞、贮脂细胞及因肝细胞坏死而塌陷的网状纤维。增生的纤维组织向肝小叶内伸展,穿插分割肝小叶,包绕原有的及再生的肝细胞团,形成假小叶,使肝小叶的结构和血液循环途径被改建而形成肝硬化。

(二)病理变化

肉眼观,早期肝脏体积正常或略增大,重量增加,质地正常或稍硬。后期肝脏体积明显缩小,重量减轻,可减至 1000g 以下,硬度增加,表面呈小结节状,结节大小相仿,直径为0.1～0.5cm,最大结节直径不超过 1cm。切面见小结节周围为灰白色的纤维组织条索包绕。

镜下观,正常的肝小叶结构破坏,被假小叶取代,这是肝硬化的重要形态学标志。假小叶是指由增生的纤维组织分割原有的肝小叶,包绕残存及再生的肝细胞而形成的大小不等、圆形或类圆形的肝细胞团。假小叶内肝细胞索排列及走向紊乱,可有变性、坏死及再生的肝细胞,中央静脉偏位、缺如或有两个以上,有时还可见被包绕进来的门管区。也可见再生的肝细胞结节形成假小叶,其特点是肝细胞排列紊乱,胞体较大,核大深染,常出现双核。假小叶周围的纤维间隔宽窄较为一致,内有淋巴细胞和单核细胞浸润,且有小胆管增生及淤胆现象。

（三）临床病理联系

1. 门脉高压症　肝硬化患者的门静脉压可高达 2.5kPa(正常门静脉压为 0.93～1.33kPa),其增高的原因有:① 肝内广泛的纤维组织增生,肝血管网受破坏而减少,使门静脉循环受阻。② 假小叶压迫小叶下静脉,肝内血液流出受阻,继而影响门静脉血流入肝血窦。③ 肝内肝动脉小分支与门静脉小分支形成异常吻合支,使压力高的动脉血流入门静脉,门静脉压力升高。

门静脉压力升高后,门静脉所属器官的静脉回流受阻,主要出现如下临床表现:

（1）脾肿大:脾静脉回流受阻引起脾脏慢性淤血和结缔组织增生,导致脾肿大。约70%～85%肝硬化患者出现脾肿大。肉眼观:脾脏体积增大,重量一般增加到 400～500g(正常 140～180g),少数可达 800～1000g。镜下观:脾窦扩张,窦内皮细胞增生肿大,脾小体萎缩,红髓内有含铁血黄素沉着及纤维组织增生,形成黄褐色的含铁结节。脾肿大后可引起脾功能亢进,破坏血细胞增多,患者有贫血及出血倾向。

（2）胃肠淤血、水肿:胃肠静脉回流受阻使胃肠壁淤血、水肿,造成消化功能障碍,患者出现食欲不振、腹胀、消化不良等症状。

（3）腹水:在晚期出现,腹腔内聚积淡黄色透明的漏出液,量多时可见腹部膨隆。腹水形成的机制主要有:① 门静脉压力升高使门静脉系统的肠及肠系膜等处毛细血管淤血,流体静压升高,管壁通透性增加,液体漏入腹腔。② 肝细胞受损使白蛋白合成功能降低,患者出现低蛋白血症,血浆胶体渗透压降低。③ 肝功能障碍使醛固酮、抗利尿激素灭活减少,造成水钠潴留而促使腹水形成。

（4）侧支循环形成:正常时,门静脉系统的血液入肝经肝内循环,再由肝静脉出肝注入下腔静脉。当门静脉压力增高时,门静脉与上、下腔静脉之间的吻合支逐渐扩张形成侧支循环,这样,门静脉系统的血液就绕过肝经侧支循环回流入心。主要的侧支循环和严重的并发症有:① 门静脉血经胃冠状静脉、食管静脉丛及奇静脉入上腔静脉,造成胃底和食管下段静脉曲张。当腹压升高或受粗糙食物磨损时,血管破裂发生致命性大出血。② 门静脉血经肠系膜下静脉、直肠静脉丛及髂内静脉入下腔静脉,造成直肠静脉丛曲张,形成痔核,破裂时出现血便。③ 门静脉血经附脐静脉、脐周静脉网,向上经胸腹壁静脉入上腔静脉,向下经腹壁下静脉入下腔静脉,常引起脐周浅静脉高度曲张,临床上出现"海蛇头"现象。

2. 肝功能不全　由于肝细胞长期反复受破坏以及肝内血液循环障碍,当肝细胞不能完全再生补充或代偿损伤肝细胞的功能时,出现以下肝功能不全的表现。

（1）蛋白质合成障碍:肝细胞受损导致蛋白合成功能下降,患者血浆白蛋白减少。另外,从胃肠道吸收的一些抗原性物质未经肝细胞处理而直接通过侧支循环进入体循环,刺激免疫系统合成球蛋白增加,所以出现血浆白蛋白和球蛋白比值下降甚至倒置现象。

（2）出血倾向:由于肝脏合成凝血因子减少及脾肿大、功能亢进加强了对血小板的破坏,患者有皮肤、黏膜或皮下出血。

（3）胆色素代谢障碍：这是肝细胞坏死和毛细胆管淤胆引起的,患者在临床上表现为肝细胞性黄疸。

（4）对雌激素的灭活作用减弱：肝功能不全时,对雌激素灭活障碍导致体内雌激素水平增高,小动脉末梢扩张,患者的面部、颈部、胸部、前臂及手背等处出现"蜘蛛状血管痣"。部分男性患者还可以出现乳房发育、睾丸萎缩,在女性患者可出现月经紊乱、不孕等表现。

（5）肝性脑病（肝昏迷）：是晚期肝功能衰竭引起的一种神经精神综合征,后果严重,是肝硬化患者死亡的重要原因之一。

（四）结局

肝硬化早期,若能及时消除病因,病变可相对静止甚至减轻,肝功能则有所改善。如果病变发展到相当程度,肝组织结构不易恢复到正常,但是由于肝脏有强大的代偿能力,妥善的治疗可使病变处于相对稳定的状态。晚期肝硬化预后不良,常见的死因有食管下段静脉丛曲张破裂引起的上消化道大出血、肝性脑病、合并严重感染等。部分肝硬化患者可合并肝癌。

二、坏死后肝硬化

坏死后肝硬化（postnecrotic cirrhosis）,相当于国际形态学分类中的大结节型肝硬化和大小结节混合型肝硬化,是在肝组织发生大片坏死的基础上形成的。

（一）病因及发病机制

1. 病毒性肝炎　亚急性重型肝炎迁延数月至 1 年以上,则逐渐形成坏死后肝硬变化。另外,慢性肝炎反复发作并且坏死严重时,也可演变成本型肝硬化。

2. 药物及化学物质中毒　一些药物或化学物质能引起肝细胞广泛坏死,继之出现结节状再生而引起坏死后肝硬化。

（二）病理变化

肉眼观,肝脏体积不对称缩小,重量减轻,质地变硬。表面有较大且大小不等的结节,最大结节直径可达 6cm。切面见纤维组织间隔宽大,且宽窄不一。

镜下观,肝小叶结构破坏,代之以大小不等的假小叶。假小叶内肝细胞常有不同程度的变性、坏死及胆色素沉着。假小叶间的纤维间隔较宽且厚薄不均,其中炎细胞浸润、小胆管增生均较显著。

（三）结局

由于肝细胞坏死严重,病程较短,故本型肝硬化的肝功能不全表现比门脉性肝硬化明显,而且出现较早。另外,本型肝硬化癌变率也比门脉性肝硬化高。

三、胆汁性肝硬化

胆汁性肝硬化（biliary cirrhosis）是因胆道阻塞、淤胆而引起的肝硬化,较少见,可分为原发性与继发性两类。

原发性胆汁性肝硬化很少见,病因不明,可能与服用某些药物诱发肝胆管损伤及自身免疫反应有关。

继发性胆汁性肝硬化的病因为长期肝外胆道阻塞及胆道上行性感染。

两种类型的肉眼观类似：肝脏体积缩小不如前两类肝硬化明显（早期肝体积常增大），质地中等硬度，表面比较光滑，呈细颗粒状或无明显结节，相当于国际形态学分类中的不完全分割型。肝外观常被胆汁染成深绿或绿褐色。

镜下观：原发性胆汁性肝硬化早期，小叶间胆管上皮细胞水肿、坏死，周围淋巴细胞浸润，以后小胆管破坏，结缔组织增生并伸入肝小叶内，假小叶呈不完全分割型。继发性胆汁性肝硬化时，肝细胞胞浆内胆色素沉积，肝细胞因而变性坏死。坏死肝细胞肿大，胞浆疏松呈网状，核消失，称为网状或羽毛状坏死。假小叶周围纤维结缔组织增生分割包绕不完全。

第六节　消化道传染病

消化道传染病通常是指由细菌、病毒等病原体引起的经消化道传播的疾病，一年四季均可发病，但以夏秋季发病较多见，常见的疾病有霍乱、伤寒、副伤寒、甲型病毒性肝炎、细菌性痢疾、细菌性食物中毒以及其他感染性腹泻等。由于消化道传染病的病原体经常造成水源和饮食污染，由此可引起传染病暴发流行和集体发病等突发事件，直接危害人类健康和社会经济的发展。

一、伤寒

伤寒（typhoid fever）是由伤寒杆菌引起的急性传染病。主要病变特征是全身单核巨噬细胞系统的细胞增生，尤以回肠末端淋巴组织的病变最为明显。临床上主要表现为持续高热、相对缓脉、脾肿大、皮肤玫瑰疹和血中白细胞减少。

（一）病因及发病机制

伤寒杆菌属沙门氏菌属，为革兰氏阴性杆菌。其菌体"O"抗原、鞭毛"H"抗原及表面"Vi"抗原都能使人体产生相应抗体，故可用血清凝集实验（肥达反应）来测定血清中抗体滴度，作为临床诊断的依据之一。菌体裂解时释放的内毒素是主要的致病因素。

伤寒患者或带菌者是本病的传染源。伤寒杆菌随肠道排泄物和尿液排出体外，通过污染水源和食物，经消化道感染。苍蝇可作为本病的传播媒介。

伤寒杆菌在胃内大部分被胃酸杀灭。是否发病主要取决于到达胃的菌量。如感染菌量较多时，未被杀灭的细菌得以进入小肠，穿过肠黏膜上皮细胞侵入肠壁淋巴组织，并沿淋巴管到达肠系膜淋巴结，细菌被淋巴组织内巨噬细胞吞噬并在其中大量繁殖，继而可经胸导管进入血液引起菌血症。

血液中的伤寒杆菌很快被全身单核巨噬细胞系统的细胞所吞噬，并在其中大量繁殖，导致肝、脾、淋巴结肿大，这段时期患者无明显临床症状，称为潜伏期（10天左右）。此后，随着细菌的繁殖和内毒素再次释放入血，患者出现败血症和毒血症症状，如高热、脾肿大、皮肤玫瑰疹和血中白细胞减少等，此阶段相当于伤寒病程的高峰期。当胆囊内繁殖的大量细菌随胆汁再次入小肠，侵入已致敏的肠壁淋巴组织时，其发生强烈的过敏反应，以致肠黏膜坏死、脱落，形成溃疡。

（二）病理变化及临床病理联系

伤寒病变主要累及全身单核巨噬细胞系统，特别是回肠末段淋巴组织，引起的炎症是以巨噬细胞的增生为特征的急性增生性炎。巨噬细胞有活跃的吞噬能力，胞浆内吞噬有伤寒杆菌、淋巴细胞、红细胞和细胞碎片，这种巨噬细胞称伤寒细胞（见图4-2-8）。

伤寒细胞常聚集成团,形成小结节称伤寒肉芽肿(typhoid granuloma)或伤寒小结(见图4-2-9),是伤寒的特征性病变,具有病理诊断价值。

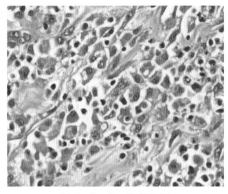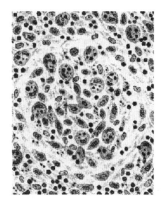

图4-2-8　伤寒细胞　　　　　　　　图4-2-9　伤寒肉芽肿和伤寒细胞

1. 肠道病变　主要发生在肠壁淋巴组织,尤以回肠下段的集合和孤立淋巴小结的病变最为常见和明显。典型的病变发展过程分为4期,每期约1周。

(1)髓样肿胀期:起病的第1周,回肠下段淋巴组织增生、肿胀,隆起于黏膜表面,色灰红、质软,表面形似脑的沟回状(见图4-2-10A)。镜下见淋巴组织中巨噬细胞增生并见伤寒肉芽肿形成。

(2)坏死期:起病后第2周,肿胀的淋巴组织发生灶性坏死,并累及黏膜层。坏死发生主要是由于细菌内毒素作用以及巨噬细胞大量增生,压迫毛细血管或血管内血栓形成,造成缺血所致。

(3)溃疡期:起病后第3周,坏死肠黏膜脱落形成溃疡(见图4-2-10B)。溃疡边缘隆起,底部高低不平。溃疡的形状和大小因受累的淋巴小结的不同而异,在集合淋巴小结处发生的溃疡呈椭圆形,其长轴与肠管长轴平行。孤立淋巴小结处的溃疡小而圆。溃疡一般深达黏膜下层,严重者可深达肌层及浆膜层,甚至发生穿孔。如侵蚀小动脉可引起严重出血。

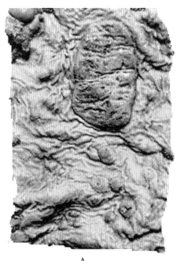

A　　　　　　　　　　　　　B

图4-2-10　肠伤寒的髓样肿胀期(A)和溃疡期(B)

（4）愈合期：起病后第 4 周，溃疡逐渐由新生的肉芽组织填平，溃疡边缘肠黏膜上皮再生覆盖而愈合。一般不留明显瘢痕，也不引起肠腔狭窄。

2. 其他病变　由于巨噬细胞的增生导致肠系膜淋巴结、肝、脾及骨髓等相应器官肿大。镜下见伤寒肉芽肿和灶性坏死。伤寒的临床特征之一是患者血内中性粒细胞和嗜酸性粒细胞明显减少，其机制一般认为可能是骨髓内粒细胞系因细菌内毒素作用和增生的巨噬细胞挤压，影响其造血功能或粒细胞破坏过多所致。

心肌细胞可发生水变性，间质充血、水肿、单核细胞浸润。临床上特征性重脉和相对缓脉的产生可能是由于细菌毒素对心肌的损害和迷走神经兴奋性增高所致。膈肌、腹直肌和股内收肌常发生凝固性坏死（亦称蜡样变性），临床上出现肌痛和皮肤知觉过敏。皮肤出现淡红色小丘疹（玫瑰疹）。

胆囊一般无明显病变，但伤寒杆菌易在胆汁内大量繁殖，即使患者病愈后细菌仍可在胆汁中生存，并通过胆汁长期排菌，成为带菌者，是重要的传染源。

（三）结局及并发症

伤寒患者如无并发症，一般经过 4～5 周痊愈，并获得持久免疫力。少数患者可发生肠出血、肠穿孔、支气管肺炎等并发症。慢性感染病例可累及关节、骨、脑膜及其他部位。

二、细菌性痢疾

细菌性痢疾（bacillary dysentery）简称菌痢，是由痢疾杆菌引起的一种肠假膜性炎。病变主要累及大肠，以大量纤维素渗出形成假膜为特征，假膜脱落可形成不规则浅表溃疡。临床上主要表现为腹痛、腹泻、里急后重和黏液脓血便。

（一）病因及发病机制

痢疾杆菌是革兰氏阴性杆菌，可分为 4 个群种，即志贺氏、福氏、鲍氏和宋内氏菌。4 个群种均能产生内毒素，志贺氏菌尚可产生强烈外毒素。患者及带菌者为本病的传染源，病菌经口传染。苍蝇对本病的传播起重要媒介作用。全年均可发病，以夏秋季多见。好发于儿童，其次是青壮年。

经口入胃的痢疾杆菌大部分被胃酸杀灭，仅有少量进入肠道。是否致病取决于多种因素，如侵入的病菌数量多、毒力强、机体抵抗力降低时，即易发病。细菌在结肠内繁殖，从上皮细胞直接侵入肠黏膜，并在黏膜固有层内增殖，随后病菌释放内毒素使肠黏膜形成溃疡，而细菌内毒素吸收入血，引起全身毒血症。志贺氏菌释放的外毒素则是引起水样腹泻的主要因素。

（二）病理变化及临床病理联系

病变主要累及大肠，尤以乙状结肠和直肠病变为重。严重者可波及整个结肠甚至回肠下段。根据肠道病变特点和临床经过的不同，菌痢可分以下 3 种：

1. 急性细菌性痢疾　其典型病变初期呈急性卡他性炎，随后出现特征性假膜性炎和溃疡形成，最后愈合。

病变早期肠道黏膜充血、水肿、中性粒细胞和巨噬细胞浸润，可有点状出血，黏液分泌亢进。病变进一步发展黏膜上皮坏死，大量纤维素渗出，后者与坏死组织、炎症细胞、红细胞和细菌一起形成特征性假膜。假膜首先呈糠皮样出现于黏膜皱襞的顶部，逐渐扩大后融合成片。假膜一般呈灰白色，可因出血或胆汁浸染而呈暗红色或灰绿色。发病约一周左右,由于中性粒细胞释放的蛋白水解酶的作用,假膜开始成片脱落,形成大小不等、形状不规则的"地图状"溃疡。溃疡多较浅表,甚少穿透黏膜肌层。经适当治疗或病变趋向愈合时,肠道炎症消退后,黏膜渗出物和坏死组织逐渐被吸收、排出,溃疡经周围健康组织再生修复而愈合,一般不留明显瘢痕。

临床上由于肠管蠕动亢进和肠平滑肌痉挛,引起阵发性腹痛、腹泻等症状。由于炎症刺激直肠壁内的神经末梢和肛门括约肌,不断引起的排便反射,导致患者产生里急后重感和排便次数增多。因肠黏膜早期为卡他性炎,故最初排稀便和黏液便;后因肠黏膜假膜脱落形成溃疡,转为排黏液脓血便,偶尔排出片状假膜。急性患者病程一般1～2周,经适当治疗大多痊愈。肠出血、肠穿孔等并发症少见,少数可转为慢性。

2. 慢性细菌性痢疾　病程超过两个月以上者称为慢性菌痢。多由急性菌痢转变而来,有的病程可长达数月或数年。在此期间肠道病变此起彼伏,原有溃疡尚未愈合,新的溃疡又形成,导致新旧病灶并存,组织损伤与修复反复进行。慢性溃疡一般可深达肌层,溃疡底部有肉芽组织增生及瘢痕形成,溃疡边缘的黏膜常过度增生而形成息肉。由于肠壁反复受损,纤维组织大量增生,使肠壁不规则增厚、变硬,严重者可造成肠腔狭窄。

临床上可出现腹痛、腹胀、腹泻等肠道症状,且粪便中常带有黏液或少量脓血。当肠道炎症加剧,临床上出现急性菌痢的症状称慢性菌痢急性发作。少数慢性患者可无明显的症状和体征,但大便培养持续阳性,称为慢性带菌者及传染源。

3. 中毒型细菌性痢疾　本型特征起病急骤,全身中毒症状严重,但肠道病变和症状轻微。多见于2～7岁儿童,发病后数小时即可出现中毒性休克或呼吸衰竭而死亡。常由毒力较弱的福氏或宋内氏菌引起,其发病机制不清楚。

第七节　消化系统常见肿瘤

一、食管癌

食管癌(carcinoma of esophagus)(见图4-2-11)是食管黏膜上皮或腺体发生的恶性肿瘤。患者男性多于女性,发病年龄多在40岁以上。主要的临床症状是不同程度的吞咽困难,所以中医学称本病为"噎膈"。

（一）病因

病因尚未完全明了,研究显示与多种因素有关。

1. 饮食因素　长期饮酒、吸烟及食用粗糙、过热、过硬的食物与本病的发生有关。

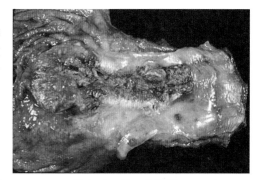

图4-2-11　食管癌

2. 环境因素　流行病学调查发现,食管癌高发地区的粮食和水源中,亚硝胺及其前身物质的含量明显高于非高发区,而土壤中所含的微量元素与非高发区不同,如钼的含量明显偏低。钼是盐酸盐还原酶的成分,钼的缺乏有利于亚硝胺及其前身物质的形成。

3. 其他因素　在食管癌高发地区,居民食物常被真菌污染。另外,有人认为食管癌发病可能与遗传易感性有关。

（二）病理变化

食管癌以食管中段最多见（约占50％），下段次之（约30％），上段最少。根据病理变化并结合临床表现及影像学检查，可将食管癌分为早期和中晚期两类。

1. 早期癌 临床尚无明显症状。钡餐检查，食管黏膜基本正常或局部轻度僵硬。病变局限，多为原位癌或黏膜内癌，或可侵犯黏膜下层，但未侵犯肌层。镜下几乎全是鳞状细胞癌。5年生存率在90％以上，预后较好。但由于早期食管癌无明显临床表现，易被忽视，发现率仅达6％左右。有可疑症状出现时，可通过食管拉网脱落细胞学检查，检出癌细胞确诊。

2. 中晚期癌 此期患者多已出现临床症状，如吞咽困难等。肉眼形态可分为以下4型：

（1）髓质型：最为多见，肿瘤在食管壁内浸润性生长，累及食管全周或大部分，管壁均匀增厚，管腔变窄。切面癌组织呈灰白色，质地较软似脑髓组织，表面常有溃疡形成。

（2）蕈伞型：肿瘤呈卵圆形扁平肿块，如蘑菇状突入管腔内。表面可有浅溃疡，瘤体底部一般仅波及食管浅肌层。

（3）溃疡型：肿瘤表面形成溃疡，形状不整，边缘隆起，底部凹凸不平，深达肌层。多浸润食管管周的一部分。

（4）缩窄型：癌组织在食管壁内浸润性生长，累及食管全周，癌间质纤维组织增生，故癌组织质地较硬。由于纤维组织收缩，形成明显的环形狭窄，近端食管腔扩张。

镜下观，以鳞状细胞癌最多见，约占90％，腺癌次之。其他如神经内分泌癌、癌肉瘤也可见到。

（三）扩散

1. 直接蔓延 癌组织穿透食管壁直接浸润邻近组织或器官。食管上段癌可侵入喉部、气管和颈部软组织；中段癌多侵入支气管，形成食管-支气管瘘；下段癌常侵入贲门、膈、心包等处。

2. 淋巴道转移 转移沿食管淋巴引流途径进行。上段癌常转移到颈部及上纵隔淋巴结；中段癌多转移到食管旁或肺门淋巴结；下段癌可转移到食管旁、贲门及腹腔上部淋巴结。

3. 血道转移 主要见于晚期患者，以转移到肝、肺为常见。

（四）临床病理联系

早期症状不明显，随着病变的发展，患者可出现胸骨后疼痛、烧灼感、噎哽感等，这些是因为食管痉挛或肿瘤浸润黏膜而引起。中晚期由于肿瘤不断浸润生长，食管腔狭窄，患者吞咽困难进行性加重，甚至不能进食，逐渐出现恶病质、全身衰竭而死亡。

二、胃癌

胃癌（carcinoma of stomach）（见图4-2-12）是起源于胃黏膜上皮和腺上皮的恶性肿瘤。好发年龄为40～60岁，男性多于女性，男女之比为3∶1～2∶1。好发部位为胃窦部，尤其是小弯侧。

（一）病因

病因至今未明。胃癌的发生有一定的地理分布特点，如在日本、中国、智利、哥伦比亚等国家的发病率远较美国及西欧国家高，这可能与各国家、民族的饮食习惯及各地区的水土成分有关。动物实验证明，用亚硝基化合物饲养动物可诱发胃癌。流行病学调查发现，胃癌的发生与幽门螺杆菌感染有关。另外，慢性萎缩性胃炎、胃息肉和胃溃疡病，及其伴有的胃黏膜异型增生、大肠型肠上皮化生是胃癌的癌前疾病或病变。

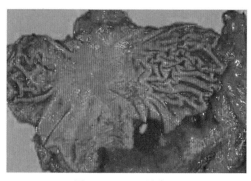

图 4-2-12　胃癌

（二）病理变化

根据病理变化进展程度分为早期胃癌与中晚期胃癌两大类。

1. 早期胃癌　指癌组织浸润仅限于黏膜层或黏膜下层。早期胃癌直径小于 0.5cm 称为微小癌，直径 0.6～1.0cm 称为小胃癌。早期胃癌及时手术治疗，预后良好，5 年存活率达 80%～90%。

早期胃癌大体形态可分为 3 种类型：

（1）隆起型：肿瘤从胃黏膜表面明显隆起，有时呈息肉状。

（2）表浅型：肿瘤扁平，稍隆起于黏膜表面。此型又可细分为表浅隆起型、表浅平坦型和表浅凹陷型 3 个亚型。

（3）凹陷型：是溃疡周边黏膜的早期癌，此型最为多见。

镜下观，早期胃癌以原位癌和高分化管状腺癌最多见，其次为乳头状腺癌，未分化癌最少。

2. 中晚期胃癌（进展期胃癌）　指癌组织浸润超过黏膜下层。癌组织浸润越深，预后越差。

中晚期胃癌大体形态可分为 3 型：

（1）息肉型或蕈伞型：癌组织向胃腔内突起，呈息肉状或蕈伞状。

（2）溃疡型：部分癌组织坏死脱落，形成似火山口状的溃疡，边缘隆起，底部凹凸不平。此型需与良性胃消化性溃疡鉴别（见表 4-2-1）。

表 4-2-1　胃溃疡病和溃疡型胃癌的大体形态鉴别

	胃溃疡病	溃疡型胃癌
外形	圆形或椭圆形	不整形或火山口状
大小	溃疡直径一般<2cm	溃疡直径常>2cm
深度	较深	较浅
边缘	整齐、不隆起	不整齐、隆起
底部	较平坦	凹凸不平，坏死出血明显
周围黏膜	皱襞向溃疡集中	皱襞中断，呈结节状肥厚

（3）浸润型：癌组织向胃壁内呈局限或弥漫浸润，与周围正常组织分界不清。弥漫浸润时致胃壁增厚、变硬，胃腔缩小，黏膜皱襞消失，似皮革制成的囊袋，故有"革囊胃"之称。

胶样癌：上述任何一种类型的癌组织产生大量黏液时,大体呈胶冻状,称为胶样癌。

镜下观,组织学类型主要为腺癌,常见有管状腺癌和黏液腺癌,少数为鳞癌、腺鳞癌等。

需要指出的是,在同一个胃癌标本中,往往有两种或两种以上组织类型同时存在。

（三）扩散

1. 直接蔓延　癌组织穿透胃浆膜层,侵犯邻近器官和组织,如肝脏、胰腺及大网膜等。

2. 淋巴道转移　为胃癌转移的主要途径。首先转移到胃小弯侧及幽门下局部淋巴结,然后进一步扩散到腹主动脉旁淋巴结、肝门及肠系膜根部淋巴结。晚期,癌细胞可经胸导管转移到左锁骨上淋巴结。

3. 血道转移　多发生于胃癌晚期,常经门静脉转移到肝,也可转移至肺、脑、骨等器官。

4. 种植性转移　胃癌特别是胃黏液癌细胞浸润至胃浆膜后,可脱落种植于腹腔及盆腔器官的浆膜上。在女性卵巢形成转移性黏液癌,称 Krukenberg 瘤。

（四）临床病理联系

早期胃癌患者常无明显症状。随着病变发展,可出现上腹部不适、疼痛、呕血、黑便、消瘦、贫血等临床表现。肿块发生在贲门、幽门等部位,可引起梗阻症状,如呕吐、吞咽困难等。晚期,上腹部可触及肿块,出现恶病质。

三、结直肠癌

结直肠癌(colorectal cancer)包括结肠癌和直肠癌,是结直肠黏膜上皮和腺体发生的恶性肿瘤。近年来,结直肠癌在我国的发病率逐渐增加,是常见的恶性肿瘤之一,尤其男性比女性增加得快。患者常有贫血、消瘦,大便次数增多并有黏液血便、腹部肿块、肠梗阻等症状。

（一）病因

1. 饮食因素　高营养而低纤维饮食与本病发生有关,因为此类食物不利于规律排便,延长了肠黏膜与食物中可能含有的致癌物质的接触时间。

2. 遗传因素　有大肠癌家族性高发的报告,另外,结肠家族性腺瘤性息肉病（见图 4 - 2 - 13）的患者大肠癌发生率极高。

此外,慢性溃疡性结肠炎、慢性血吸虫病、大肠腺瘤或息肉等慢性肠疾病由于黏膜上皮过度增生而发展为癌。

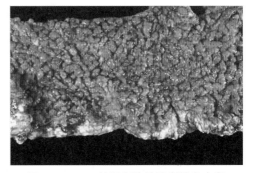

图 4 - 2 - 13　结肠家族性腺瘤性息肉病

（二）病理变化

好发部位以直肠最多见,其次为乙状结肠,两者可占全部病例的 2/3 以上。其余依次是盲肠和升结肠、横结肠、降结肠。

肉眼观,大体形态一般可分为 4 型：

1. 隆起型　肿瘤向肠腔内突出,呈息肉状或盘状,可伴表浅溃疡。多发生在右侧结肠。

2. 溃疡型　此型较多见。肿瘤表面形成明显的较深溃疡,外观可似火山口状。

3. 浸润型　肿瘤向肠壁深层弥漫浸润,常累及肠壁全周,使局部肠壁增厚变硬,表面常无明显隆起或溃疡形成。如伴纤维组织增生,肠管周径缩小,形成环状狭窄,亦称环状狭窄型。此型多发生在左侧结肠,早期就可因肠腔狭窄而出现梗阻症状。

4. 胶样型　肿瘤外观及切面均呈半透明胶冻状。此型较少见,预后差。

镜下观,组织学类型以高分化和中分化腺癌多见,其次是低分化腺癌、黏液腺癌和印戒细胞癌,未分化癌和鳞状细胞癌较少。

（三）扩散

1. 直接蔓延　分化成熟的大肠癌生长缓慢,肠壁环肌和纵肌可限制其扩散。当癌组织穿透浆膜后,可直接蔓延到邻近器官,如前列腺、膀胱、子宫及腹膜等。

2. 淋巴道转移　癌组织未穿透肠壁肌层时,很少发生淋巴道转移,一旦穿透则转移率明显升高。癌组织沿淋巴管首先转移到附近淋巴结,如结肠癌转移到结肠上、旁、中间和终末淋巴结,直肠癌转移到直肠旁淋巴结,以后再扩散到远处淋巴结,甚至侵入胸导管转移到锁骨上淋巴结。

3. 血道转移　晚期癌细胞经血管转移到肝、肺、骨、脑等处。肝转移最常见,而且转移到肝的部位与原发肿瘤的部位有关。一般原发肿瘤在右侧多转移到肝右叶,在左侧则左、右肝叶均可转移。

四、原发性肝癌

原发性肝癌（primary carcinoma of liver）是肝细胞或肝内胆管上皮细胞发生的恶性肿瘤,简称肝癌（见图 4 - 2 - 14）。肝癌在我国发病率较高,属于常见恶性肿瘤之一。发病年龄多在中年以上,男性多于女性。

（一）病因

目前研究认为以下因素与肝癌发生有关。

1. 病毒性肝炎　现知乙型肝炎与肝

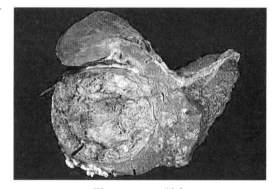

图 4 - 2 - 14　肝癌

癌有密切关系,其次为丙型肝炎。肝癌病例 HBsAg 阳性率超过 80%。

2. 肝硬化　肝硬化与肝癌关系密切,我国尤其明显,约 84% 肝癌中同时存在肝硬化,其中以坏死后性肝硬化为最多。据统计,一般 7 年左右肝硬化可发展为肝癌。

3. 霉菌及其毒素　黄曲霉菌、青霉菌等可引起实验性肝癌。其中以黄曲霉菌毒素最为重要。我国肝癌高发区,食物被黄曲霉菌污染的情况比较严重。

4. 亚硝胺类化合物　动物实验证明二甲基亚硝胺和二乙基亚硝胺能诱发肝癌。研究发现我国肝癌高发区的土壤内硝酸盐和亚硝酸盐含量明显高于低发区。

（二）病理变化

1. 早期肝癌（小肝癌）　指瘤体直径在 3cm 以下,或癌结节数目不超过 2 个且其直径总和在 3cm 以下的原发性肝癌。癌结节呈球形或分叶状,与周围组织界限清楚,切面均匀一致,无出血坏死。

2. 晚期肝癌 肝体积明显增大,重量增加。大体形态可分为 3 型。

(1)巨块型:肿瘤体积巨大,圆形,多位于肝右叶。瘤体中心常出血坏死,周边常有散在的卫星状小癌结节。此型不合并或仅合并轻度的肝硬化。

(2)多结节型:最多见,通常有肝硬化背景。瘤结节多个,散在分布,圆形或椭圆形,大小不等,可相互融合形成较大的结节。

(3)弥漫型:癌组织在肝内弥漫分布,无明显的结节形成。常发生在肝硬化基础上,形态上较难将癌组织与肝硬化结节区分。此型少见。

(三)组织学类型

按组织起源可将肝癌分为以下 3 类:

1. 肝细胞癌 最多见,由肝细胞起源的癌。分化程度有较大差异。分化较高者癌细胞类似肝细胞,可分泌胆汁。分化差者癌细胞异型性明显,癌细胞大小不一,形态各异。

2. 胆管细胞癌 较为少见,由肝内胆管上皮起源的癌。癌细胞与胆管上皮细胞相似,呈腺管状排列,癌组织间质较多。一般不合并肝硬化。

3. 混合性肝癌 具有肝细胞癌和胆管细胞癌两种成分,最少见。

(四)扩散

1. 肝内蔓延或转移 癌组织首先在肝内蔓延,使肿瘤范围不断扩大。也可在肝内沿门静脉分支播散,形成多个转移性癌结节,还可逆行到肝外门静脉主干,形成癌栓阻塞管腔,引起门静脉高压。

2. 肝外转移

(1)淋巴道转移:可转移到肝门淋巴结、上腹部淋巴结和腹膜后淋巴结。

(2)血道转移:晚期可通过肝静脉转移到肺、肾上腺、脑及骨等处。

(3)种植性转移:癌细胞从肝脏表面脱落可直接种植到腹膜或腹部器官表面,形成转移癌。

(五)临床病理联系

早期肝癌可无明显临床表现。近年来,我国对早期肝癌的研究取得了显著成绩,对诊断肝癌有辅助价值的甲胎蛋白(AFP)测定已广泛应用,影像学定位与肝穿刺活检结合,大大提高早期肝癌的诊断率。手术切除小肝癌并配合其他治疗已取得满意的疗效。

伴随癌肿增大,临床上出现进行性消瘦、肝区疼痛、食欲缺乏、黄疸及腹水等表现。晚期肝癌临床经过比较迅速,预后差,死亡率高。

1. 慢性萎缩性胃炎的胃镜检查与显微镜下的改变分别有哪些特点？

2. 消化性溃疡的病理变化特点有哪些？

3. 病毒性肝炎的基本病变有哪些？

4. 肝硬化患者发生门静脉高压的原因是什么？有哪些主要的临床表现？

5. 简述早期胃癌的病变特点并列出肉眼分型。

6. 列出原发性肝癌的肉眼及组织学分型。

7. 说出伤寒和细菌性痢疾肠道病变的区别。

小案例

知识拓展

同步测试

（袁雯霞）

第五篇　呼吸系统

第一章 呼吸系统的解剖与组织结构

1. 掌握鼻旁窦的位置、开口、作用。
2. 熟悉喉的位置、构造及喉腔的形态、分部。
3. 掌握气管与主支气管的位置、形态。
4. 掌握肺的位置、形态。
5. 掌握肺实质的组成和结构变化特点。
6. 熟悉胸膜、胸膜腔的概念及胸膜隐窝的位置、临床意义。
7. 熟悉纵隔的概念、分部。

　　呼吸系统(respiratory system)由呼吸道和肺组成,具有进行气体交换、感受嗅觉刺激和发音等功能。呼吸道包括鼻、咽、喉、气管和各级支气管;通常将鼻、咽、喉称为上呼吸道,气管和各级支气管称为下呼吸道(见图5-1-1)。肺由实质和间质两部分组成,实

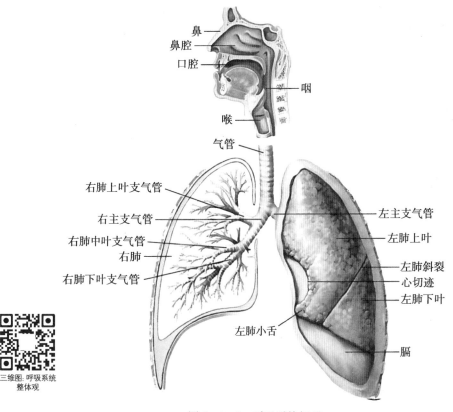

三维图:呼吸系统
整体观

图5-1-1　呼吸系统概观

质包括支气管树和肺泡,间质包括结缔组织、血管、淋巴管、淋巴结和神经等。

第一节　呼吸道

一、鼻

鼻(nose)分为外鼻、鼻腔和鼻旁窦 3 部分,既是呼吸道的起始部,又是嗅觉器官。

（一）外鼻

外鼻(external nose)位于面部中央,以鼻骨和鼻软骨为支架,外被皮肤,内衬黏膜。外鼻与额相连的狭窄部位称鼻根,向下续为鼻背,末端称鼻尖,鼻尖两侧呈弧形扩大称鼻翼,左、右鼻翼下方各围成一个鼻孔,向内通鼻腔。

（二）鼻腔

鼻腔(nasal cavity)以骨和软骨为支架,内衬黏膜和皮肤。鼻腔被鼻中隔分成左、右两腔,向前经鼻孔通外界,向后经鼻后孔通鼻咽。每侧鼻腔以鼻阈为界分为鼻前庭和固有鼻腔,鼻阈是皮肤和黏膜的分界线。鼻前庭位于鼻腔前下部,内衬皮肤,长有鼻毛,有过滤、净化空气的功能。

鼻中隔(nasal septum)由筛骨垂直板、犁骨和鼻中隔软骨等覆以黏膜而成,常偏向一侧。鼻中隔前下方黏膜内血管丰富、位置表浅,易受外伤或干燥刺激而破裂出血,称易出血区(Little 区),约 90% 的鼻出血发生于此。

固有鼻腔的外侧壁内面自上而下有上鼻甲、中鼻甲和下鼻甲(见图 5-1-2),上鼻甲与中鼻甲之间为上鼻道,中鼻甲与下鼻甲之间为中鼻道,下鼻甲下方为下鼻道,多数人上鼻甲后上方有最上鼻甲。最上鼻甲或上鼻甲后上方与鼻腔顶之间的凹陷称蝶筛隐窝。鼻腔黏膜分为两部分,位于上鼻甲与其对应的鼻中隔及两者上方鼻腔顶部的鼻黏膜区域称嗅区,活体呈苍白色或淡黄色,富含接受嗅觉刺激的嗅细胞;其余的鼻腔黏膜称呼吸区,富含血管、黏液性腺和纤毛,有温湿、净化空气的作用。

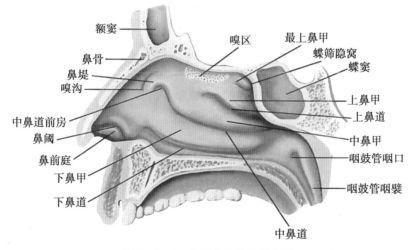

图 5-1-2　右侧鼻腔外侧壁内面

（三）鼻旁窦

鼻旁窦(paranasal sinuses)是鼻腔周围含气颅骨内的空腔,内衬黏膜并与鼻腔黏膜相移行,开口于鼻腔。鼻旁窦有 4 对,左右对称,位于同名颅骨内,包括额窦、筛窦、蝶窦和上颌窦（见图 5-1-3），有温湿空气、对发音产生共鸣、减轻头部重量的作用。

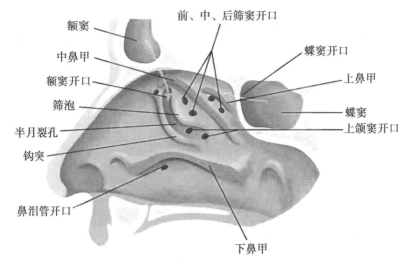

图 5-1-3　鼻旁窦及鼻泪管的开口

上颌窦、额窦和前、中筛窦开口于中鼻道；后筛窦开口于上鼻道；蝶窦开口于蝶筛隐窝（见图 5-1-3、图 5-1-4）。上颌窦是鼻旁窦中最大的一对，开口高于窦底，不易引流，炎症不易愈合；同时，上颌窦底邻近上颌磨牙牙根，只有一层菲薄骨质相隔，故牙病和上颌窦炎可相互累及。

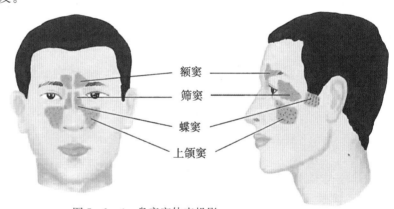

三维图：鼻旁窦

图 5-1-4　鼻旁窦体表投影

二、喉

喉（larynx）既是呼吸道又是发音器官，位于第 3～6 颈椎前方，主要由喉软骨和喉肌构成。喉上界为会厌上缘，下界为环状软骨下缘，前方有舌骨下肌群，后方为咽，两侧有颈部大血管、神经和甲状腺侧叶。

（一）喉软骨

喉软骨构成喉的支架，包括甲状软骨、环状软骨、会厌软骨和杓状软骨。

1. 甲状软骨（thyroid cartilage）　构成喉的前壁和侧壁，由前缘互相融合的两块四边形软骨组成，融合处称前角，前角上端向前突出称喉结，成年男子尤为明显，喉结上方呈"V"形的切迹称上切迹。软骨板的后缘游离并向上、下发出突起，称上角和下角；上角借韧带与舌骨大角相连,下角与环状软骨构成环甲关节(见图5-1-5)。

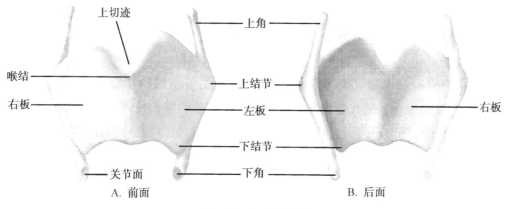

A. 前面   B. 后面

图5-1-5 甲状软骨

2. 环状软骨(cricoid cartilage) 位于甲状软骨下方,是喉软骨中唯一完整的软骨环,分为前部低窄的环状软骨弓和后部高宽的环状软骨板。环状软骨弓平对第6颈椎,是颈部的重要标志之一。环状软骨板上缘两侧各有一杓关节面,弓与板相交处有甲关节面(见图5-1-6)。

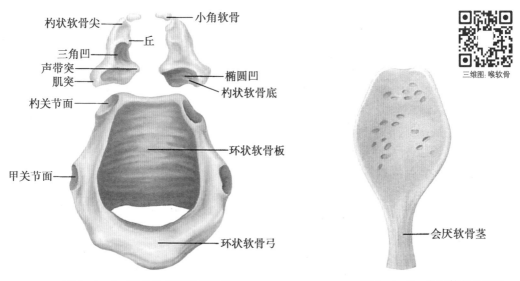

三维图:喉软骨

图5-1-6 环状软骨和杓状软骨   图5-1-7 会厌软骨(后面)

3. 会厌软骨(epiglottic cartilage) 位于舌骨体后方,形似树叶,上宽下窄,下端借甲状会厌韧带连于甲状软骨前角内面上部。会厌软骨被覆黏膜构成会厌,是喉口的活瓣,吞咽时喉随咽上提并向前移,盖住喉口,防止食物进入喉腔(见图5-1-7)。

4. 杓状软骨(arytenoid cartilage) 成对,坐落于环状软骨板上缘两侧,形似三棱锥体,可分为一尖、一底、两突、三面。尖向上,底的下面有关节面,向前伸出的突起称声带突,有声韧带附着;向外侧伸出的突起称肌突,有喉肌附着。

(二)喉的连结

喉的连结包括喉软骨间的连结以及喉与舌骨、气管间的连结(见图5-1-8、图5-1-9)。

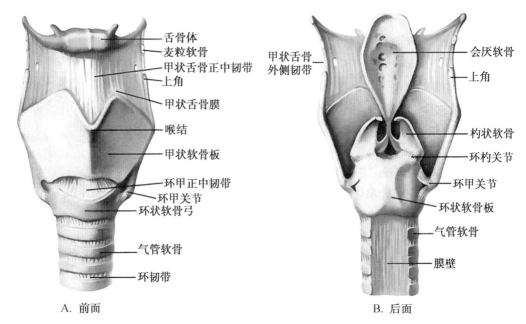

A. 前面

B. 后面

图 5-1-8 喉软骨及连结

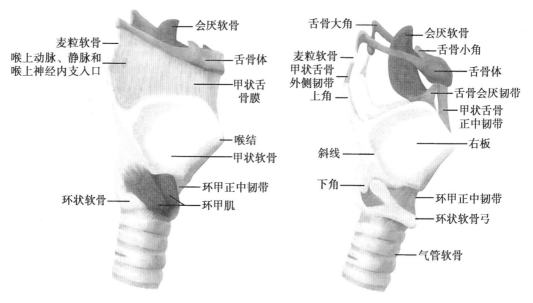

图 5-1-9 喉软骨及连结(侧面)

1. 甲状舌骨膜(thyrohyoid membrane) 是连于甲状软骨上缘与舌骨之间的结缔组织膜,其中部增厚称甲状舌骨正中韧带。甲状软骨上角与舌骨大角之间有甲状软骨外侧韧带,内常含麦粒软骨。

2. 环甲关节(cricothyroid joint) 由甲状软骨下角和环状软骨的甲关节面构成,在环甲肌牵引下,甲状软骨可沿环甲关节的冠状轴做前倾或复位运动,使声带紧张或松弛。

3. 环杓关节(cricoarytenoid joint) 由环状软骨板的杓关节面和杓状软骨底的关节面构成。杓状软骨可沿该关节垂直轴做旋转运动,旋内使声带突相互靠近,缩小声门,旋外则可开大声门。

4. 弹性圆锥(conus elasticus) 又称环声膜(见图 5-1-10),是圆锥形的弹性纤维膜。起自甲状软骨前角后面,呈扇形向后、向下止于环状软骨上缘和杓状软骨声带突。其上缘游离增厚,紧张于甲状软骨与声带突之间,称声韧带。声韧带连同声带肌及覆盖其表面的喉黏膜构成声带。在甲状软骨下缘与环状软骨弓之间,弹性圆锥的弹性纤维增厚,称环甲正中韧带。急性喉阻塞时,可在此作穿刺,建立暂时性气体通道。

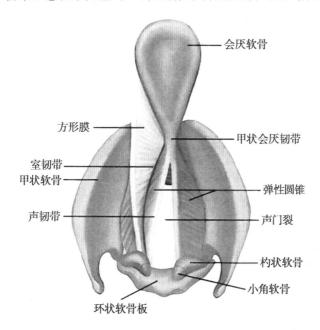

三维图:喉连结

图 5-1-10 方形膜与弹性圆锥(上面)

（三）喉内肌

喉肌属于骨骼肌,是发音的动力器官,具有紧张或松弛声带,缩小或开大声门裂以及缩小喉口等作用。按其部位分内、外两群,按其功能分为声门开大肌和声门括约肌(见表 5-1-1 和图 5-1-11)。

表 5-1-1 喉肌的名称、起止和作用

名 称	起 止	作 用
环甲肌	起于环状软骨弓前外侧,止于甲状软骨下缘和下角	紧张声带
环杓后肌	起于环状软骨板后面,止于杓状软骨肌突	开大声门裂、紧张声带
环杓侧肌	起于环状软骨上缘和外面,止于杓状软骨肌突	声门裂变窄
杓横肌	肌束横行连于两侧杓状软骨的肌突和外侧缘	缩小喉口和喉前庭、紧张声带
杓斜肌	起于杓状软骨肌突,止于对侧杓状软骨尖	缩小喉口和声门裂
甲杓肌	起于杓状软骨前角后面,止于杓状软骨外侧面	内侧部使声带松弛,外侧部使声门裂变窄
杓会厌肌	起于杓状软骨尖,止于会厌软骨及甲状会厌韧带	拉会厌向后下,关闭喉口

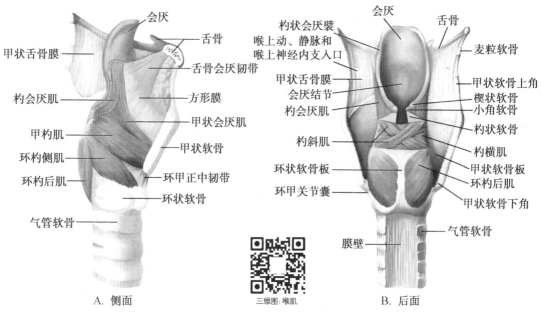

图 5-1-11　喉内肌

（四）喉腔

喉腔（laryngeal cavity）是由喉软骨、喉肌、韧带、纤维膜和喉黏膜等共同围成的管腔，上经喉口通喉咽，下通气管。喉口为喉腔的上口，由会厌上缘、杓状会厌襞（连接杓状软骨尖与会厌软骨侧缘的皱襞）和杓间切迹共同围成。

喉腔侧壁有上、下两对前后走向的皱襞，连接于甲状软骨前角后面与杓状软骨声带突之间。上方的一对称前庭襞，活体呈粉红色，两侧前庭襞之间的裂隙称前庭裂。下方的一对称声襞，比前庭襞更突向喉腔。两侧声襞及杓状软骨底和声带突之间的裂隙称声门裂，比前庭裂长而窄，是喉腔中最狭窄的部位。声门裂前 2/3 在两侧声襞之间，称膜间部；后1/3在两侧杓状软骨底和声带突之间称软骨间部（见图 5-1-12）。声带和声门裂合称声门。

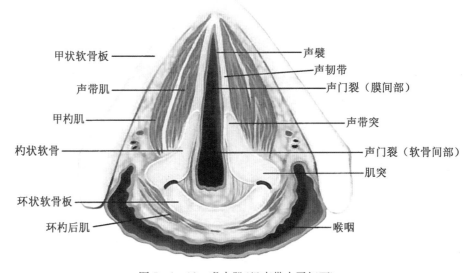

图 5-1-12　喉内肌(经声带水平切面)

喉腔分 3 部分（见图 5 - 1 - 13）：位于喉口与前庭襞之间的部分称喉前庭；前庭襞与声襞之间的部分称喉中间腔，向两侧经前庭襞与声襞间的裂隙至喉室；声襞与环状软骨下缘之间为声门下腔，其黏膜下组织疏松，易感染发生喉水肿，婴幼儿喉腔狭窄，常因喉水肿致喉梗塞，产生呼吸困难。

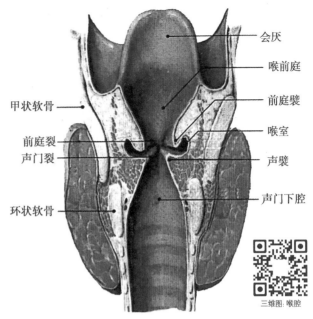

图 5 - 1 - 13 喉冠状切面（后面）

三、气管与主支气管

（一）气管与主支气管的形态和位置

气管（trachea）（见图 5 - 1 - 14）位于食管前方，全长约 10cm，以胸廓上口为界，分为颈部和胸部。气管起自环状软骨下缘，向下至胸骨角平面分叉形成左、右主支气管，分叉处称气管杈。气管杈内面有一向上凸的半月状嵴称气管隆嵴（见图 5 - 1 - 15），是支气管镜检查的定位标志。

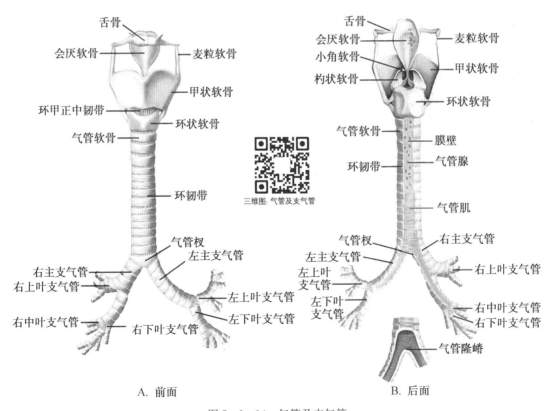

A. 前面

B. 后面

图 5 - 1 - 14 气管及支气管

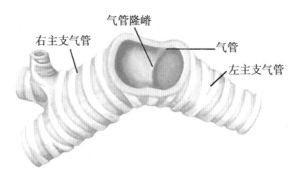

图 5-1-15　气管隆嵴

气管由 14～17 个"C"形气管软骨环以及各环之间的平滑肌和结缔组织构成。气管软骨后壁缺口由平滑肌和纤维组织膜封闭,称膜壁。气管切开术常在第 3～5 气管软骨环处进行。

支气管(bronchi)是气管的各级分支,其中第一级分支为左、右主支气管。气管中线与主支气管下缘间的夹角称嵴下角。

左主支气管细而长,平均长 4.5～5cm,嵴下角大,平均为 36°～39°,走向较倾斜,一般有 7～8 个软骨环,经左肺门入左肺;右主支气管粗而短,平均长约 2cm,嵴下角小,平均为 22°～25°,走向较陡直,一般有 3～4 个软骨环,经右肺门入右肺。故气管异物多坠入右主支气管(见图 5-1-14)。

(二)气管与主支气管的微细结构

气管管壁由内向外依次分为黏膜、黏膜下层和外膜 3 层(见图 5-1-16)。

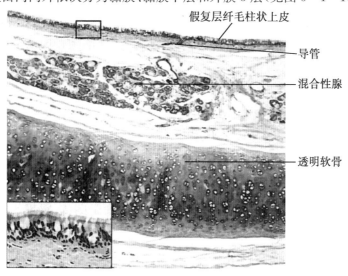

假复层纤毛柱状上皮

导管

混合性腺

透明软骨

图 5-1-16　气管壁结构

1. 黏膜　由上皮和固有层组成。

(1)上皮:为假复层纤毛柱状上皮,由纤毛细胞、杯状细胞、刷细胞、小颗粒细胞和基细胞组成。

1)纤毛细胞(ciliated cell):数量最多,呈柱状,游离面纤毛密集,纤毛向喉口有节律地做波浪式运动,将黏液及其黏附的尘埃、细菌等推向喉口咳出。

2）杯状细胞：较多，形态与小肠的杯状细胞相同。分泌的黏蛋白与混合性腺的分泌物在上皮表面构成黏液性屏障，可黏附空气中的异物颗粒，溶解二氧化硫等有毒气体。

3）刷细胞（brush cell）：呈柱状，游离面微绒毛排列整齐，形如毛刷。刷细胞的功能尚未定论，可能有感受刺激的作用。

4）小颗粒细胞（small granule cell）：数量少，呈锥形，位于上皮深部，胞质内有许多分泌颗粒，含 5 -羟色胺等物质，可调节呼吸道平滑肌的收缩和腺体的分泌。

5）基细胞：呈锥形，位于上皮深部，为干细胞，可增殖分化为上皮中其他种类细胞。

（2）固有层：其结缔组织中含较多弹性纤维及淋巴组织，其中的浆细胞与上皮细胞联合分泌 SIgA，释放入管腔，对细菌、病毒有杀灭作用。

2. 黏膜下层　由疏松结缔组织组成，胶原纤维粗且排列疏松，内含较多的小血管、淋巴管和气管腺（混合性腺）。

3. 外膜　较厚，主要含"C"字形透明软骨环，软骨环之间以弹性纤维构成的膜状韧带连接，共同构成管壁支架。软骨环的缺口处为气管膜壁，内有弹性纤维和平滑肌纤维，咳嗽时平滑肌收缩，使气管腔缩小，有助于清除痰液。

主支气管壁的结构与气管相似，随着管腔变小，管壁变薄，3 层分界不明显；环状软骨逐渐变为不规则的软骨片，而平滑肌纤维逐渐增多。

第二节　肺

肺（lungs）位于胸腔内，坐落于膈上方、纵隔的两侧（见图 5 - 1 - 17、图 5 - 1 - 18）。肺表面覆有脏胸膜，光滑湿润，肺质软而轻，呈海绵状富有弹性。婴幼儿的肺呈淡红色，随年龄增长逐渐变为暗红色或深灰色。成人的肺重量约为体重的 1/50，男性平均为 1000～1300g，女性平均为 800～1000g。

微课

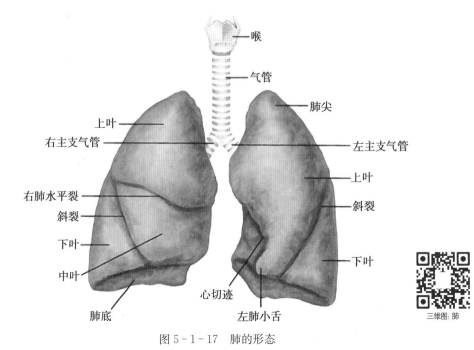

图 5 - 1 - 17　肺的形态

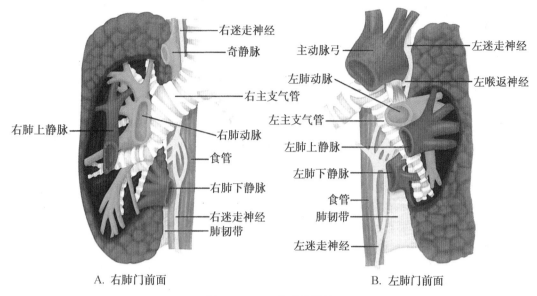

A. 右肺门前面   B. 左肺门前面

图 5-1-18 肺根的结构

一、肺的形态和位置

两肺外形不同,右肺宽而短,左肺狭而长。

肺形似圆锥,具有一尖、一底、三面和三缘。肺尖钝圆,经胸廓上口突入颈根部,高出锁骨中内 1/3 交界处上方 2.5cm。肺底即膈面,坐落于膈上方,呈半月形凹陷。肋面隆凸,与胸廓前、后和外侧壁相邻。内侧面邻近纵隔,又称纵隔面,中部凹陷,称肺门(hilum of lung),是主支气管、血管、淋巴管和神经出入的部位,这些结构被结缔组织包绕,称肺根。两肺根内的结构排列自前向后为:上肺静脉、肺动脉、主支气管;两肺根内的结构自上而下排列不同,左肺根为肺动脉、左主支气管、下肺静脉,右肺根为上叶支气管、肺动脉、肺静脉。前缘薄锐,是肋面与纵隔面在前方的移行处,前缘下部有心切迹,切迹下方有一突起称左肺小舌。后缘圆钝,是肋面与纵隔面在后方的移行处。下缘是膈面、肋面与纵隔面的移行处。

肺借叶间裂分叶,左肺由从后上斜向前下的斜裂分为上、下两叶;右肺由斜裂和近于水平方向的水平裂分为上、中、下三叶。

二、支气管肺段

在肺门处,左、右主支气管分出肺叶支气管进入肺叶。左肺有上叶和下叶支气管;右肺有上叶、中叶和下叶支气管。肺叶支气管在各肺叶内再发出分支,即肺段支气管。支气管肺段是每一肺段支气管及其分支分布区的全部肺组织的总称,简称肺段。肺段呈圆锥形,尖端朝向肺门,底朝向肺表面,相邻支气管肺段以肺静脉属支及疏松结缔组织相间隔。通常左、右肺各有 10 个肺段(见表 5-1-2)。根据肺段结构和功能的相对独立性,临床上常以肺段为单位进行手术切除(见图 5-1-19)。

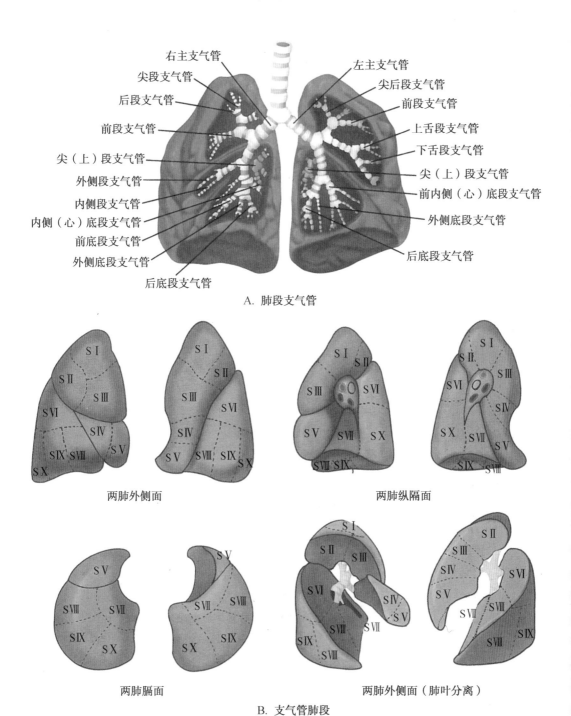

A. 肺段支气管

两肺外侧面　　　　　　　　　　两肺纵隔面

两肺膈面　　　　　　两肺外侧面（肺叶分离）

B. 支气管肺段

图 5 - 1 - 19　肺段支气管与支气管肺段

表 5 - 1 - 2　支气管肺段

右肺支气管肺段	左肺支气管肺段
上叶 ⎧ 尖段（SⅠ） ⎨ 后段（SⅡ） ⎩ 前段（SⅢ） 中叶 ⎧ 外侧段（SⅣ） ⎩ 内侧段（SⅤ） 下叶 ⎧ 上段（SⅥ） ⎪ 内侧底段（SⅦ） ⎨ 前底段（SⅧ） ⎪ 外侧底段（SⅨ） ⎩ 后底段（SⅩ）	上叶 ⎧ 尖段（SⅠ）} 尖后段（SⅠ＋SⅡ） ⎪ 后段（SⅡ） ⎨ 前段（SⅢ） ⎪ 上舌段（SⅣ） ⎩ 下舌段（SⅤ） 下叶 ⎧ 上段（SⅥ） ⎪ 内侧底段（SⅦ）} 内前底段（SⅦ＋SⅧ） ⎨ 前底段（SⅧ） ⎪ 外侧底段（SⅨ） ⎩ 后底段（SⅩ）

三、肺的微细结构

肺组织分间质和实质两部分,间质包括结缔组织及血管、淋巴管、神经等;实质即肺内支气管各级分支及其末端的肺泡。从主支气管至肺泡大约有 24 级分支。主支气管(第 1 级)经肺门进入肺内,依次分支为叶支气管（第 2 级）、段支气管（第 3～4 级）、小支气管（第 5～10 级）、细支气管（第 11～13 级）、终末细支气管（第 14～16 级）、呼吸性细支气管（第 17～19 级）、肺泡管（第 20～22 级）、肺泡囊（第 23 级）和肺泡（第 24 级）。全部各级支气管在肺叶内反复分支形成树状,故称支气管树(见图 5 - 1 - 20)。其中,从叶支气管到终末细支气管是输送气体的通道而无气体交换作用,为肺的导气部;呼吸性细支气管以下各段直至肺泡,均能进行气体交换,为肺的呼吸部。每一细支气管及其分支和所

三维图:支气管树

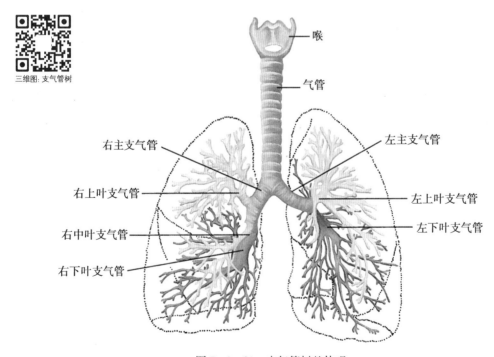

图 5 - 1 - 20　支气管树整体观

属肺泡,组成一个肺小叶(pulmonary lobule)(见图5-1-21)。肺小叶呈锥形,尖朝向肺门,底朝向肺表面,直径1~2.5cm。每叶肺有50~80个肺小叶,小叶之间有结缔组织间隔。临床上称仅累及若干肺小叶的炎症为小叶性肺炎。

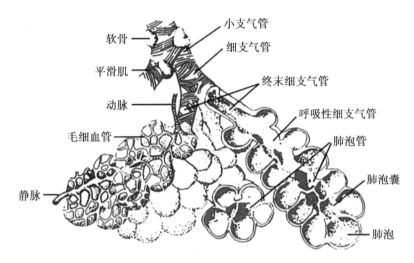

图5-1-21　肺小叶模式图

(一)肺导气部

1. 导气部组织结构特点　随着导气部各级支气管的不断分支,管径由粗变细,管壁由厚变薄,组织结构呈现出"一变一多三少"的变化:上皮由假复层纤毛柱状上皮逐渐变成单层柱状上皮(有或无纤毛);平滑肌纤维逐渐增多,最终形成完整的环形肌;杯状细胞、腺体和软骨片逐渐减少,最后消失。

2. 细支气管和终末细支气管

(1) 细支气管(bronchiole):管径约1mm,上皮为假复层纤毛柱状上皮或单层纤毛柱状上皮,杯状细胞、腺体和软骨片极少或消失,环行平滑肌相对增多,黏膜常形成皱襞(见图5-1-22)。

(2) 终末细支气管(terminal bronchiole):管径约0.5mm,上皮为单层柱状上皮,杯状细胞、腺体和软骨片全部消失,有完整的环行平滑肌。

细支气管和终末细支气管的管壁失去软骨的支撑,管壁内的平滑肌可在内脏神经的支配下收缩或舒张,调节进入肺小叶的气流量。过敏性疾病时,肥大细胞释放的组胺可导致细支气管和终末细支气管的平滑肌持续痉挛性收缩,造成气道阻塞而引发呼吸困难,称支气管哮喘。

电镜下,终末细支气管上皮中的主要细胞为无纤毛的克拉拉细胞(Clara cell),呈柱状,游离面呈圆顶状凸向管腔,顶部胞质内有较多分泌颗粒,可分泌糖蛋白,在上皮表面形成一层保护膜。

(二)肺呼吸部

1. 呼吸性细支气管(respiratory bronchiole)　管壁上皮为单层立方上皮,有克拉拉细胞和少许纤毛细胞,肌层很薄,有肺泡开口(见图5-1-22)。

2. 肺泡管(alveolar duct)　管壁上有许多肺泡开口,故管壁结构极不完整,在切片上呈现为一系列相邻肺泡开口之间的结节状膨大,表面覆有单层立方或扁平上皮,内部有被横切的环行平滑肌纤维(见图 5-1-22)。

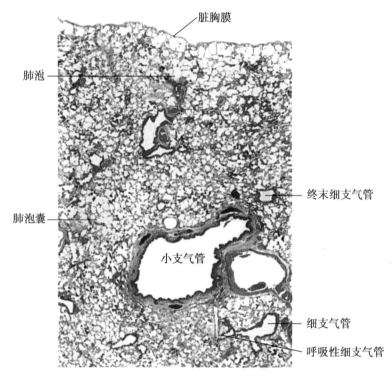

图 5-1-22　肺的组织结构(低倍)

3. 肺泡囊(alveolar sac)　为数个肺泡的共同开口处,相邻肺泡开口之间无平滑肌,故无结节状膨大(见图 5-1-22)。

4. 肺泡(pulmonary alveoli)　为半球形或多面形的囊泡(见图 5-1-23),直径约 $200\mu m$,开口于肺泡囊、肺泡管及呼吸性细支气管,是进行气体交换的部位,构成肺的主要结构。成人肺有 3 亿～4 亿个肺泡,吸气时总表面积可达 $140m^2$。

(1)肺泡上皮:由Ⅰ型肺泡细胞和Ⅱ型肺泡细胞组成。

Ⅰ型肺泡细胞(type Ⅰ alveolar cell):细胞扁平菲薄,含核部略厚,核椭圆形,突入肺泡腔面(见图 5-1-23)。Ⅰ型肺泡细胞覆盖了肺泡约 95% 的表面积,有利于气体交换。电镜下,胞质中可见较多的吞饮小泡,内有细胞吞入的微小粉尘等,可转运到间质内清除。Ⅰ型肺泡细胞无增殖能力,损伤后由Ⅱ型肺泡细胞增殖分化补充。

Ⅱ型肺泡细胞(type Ⅱ alveolar cell):细胞较小,呈立方形或圆形,核圆形,胞质着色浅,散在于Ⅰ型肺泡细胞之间,覆盖肺泡约 5% 的表面积(见图 5-1-23)。电镜下,细胞游离面有短小的微绒毛,胞质富含细胞器,核上方有较多高电子密度的分泌颗粒,因颗粒内含同心圆或平行排列的板层状结构,故称板层小体(lamellar body),其内容物多为磷脂(主要是二棕榈酰卵磷脂)。细胞将颗粒内容物释放后,在肺泡上皮表面形成一层薄膜,称表面活性物质(surfactant),有降低肺泡表面张力,稳定肺泡大小的重要作用。呼气时肺泡缩小,表面活性物质密度增加,降低了表面张力,可防止肺泡塌陷;吸气时肺泡扩大,表面活性物质密度减小,肺泡回缩力增大,可防止肺泡过度膨胀。

(2)肺泡隔(alveolar septum):是相邻肺泡之间的薄层结缔组织,其内有密集的连续毛细血管、丰富的弹性纤维和肺泡巨噬细胞(pulmonary macrophage)(见图 5-1-23)。

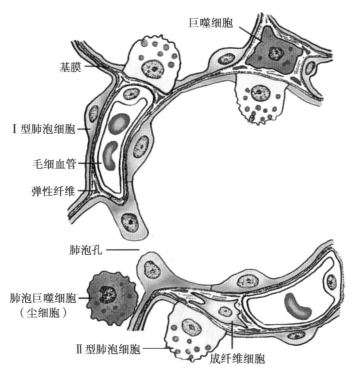

图 5 - 1 - 23　肺泡模式图

弹性纤维有助于回缩肺泡,老年人的弹性纤维发生退化,吸烟可加速退化进程。肺泡弹性降低后,回缩较差,肺泡持续扩张,可导致肺大泡、肺气肿,从而降低肺泡的换气功能。肺泡隔中的毛细血管网对于保证血液与肺泡腔中气体的交换有重要意义。肺泡巨噬细胞具有活跃的吞噬功能,能清除进入肺泡和肺间质的尘粒、细菌等异物,发挥重要的免疫防御作用。吞噬了较多尘粒的肺泡巨噬细胞称为尘细胞(dust cell)。尘细胞有的沉积在肺间质内,有的从肺泡腔经呼吸道随黏液被咳出,还有的进入肺淋巴管,再迁移至肺门淋巴结。

（3）肺泡孔(alveolar pore)：是相邻肺泡之间气体流通的小孔(见图 5 - 1 - 23),直径 $10\sim15\mu m$,一个肺泡壁上可有一个或数个肺泡孔,可均衡肺泡间气体的含量并形成侧支通气。肺部感染时,肺泡孔也是炎症扩散的渠道。

（4）气-血屏障(blood-air barrier)：肺泡与毛细血管中的血液进行气体交换所通过的结构(见图 5 - 1 - 23),包括肺泡表面液体层、I 型肺泡细胞上皮与基膜、毛细血管基膜与内皮。气-血屏障很薄,总厚度为 $0.2\sim0.5\mu m$,有利于气体迅速交换。

四、肺的血液供应

肺动脉是肺的功能性血管,其在肺内的分支多与支气管的分支伴行,直至分支进入肺泡隔包绕肺泡壁形成肺泡毛细血管网。

支气管动脉是肺的营养性血管。左侧主要起自主动脉弓和胸主动脉,右侧主要起自第 3～5 肋间后动脉,在肺门处互相吻合,交织成网。进入肺内伴随支气管各级分支走行,最终在支气管壁的外膜和黏膜下层形成供应支气管的毛细血管网。

第三节 胸 膜

一、胸膜

胸膜(pleura)是一层薄而光滑的浆膜,可分为脏胸膜和壁胸膜两部分(见图 5－1－24)。覆盖于胸壁内面、纵隔两侧面、膈上面及伸至颈根部等处的胸膜称壁胸膜,覆盖于肺表面并深入叶间裂的胸膜称脏胸膜,壁、脏两层胸膜在肺根处相互移行并重叠形成的三角形韧带称肺韧带。

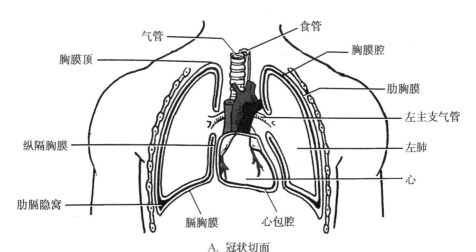

A. 冠状切面

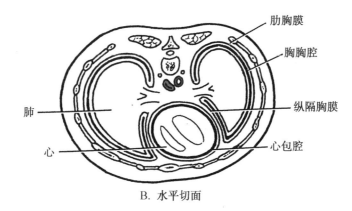

B. 水平切面

图 5－1－24　胸膜与胸膜腔示意图

壁胸膜按其衬覆的部位不同可分为 4 部分:

1. 肋胸膜　衬覆于肋及肋间隙内面,前缘位于胸骨后方,后缘达脊柱两侧,下缘移行为膈胸膜,上部移行至胸膜顶。

2. 膈胸膜　衬覆于膈上面,与膈紧密相贴。

3. 纵隔胸膜　衬覆于纵隔两侧面,其中部包裹肺根并移行为脏胸膜,上部移行至胸膜顶,下缘移行为膈胸膜,前、后缘连接肋胸膜。

4. 胸膜顶　是肋胸膜和纵隔胸膜向上的延续,突出胸廓上口,伸向颈根部,高出锁骨中内 1/3 交界处上方 2.5cm,与肺尖表面的脏胸膜相邻。

二、胸膜腔

胸膜腔(pleural cavity)是脏、壁胸膜在肺根处相互移行所围成的封闭的潜在性腔隙，左、右各一，互不相通，腔内呈负压，有少量浆液，可减少摩擦。

不同部分的壁胸膜返折并相互移行处的胸膜腔，即使深吸气时肺缘也不能伸入其内，称胸膜隐窝，包括肋膈隐窝、肋纵隔隐窝和膈纵隔隐窝等。肋膈隐窝左、右各一，由肋胸膜和膈胸膜返折形成，是所有胸膜隐窝中位置最低、容量最大的部位，胸腔积液常积聚于此(见图 5-1-24)。

三、胸膜与肺的体表投影

(一)胸膜的体表投影

胸膜的体表投影是指壁胸膜各部相互移行的返折线在体表的投影位置，标志着胸膜腔的范围(见图 5-1-25、图 5-1-26)。

胸膜前界即肋胸膜与纵隔胸膜前缘的返折线。两侧均起自胸膜顶，向内下斜行经胸锁关节后方至第 2 胸肋关节水平，两侧互相靠拢，在前正中线附近垂直下行。左侧在第 4 胸肋关节处斜向外下，沿胸骨左缘外侧 2~2.5cm 处下行，至第 6 肋软骨后方与胸膜下界相移行；右侧在第 6 胸肋关节处右转与胸膜下界相移行。左右胸膜前界的上、下部分相互分开，中间部分相互靠近。上部在第 2 胸肋关节平面以上胸骨柄后方，两侧胸膜前返折线之间呈倒三角形，称胸腺区，容纳胸腺。下部在第 4 胸肋关节平面以下两侧胸膜前返折线彼此分开，形成位于胸骨体下部和左侧第 4、5 肋软骨后方的三角形区，称心包区，此区心包前方无胸膜遮盖。

胸膜下界是肋胸膜与膈胸膜的返折线。左侧起自第 6 肋软骨后方，右侧起自第 6 胸肋关节后方，两侧均斜向外下方，在锁骨中线与第 8 肋相交，在腋中线与第 10 肋相交，在肩胛线与第 11 肋相交，最终至第 12 胸椎高度。

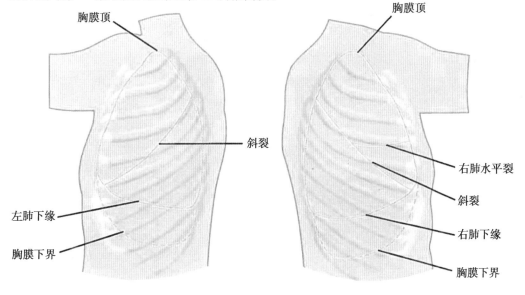

A. 左侧面　　　　　　　　　B. 右侧面

图 5-1-25　胸膜和肺的体表投影(侧面)

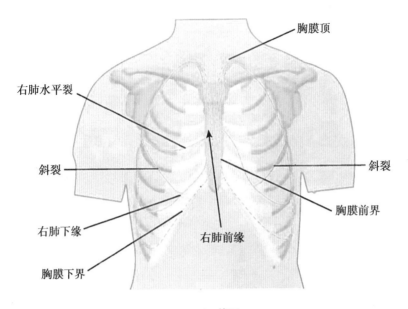

A. 前面

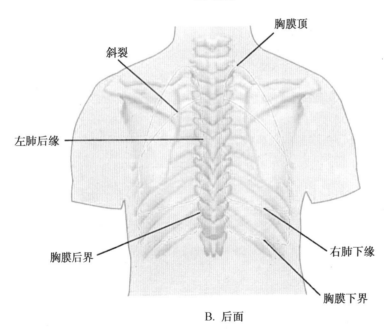

B. 后面

图 5-1-26　胸膜和肺的体表投影

（二）肺的体表投影

两肺下缘的体表投影相同，在相同部位肺下界一般高出胸膜下界两个肋的高度。在锁骨中线与第 6 肋相交，在腋中线与第 8 肋相交，在肩胛线与第 10 肋相交，最终至第 10 胸椎高度。

第四节　纵　隔

纵隔（mediastinum）是两侧纵隔胸膜之间全部器官、结构和结缔组织的总称。纵隔的前界为胸骨，后界为脊柱胸段，两侧为纵隔胸膜，上界是胸廓上口，下界为膈（见图 5-

1 - 27、图 5 - 1 - 28）。

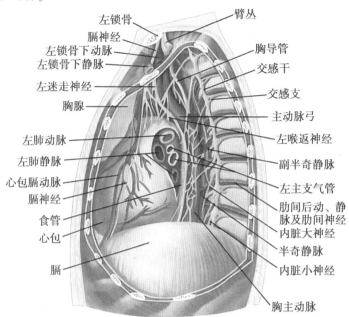

图 5 - 1 - 27　纵隔左侧面观

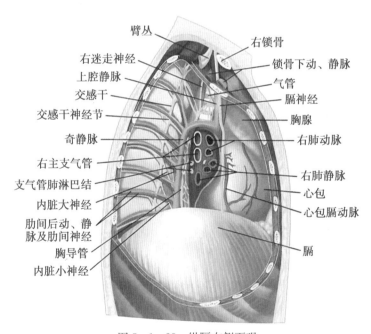

三维图:纵隔

图 5 - 1 - 28　纵隔右侧面观

　　纵隔的分区方法很多,解剖学常用四分法,即以胸骨角平面为界将纵隔分为上纵隔和下纵隔,下纵隔再以心包为界,分为前纵隔、中纵隔和后纵隔。

　　上纵隔内自前向后有胸腺、左右头臂静脉、上腔静脉、膈神经、迷走神经、喉返神经、主动脉弓及其三大分支、气管、食管、胸导管等。

　　前纵隔位于胸骨体与心包之间,容纳胸腺、纵隔前淋巴结、胸廓内动脉纵隔支、疏松结缔组织及胸骨心包韧带等。

中纵隔位于前、后纵隔之间,容纳心脏及出入心脏的大血管。主要包括升主动脉、肺动脉干、上腔静脉根部、肺静脉、奇静脉末端、心包膈动脉、膈神经和淋巴结等。

后纵隔位于心包与脊柱胸段之间,容纳气管权、主支气管、食管、胸主动脉、奇静脉、半奇静脉、胸导管、交感干胸段和淋巴结等。

思考题

1. 试述鼻旁窦的位置、开口及作用。

2. 试述气体自鼻进入到肺泡毛细血管的途径。

3. 试述肺实质导气部包括哪些结构,有何变化特点。

4. 试述胸膜下界和肺下界的体表投影位置。

5. 试述临床上宜在何处进行胸腔穿刺?由浅入深经过哪些结构?

小案例

知识拓展

同步测试

（王　征）

第二章 呼吸系统疾病

课件

第一节 慢性阻塞性肺疾病

慢性阻塞性肺疾病（chronic obstructive pulmonary diseases，COPD）是一组以肺实质与小气道受到病理损伤后，导致慢性不可逆性气道阻塞、呼气阻力增加、肺功能不全为共同特点的肺疾病的总称。主要包括慢性支气管炎、肺气肿、支气管哮喘和支气管扩张症等疾病。

一、慢性支气管炎

慢性支气管炎（chronic bronchitis）是指气管、支气管黏膜及其周围组织的慢性非特异性炎症，是一种严重影响健康的常见病与多发病。可发生在任何年龄，老年人多见。临床上以迁延不愈、反复发作的咳嗽、咳痰或伴有喘息症状为特征。上述临床症状每年持续 3 个月，连续发生 2 年以上，即可诊断为慢性支气管炎。晚期可并发阻塞性肺气肿和肺源性心脏病。临床以病程长，迁延不愈，反复发作为特征。

（一）病因及发病机制

慢性支气管炎的发病往往是多种因素长期综合作用的结果，呼吸道感染、空气污染、气候变化、过敏因素与自主神经功能状态紊乱等为常见的外源性因素；机体抵抗力下降，尤其是呼吸系统局部防御功能受损是本病发生的重要内在因素。

1. **感染因素** 是慢性支气管炎发生和发展的重要因素。呼吸道反复病毒或细菌感染是导致慢性支气管炎病变发展和加重的重要因素，常见的病毒有流感病毒、鼻病毒、腺病毒和呼吸道合胞病毒，常见的细菌有流感嗜血杆菌、奈瑟球菌、甲型链球菌和肺炎球菌。一般认为，病毒感染所致的支气管黏膜损伤和呼吸道防御功能减弱，使呼吸道寄居菌发挥致病作用，引起发病。

2. **理化因素** 主要有：①长期吸烟：烟雾中含有尼古丁、烟焦油等有害物质，进入人体后会损伤呼吸道黏膜上皮,刺激腺体分泌,降低局部抵抗力。通常吸烟者比不吸烟者的患病率高 2~8 倍。②空气污染:雾霾中常含有大量刺激性烟雾、粉尘微粒和有害气体(如二氧化氮、二氧化硫、氯气等),过量吸入可使呼吸道腺体分泌增加、肺泡巨噬细胞吞噬功能降低、呼吸道自净和免疫防御功能减退,为病毒、细菌入侵创造条件。③气候因素:气候骤冷或寒冷空气入侵时,支气管黏膜的血管收缩,黏液分泌增多,纤毛运动和巨噬细胞的防御功能减弱,因此冬春寒冷季节,本病常复发或加重。

3. 过敏因素　特别是喘息型患者对粉尘、花粉、烟草等有过敏史,痰内有较多的嗜酸性粒细胞,以脱敏为主的综合治疗可取得较好的效果。在患者痰中嗜酸性粒细胞数量及组胺含量均增多。

4. 自主神经功能失调　副交感神经功能亢进可引起支气管收缩痉挛,黏液分泌物增多。

营养因素与发病也有一定关系,如维生素 A、维生素 C 缺乏,可使支气管黏膜上皮细胞修复受影响,易患慢性支气管炎。

(二)病理变化及临床病理联系

病变常起始于较大的支气管,各级支气管均可受累。主要病变为黏膜上皮损伤与修复性改变,支气管黏膜腺体肥大、增生、黏液腺化生以及支气管壁其他组织的慢性炎性损伤。

1. 黏膜上皮的损伤与修复　在各种因素作用下,首先受累的是黏液-纤毛排送系统,由于炎性渗出和黏液分泌增多,使纤毛粘连、倒伏或脱落,上皮细胞发生变性、坏死、脱落。但通过上皮再生,可完全修复。若病情严重或持续时间过久,在再生修复时可伴有鳞状上皮化生。此时由于病变损害了呼吸道纤毛排送系统,易发生感染,加重病变,这是慢性支气管炎反复发作和不易治愈的原因之一。

2. 腺体增生、肥大及化生　黏膜下腺体增生肥大、黏膜上皮杯状细胞增生、浆液腺化生为黏液腺使黏液分泌增多,导致患者咳嗽、咳痰,痰多为白色黏液泡沫状(感染时可为黄色脓痰)。因黏液分泌增多使分泌物变黏稠,不易咳出,易潴留于支气管腔内形成黏液栓,造成支气管腔的完全性或不完全性阻塞。晚期黏液腺萎缩则痰量减少。急性发作时由于支气管痉挛或黏液阻塞,可引起喘息(见图 5-2-1)。

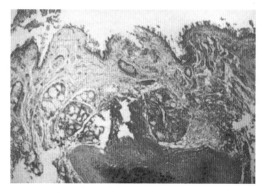

图 5-2-1　慢性支气管炎(支气管黏膜上皮杯状细胞数目增多,管壁充血、水肿和炎细胞浸润,黏膜下黏液腺体大量增生)

3. 支气管壁的病变　支气管黏膜和黏膜下层可有充血、水肿,淋巴细胞和浆细胞浸润。病变反复发作。病情较重时,炎症由支气管扩散到黏膜下层和外膜;管壁平滑肌束断裂、萎缩,弹力纤维破坏;软骨可发生变性、萎缩、钙化或骨化。喘息型患者由于支气管黏膜肿胀,痰液阻塞和管壁平滑肌痉挛而出现哮喘发作,气急不能平卧,双肺布满哮鸣音。慢性支气管炎反复发作,病变不仅逐步加重,而且逐级向纵深发展蔓延,受累的支气管数量越来越多,细支气管因管壁薄、管腔小,炎症不仅可以引起管壁增厚,还可致管腔狭窄甚至纤维性闭锁,因此细支气管周围炎及纤维闭塞性细支气管炎是引起慢性阻塞性肺气肿的病变基础。

（三）结局及并发症

1. 治愈 患者如能做好病因学预防,如避免接触有害气体、粉尘、烟雾等,同时又能有效治疗细菌感染,并合理地进行体育锻炼,增强机体抗寒和抗感染能力,慢性支气管炎可逐渐痊愈。

2. 并发症 慢性支气管炎患者如不及时治疗或治疗不彻底,病变反复发作,常可引起阻塞性肺气肿、肺心病和支气管扩张症等。老年体弱者,极易并发小叶性肺炎。

二、肺气肿

肺气肿(pulmonary emphysema)是指呼吸性细支气管、肺泡管、肺泡囊、肺泡这些末梢肺组织因过度充气而持久性扩张,并伴有肺泡间隔破坏,致使肺容积增大的病理状态。其发病率在45岁以后随年龄的增长而增加,是中老年人的一种常见病和多发病。慢性支气管炎、慢性阻塞性肺气肿、慢性肺源性心脏病三者联系密切,因此,预防要首先从慢性支气管炎开始。

（一）病因及发病机制

肺气肿与吸烟、大气污染、小气道感染、有害气体及粉尘吸入等有关,常为支气管和肺疾病的并发症,其中尤以慢性支气管炎最为多见。

1. 支气管阻塞性通气功能障碍

（1）支气管阻塞:慢性支气管炎累及细支气管时,细支气管壁纤维组织增生或管腔内黏液栓形成,使管腔变窄,形成不完全阻塞,吸气时支气管舒张,气体尚能进入肺泡,但呼气时支气管过度缩小,阻碍气体排出,肺泡腔内终因储气量增多,肺泡内压升高,导致弹性减退的肺泡扩张。

（2）支气管壁损伤:正常细支气管壁的弹力纤维呈放射状分布于周围肺泡壁上,当炎症破坏肺泡壁上的弹力纤维时,上述支撑组织被损伤、破坏,导致细支气管管壁塌陷,细支气管远端空气潴留,形成阻塞性通气障碍而发生肺气肿,使肺泡扩张,肺泡间隔变薄及断裂,肺泡融合、肺大泡形成。

2. 弹性蛋白酶增多,活性升高 α_1-抗胰蛋白酶(α_1-antitrypsin, α_1-AT)是血清、组织液及炎细胞中多种蛋白水解酶(包括炎症时中性粒细胞和巨噬细胞分泌的弹性蛋白酶)的抑制物。先天性 α_1-AT 缺乏症患者易发生肺气肿,因为人体内 α_1-AT 缺乏时,弹性蛋白酶活性增高。弹性蛋白酶可水解弹性蛋白和结缔组织基质中的胶原和蛋白多糖,破坏肺泡壁结构,使之互相融合形成肺气肿。长期吸烟与慢性支气管炎患者,因肺组织内渗出的中性粒细胞和巨噬细胞较多,两者释放大量弹性蛋白酶和氧自由基,可引起并促进肺气肿的形成。弹性蛋白酶对支气管壁及肺泡间隔的弹力蛋白有破坏溶解作用。

（二）类型

通常根据肺气肿发生的解剖组织学部位进行分型,可将肺气肿分为肺泡性肺气肿和间质性肺气肿。

1. 肺泡性肺气肿 病变发生在肺小叶,常合并小气管的阻塞性通气障碍,故也称阻塞性肺气肿。根据发生的范围和分布不同可分为(见图 5 - 2 - 2):

（1）小叶中央型肺气肿:病变主要累及肺腺泡的中央部分,位于肺腺泡中央区的呼吸性细支气管呈囊状扩张,肺泡管、肺泡囊变化不明显。

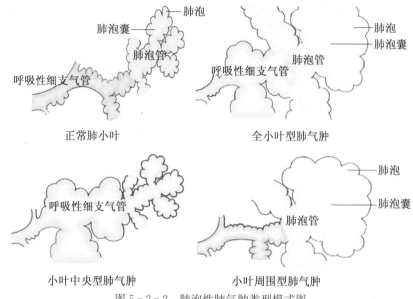

图 5-2-2　肺泡性肺气肿类型模式图

（2）全小叶型肺气肿：病变累及肺腺泡的各个部位，末梢小气道的远端部分，呼吸性细支气管、肺泡囊和肺泡均呈弥漫性扩张，遍布整个肺小叶。如果气肿囊腔直径超过2cm时，称为肺大泡，位于肺膜下的肺大泡破裂时可引起气胸。此型多见于青壮年，其发病可能与先天性 α_1-AT 缺乏有关。

（3）小叶周围型肺气肿：也称隔旁肺气肿，病变主要累及肺腺泡远端部位的肺泡囊，而近端部位呼吸性细支气管和肺泡管基本正常。常合并有小叶中央型和全小叶型肺气肿。

2. 间质性肺气肿　是由于肋骨骨折、胸壁穿透伤、哮喘或剧烈咳喘，使肺内压急剧升高时，肺泡壁或细支气管壁破裂，气体进入肺间质所致。串珠状的小气泡常分布于肺小叶间隔、肺膜下。有时可扩展至肺门、纵隔，甚至颈部及胸部皮下，形成皮下气肿。

（三）病理变化

1. 肉眼观　气肿肺显著膨大，边缘钝圆，因缺血呈灰白色，表面常可见肋骨压迹。质柔软、弹性降低，指压后压痕不易消退。切面因肺气肿类型不同，所见囊腔大小、分布的部位及范围均有不同。

2. 镜下观　肺泡扩张，肺泡孔扩大，间隔变窄断裂，相邻的多数肺泡可互相融合成大泡，在较大的融合性气肿囊腔内有时可见肺小血管的悬梁。肺泡壁毛细血管受压且数量减少。肺小动脉内膜纤维性增厚，小支气管与细支气管可见慢性炎症。小叶中央型肺气肿的气囊壁上（为扩张的呼吸性细支气管）有呼吸上皮（柱状或低柱状）和平滑肌束残迹。全小叶型肺气肿的囊泡壁上（主要是扩张变圆的肺泡管和肺泡囊）有时可见残留的平滑肌束片段（见图 5-2-3）。

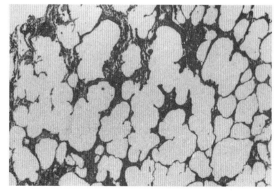

图 5-2-3　肺气肿

（四）临床病理联系及并发症

轻度和早期肺气肿无临床症状，随病变加重，症状逐渐明显，甚至在轻微劳动或休息时也出现气促。每当受寒、感冒时，胸闷、气急等症状加重，尤其是合并呼吸道感染时，支气管分泌物增多，小、细支气管不完全阻塞更甚，可出现发绀、呼吸性酸中毒等阻塞性通气功能障碍和缺氧症状，导致肺功能降低，肺活量下降，残气量增加。严重肺气肿患者，由于肺的膨胀和呼吸肌长期收缩，肋骨上提，胸廓前后径增大，使胸廓呈桶状，称桶状胸。由于肺过度充气膨胀，叩诊呈过清音，心浊音界缩小或消失，听诊时呼吸音减弱。X线检查显示：肺透明度增加。由于肺泡扩张或融合，肺毛细血管网受压而显著减少或消失，肺血管床减少及缺氧引起肺动脉痉挛，可引起肺动脉高压，右心负荷加重、右心肥大，引起肺源性心脏病。

三、支气管扩张症

支气管扩张症（bronchiectasis）是指肺内支气管管腔持久性扩张伴管壁纤维性增厚的一种慢性化脓性疾病。多数继发于其他疾病引起的呼吸道感染与支气管阻塞，尤其是儿童麻疹和百日咳后的支气管肺炎。临床常见慢性咳嗽、大量脓痰或反复咯血等症状。

（一）病因及发病机制

1. 支气管壁的炎性损伤　支气管扩张症多继发于慢性支气管炎、麻疹和百日咳后的支气管肺炎等。因支气管管壁的慢性化脓性炎症，损坏了支气管壁平滑肌、胶原和弹性纤维及软骨等支撑结构，同时支气管周围肺组织的慢性炎症与纤维化、对管壁牵拉和咳嗽时支气管内压增高等因素，促成支气管的持久性扩张。支气管慢性感染和阻塞是支气管扩张症发病机制中两个密切相关的重要环节。阻塞导致感染，感染加重阻塞，形成发病过程中的恶性循环。

2. 遗传因素与先天性气管壁发育缺陷　少数与遗传因素有关的支气管扩张症，如巨大气管-支气管扩张症，气管壁先天性发育障碍，可能因支气管壁的平滑肌、软骨和弹力纤维发育不全，管壁支撑组织薄弱和弹性较差，再继发感染，而引起支气管扩张。

（二）病理变化

1. 肉眼观　支气管扩张症中病变的支气管可局限于一侧肺叶或肺段，也可累及两侧肺。多见于左肺，下叶多于上叶，尤以左肺下叶背部更为多见。病变常累及段级支气管以下和直径大于2mm的中、小支气管。严重者病变可波及各级支气管。可见病变支气管明显呈圆柱状或囊状扩张、管径可达正常支气管的4倍左右。广泛的细小支气管腔扩张可使肺切面呈蜂窝状。扩张的支气管内膜面多粗糙不平，腔内常含有黏液脓性渗出物或黄绿色脓性渗出物，有时有血性渗出物。周围肺组织常发生程度不等的肺萎陷、纤维化或肺气肿。

2. 镜下观　扩张的支气管壁呈慢性炎症改变伴不同程度组织破坏。黏膜上皮可发生萎缩、上皮细胞坏死、脱落，可见鳞状上皮化生，黏膜有溃疡形成，管壁被炎性肉芽组织所取代，并可见淋巴细胞、浆细胞、中性粒细胞浸润，管壁增厚，纤维组织增生，平滑肌、弹力纤维减少或消失，支气管周围肺组织常发生纤维化或肺气肿。

（三）临床病理联系及并发症

支气管扩张症典型的临床症状为慢性咳嗽、咳大量脓性痰和反复咯血。咳嗽、咳脓痰主要是由慢性炎性渗出和黏液分泌增多并继发感染所致。当继发腐败菌感染时，咳出的脓痰带有恶臭。反复咯血是由于血管壁遭受炎症破坏及咳嗽所致。反复继发感染可引起发热、盗汗、乏力、食欲不振、消瘦、贫血等全身中毒症状。若支气管引流不畅,痰不易咳出,可感到胸闷不适,甚至可并发肺炎、肺脓肿、脓胸和脓气胸。慢性重症支气管扩张症患者,肺功能严重障碍,稍活动即有气急、发绀,伴有杵状指(趾)。晚期当肺组织发生广泛性纤维化,肺毛细血管床遭到严重破坏时,可并发肺动脉高压和肺源性心脏病。

第二节 肺 炎

肺炎(pneumonia)是指肺的急性渗出性炎症,为呼吸系统的常见病、多发病。按照致病因子不同,可将肺炎分为感染性(如细菌性、病毒性、支原体性、真菌性、寄生虫性)肺炎,理化性(如放射性)肺炎以及变态反应性(如过敏性和风湿性)肺炎。按病变性质不同,可分为浆液性、纤维素性、化脓性、出血性、干酪性及肉芽肿性肺炎等不同类型。按病变部位不同,炎症发生在肺泡内的称为肺泡性肺炎,累及肺间质的称为间质性肺炎。按病变累及范围可分为小叶性肺炎(病变累及范围以肺小叶为单位)、节段性肺炎(累及肺段)、大叶性肺炎(波及整个大叶或多个大叶)。临床以细菌性肺炎最常见,大约占80%。

一、大叶性肺炎

微课

大叶性肺炎(lobar pneumonia)是主要由肺炎链球菌引起的以肺泡内弥漫性纤维蛋白渗出为主的急性炎症,病变始于局部肺泡,迅速蔓延至肺大叶的全部或大部分区域,引起病变肺组织实变。本病多见于青壮年,临床表现为急骤起病、寒战高热、咳嗽、胸痛、呼吸困难和咳铁锈色痰,有肺实变体征和外周血白细胞增多等症状。典型病变病程为5～10天。

(一)病因和发病机制

大叶性肺炎最常见的致病菌为肺炎链球菌,以3型毒力最强。此外,肺炎球菌、金黄色葡萄球菌、流感嗜血杆菌、溶血性链球菌等也可引起,但少见。本病主要经呼吸道感染,肺炎链球菌存在于正常人鼻咽部,患者和健康带菌者是传染源。当受寒、醉酒、过度疲劳、感冒、麻醉等诱因作用下,呼吸道的防御功能减弱、抵抗力下降时,细菌易侵入肺泡并迅速繁殖,引起肺组织的急性变态反应。细菌及炎性渗出物沿肺泡间孔或呼吸性细支气管迅速向周围肺组织蔓延,从而波及部分或整个肺大叶。带菌渗出物还经肺叶支气管播散,引起数个肺大叶病变。

(二)病理变化及临床病理联系

大叶性肺炎其病变主要为肺泡内的纤维素性渗出性炎症。病变一般发生在单侧肺,多见于左肺或右肺下叶,也可同时或先后发生于两个以上肺叶。临床表现为起病急、寒战高热、胸痛、咳嗽、咳铁锈色痰,并有肺实变体征及外周血白细胞计数增高等。病程5～10天。按病变的进展过程可分为4期。

1. 充血水肿期　为发病后第1～2天的变化。肉眼观:病变肺叶肿胀,重量增加,呈暗红色,切开时可见淡红色浆液自切面流出。镜下观:病变肺叶弥漫性的肺泡壁毛细血管扩张充血,肺泡腔内可见有大量浆液性渗出物,其中见少量红细胞、中性粒细胞及巨噬细胞。渗出物中可检出肺炎链球菌,此期患者因毒血症,表现寒战、高热和白细胞计数增高等症状。听诊可闻及捻发音及湿性啰音。胸部X线透视显示片状的模糊阴影。

2. 红色肝样变期　一般为发病后第3～4天的变化。肉眼观:病变肺叶肿大,呈暗红色,质地变实似肝脏外观,故称红色肝样变期。切面呈颗粒状,为充塞于肺泡腔内的纤维素性渗出物突出于切面所致。病变肺叶的胸膜表面可有纤维素性渗出物。镜下观:肺泡壁毛细血管仍扩张充血,肺泡腔内充满大量红细胞、纤维素、少量中性粒细胞和巨噬细胞,其中纤维素连接成网,可穿过肺泡间孔与相邻肺泡中的纤维素网相连,有利于肺泡巨噬细胞吞噬细菌,防止细菌进一步扩散。本期渗出物中仍能检出多量肺炎链球菌。患者可咳铁锈色痰,是因渗出在肺泡腔内的红细胞被巨噬细胞吞噬,崩解后形成含铁血黄素混入痰中,可使痰液呈铁锈色。患者常感胸痛,并随呼吸或咳嗽而加重,是因病变波及胸膜,引起纤维素性胸膜炎所致。胸透可见大片致密阴影。病变范围较广,因患者动脉血中氧分压由于病变肺叶内肺泡实变所致的换气和通气功能下降而降低,可出现发绀等缺氧症状。胸部叩诊呈浊音,听诊闻及支气管呼吸音及胸膜摩擦音。

3. 灰色肝样变期　见于发病后的第5~6天。肉眼观:病变肺叶仍肿胀,但充血消退,病变区由暗红色转为灰白色,切面干燥,颗粒状,质实如肝,故称灰色肝样变期。镜下观:肺泡腔渗出物以纤维素为主,纤维素网中见大量中性粒细胞,红细胞较少,是因前期肺泡腔内多量红细胞逐渐被巨噬细胞吞噬的缘故。相邻肺泡中纤维素经肺泡间孔互相连接的情况更为多见,肺泡壁毛细血管受压而呈贫血状态。渗出物中肺炎链球菌大多数已被消灭,故不易检出。此期肺泡虽仍无通气换气,但因肺泡壁毛细血管受压,流经病变肺叶的血量大大减少,甚至血液不流经病变肺部,故静脉血氧合不足的情况反而减轻,缺氧状况有所改善。临床上叩诊、触诊、听诊及X线检查所见与红色肝样变期相同,患者咳出的痰液由铁锈色逐渐变成黏液脓痰(见图5-2-4、图5-2-5)。

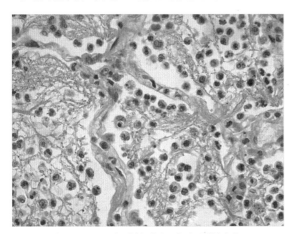

图5-2-4　大叶性肺炎(灰色肝样变期)

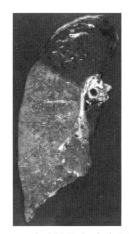

图5-2-5　大叶性肺炎(灰色肝样变期)

4. 溶解消散期　发病后1周左右,病变进入此期。此期机体抗菌防御功能加强,病原菌被吞噬消灭。镜下观:肺泡腔内中性粒细胞变性、坏死,释放出大量蛋白溶解酶,使渗出物中的纤维素被溶解。溶解物部分由气道咳出或经淋巴管吸收,部分为吞噬细胞吞噬清除。肺组织逐渐净化复原、恢复换气功能。此过程约需1~3周。肉眼观:病变肺部质地变软,切面实变病灶逐渐消失,加压时有脓样混浊液体流出,最终肺组织可完全恢复正常。胸膜渗出物被吸收或轻度粘连。肺内炎症完全消散。临床上患者表现为体温下降,X线检查可见病变区阴影逐渐缩小,透亮度增加,以至消失。

目前由于抗生素的早期应用,可减轻病情及缩短病程,大叶性肺炎上述典型经过在临床实际病例中已不多见,病变分期不明显,病变范围往往也较局限,表现为肺段性肺炎。

（三）结局及并发症

绝大多数病例经及时治疗，可以痊愈，并发症现已较少见。

1. 肺肉质变　极少数病例由于机体抵抗力较低，在灰色肝样变期中性粒细胞渗出过少，释出的蛋白溶解酶不足，肺泡腔内的纤维素等渗出物不能及时被溶解液化清除，肺泡壁肉芽组织长入替代而发生机化，使病变肺部变成红褐色肉样组织，称肉质变（见图 5-2-6）。

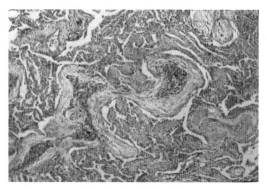

图 5-2-6　肺肉质变

2. 肺脓肿及脓胸　见于机体抵抗力低下而细菌毒力过强时，多见于感染 3 型致病力强的肺炎链球菌及金黄色葡萄球菌引起的肺炎。

3. 败血症或脓毒败血症　见于严重感染时，细菌入血并繁殖产生毒素所致。

4. 中毒性休克　见于 3 型强毒力肺炎链球菌或金黄色葡萄球菌感染引起的中毒性肺炎，是大叶性肺炎的严重并发症，常见于重症大叶性肺炎的早期。肺部呼吸症状及体征不明显，就诊时有明显的周围循环衰竭的临床表现，如血压下降、四肢湿冷、反应迟钝及昏迷等，病死率较高。

二、小叶性肺炎

小叶性肺炎（lobular pneumonia）病变是以细支气管为中心的化脓性炎症。病变呈多发性灶性分布，病变范围相当于一个小叶，炎症波及的方式为经细支气管炎而延及所属肺泡，或引起细支气管周围炎后波及肺泡，引起肺组织炎症，故称小叶性肺炎，又称支气管肺炎。临床上有发热、咳嗽、咳痰、呼吸困难等症状，肺部听诊可闻及散在湿性啰音。多见于小儿及年老体弱或久病卧床的患者。

（一）病因及发病机制

小叶性肺炎主要由细菌感染引起，常见的病原菌为致病力较弱的肺炎球菌，其次为葡萄球菌、链球菌、流感杆菌、绿脓杆菌和大肠杆菌等，但更多见的是由这些细菌混合感染所引起。当机体抵抗力下降，呼吸系统的防御功能受损时，细菌得以入侵、繁殖，发挥致病作用，引起小叶性肺炎。主要发生在小儿和年老体弱者。小叶性肺炎可以是原发性疾病，但更多继发于其他急性传染病之后，如麻疹、百日咳、白喉及流感后肺炎。长期卧床尤其是慢性心力衰竭的患者，由于两肺后下部坠积性淤血，引起局部血液循环障碍和抵抗力降低易引起坠积性肺炎。全身麻醉或昏迷患者，因吞咽、咳嗽反射减弱或消失，易将上呼吸道带病菌的分泌物，吸入肺内而引起吸入性肺炎。有时成为患者的直接死亡原因，故又有"临终性肺炎"之称。

（二）病理变化

1. 肉眼观　肺组织内散在一些以细支气管为中心的化脓性炎症病灶。呈散在灶状分布的多发性实变病灶，病灶大小不等，一般直径在 0.5～1cm（相当于肺小叶范围），尤以两肺下叶及背侧较多。病灶形状不规则，色暗红或带黄色，质实。严重者，病灶可互相融合成片,甚至累及全叶,形成融合性小叶性肺炎。

2. 镜下观　呈化脓性炎,细支气管壁充血水肿,中性粒细胞浸润,黏膜上皮细胞坏死脱落,管腔内充满大量中性粒细胞、浆液、脓细胞、脱落崩解的黏膜上皮细胞。周围的肺组织充血,肺泡腔内出现较多的中性粒细胞及浆液渗出、一些红细胞和脱落的肺泡上皮细胞,纤维素一般较少。后期,中性粒细胞渗出增多,渗出物成为脓性,细支气管周围受累的肺泡壁毛细血管扩张充血,病灶周围肺组织呈不同程度的代偿性肺气肿。病灶中有发炎的细支气管互相融合,呈片状分布,

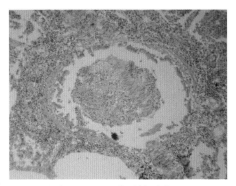

图5-2-7　小叶性肺炎

形成融合性小叶性肺炎。由于病变发展阶段的不同,有些病灶完全化脓,细支气管和肺组织遭破坏,而另一些病灶内则仅可见浆液性渗出,有的还停留于细支气管及其周围炎的阶段(见图5-2-7)。

（三）临床病理联系

患者常有咳嗽和咳黏液脓性痰,是由于炎性渗出物对支气管黏膜的刺激和黏液分泌亢进所致。由于病变细支气管及肺泡腔内有炎性渗出物积聚,故听诊可闻及湿性啰音。因病灶一般较小且散在分布,故除融合性小叶性肺炎外,肺实变的体征一般不明显。X线检查可见散在灶状阴影。融合性小叶性肺炎患者可出现实变体征,较重的患者由于肺泡通气和换气功能障碍,病变区静脉血得不到充分氧合而造成缺氧,可出现呼吸困难及紫绀。

（四）结局及并发症

本病经及时治疗,多数病灶可吸收、消散而痊愈。但在幼儿和老人,特别是营养不良者、麻疹、百日咳以及其他疾病时并发的小叶性肺炎,预后较为严重。常见并发症有心力衰竭、呼吸衰竭、脓毒血症、肺脓肿及脓胸等。支气管破坏较重且病程较长者,可导致支气管扩张症。

三、间质性肺炎

间质性肺炎(interstitial pneumonia)是指主要发生于肺泡间隔、细支气管周围及小叶间隔等肺间质的渗出性炎症。多由肺炎支原体和病毒引起。

（一）支原体肺炎

支原体肺炎(mycoplasmal pneumonia)是指由肺炎支原体感染引起的急性间质性肺炎。寄生于人体的支原体有数十种,但仅有肺炎支原体对人体致病。肺炎支原体大小约为200nm,为迄今所知的能独立生活的最小病原微生物,其生物学特性介于细菌与病毒之间。肺炎支原体无细胞壁,因此其形态呈多样性,如杆状、球状、丝状或颗粒状。支原体肺炎多发生于儿童和青年,秋冬季较多见,主要经飞沫传播,通常为散发性,偶尔流行。

1. 病理变化　肺炎支原体可侵犯患者整个呼吸道黏膜,引起上呼吸道感染、气管炎、支气管炎及肺炎,有时引起全呼吸道炎症。

（1）肉眼观:病变仅累及一叶肺组织,以下叶为多见,病变主要发生于肺间质,病灶

呈节段性或局灶性分布,病灶无明显实变,肺呈暗红色。切面肺普遍充血、水肿和不同程度的出血并有少量的红色泡沫状液体逐出。气管及支气管内可有黏液性渗出物。

(2)镜下观:病变区域肺泡间隔明显增宽,呈非特异性间质性肺炎改变。肺泡间隔充血水肿,血管扩张,其间有多量淋巴细胞和单核细胞浸润,也可有少量浆细胞浸润,肺泡腔内通常无渗出或仅有少量浆液、红细胞、巨噬细胞。小、细支气管壁及其周围组织也常有淋巴细胞、单核细胞浸润。重症病例上皮细胞变性、坏死、脱落,伴有细菌感染时,也可见中性粒细胞浸润(见图5-2-8)。

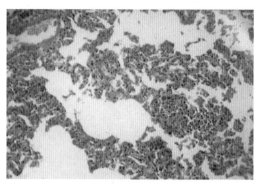

图5-2-8　间质性肺炎

2. 临床病理联系　本病一般起病较急,多有发热、乏力、头痛、咽痛及顽固和剧烈咳嗽、气促及胸痛,咳痰常不显著。由于支气管受炎症刺激,患者突出的症状为剧烈的咳嗽,由于肺泡腔内渗出物少,故常为干咳。听诊可闻干、湿啰音。肺实变体征不明显。X线检查,肺部病变多样化,可显示肺纹理增加、网状及斑点或斑片状模糊阴影。白细胞计数可轻度升高,淋巴细胞和单核细胞增多,痰、鼻分泌物及咽拭子能培养出肺炎支原体。大多数支原体肺炎预后良好,自然病程约为2周,患者可完全痊愈。死亡率在0.1‰～1‰。

(二)病毒性肺炎

病毒性肺炎(viral pneumonia)是由各种病毒引起的急性间质性肺炎,主要经呼吸道传播,在机体免疫力低下时,常常是因上呼吸道病毒感染向下蔓延所致,少数病例是因病毒血症所致。在成人多为流感病毒,在儿童及幼儿多为呼吸道合胞病毒,其他引起病毒性肺炎的常见病原体为腺病毒、麻疹病毒、巨细胞病毒等,也可由一种以上病毒混合感染之后继发细菌感染。病毒性肺炎的病情、病变类型及其严重程度常有很大差别。但婴幼儿和老年患者病情较重,临床上除病毒血症引起发热及全身中毒症状外,主要表现为剧烈咳嗽,呼吸困难,紫绀等缺氧症状。一般为散发,偶尔会造成流行,冬春季节多见。

1. 病理变化

(1)肉眼观:病变常不明显,肺组织因充血、水肿致体积轻度肿大,无明显实变。

(2)镜下观:主要表现为沿支气管、细支气管壁及其周围和小叶间隔以及肺泡间隔分布的间质性炎症。肺泡间隔明显增宽,肺间质内血管充血、水肿以及淋巴细胞、单核细胞浸润。肺泡腔内一般无渗出物或仅有少量浆液。病情较严重者除有上述肺间质的炎症病变外,肺泡腔内有巨噬细胞和多少不等的浆液与红细胞渗出,渗出物可在肺泡表面凝结形成一层红染的膜样物,贴附于肺泡内表面,称透明膜(为浓缩的浆液性渗出物),常见于流感病毒性肺炎、麻疹病毒性肺炎、腺病毒性肺炎的患者。支气管上皮和肺泡上皮也可增生,有时,在增生的支气管和肺泡上皮的细胞核内或胞浆内以及多核巨细胞中,可见病毒包涵体(图5-2-9),这种病毒包涵体对于病毒性肺炎具有诊断意义。病毒包涵体常呈球形,如红细胞大小,嗜酸性染色,均质,呈细颗粒状,周围常有一清晰的透明晕。腺病毒、单纯疱疹病毒和巨细胞病毒感染时,病毒包涵体出现于上皮细胞的核内并呈嗜碱性;呼吸道合胞病毒感染时,出现于胞质(嗜酸性);麻疹肺炎时则胞核与胞质均可见到,电镜下为不同发育阶段的病毒颗粒。严重感染者还可继发细菌感染,可出现坏死性支气管炎或坏死性支气管肺炎的病变,支气管和肺组织明显出血、坏死,并可混合呈小叶性、节段性或大叶性分布的化脓性病变。

2. 临床病理联系　病毒血症患者可出现发热、全身酸痛、疲乏无力等全身中毒症状。由于支气管、细支气管炎症刺激可引起剧烈咳嗽、无痰。病变较轻的病例,因肺泡腔内渗出物少,肺部湿性啰音及实变体征不明显。无并发症的病毒性肺炎预后较好。严重病例或继发细菌感染时,肺部出现实变体征,伴有严重的全身中毒和缺氧症状,进而可导致心力衰竭及中毒性脑病,预后不良。

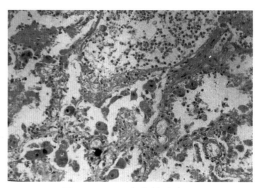

图 5-2-9　病毒性肺炎

第三节　肺结核病

一、概述

结核病(tuberculosis)是由结核杆菌引发的一种慢性传染病。全身各器官、组织均可发生,以肺结核病最常见。本病典型特征性病变为结核结节形成,伴有不同程度的干酪样坏死,属于慢性肉芽肿性炎症。20 世纪 80 年代以来,由于艾滋病的流行和耐药菌株的出现,以及吸毒、贫困、免疫抑制剂的应用等原因,全世界范围内结核病的发病率又趋上升。据 WHO 统计数据显示,近 5 年全球每年的结核病新发病例有 900 万～1000 万,死亡人数为 150 万～200 万。而中国的结核病患者人数位居世界第三,仅次于印度和印度尼西亚。

(一)病因及发病机制

结核病的病原菌是结核分枝杆菌(*Mycobacterium tuberculosis*),简称结核杆菌。对人致病的结核杆菌主要为人型和牛型。结核杆菌无侵袭性酶,不产生内、外毒素,其致病力主要与菌体组成成分有关。

结核病主要经呼吸道传播,肺结核病(主要是空洞型肺结核)患者在咳嗽或打喷嚏时排出大量带菌微滴,易感人群吸入带菌微滴即可造成感染。其次也可因食入带菌食物经消化道传染,偶可经皮肤伤口感染。

结核病的发生和发展取决于很多因素,其中最重要的是感染的菌量及其毒力的大小和机体的反应性(免疫反应和变态反应)。后者在结核病的发病学上起着特别重要的作用。

目前认为,结核病的免疫反应主要是细胞免疫,一般在初次感染结核杆菌 30～50 天后建立。这种特异的细胞免疫在临床上表现为皮肤结核菌素试验阳性。结核病的细胞免疫和IV型变态反应常同时发生和相伴出现。机体在首次感染结核杆菌后,巨噬细胞吞噬侵入的结核杆菌,并将抗原传递给 T 淋巴细胞,使之受到抗原刺激转化为致敏 T 淋巴细胞。当再次接触结核杆菌时,致敏 T 淋巴细胞便迅速分裂、增殖,并释放出各种淋巴因子,如巨噬细胞趋化因子、移动抑制因子和激活因子等。这些因子可使巨噬细胞向感染部位聚集并激活巨噬细胞,加强其吞噬和消化能力。这样,在感染局部巨噬细胞聚集形成结核性肉芽肿——结核结节。它是细胞免疫的具体形态表现,是机体杀灭结核杆菌的主要形式,具有抗御结核杆菌,使病变局限的作用。但是,当菌量较多,毒力较强,释放出大量菌体蛋白,则可引发剧烈的变态反应,造成病变组织严重坏死(干酪样坏死),使局部抵抗力削弱,病变恶化。

(二)基本病理变化及其转归

1. 基本病理变化 结核病是一种慢性肉芽肿性炎症,具有一般炎症的特点,但也有其特殊性。由于机体的反应性免疫力和变态反应、菌量和毒力以及组织特性的不同,结核病可有3种不同的基本病变类型(见表5-2-1)。

表5-2-1 结核病基本病变与机体的免疫状态

病变	机体状态		结核杆菌		病理特征
	免疫力	变态反应	菌量	毒力	
渗出为主	低	较强	多	强	浆液性或浆液纤维素性
增生为主	较强	较弱	少	较低	结核结节
坏死为主	低	强	多	强	干酪样坏死

(1)以渗出为主的病变:常见于病变早期和病变恶化期,多发生在细菌数量多、毒力强,机体抵抗力低下或变态反应较强时。好发于肺、浆膜、滑膜及脑膜等处,表现为浆液性炎或浆液纤维素性炎。早期有中性粒细胞浸润,继而由巨噬细胞取代。渗出液和巨噬细胞内可查见结核杆菌。渗出物可完全吸收不留痕迹,或转变为以增生为主的病变;变态反应强烈时,可转变为以坏死为主的病变。

(2)以增生为主的病变:当细菌量较少、毒力较低或机体免疫反应较强时,则发生以增生为主的病变,形成具有一定诊断特征的结核性肉芽肿,又称结核结节(tubercle)(见图5-2-10)。它的中央有干酪样坏死及朗格汉斯巨细胞,周围上皮样细胞呈放射状排列。

结核结节是在细胞免疫基础上形成的,由上皮样细胞(epithelioid cell)、朗格汉斯巨细胞加上外周局部聚集的淋巴细胞和少量反应性增生的成纤维细胞构成。典型结节的中

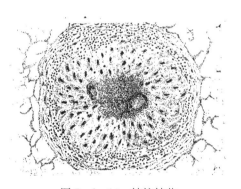

图5-2-10 结核结节

央常发生干酪样坏死(见图5-2-11)。吞噬有结核杆菌的巨噬细胞逐渐体积增大,转变为上皮样细胞,细胞呈梭形或多角形,胞浆胞质丰富,淡伊红色,细胞边界不清,细胞间常以胞浆突起互相联络,其形态类似上皮细胞;核呈圆形或卵圆形,染色质少,甚至可呈空泡状,核内可见1~2个核仁。朗格汉斯巨细胞是由多个上皮样细胞互相融合或一个细胞经多次无丝分裂形成,为多核巨细胞,细胞体积大,直径可达$300\mu m$,其胞浆胞质突起常与上皮样细胞的突起相连接;核的形态与上皮样细胞核相似,数目由十几到几十个不等,核常排列在胞浆周围呈花环状、马蹄形或密集在胞体的一端(见图5-2-12)。

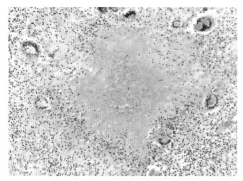

图 5-2-11 结核结节

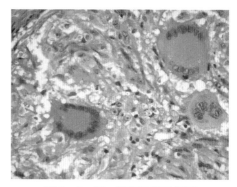

图 5-2-12 朗格汉斯巨细胞

单个结核结节非常小,直径约 0.1mm,肉眼和 X 线片不易看到。当数个结节融合成较大结节时肉眼才能看见。这种融合结节边界分明,约粟粒大小,灰白色半透明状或略带黄色,可微隆起于器官表面。

(3)以坏死为主的病变:当细菌量多、毒力强,机体抵抗力低或变态反应强烈时,上述渗出性或增生性病变均可继发干酪样坏死,少数开始就可发生干酪样坏死。

结核坏死灶因含脂质较多,肉眼观呈淡黄色,均匀细腻,质地较实,状似奶酪,故称干酪样坏死(caseous necrosis);镜下为红染无结构的颗粒状物。干酪样坏死对结核病的病理诊断具有一定意义。干酪样坏死物中常含有一定量的结核杆菌,可成为结核病恶化进展的原因。

上述 3 种病变往往同时存在,且以某一种病变为主,而且可以互相转化。

2. 基本病变的转归 结核病的发展和结局取决于机体抵抗力和结核杆菌致病力之间的矛盾关系。在机体抵抗力增强时,结核杆菌被抑制、杀灭,病变转向愈合;反之,则转向恶化。

(1)转向愈合:主要表现为吸收消散、纤维化、纤维包裹及钙化。

1)吸收、消散:为渗出性病变的主要愈合方式。渗出物经淋巴管、微静脉吸收而使病灶缩小或消散。肺部 X 线检查可见边缘模糊、密度不匀、呈云絮状的渗出性病变阴影,随着渗出物的吸收而逐渐缩小或被分割成小片,以至完全消失,临床上称为吸收好转期。较小的干酪样坏死灶及小范围的增生性病灶,经积极治疗也有吸收消散或缩小的可能。

2)纤维化、纤维包裹及钙化:增生性病灶、较小的干酪样坏死灶和未完全吸收的渗出性病灶,则可通过机化、纤维化,最后形成瘢痕而愈合;较大的干酪样坏死灶难以全部纤维化,则由病灶周围增生的纤维组织将坏死物包裹发生纤维性包裹,继而中央的干酪样坏死物逐渐干燥,并可有钙盐沉积形成钙化。在纤维包裹或钙化的干酪样坏死结核灶内常可有少量结核杆菌存活残留,此时病变临床虽属痊愈,但当机体抵抗力降低时,病变仍可复发进展。X 线检查,可见纤维化的病灶呈边缘清楚、密度增高的条索状阴影;而钙化灶为密度甚高、边界清晰的阴影。临床上称为硬结钙化期。

(2)转向恶化:主要表现为浸润进展和溶解播散。

1)浸润进展:病变恶化时,病灶周围出现新的渗出性病变,范围不断扩大,并继发干酪样坏死,病灶不断扩大。X 线检查可见原病灶周围出现边界模糊的絮状阴影,若有干酪样坏死则阴影密度增高。临床上称为浸润进展期。

2)溶解播散:病变恶化时,干酪样坏死物可发生液化,形成的半流体物质,可经体内的自然管道(如支气管、输尿管等)排出,而在局部留下空洞。液化的坏死物中含有大量的结核杆菌,可通过自然管道播散到其他部位,形成新的结核病灶。X线检查,可见病灶阴影密度深浅不一,出现大小不等的新播散病灶阴影和空洞部位的透亮区。此外,结核杆菌还可循血道、淋巴道播散至全身各处。临床上称为溶解播散期。

二、肺结核病

结核病中最常见的是肺结核病。第四次全国结核病流行病学抽样调查显示,目前我国传染性肺结核患病率为 157.8/10 万人,估算全国现有传染性肺结核患者约 200 万。依据机体初次感染和再次感染结核杆菌时的反应性不同,而致肺部病变的发生和发展各有不同的特点,可将肺结核病分为原发性和继发性两大类。

(一)原发性肺结核病

原发性肺结核病是指机体第一次感染结核杆菌所引起的肺结核病。多见于儿童,故又称儿童型肺结核病。但也偶见于从未感染过结核杆菌的青少年或成人。免疫功能严重受抑制的成年人由于丧失对结核杆菌的免疫力,可多次发生原发性肺结核病。由于机体缺乏对结核杆菌的特异性免疫力,所以肺部病变不易局限,细菌易沿淋巴道、血道播散到全身各处。

1. 病理变化   原发性肺结核病的病理特征是原发综合征(primary complex)形成。结核杆菌进入肺内,最初多在通气较好的肺上叶下部和下叶上部靠近胸膜处(以右肺多见)形成一个直径 1~1.5cm 大小的灰白色炎性实变灶,称为肺原发病灶,绝大多数病灶中央有干酪样坏死。镜下观,病灶开始为渗出性炎,继而中央发生干酪样坏死,周围形成结核性肉芽组织。由于初次感染,机体对结核杆菌缺乏特异性的免疫力,结核杆菌易从原发病灶侵入淋巴管,循淋巴液引流到局部肺门或纵隔淋巴结,引起结核性淋巴管炎和淋巴结炎,表现为淋巴结肿大和干酪样坏死。肺的原发病灶、结核性淋巴管炎和肺门淋巴结结核三者合称为原发综合征(见图 5-2-13)。X线呈哑铃状阴影。

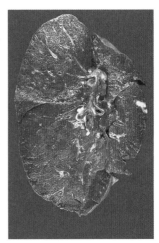

图 5-2-13   肺原发综合征

原发性肺结核病患者的症状轻微而短暂,常无明显的症状和体征,很多患儿在不知不觉中度过,仅表现皮肤结核菌素试验呈阳性。少数病变较重,患者可出现倦怠、食欲减退、潮热、盗汗等中毒症状,但很少有咳嗽、咯血等呼吸系统症状。

2. 结局和转归

(1)愈合:原发综合征形成后,虽然在最初几周内有细菌通过血道或淋巴道播散到全身其他器官,但由于特异性细胞免疫的建立,约 95% 的病例不再发展,病灶通过吸收、纤维化和钙化而自然痊愈。小的病灶可完全吸收或纤维化,较大的病灶可发生纤维包裹和钙化。

(2)恶化:少数患儿因营养不良或同时患其他传染病(如流感、麻疹、百日咳等),因其机体抵抗力下降,或感染细菌量多、毒力强,导致病变恶化,局部病灶扩大,并通过以下途径播散:

1) 淋巴道播散：结核杆菌可通过淋巴管蔓延累及多数肺门淋巴结至气管分叉处、气管旁、纵隔及锁骨上下淋巴结；也可因淋巴管阻塞而逆流至腋下，甚至进一步累及腹股沟、腹膜后及肠系膜淋巴结，引起广泛的淋巴结结核。

2) 血道播散：原发性、继发性肺结核病以及肺外结核病均可通过血道播散引发血源性结核病（见图 5-2-14）。由于机体抵抗力强弱不同，细菌进入血管数量、次数及急缓不同，原发性肺结核病引发的血源性结核病有多种类型：

① 急性全身性粟粒性结核病：大量结核杆菌在短时间内一次或多次侵入肺静脉，经左心至大循环，播散到全身各器官如肺、肝、脾和脑膜等处，可引起急性全身性粟粒性结核病。肉眼观：可见各器官均匀密布粟粒大小、灰白色、边界清楚的圆形小结节。镜下观：多为增生性病变，偶尔出现以渗出、变质为主的病变。临床上病情危重，有高热、衰竭、烦躁不安等中毒症状。X 线检查：两肺可见密度均匀，粟粒大小的点状阴影。治疗时，预后仍属良好。少数病例可因结核性脑膜炎死亡。

② 慢性全身性粟粒性结核病：如结核杆菌在较长时间内间歇性少量进入血流，或急性全身性粟粒性结核病不能及时控制，病程迁延 3 周以上，则形成慢性全身性粟粒性结核病。此时，病变的性质和病灶的大小均不一致，同时有增生、变质及渗出性病变。临床上病程较长，无明显中毒症状，成人多见。

③ 急性肺粟粒性结核病：它常是全身性粟粒性结核病的一部分，偶尔病变也可仅局限于两肺。其发生原因是肺门、支气管旁及纵隔淋巴结干酪样坏死破入附近大静脉，或因含有大量结核杆菌的淋巴液由胸导管回流，经静脉入右心，沿肺动脉播散于两肺所致。肉眼观：两肺充血，重量增加，切面暗红色，均匀密布灰白色或灰黄色粟粒大小的结节。

④ 慢性肺粟粒性结核病：患者原发病灶已痊愈，结核菌多由肺外某器官的结核病灶间歇入血而致病。病变新旧不一，大小不等，以增生性改变为主。多见于成年人，病程较长。患者多因结核性脑膜炎死亡。

3) 支气管播散：肺原发病灶的干酪样坏死范围不断扩大，可侵入附近的支气管，液化的坏死物经支气管排出后形成空洞。而含菌的液化坏死物在排出时可沿支气管播散，引起同侧邻近或对侧远隔的肺叶肺组织发生小叶性干酪性肺炎（见图 5-2-15）。

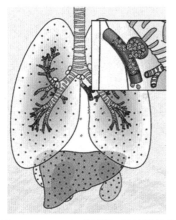

图 5-2-14　血道播散，粟粒性结核

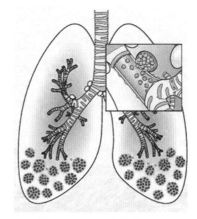

图 5-2-15　支气管播散

（二）继发性肺结核病

继发性肺结核病是在肺原发综合征痊愈后再次感染结核杆菌所引起的肺结核病，多见于成人,故又称成人型结核病。关于继发性肺结核病的细菌来源有两种意见:一是外源性再感染,即由外界重新感染所致,与原发性肺结核病无任何联系;二是内源性再感染,即结核杆菌来自体内原有病灶(原发性肺结核病或肺外结核病灶)发生血行播散,在肺尖部形成的潜伏性病灶,当机体抵抗力低下时,潜伏病灶重新活动,发展为继发性肺结核病。目前比较公认的是以内源性再感染学说为主。

患继发性肺结核病时由于是再次感染,机体对结核杆菌已产生一定免疫力,因而其病变与原发性肺结核病相比,有以下不同特点:① 病变多从肺尖部开始,这可能与该处血液循环和淋巴引流较差,局部组织抵抗力减弱,细菌易在该处繁殖有关。② 由于变态反应,病变易发生干酪样坏死;同时由于机体已产生较强的免疫力,病变多以增生为主,形成结核结节。免疫反应不仅使病变容易局限化,而且可抑制细菌的繁殖。结核杆菌不易侵入淋巴道和血道播散。病变在肺内蔓延主要通过支气管播散蔓延,因此肺门淋巴结一般无明显病变,由血道播散引起全身性粟粒性结核病也极少见。③ 病程长,经过缓慢,病变常随机体抵抗力、免疫反应和变态反应的消长而波动变化,时好时坏,病变轻重、新旧不一,复杂多样(见表5-2-2)。

表5-2-2 原发性和继发性肺结核病比较

	原发性肺结核病	继发性肺结核病
感染结核杆菌	初次	再次
发病人群	儿童	成人
对结核杆菌的免疫力或过敏性	无,病程中发生	有
病理特征	原发综合征	病变多样,新旧病灶复杂,较局限
起始病灶	上叶下部或下叶上部近胸膜处	肺尖部
病变性质	以渗出和坏死为主	以增生和坏死为主
主要播散途径	淋巴道或血道	支气管
病程	短,大多自愈	长,需治疗

继发性肺结核病有时以增生为主,有时以渗出、变质为主。因此,肺内病变新旧并存,轻重不一,远较原发性肺结核病复杂。根据病变特点和临床经过,可分为以下几种主要类型:

1. 局灶型肺结核 是继发性肺结核病的早期病变。肉眼观:病灶常开始位于肺尖部,右肺较多见。病灶可为一个或数个,直径一般为0.5~1cm,边界清楚,有纤维包裹。镜下观:病变以增生为主,中央可发生干酪样坏死。多数情况下,病灶易局限,常发生纤维化、钙化而愈合。属非活动性肺结核,临床上患者常无自觉症状,多在体检时发现,X线显示肺尖部有单个或多个境界清楚的结节状阴影。当患者抵抗力降低时,可发展成为浸润型肺结核。

2. 浸润型肺结核 是临床最常见的活动性继发性肺结核。浸润型肺结核多由局灶型肺结核发展而来。病灶常位于肺尖或锁骨下肺组织,右肺多见。病变多以渗出性改变为主,病灶中央常发生干酪样坏死,属活动性肺结核病。多见于青年。患者常有低热、疲乏、盗汗、咳嗽等症状。X线检查可见肺部锁骨下区出现边缘模糊的云絮状阴影,故又称锁骨下浸润。本病经及时和适当治疗,渗出性病变可吸收;增生性及变质、坏死性病变,可通过纤维化、钙化而愈合。如患者抵抗力差或未能及时治疗,则病变继续发展,渗出性病变和干酪样坏死区范围扩大(浸润进展期)。坏死物液化经支气管排出后,局部形成急性空洞。此种空洞一般较小,壁薄,内壁坏死层内含有大量结核杆菌,经支气管播散可引起干酪性肺炎(溶解播散期)。急性空洞经适当治疗,洞壁肉芽组织增生使洞腔逐渐缩小、闭合,最后形成瘢痕组织而愈合;或通过空洞塌陷,形成条索状瘢痕而愈合。如果急性空洞经久不愈,则可发展为慢性纤维空洞型肺结核。

3. 慢性纤维空洞型肺结核 是成人慢性肺结核的常见类型,多在浸润型肺结核形成急性空洞的基础上发展而成。病变特点:① 肉眼可见:肺内有一个或多个厚壁空洞,多位于右肺上叶,形状不规则,大小不一(见图5-2-16)。空洞附近肺组织常有明显纤维组织增生和肺膜增厚。镜下可见:空洞壁有3层结构,内层为干酪样坏死物,其中有大量结核杆菌;中层为结核性肉芽组织;外层为增生的纤维组织。② 洞壁内层大量含菌坏死物不断经支气管播散至同侧或对侧肺组织,形成新旧不等、大小不一、病变类型不同的病灶,病灶部位越往低下病变越新鲜。③ 后期可因肺组织严重破坏,引起广泛纤维化,胸膜增厚并与胸壁粘连,使肺体积缩小、变形、变硬,严重影响肺功能。

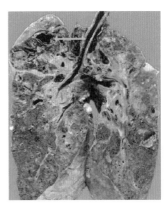

图5-2-16 慢性纤维空洞型肺结核(图左上方有厚壁空洞)

由于空洞与支气管相通,咳出含菌的痰经过呼吸道时可引起气管或喉结核,被咽下可引起肠结核,排出体外又成为结核病的传染源,故此型又有开放性肺结核之称。如空洞壁的干酪样坏死侵蚀较大血管,可引起大咯血。如空洞突破胸膜可引起气胸或脓气胸。后期还可因肺广泛纤维化引起肺动脉高压而导致肺源性心脏病。

经适当治疗及机体抵抗力的增强,较小的空洞一般由瘢痕愈合可机化、闭塞;较大的空洞内壁坏死组织脱落净化,肉芽组织逐渐变成纤维瘢痕组织,并通过邻近支气管上皮增生覆盖空洞内面,这种愈合方式称为开放性愈合,虽然空洞仍在,但已无菌。临床上病变长期迁延反复。

4. 干酪性肺炎 常发生于机体抵抗力差,对结核杆菌有高度敏感性的患者。本型多由浸润型肺结核恶化进展而来,也可由急、慢性空洞内细菌经支气管播散所致。按病变范围可分为大叶性和小叶性干酪性肺炎。肉眼观,病变肺叶肿大变实,切面呈干酪样,常见多个薄壁空洞(见图5-2-17)。镜下观,主要为大片干酪样坏死灶,坏死灶周围肺泡腔内有大量浆液、纤维素性渗出物,内含大量巨噬细胞、淋巴细胞,并见广泛红染无结构的干酪样坏死,抗酸染色可查见大量结核杆菌。此型是继发性肺结核中最严重的类型,患者病情危重,发展迅猛,病死率高,故有"百日痨"或"奔马

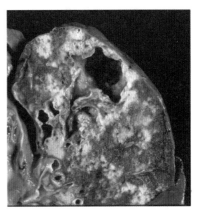

图5-2-17 干酪性肺炎

痨"之称。

5. 结核球 又称结核瘤(tuberculoma),是指一种孤立的有纤维包裹的,边界分明的球形干酪样坏死灶(见图5-2-18),直径为2～5cm。多为单个病灶,常位于肺上叶,X线片上有时很难与周围型肺癌相鉴别。切面灰白色,质松软,常呈同心圆状结构,并可见点状钙化。结核球的形成原因:① 由浸润型肺结核的较大干酪样坏死灶纤维包裹发展而成。② 因空洞的引流支气管被阻塞,干酪样坏死物填满空洞,形成球形实体坏死灶。③ 因灶性干酪性

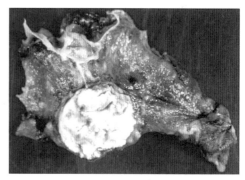

图 5-2-18 结核球

肺炎在机体抵抗力增强时病变趋于局限化,周围由增生的纤维组织包绕,可由多个结核病灶融合而成。

结核球为相对静止的病变,临床多无症状,但可有恶化进展,表现为干酪样坏死灶扩大、液化、溃破包膜,甚至形成空洞,进而引起支气管播散。结核球因有纤维包裹,抗结核药物不易发挥作用,故临床多采取手术切除治疗。

6. 结核性胸膜炎 在原发性和继发性肺结核病的不同时期均可发生结核性胸膜炎病变。按病变性质常分为干性和湿性两种,以湿性为常见。

(1) 湿性结核性胸膜炎:又称渗出性结核性胸膜炎,多见于年轻人。多为原发性肺结核原发病灶或肺门淋巴结病灶的结核杆菌经淋巴道播散至胸膜所致,或是对弥散至胸膜的菌体蛋白的变态反应。病变特点为浆液纤维素性炎。浆液渗出量多时可引起胸腔积液,有时可呈血性,但结核杆菌难以查见。经适当治疗,渗出性病变一般可完全吸收。如渗出物中纤维素较多,未被溶解不易吸收,则可发生机化,使胸膜增厚并发生粘连。

(2) 干性结核性胸膜炎:又称增生性结核性胸膜炎,较为少见,是由肺膜下结核病灶直接蔓延到胸膜所致。病变常发生于肺尖,多为局限性,以增生性改变为主,浆液渗出较少。一般通过纤维化而愈合,并常使局部胸膜增厚和发生粘连。

第四节 肺硅沉着病

肺硅沉着病(silicosis)简称硅肺(曾称矽肺),是由于长期吸入含有游离二氧化硅(SiO_2)的粉尘微粒所引起的一种慢性职业病。其主要病变特点是肺组织中硅结节的形成和广泛纤维化。游离的二氧化硅存在于绝大多数的岩石中,尤其是石英,二氧化硅含量高达97%～99%。长期从事开矿、采石、坑道作业以及在石英粉厂、玻璃厂、耐火材料厂、陶瓷厂等生产作业的工人因经常吸入二氧化硅粉尘易患本病。病程进展缓慢,即使在脱离硅尘作业后,肺部病变仍继续发展。患者多在接触硅尘10～15年后才发病。硅肺的早期即有肺功能损害,但因肺的代偿能力很强,患者往往无症状;随着病变的发展.尤其是合并肺结核和肺心病时,则逐渐出现不同程度的呼吸和心功能障碍。

一、病因及发病机制

硅肺的病因是吸入含游离二氧化硅的粉尘。硅肺的发病与石英的类型、粉尘中游离二氧化硅的含量、粉尘颗粒大小、接触时间、防护措施及呼吸道防御功能削弱等因素有

关。硅尘颗粒愈小,在空气中的沉降速度愈慢,被吸入的机会也愈多。二氧化硅粉尘粒子越小,致病性越大。一般直径>5μm的硅尘在空气中沉降速度快,被吸入肺泡内的机会少,即使吸入也易被黏着于气管和支气管黏膜表面,并通过机体的防御功能,如纤毛运动及咳嗽反射等,随分泌物排出体外。通常直径<5μm的粒子,因重量轻,在空气中飘浮时间长,被吸入的机会多,进入肺泡的数量也多,其中以1~2μm的粒子致病力最强。硅肺的发病机制目前还没有一致的认识,主要有化学毒性学说和免疫学说等。

（一）化学毒性学说

含二氧化硅的粉尘微粒被肺泡巨噬细胞吞噬后,在巨噬细胞的胞浆内形成吞噬体,吞噬体与溶酶体融合后,形成次级溶酶体。硅尘表层中的二氧化硅逐渐与水聚合成硅酸,与吞噬溶酶体膜上的磷脂或蛋白质形成氢键,破坏溶酶体膜的稳定性,并释放出多种蛋白水解酶,使巨噬细胞崩解死亡,崩解产物及释放出的二氧化硅可刺激更多巨噬细胞增生,聚集于局部,再吞噬二氧化硅;同时被激活的巨噬细胞也可释放白细胞介素(IL)、肿瘤坏死因子(TNF)、纤维连接蛋白(FN)等,可引起肺组织的炎症,刺激成纤维细胞增生、产生胶原并发生玻璃样变,逐渐形成硅结节。

（二）免疫学说

对硅肺的免疫学研究和动物实验观察,现有证据表明在硅结节玻璃样变的组织内,含较多的免疫球蛋白,患者血清中也出现IgG、IgM及抗核抗体等的异常,但确切机制尚未明了。有学者认为可能是二氧化硅作用于组织后与血清蛋白结合形成抗原,抗原刺激机体产生相应抗体,抗原-抗体复合物在肺纤维组织中发生反应而引发硅肺病变。

二、病理变化

硅肺的基本病变是肺及肺门淋巴结组织内硅结节形成和弥漫性肺间质纤维化。肉眼观:硅结节边界清楚,直径2~5mm,呈圆形或椭圆形,灰白色,质硬,触之有沙粒感。随着病变的不断进展,硅结节逐渐增大或相互融合成团块状,中心常因缺血缺氧而发生坏死、液化,形成硅肺性空洞。镜下观:硅结节由吞噬硅尘的巨噬细胞聚集而成,周围由成纤维细胞、纤维细胞和胶原纤维构成。硅结节的形成过程大致可以分为3个阶段:① 细胞

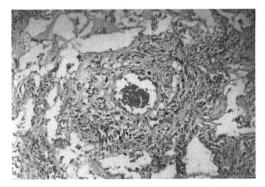

图5-2-19　细胞性硅结节,这是早期的硅结节,是由吞噬硅尘的巨噬细胞层包绕小血管构成

性结节,这是早期的硅结节,是由吞噬硅尘的巨噬细胞局灶性聚集而成,巨噬细胞间有网状纤维(见图5-2-19)。② 纤维性结节,由成纤维细胞、纤维细胞、胶原纤维组成。③ 玻璃样结节,玻璃样变从结节的中央开始,逐渐向周围发展,典型的硅结节是由呈同心圆状或漩涡状排列的已发生玻璃样变的胶原纤维构成,结节中央往往可见内膜增厚的血管。用偏光显微镜观察,可以发现沉积在硅结节和肺组织内呈双屈光性的硅尘微粒。除硅结节外,肺内还有不同程度的弥漫性间质纤维化,根据肺内硅结节的数量、分布范围、直径大小及纤维化的程度,可将硅肺分为3期:

Ⅰ期硅肺:硅结节数量少,直径在1~3mm,主要局限在肺的淋巴系统,X线检查可

见肺门阴影增大,常分布在两肺中、下叶近肺门处,肺野内可见一定数量的类圆形或不规则小阴影,其分布范围不少于两个肺区。此时,肺的重量、体积和硬度无明显改变。胸膜上可有硅结节形成,但胸膜增厚不明显。

Ⅱ期硅肺:硅结节数量增多,直径小于1cm,结节性病变散布于全肺,但仍在中、下肺叶靠近肺门处密集,同时伴有较明显的肺纤维化。总的病变范围未超过全肺的1/3。肺的重量、体积、硬度均有所增加。胸膜增厚。

Ⅲ期硅肺:硅结节密集且融合成肿瘤样团块,硅结节数量少,长径大于2cm,宽径不小于1cm,中央可有空洞形成。X线检查可见团块状硅结节阴影,胸膜明显增厚。肺的重量、体积、硬度明显增加,浮沉实验全肺入水下沉。

三、并发症

1. 肺结核病　晚期和重症硅肺患者最易合并肺结核病,称硅肺结核病(silicotuberculosis)。Ⅲ期硅肺的合并率达70%以上。硅肺病变和结核病变可分开存在,亦可混合存在,如在硅肺病灶中出现结核性空洞,以混合存在为多见。硅肺患者易合并肺结核的原因可能是肺间质的弥漫性纤维化导致肺血管闭塞、肺组织缺血,加上二氧化硅对巨噬细胞的毒性损害,从而降低了肺组织对结核杆菌的抵抗力。硅肺结核病的病变,要比单纯性硅肺或单纯性肺结核的病变进展快,累及范围广,更易形成空洞,且空洞数量多,直径大,极不规则。当病变累及到较大血管时,患者可因大咯血而死亡。

2. 慢性肺源性心脏病　有60%～75%的硅肺患者并发肺心病,这是因为肺间质弥漫性纤维化导致肺小血管闭塞,肺毛细血管床减少,肺循环阻力增加。同时,硅结节内小动脉损伤,常因闭塞性动脉内膜炎,管壁纤维化,使管腔狭窄甚至闭塞,血管扭曲、变形,加之因呼吸功能障碍造成的肺组织缺氧,可引起肺小动脉反射性痉挛,均可导致肺循环阻力增加、肺动脉高压,引起右心代偿性肥大,病变若继续发展,可发生离心性肥大,因右心衰竭而死亡。

3. 肺感染　由于硅肺患者抵抗力低,又有慢性阻塞性肺疾病,易继发细菌或病毒感染。尤其在有弥漫性肺气肿的情况下,肺感染可诱发呼吸衰竭而致死。

4. 肺气肿和自发性气胸　晚期硅肺患者常有不同程度的弥漫性肺气肿。由于肺泡间隔破裂,肺泡融合,在脏层胸膜下还可出现肺大泡。因剧咳或过度用力,肺大泡破裂可引起自发性气胸。

第五节　慢性肺源性心脏病

慢性肺源性心脏病(chronic cor pulmonale)是指由慢性肺疾病、胸廓或胸膜疾病、肺血管疾病引起肺循环阻力增加、肺动脉高压以及右心室肥大、扩张为特征的心脏病,简称肺心病。

一、病因及发病机制

(一)慢性肺疾病

慢性支气管炎并发阻塞性肺气肿是引起肺心病最常见的原因,其次为支气管哮喘、支气管扩张、尘肺、弥漫性肺间质纤维化、慢性纤维空洞型肺结核、结节病等。如慢性支气管炎主要由阻塞性通气障碍引起肺泡充气不足,而肺泡炎、肺泡纤维化及肺气肿因肺的气-血屏障结构被破坏,减少了气体交换面积,造成气体弥散功能受损,导致换气功能障碍,使肺泡气氧分压降低,二氧化碳分压增高。缺氧可使肺血管平滑肌细胞膜对 Ca^{2+} 通透性增强,进而使血管平滑肌的收缩性增强;动脉血二氧化碳分压升高产生过多的 H^+,使血管对缺氧收缩的敏感性增强,引起肺小动脉痉挛和肺动脉高压,最终导致右心室肥大、扩张。慢性缺氧还可导致肺血管构型的改变,使肺小动脉中膜肥厚,从而导致肺循环阻力增加和肺动脉高压。

（二）胸廓或胸膜疾病

此病较少见,主要有脊柱后侧凸畸形、脊柱结核、类风湿性脊椎炎、胸膜广泛性粘连、胸廓成形术后造成的严重胸廓或脊椎畸形等,引起肺心病的机制是由于胸廓运动和肺的伸展受限,出现继发性的肺不张和发育不良,不仅引起限制性通气功能障碍,还可导致肺血管受压、扭曲,毛细血管床减少,使肺循环阻力加大,肺动脉高压,从而引起肺心病。

（三）肺血管疾病

此病甚少见,如反复发生的肺小动脉栓塞、肺小动脉结节性动脉炎、原发性肺动脉硬化症及重症血吸虫病等,均可造成肺循环阻力增加,肺动脉高压而发生肺心病。

二、病理变化

（一）肺部病变

除原有的慢性支气管炎、肺气肿、肺间质纤维化等病变外,肺心病时主要的病变是肺小动脉的变化,表现为肺小动脉中膜平滑肌肥厚、内膜下出现纵行肌束、无肌型细动脉肌化。肺小动脉与细动脉内膜纤维性增厚、血栓形成与机化,使血管壁增厚,管腔狭窄;还可见肺泡壁毛细血管数量显著减少。

（二）心脏的病变

1. 肉眼观　由于肺循环阻力增大,右心室可发生代偿肥大,右心室肌壁肥厚。如发生离心性肥大,扩张的右心室使心脏的横径增大,并将左心室心尖区推向左后方,形成横位心,心脏重量增加,心尖钝圆主要由右心室构成。肺动脉圆锥显著膨隆,肥厚的右心室内乳头肌和肉柱显著增粗,室上嵴增厚。诊断肺心病的形态学标准是以肺动脉瓣下 2cm 处右心室肌壁(肺动脉圆锥前壁)厚度超过 5mm(正常为 3～4mm)为准。

2. 镜下观　代偿期:心肌细胞体积增大,核大染色深,间质水肿;失代偿期:可因缺氧及缺血引起心肌纤维萎缩、浊肿、空泡变性、断裂、肌质溶解、横纹消失,间质水肿,胶原纤维增生。

三、临床病理联系

临床上本病经过缓慢,主要为原有肺、胸廓疾病的症状和体征,如由慢性支气管炎引起,可有多年的咳嗽咳痰史及渐进性呼吸功能减退。不论何种病因所致,病变发展进入失代偿期后,皆可逐渐出现呼吸功能不全与右心衰竭的症状和体征。常表现为呼吸困难、发绀、心悸、气短、肝肿大、全身淤血和下肢水肿。受寒、上呼吸道感染、支气管炎急性发作、劳累等可诱发肺心病急性发作。反复急性发作,使肺、心功能损害进一步加重,并发急性呼吸道感染常可诱发呼吸衰竭。由于肺组织的严重损伤导致缺氧和二氧化碳潴留,严重者出现肺性脑病,患者出现头痛、烦躁、抽搐、嗜睡,甚至昏迷等精神障碍和神经系统症状。肺性脑病是肺心病的首要死因。

第六节 呼吸系统常见肿瘤

一、鼻咽癌

鼻咽癌(nasopharyngeal carcinoma,NPC)是鼻咽部黏膜上皮发生的恶性肿瘤。在我国分布有明显的地域性,以广东、广西、福建等地区发病率较高。男性患者为女性患者的2~3倍,年龄多在40~50岁之间。临床上,患者常有鼻塞、耳鸣、听力减退、涕中带血、头痛、颈部淋巴结肿大及脑神经受损等相应的症状。

（一）病因及发病机制

目前,鼻咽癌的病因和发病机制尚未完全阐明,但大量流行病学资料表明,鼻咽癌的发生与下列因素有关。

1. EB病毒 近年来,发现在鼻咽癌的组织培养细胞内有EB病毒(Epstein - Barr virus,EBV)颗粒的存在,分子生物学研究表明,大多数鼻咽癌患者有EB病毒感染,并可在血清中检测出抗EB病毒的几种抗体。现经肿瘤生物学方法的检测,EB病毒基因组几乎可在所有鼻咽癌患者中发现,其中也包括亚洲以外的华人。在电子显微镜下也找到形态与EB病毒相似的病毒颗粒。说明EB病毒与鼻咽癌的发生有一定关系。

2. 遗传因素 鼻咽癌多见于黄种人,白种人少见。以我国广东、广西、福建、台湾、四川等地区发病率较高,高发区居民移居外地或国外,其后裔鼻咽癌的发病率仍远高于当地居民,说明该肿瘤有明显的种族性和家族性,因此可认为鼻咽癌在其发病中可能有遗传易感因素。

3. 化学致癌物 某些环境化学致癌物(如农药、煤焦油、煤油、机油及炊烟)以及嗜烟酒、已被霉菌污染的酸菜与咸菜(含亚硝胺)、微量元素镍等都可能与鼻咽癌的发生有关。

（二）病理变化及临床联系

鼻咽癌最常发生于鼻咽顶部,其次为外侧壁、咽隐窝,有时还可同时在顶部及侧壁发生,前下壁最少,也可为多发性。

1. 肉眼观 早期鼻咽癌局部黏膜仅显粗糙、增厚或稍稍隆起,随后可发展成结节型、菜花型、浸润型及溃疡型4种形态。以结节型最多见,其次为菜花型。浸润型鼻咽癌黏膜尚完好或稍隆起,因癌组织在黏膜下浸润生长,以至于在原发癌未被发现前,已发生颈部淋巴结转移。

2. 镜下观 鼻咽癌绝大多数来源于鼻咽黏膜柱状上皮的储备细胞,少数来源于鼻咽鳞状上皮的基底细胞。该储备细胞是一种原始的具有多向分化潜能的细胞,可分化为柱状上皮,也可分化为鳞状上皮,以致鼻咽癌的组织构象复杂,分类意见难以统一,迄今尚无完善的病理学分类。较常见的鼻咽癌组织学类型有鳞状细胞癌和腺癌。

（1）鳞状细胞癌 根据癌细胞的分化程度可分为分化性和未分化性两类。

分化性鳞状细胞癌又可分为：①角化型鳞癌,又称高分化鳞癌,其癌巢内细胞分层明显,可见细胞内角化,棘细胞间有时可见细胞间桥,癌巢中央可形成角化珠。②非角化型鳞癌,又称低分化鳞癌,其癌巢内细胞分层不明显,细胞形态不一,细胞间无细胞间桥,无细胞内角化和角化珠形成。此型为鼻咽癌最常见的类型,且与EB病毒感染关系密切。

未分化性鳞状细胞癌有两种形态类型：①泡状核细胞癌,癌细胞呈片状或不规则巢状分布。癌细胞胞质丰富,境界不清呈合体。癌细胞胞核大,圆形或卵圆形,空泡状,有

1～2个大而明显的核仁,核分裂象少见。癌组织中有较多淋巴细胞浸润。此型占鼻咽癌总数的10％,对放疗敏感。②未分化鳞癌,癌细胞小,胞质少,呈小圆形或短梭形,弥漫分布,无明显的巢状结构。此型易和恶性淋巴瘤及其他小细胞性肿瘤混淆。必要时可通过免疫组化或电镜检查鉴别。

(2)腺癌:少见,主要来自鼻咽黏膜的柱状上皮,也可来自鼻咽部的小腺体。高分化腺癌有腺腔或乳头状结构,表现为柱状细胞腺癌或乳头状腺癌。低分化腺癌癌细胞排列成不规则的索条状或片状,腺腔样结构不明显,癌细胞小,偶有腺腔样结构或形成腺腔的倾向。极少的病例为黏液腺癌。

(三)扩散途径

1. 直接浸润　肿瘤向上扩展,侵犯颅底骨,引起多处颅底骨质破坏,尤以卵圆孔破坏最为多见。侵犯视交叉,可出现视力障碍等,并可经破裂孔侵入颅内,侵犯海绵窦周围组织,易使第Ⅱ～Ⅵ对脑神经受损。肿瘤向外侧扩展可侵犯耳咽管至中耳,引起一侧听力障碍。肿瘤向下可侵犯口咽、腭扁桃体和舌根。向前扩展可蔓延至鼻腔甚至侵入眼眶,癌细胞侵及鼻腔时可引起一侧鼻塞。向后扩展则穿过鼻咽后壁破坏上段颈椎、脊髓。

2. 淋巴道转移　由于鼻咽黏膜固有膜内淋巴组织丰富,有丰富的淋巴管网,故癌细胞早期即可发生淋巴道转移,约半数以上鼻咽癌患者以颈部淋巴结肿大就诊。鼻咽癌常先转移至咽后淋巴结,然后至颈上深部淋巴结,常随淋巴回流方向累及颈内静脉淋巴结,极少至颈浅淋巴结。淋巴道转移多数是发生在同侧,其次为双侧,极少对侧转移。鼻咽癌颈淋巴结转移,临床上多在颈上部胸锁乳突肌后缘上 1/3 和 2/3 交界处皮下出现无痛性结节,继而沿胸锁乳突肌向颈深部扩展,若相邻淋巴结同时受累互相粘连,可在一侧颈部融合成巨大肿块。肿块可压迫第Ⅳ～Ⅺ对脑神经和颈交感神经,引起相应症状。

3. 血道转移　较晚发生,常转移至肝、肺、骨,其次是肾、肾上腺及胰腺等处。

(四)临床病理联系

多数鼻咽癌患者早期症状不明显,易被忽略,确诊时已到中晚期,常有转移。故早期诊断极为重要。少数患者早期症状是回吸涕带血,但易被患者忽视。随着肿瘤的生长和浸润,临床上多以耳鸣、鼻塞、听力减退、复视及偏头痛等症状,甚至颈淋巴结肿大而就诊。半数以上患者首诊症状为颈部肿块,在颈上部胸锁乳突肌后缘上 1/3 和 2/3 交界处皮下出现无痛性结节,故对颈部结节应及时做病理活体组织检查。此外,血清学检查 EB 病毒壳抗原的 IgA 抗体(VCA-IgA)对鼻咽癌有一定的诊断意义。本病的治疗以放疗为主,其疗效和预后与病理组织学类型有关,敏感度依次为泡状核细胞癌、低分化鳞状细胞癌和未分化梭形细胞癌。经治疗后病情可明显缓解,但易复发。

二、肺癌

肺癌(carcinoma of the lung)是最常见的恶性肿瘤之一。统计资料表明,肺癌的发病率和死亡率近年来一直呈明显的上升趋势。在多数发达国家,肺癌的发病率及死亡率居恶性肿瘤首位,在我国多数大城市肺癌的发病率及死亡率也居恶性肿瘤的第一位或第二位。发病年龄多在 40 岁以上,男性多见,男女性别比例约为1.5：1。肺癌早期常无明显症状,随着病情的进展,可出现咳嗽、咯血痰、胸痛等症状。

(一)病因及发病机制

1. 吸烟　吸烟是世界公认的引起肺癌的最危险因素之一。研究证明吸烟者比普通人肺癌发生率高 20～25 倍,且开始吸烟的年龄越轻、日吸烟量越大、吸烟时间越长,患肺癌的危险性越大。香烟燃烧的烟雾中含有多种有害化学物质,其中 3,4 - 苯并芘、尼古丁、烟焦油等为已确定的致癌物。

2. 大气污染 近年肺癌发病率快速增长,与大气污染直接相关。主要与交通工具或工业排放的废气及粉尘污染空气密切相关,此外厨房油烟、家居装饰材料散发的氡及氡子体等物质也是肺癌发病的危险因素。

3. 职业因素 长期接触放射性物质(铀)或吸入含有石棉、铬和铬酸盐、镍、砷等化学致癌物的粉尘,肺癌发生率增高。

4. 分子遗传学改变 上述致癌物质可作用于细胞内多种基因,引起基因改变而导致正常细胞癌变。目前已知肺癌中有 10～20 种癌基因激活或抑癌基因失活。

(二)病理变化

1. 大体类型 根据肺癌的发生部位,将其分为中央型、周边型和弥漫型 3 种类型。

(1)中央型(肺门型):最多见,占肺癌总数的 60%～70%。主要发生在主支气管或叶支气管,常在肺门部形成不规则的肿块,无包膜。病变早期支气管壁弥漫增厚或形成肿物突入管腔,引起气管腔狭窄或闭塞。后期癌组织破坏气管壁向周围浸润、扩张,在肺门部形成包绕支气管的巨大肿块。X 线胸片显示肿瘤边缘有放射状或毛刺样阴影。

(2)周围型:较多见,占肺癌总数的 30%～40%。发生在肺段或段以下的支气管,常在靠近肺膜的肺叶周边部形成孤立的、结节状或球形的癌结节,无包膜,直径多在 2～8cm,易累及胸膜,引起胸膜种植转移、胸膜腔积液。发生肺门淋巴结转移较中央型为迟。

(3)弥漫型:较少见,占肺癌总数的 2%～5%。癌组织起源于末梢肺组织的上皮,沿肺泡管或肺泡呈弥漫浸润性生长,形成多数粟粒大小结节侵犯部分肺大叶或整个肺大叶,也可形成多发性大小结节散布于多个肺叶,须与肺转移癌和肺炎进行鉴别。

早期肺癌(early lung cancer):中央型早期肺癌发生在段支气管以上的大支气管,其癌组织仅局限于支气管管壁内生长,包括腔内型和管壁浸润型,后者不突破外膜,未侵及支气管外的肺组织,且无淋巴结转移。周围型早期肺癌发生在小支气管,其癌结节直径小于 2cm,且无淋巴结转移。

隐性肺癌(occult lung cancer):是指肺内无明显肿块,影像学检查为阴性而痰细胞学检查癌细胞阳性,手术切除标本经病理学检查证实为支气管黏膜原位癌或早期浸润癌,而无淋巴结转移者。

2. 组织学类型 肺癌组织学表现复杂多样,根据 2015 年 WHO 关于肺癌的分类,将其分为鳞状细胞癌、腺癌、大细胞癌、神经内分泌癌、腺鳞癌等类型。以下重点介绍几种常见类型的肺癌。

(1)鳞状细胞癌:肺癌最常见的组织学类型,多为中央型肺癌(80%～85%)。患者大多数为老年男性,多有吸烟史。根据癌组织分化程度分为角化型(高分化)(见图 5 - 2 - 20)、非角化型(低分化)和基底细胞样型。

(2)腺癌:其发病率近年有明显上升趋势,是女性最常见的肺癌类型,大多数为周围型肺癌(65%)。多为非吸烟者。肿块通常位于胸膜下,呈孤立的球形,境界不清,常累及胸膜(77%)。根据癌组织分化程度分为高、中、低分化三类(见图 5 - 2 - 21)。肺腺癌的临床治疗效果及预后较鳞癌差。肺泡细胞癌属于肺腺癌的特殊类型。

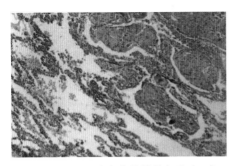

图5-2-20　肺高分化鳞状细胞癌(癌细胞呈巢状排列,细胞异型与核异型明显,可见角化珠,一侧可见正常肺组织)

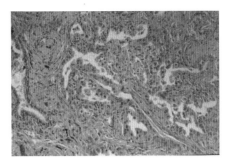

图5-2-21　肺腺癌(癌细胞排列成腺管状,癌细胞核异形性明显,核大,核染色深)

（3）小细胞癌：又称小细胞神经内分泌癌,占全部肺癌的15%～20%。患者多为男性,与吸烟密切相关。肺小细胞癌是肺癌中恶性程度最高的一种,生长快速、转移早,手术切除疗效差,但对放疗较敏感,其五年生存率仅1%～2%。多为中央型,形成肺门部巨块。镜下癌细胞小,常呈圆形或卵圆形,似淋巴细胞。有的癌细胞呈短梭形或燕麦形,核浓染,胞质稀少,似裸核,形如燕麦,称为燕麦细胞癌。电镜下胞质内可见神经分泌颗粒。

（4）大细胞癌：又称大细胞未分化癌。此型恶性度高,生长迅速,转移早而广泛,生存期大多在一年内。半数发生在大支气管,镜下癌细胞体积大,胞质丰富,通常均质淡染,也可呈颗粒状或胞质透明。核染色深,异型性显著,核分裂象多见,可见多量瘤巨细胞。

（三）扩散途径

1. 直接蔓延　中央型肺癌可自支气管壁浸润扩展至同侧甚至对侧肺组织及肺门、纵隔淋巴结、心包及周围血管。周围型肺癌可直接侵犯胸膜并侵入胸壁。

2. 淋巴道转移　肺癌淋巴道转移发生较早,而且扩散速度较快。沿淋巴道转移时,癌组织首先转移到支气管旁,然后经肺段、肺叶淋巴结而到肺门淋巴结,以后再扩散到纵隔和隆突下淋巴结,再进一步可转移到主支气管和气管旁、锁骨上、腋窝、颈部淋巴结。

3. 血道转移　常见于肝、脑、肾上腺、骨及肾等处。骨转移可引起患者难以忍受的疼痛。小细胞肺癌比鳞状细胞癌和腺癌更易发生血道转移。

（四）临床病理联系

肺癌早期常无明显症状,以后常有咳嗽、咳痰带血、胸痛等症,其中咯血较易引起患者的注意因而就诊。肿瘤压迫、阻塞支气管可引起远端肺组织局限性萎陷或肺气肿,合并肺感染则引发肺脓肿。侵及胸膜时可引起血性胸腔积液,侵蚀食管可引起支气管-食管瘘。位于肺尖部的肿瘤压迫或侵蚀颈交感神经及颈神经根引起Horner综合征,表现为病侧眼睑下垂,瞳孔缩小,胸壁皮肤无汗等交感神经麻痹综合征。肿瘤侵犯纵隔,压迫上腔静脉可引起上腔静脉综合征,导致面、颈部浮肿及颈胸部静脉曲张。若侵犯臂丛神经可出现上肢疼痛和肌肉萎缩等。

有异位内分泌作用的肺癌,尤其是小细胞癌,可因5-HT分泌过多而引起类癌综合征,表现为支气管哮喘、阵发性心动过速、水样腹泻、皮肤潮红等。

肺癌的早期诊断、早期治疗对于患者提高治愈率和生存率至关重要。对40岁以上的人群特别是有长期吸烟伴有咳嗽、痰中带血、干咳、胸痛等症状者,定期进行影像学检查、痰脱落细胞学检查、纤维支气管镜检查结合病理活体组织检查确定诊断,是发现早期肺癌最简便易行的方法。

1. 患者患大叶性肺炎时,是红肝期缺氧重还是灰肝期缺氧重,请结合病变说出为什么?

2. 患者体检时左上肺X线拍片见一圆形2cm×2cm大小结节状阴影,请结合自己所学过的病变,考虑患有哪些病之可能。

3. 试述原发性和继发性肺结核的区别。

4. 继发性肺结核病有哪些主要类型? 简述各型的病变特点。

小案例　　　　知识拓展　　　　同步测试

（沈　健）

第六篇　泌尿系统

第一章 泌尿系统解剖与组织结构

学习 要求

1. 掌握泌尿系统的组成。
2. 掌握肾的位置、形态,肾单位的构成及滤过膜的概念。
3. 熟悉肾的剖面结构,球旁复合体的组成及功能。
4. 掌握膀胱的位置、形态,膀胱三角的位置及其临床意义。
5. 熟悉输尿管的行程、狭窄及其临床意义。
6. 熟悉女性尿道的特点、尿道外口的位置及其临床意义。

课件

泌尿系统(urinary system)由肾、输尿管、膀胱、尿道组成(见图6-1-1)。主要功能

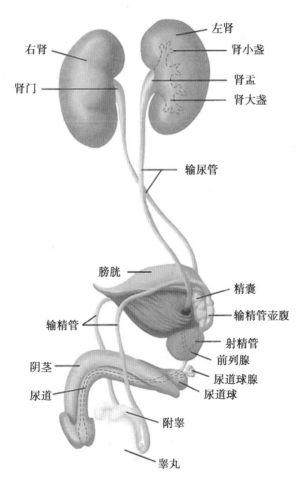

图 6-1-1 男性泌尿生殖系统概观

三维图:男性泌尿
系统整体观

是排出机体新陈代谢产生的废物（如尿素、肌酐以及多余的无机盐和水等），以保持机体内环境稳定。肾生成尿液，经输尿管到膀胱储存，当尿液达到一定量后，经尿道排出体外。此外，肾还有内分泌等功能，能产生肾素、促红细胞生成素等。

第一节　肾

一、形态和位置

肾（kidney）是实质性器官，左右各一，形似蚕豆（见图 6-1-2），可分为上、下端，前、后面，内、外侧缘。肾的内侧缘的中央凹陷处称肾门（renal hilum），是肾动脉、肾静脉、肾盂、淋巴管和神经的出入部位。出入肾门的上述结构被结缔组织包裹在一起，合称为肾蒂（renal pedicle）。肾门向肾实质内的凹陷称肾窦（renal sinus），内有肾小盏、肾大盏、肾盂及肾血管等。

微课

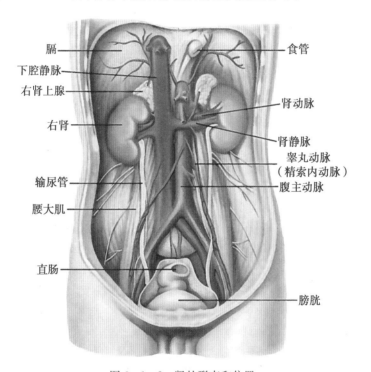

食管
膈
下腔静脉
右肾上腺
右肾
肾动脉
肾静脉
睾丸动脉
（精索内动脉）
腹主动脉
输尿管
腰大肌
直肠
膀胱

三维图：肾

图 6-1-2　肾的形态和位置

肾位于腹后壁、脊柱的两侧，属于腹膜外位器官。左肾略高于右肾（约一个椎间盘高度）。左肾约在第 11 胸椎下缘至第 2 腰椎下缘之间；两肾门约平对第 1 腰椎。小儿肾较成人低，在腰背部。肾门的体表投影点位于竖脊肌外侧缘与第 12 肋形成的夹角处，称肾区（renal region）；肾疾病患者叩击该处可引起疼痛。

二、被膜和固定

肾的被膜自外向内是肾筋膜、脂肪囊、纤维囊（见图 6-1-3）。肾筋膜分前、后两层，在肾的下方不封闭。肾的正常位置由肾被膜、肾血管、邻近器官、腹内压、腹膜等维持；当肾的固定因素不全时，可造成肾下垂。

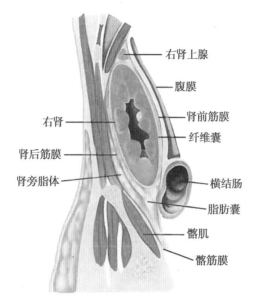

图 6-1-3 肾的被膜(矢状面)

三、结构

(一)肾冠状剖面的结构

肾由被膜、实质和肾窦组成。实质分为浅部的肾皮质(renal cortex)和深部的肾髓质(renal medulla)。肾皮质血管丰富、颜色较深,其伸入髓质部分称肾柱(renal column);髓质颜色淡,由 15～20 个肾锥体(renal pyramid)组成,肾锥体的尖端是肾乳头(renal papillae),朝向肾窦,肾乳头上有许多乳头管的开口。肾窦内可见肾小盏(minor renal calices)包绕肾乳头,2～3 个肾小盏合成一个肾大盏(major renal calices),2～3 个肾大盏合成略扁漏斗状的肾盂(renal pelvis),肾盂出肾门后变细并下行,移行为输尿管(见图 6-1-4)。

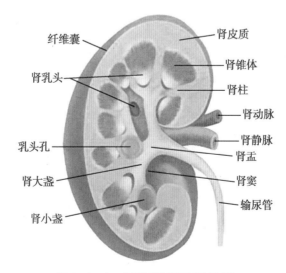

三维图:肾冠状切面图

图 6-1-4 右肾冠状切面(后面观)

(二)肾的组织结构

肾实质内有大量泌尿小管(uriniferous tubule),肾间质由血管、神经及少量结缔组织组成。泌尿小管由肾单位和集合小管组成(见图 6-1-5)。

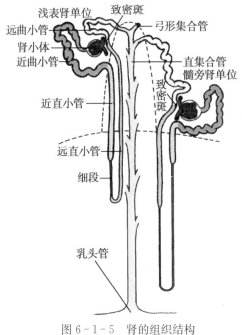

图 6-1-5　肾的组织结构

1. 肾单位(nephron)　是肾的基本结构和功能单位,由肾小体和肾小管组成,每个肾约有 100 万个肾单位。

(1) 肾小体(renal corpuscle):呈球形,位于肾皮质内,由血管球(glomerulus,又称肾小球)和肾小囊(renal capsule)组成(见图 6-1-6)。每个肾小体一极与血管相连称血管极,另一极与近端小管曲部相连称尿极。血管球是一团盘曲成球状的毛细血管,在血管极连于较粗短的入球微动脉与较细长的出球微动脉之间,由一层有孔内皮细胞及其基膜组成;血管球毛细血管之间有血管系膜。肾小囊是肾小管起始处膨大凹陷并包裹血管球而成的双层囊,肾小囊外层由单层扁平上皮构成,内层由紧贴血管球毛细血管外面的足细胞构成(见图 6-1-7),两层之间是肾小囊腔。足细胞(podocyte)胞体较大,由胞体发出较大的初级突起,每个初级突起又分出许多指状的次级突起,次级突起以栅栏状覆于毛细血管外面,突起之间的裂孔处有裂孔膜覆盖。当血液流经血管球毛细血管时,血浆

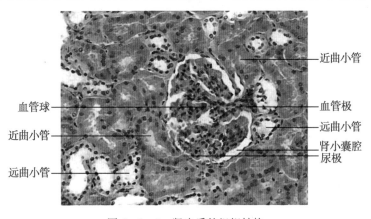

图 6-1-6　肾皮质的组织结构

内的物质经过有孔的内皮细胞、基膜和裂孔膜进入肾小囊腔成为原尿,这3层结构称滤过屏障(filtration barrier)或滤过膜(filtration membrane)。

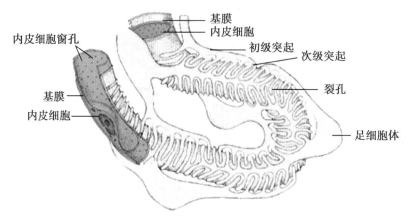

图 6-1-7　肾滤过膜超微结构

(2) 肾小管(renal tubule):包括近端小管(曲部和直部)、细段和远端小管(直部和曲部),是一条细长而弯曲的管道,近端小管曲部与肾小囊相连,盘曲在肾小体的周围,近端小管直部伸入髓质与细段、远端小管直部一起构成的"U"形结构称髓袢或称肾单位袢,远端小管曲部也盘曲在肾小体周围,末端连接集合小管。近端小管是肾小管中最长最粗的,由单层立方或锥体形细胞构成,细胞界线不清,游离面有刷状缘。电镜下,刷状缘是大量密集排列的微绒毛,它扩大了管腔面的吸收表面积。细段管细壁薄,由单层扁平上皮构成。远端小管管腔较大,由单层立方上皮构成,细胞质染色较浅,界线较清楚,游离面无刷状缘。肾小管具有重吸收、分泌和排泄的功能。

2. 集合小管(collecting duct)　集合小管以多个弓形集合管连接远端小管曲部的末端,进入髓质后直行称直集合管,至肾乳头称乳头管。集合小管的上皮由单层立方上皮逐渐变成单层柱状上皮。集合小管的功能与远端小管曲部相同,在醛固酮和抗利尿激素的调节下,重吸收水、钠,排出钾。

3. 球旁复合体(juxtaglomerular complex)　也称肾小球旁器(juxtaglomerular apparatus),包括球旁细胞、致密斑、极周细胞、极垫细胞等(见图 6-1-8)。

(1) 球旁细胞(juxtaglomerular cell):在近血管球处的入球微动脉上,由平滑肌细胞特化形成的上皮样细胞,细胞呈立方形或多边形,能分泌肾素、促红细胞生成素。

(2) 致密斑(macula densa):在远端小管曲部靠近血管球的一侧,上皮细胞呈高大柱状(核多位于顶部),排列紧密形成的椭圆形结构,称致密斑;此处是 Na^+ 感受器,能影响球旁细胞分泌肾素。

四、肾的血液循环特点

肾的血液循环与肾的功能有密切关系,其特点有:① 肾动脉粗短,直接来自腹主动脉,血压高,血流大,约占全身血量的1/5,有利于生成尿液、排出代谢产物。② 肾动脉在血管球及球后两次形成毛细血管,前者入球微动脉粗短,出球微动脉细长,有利于原尿的生成;后者有利于肾小管对原尿的重吸收。③ 髓质内的"U"形血管袢与肾单位袢伴行,有利于肾小管和集合小管的重吸收和尿液的浓缩。

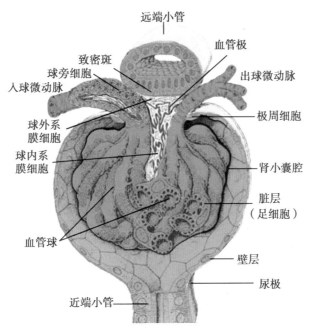

图 6-1-8　球旁复合体

第二节　输尿管

　　输尿管(ureter)左右各一,长 25～30cm,起于肾盂,在腹后壁经腰大肌前方下行,在骨盆上口附近跨髂总动脉分叉处入盆腔,在坐骨棘附近向前到膀胱底斜穿膀胱壁,开口于输尿管口。输尿管全长有 3 处狭窄,分别位于输尿管起始处、小骨盆入口处(跨髂血管处)、斜穿膀胱壁处。肾和输尿管结石易滞留在这些狭窄处。

三维图:输尿管

第三节　膀　胱

一、形态和位置

　　膀胱(urinary bladder)是一个储存尿液的囊状器官,其形态、大小和位置随尿液充盈程度的不同而有较大的变化,成人容量一般为350～500ml,新生儿约 50ml。膀胱空虚时呈三棱锥体形(见图6-1-9),膀胱尖朝前上,膀胱底朝后下,膀胱体在膀胱底与膀胱尖之间,膀胱颈位于膀胱的最下部,有尿道内口开口。

　　膀胱空虚时位于盆腔前部、耻

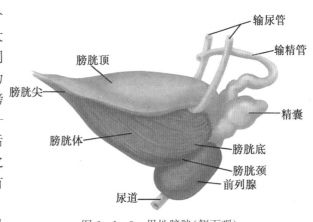

图 6-1-9　男性膀胱(侧面观)

骨联合的后方;膀胱充盈时,膀胱尖向上超过耻骨联合上缘,膀胱上面的腹膜也随之上移,膀胱的前下壁与腹前壁直接相贴。临床上,膀胱充盈状态下,在耻骨联合上缘进行膀胱穿刺术,可避免伤及腹膜。男性膀胱后方与输精管、精囊、直肠毗邻(见图6-1-10),女性膀胱后方与子宫颈、阴道上部相邻;下方男性膀胱与前列腺相邻,女性膀胱与尿生殖膈相邻(见图6-1-11)。

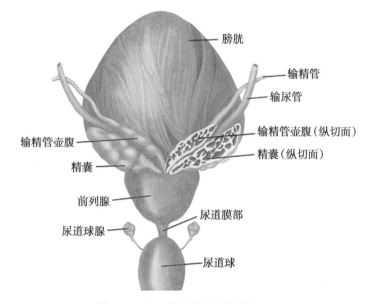

图6-1-10 男性膀胱(后面观)

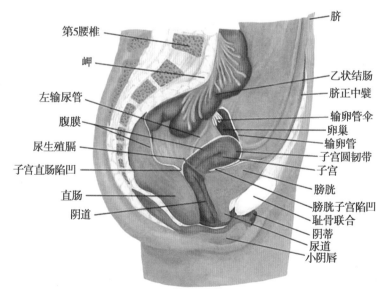

图6-1-11 女性膀胱后方的毗邻

二、结构

膀胱壁由黏膜、肌层和外膜构成。膀胱空虚时,除膀胱底以外的其他黏膜上有许多皱襞,膀胱充盈时消失。在膀胱底内面,两输尿管口与尿道内口之间的三角形区域称膀胱三角(trigone of bladder)(见图6-1-12),此区域黏膜平滑无皱襞,是肿瘤和结核的好发部位。膀胱黏膜的上皮为变移上皮;肌层由平滑肌构成,又称膀胱逼尿肌,在尿道内口处环形肌增厚形成膀胱括约肌;膀胱上部及底部的外膜为浆膜,其余为纤维膜。

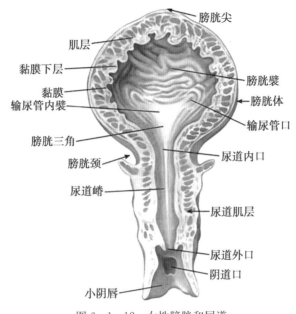

图6-1-12　女性膀胱和尿道

第四节　尿　道

尿道(urethra)是排尿的管道,男性兼有排精功能(在男性生殖系统中叙述)。

女性尿道(female urethra)起于膀胱颈的尿道内口,沿阴道前壁下降,穿尿生殖膈,止于阴道前庭的尿道外口。女性尿道短(长3~5cm)且直,与阴道口及肛门较近,易引起逆行性泌尿系统感染。

思考题

1. 联系尿的生成,说明肾单位的结构。
2. 简述终尿自肾乳头排出体外的途径,如有结石易滞留于何处?
3. 简述女性尿道的特点及其临床意义。

小案例

知识拓展

同步测试

(余　雁)

第二章　泌尿系统疾病

1. 熟悉肾小球肾炎的病因及发病机制。

2. 掌握急性弥漫性增生性肾小球肾炎、慢性硬化性肾小球肾炎的病理变化和临床病理联系；熟悉新月体性肾小球肾炎、膜性肾小球肾炎、轻微病变性肾小球肾炎的病理变化和临床病理联系；了解膜增生性肾小球肾炎、系膜增生性肾小球肾炎、局灶性节段性肾小球硬化、IgA 肾病的病理变化和临床病理联系。

3. 掌握肾盂肾炎的病理变化和临床病理联系；熟悉肾盂肾炎的病因及发病机制。

4. 了解肾细胞癌和泌尿上皮癌的病理变化。

第一节　肾小球肾炎

肾小球肾炎(glomerulonephritis)是一组以肾小球损伤和改变为主的炎症性疾病,可分为原发性、继发性两大类。前者是指原发于肾脏的独立性疾病,肾为唯一或主要受累的脏器,多数类型是抗原抗体反应引起的免疫性疾病。后者是某些免疫性、血管性或代谢性疾病,如红斑狼疮、过敏性紫癜、糖尿病等引起的继发性肾小球病变。本节主要介绍原发性肾小球肾炎。

一、病因及发病机制

肾小球肾炎的确切病因、发病机制尚未完全阐明,但研究证实大部分肾小球肾炎由免疫机制引起。

抗原抗体反应是肾小球损伤的主要原因。与肾小球肾炎有关的抗原可分为外源性和内源性两大类。外源性抗原包括细菌、病毒、寄生虫、真菌等生物病原体成分,以及异种蛋白、药物等;内源性抗原包括肾小球性抗原(如肾小球基底膜抗原,足细胞、内皮细胞和系膜细胞的细胞膜抗原等)和非肾小球性抗原(如 DNA、免疫球蛋白、肿瘤抗原等)。目前认为与抗体有关的损伤机制主要为:① 血液中的抗原-抗体复合物在肾小球内沉积,引起肾小球损伤;② 抗体与肾小球内的抗原在原位发生反应,引起肾小球损伤。此外,抗肾小球细胞成分的抗体引起的细胞毒反应、细胞免疫和补体的激活等也引起肾小球病变。

（一）循环免疫复合物沉积

抗体与非肾小球性抗原(如病毒、肿瘤抗原等)在血液中结合形成循环免疫复合物,随血液流经肾脏,沉积在肾小球内,常与补体结合,经Ⅲ型超敏反应引起肾小球病变(见

图 6-2-1）。免疫复合物在电镜下表现为高电子密度的致密物,分别定位于:① 系膜区;② 内皮下(内皮细胞与基膜之间);③ 上皮下(上皮细胞与基膜之间)。免疫荧光检查可显示沉积物内的免疫球蛋白或补体,荧光标记的抗免疫球蛋白或补体抗体可显示在肾小球病变部位有颗粒状沉积物。

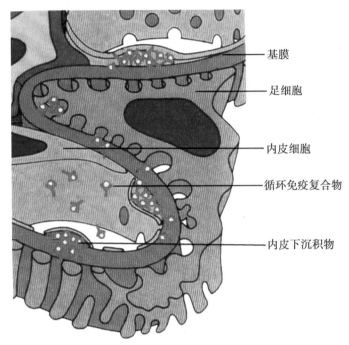

基膜

足细胞

内皮细胞

循环免疫复合物

内皮下沉积物

图 6-2-1　循环免疫复合物沉积示意图

循环免疫复合物是否在肾小球内沉积、沉积的部位和数量受多种因素的影响,其中最重要的两个因素是复合物的分子大小和携带的电荷。大分子复合物常被吞噬细胞清除,而小分子复合物易通过肾小球滤过膜,均不易在肾小球沉积。含阳离子的复合物可穿过基膜,易沉积于上皮下;含阴离子的复合物不易通过基膜,常沉积于内皮下;电荷中性的复合物易沉积在系膜区。

(二) 原位免疫复合物形成

抗体直接与肾小球本身的抗原成分或与植入肾小球内的抗原结合,在肾小球内形成原位免疫复合物,引起肾小球病变。

1. 抗肾小球基膜肾炎　由抗肾小球基膜抗体与肾小球基膜(glomerular basement membrane,GBM)抗原成分反应引起(见图 6-2-2)。抗 GBM 抗体的形成可能是由于感染或其他因素使基膜结构发生改变,或因病原微生物与 GBM 成分具有共同抗原性而引起的交叉反应。免疫荧光检查显示抗体沿基膜沉积,形成特征性的连续的线性荧光。

2. Heymann 肾炎　是研究人类原发性膜性肾小球肾炎的经典动物模型。动物实验证实,肾小管上皮细胞刷状缘抗原(Heymann 抗原)刺激机体产生的抗体,可与足突细胞基底侧小凹细胞膜外表面的抗原结合,形成典型的上皮下沉积物(见图 6-2-3),并激活补体引起肾小球病变。免疫荧光检查显示沿基膜弥漫颗粒状分布的免疫球蛋白或补体沉积。

3. 植入抗原与抗体反应　非肾小球抗原随血液流经肾脏,与肾小球某些成分结合,形成植入抗原,刺激机体产生相应抗体,抗原抗体在肾小球内结合形成原位免疫复合物引起肾小球损伤。

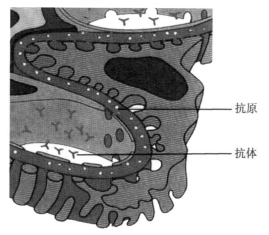

图 6-2-2 抗 GBM 肾炎示意图

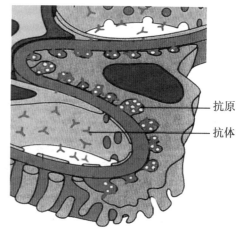

图 6-2-3 Heymann 肾炎示意图

（三）细胞免疫在肾小球肾炎发生中的作用

细胞免疫可能是未发现抗原抗体反应的肾炎发病的主要机制。有证据表明细胞免疫产生的致敏 T 淋巴细胞可引起肾小球损伤。

（四）肾小球损伤的介质

肾小球内出现免疫复合物或致敏 T 淋巴细胞后需有各种介质的参与才能引起肾小球损伤。这些介质包括细胞和大分子可溶性生物性活性物质。

补体-白细胞介导的机制是引起肾小球损伤的一个重要途径。补体激活后产生 C3a、C5a 等,引起中性粒细胞和单核细胞浸润。中性粒细胞释放蛋白酶、氧自由基和花生四烯酸代谢产物。蛋白酶使基膜降解,氧自由基引起细胞损伤,花生四烯酸代谢产物使肾小球滤过率降低。由补体 C5～C9 形成的膜攻击复合物可引起上皮细胞剥脱,刺激上皮细胞和系膜细胞分泌损伤性化学介质,还可上调上皮细胞表面转化生长因子受体的表达,使肾小球基膜增厚。

引起肾小球损伤的其他介质包括:① 炎细胞及其产物,中性粒细胞、单核细胞、淋巴细胞浸润肾小球,被激活时释放大量生物活性分子;② 血小板及其释放的生物活性分子;③ 肾小球固有细胞(上皮细胞、系膜细胞和内皮细胞)释放的介质,如 IL-1、生长因子、一氧化氮和内皮素等;④ 纤维素及其产物。

二、基本病理变化

1. 细胞增多 肾小球细胞数量增多,系膜细胞和内皮细胞增生,并可有中性粒细胞、单核细胞及淋巴细胞浸润。肾小囊壁层上皮细胞增生可导致新月体形成。

2. 基膜增厚 光镜下,PAS 染色可显示基膜增厚,电镜观察表明基膜改变可以是基膜本身的增厚,也可以是内皮下、上皮下或基膜内免疫复合物沉积所致。

3. 炎性渗出和坏死 急性肾炎时肾小球内可有中性粒细胞等炎细胞和纤维素渗出,毛细血管壁可发生纤维素样坏死,可伴有血栓形成。

4. 玻璃样变和硬化 肾小球玻璃样变在光镜下 HE 染色显示均质的嗜酸性物质沉

积。电镜下见细胞外出现无定形物质,其成分为沉积的血浆蛋白、增厚的基膜和增多的系膜基质。严重时毛细血管管腔狭窄和闭塞,肾小球固有细胞减少甚至消失,胶原纤维增多。最终导致节段性或整个肾小球的硬化。

5. 肾小管和间质的改变　由于肾小球血流和滤过性状的改变,肾小管上皮细胞常发生变性,管腔内可出现各种管型。肾间质可发生充血、水肿和炎细胞浸润。肾小球发生玻璃样变和硬化时,相应的肾小管萎缩或消失,间质发生纤维化。

根据病变肾小球的数量和比例,分为弥漫性和局灶性两类。弥漫性的病变累及全部或大多数(50%以上)的肾小球;局灶性的病变仅累及少部分肾小球。根据病变肾小球受累毛细血管祥的范围,分为球性和节段性两类。球性病变累及整个肾小球的全部或大部分毛细血管祥;节段性病变仅累及肾小球的部分毛细血管祥(不超过肾小球切面的 50%)。

三、临床表现和临床类型

肾小球肾炎的临床表现主要有尿量、尿性状的改变,肾性水肿、肾性高血压、肾性贫血和氮质血症等。尿量改变包括少尿(24 小时尿量少于 400ml)、无尿(24 小时尿量少于 100ml)、多尿(24 小时尿量超过 2500ml)和夜尿。尿性状的改变包括血尿、蛋白尿和管型尿。血尿分为肉眼血尿和镜下血尿(尿沉渣检查每个高倍视野超过 1 个红细胞);蛋白尿是指尿中蛋白含量超过 150mg/d,若超过 3.5g/d 则为大量蛋白尿;管型是由蛋白质、细胞或细胞碎片在肾小管内凝集而成,尿中出现大量管型则为管型尿。

肾小球肾炎临床上常表现为一组症状的组合,即综合征,病理类型与临床表现有密切关系,但并不完全平行。相似的症状可由不同的病变引起,而相似的病变则可引起不同的临床症状。肾小球肾炎临床主要表现为以下几个类型:

(一)急性肾炎综合征

急性肾炎综合征(acute nephritic syndrome)起病急,表现为明显血尿、程度不同的蛋白尿及水肿,高血压;病变严重者出现氮质血症。常见病理类型为急性弥漫性增生性肾小球肾炎。

(二)急进性肾炎综合征

急进性肾炎综合征(rapidly progressive nephritic syndrome)起病急,进展快。出现血尿和蛋白尿后,迅速发展为少尿甚至无尿,伴氮质血症,并发生急性肾衰竭。主要病理类型为新月体性肾小球肾炎。

(三)肾病综合征

肾病综合征(nephrotic syndrome)主要表现为大量蛋白尿(尿蛋白含量≥3.5g/d)、严重水肿、低蛋白血症和高脂血症,即所谓“三高一低”。出现肾病综合征的病理类型较多,主要有轻微病变性肾小球肾炎、膜性肾小球肾炎、膜增生性肾小球肾炎、系膜增生性肾小球肾炎等。

(四)无症状性血尿或蛋白尿

无症状性血尿或蛋白尿(asymptomatic hematuria or proteinuria)主要表现为持续或复发性肉眼或镜下血尿,或轻度蛋白尿。病理类型主要是 IgA 肾病。

(五)慢性肾炎综合征

慢性肾炎综合征(chronic nephritic syndrome)主要表现为多尿、夜尿、低比重尿、高血压、贫血、氮质血症,缓慢发展为慢性肾衰竭甚至尿毒症。病理类型见于各型肾炎的终末阶段。

四、常见肾小球肾炎的病理类型

原发性肾小球肾炎的病理类型主要有:急性弥漫性增生性肾小球肾炎、新月体性肾小球肾炎、膜性肾小球肾炎、微小病变性肾小球肾炎、局灶性节段性肾小球硬化、膜增生性肾小球肾炎、系膜增生性肾小球肾炎、IgA 肾病、慢性硬化性肾小球肾炎等。

(一)急性弥漫性增生性肾小球肾炎

微课

急性弥漫性增生性肾小球肾炎(acute diffuse proliferative glomerulone-phritis,简称急性肾炎)也称为毛细血管内增生性肾小球肾炎。通常在咽部或皮肤感染 1～4 周后发病,多数与 A 组乙型溶血性链球菌感染有关,少数与其他细菌如葡萄球菌、肺炎球菌和某些病毒及寄生虫感染有关,故又称感染后性肾小球肾炎。发生机制是循环免疫复合物在肾小球内沉积引起的超敏反应。

1. 病理变化 病变特点是弥漫性毛细血管内皮细胞和系膜细胞增生,伴中性粒细胞和巨噬细胞浸润。

肉眼观,双侧肾脏轻到中度肿大,被膜紧张。肾脏表面光滑、充血,有的肾脏表面散在粟粒大小的出血点,故有大红肾或蚤咬肾之称(见图 6-2-4)。切面见肾皮质增厚。光镜下,双侧肾脏的绝大多数肾小球受累。主要变化为肾小球体积增大,细胞数增多。内皮细胞和系膜细胞增生肿胀,并有少量中性粒细胞及巨噬细胞浸润。增生的细胞使毛细血管管腔狭窄或闭塞,肾小球血量减少(见图 6-2-5)。病变严重处血管壁发生纤维素样坏死,局部出血,可伴血栓形成。肾小管上皮细胞变性,腔内常有蛋白管型、红细胞或白细胞管型及颗粒管型。肾间质充血、水肿并有炎细胞浸润。

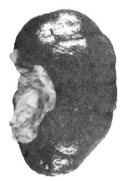

图 6-2-4 大红肾、蚤咬肾

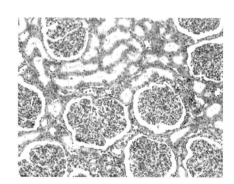

图 6-2-5 急性弥漫性增生性肾小球肾炎(肾小球细胞数量增多,毛细血管管腔变窄)

免疫荧光检查显示:肾小球内有颗粒状 IgG、IgM 和补体 C3 沉积。电镜检查显示在上皮下、内皮下或基膜中有驼峰状电子致密物沉积。

2. 临床病理联系 本型肾炎以儿童、青少年多发,尤以 6～10 岁学龄期儿童最为多见;成人也可发生,但病变一般比儿童严重。临床主要表现为急性肾炎综合征。

(1)尿的改变:① 少尿甚至无尿:是因为内皮细胞及系膜细胞的增生肿胀,压迫肾小球毛细血管,肾小球的血流量减少,滤过率降低,而肾小管的重吸收功能基本正常所致。严重者可致氮质血症。② 血尿、蛋白尿和各种管型尿:由于肾小球毛细血管壁的损伤,滤过膜通透性增强引起。

（2）轻、中度水肿：主要因肾小球滤过率降低,导致钠、水潴留；另外,由于变态反应使毛细血管通透性增强可加重水肿。水肿常先发生于组织疏松的眼睑部,再蔓延到整个面部,严重者波及全身。

（3）高血压：主要原因是钠、水潴留,引起血容量增加。血压多为轻到中度升高,少数严重者可导致心力衰竭及高血压脑病。

此型儿童患者预后好,多数患儿可在数周或数月内痊愈,少数病变缓慢进展,转为慢性肾炎,低于1%患儿转变为急进性肾小球肾炎。成人患者预后较差,病变消退缓慢,有的逐渐发展为慢性肾炎,也可转变为急进性肾小球肾炎。

（二）新月体性肾小球肾炎

新月体性肾小球肾炎（crescentic glomerulonephritis）又称急进性肾小球肾炎,或快速进行性肾小球肾炎。本型为一组由不同原因引起的肾小球疾病,约50%的病例为原因不明的原发性肾炎,其他则与已知的肾脏和肾外疾病有关。

1. 病理变化　病变特点是肾小囊壁层上皮细胞增生形成新月体或环状体。

肉眼观,两肾体积增大,色苍白,表面可有点状出血,切面皮质增厚。光镜下,病变肾小球内有新月体（crescent）或环状体形成（见图6-2-6）。早期的新月体以细胞成分为主,主要由增生的壁层上皮细胞和渗出的单核细胞构成,其间混有中性粒细胞和纤维素,之后增生的细胞转化为成纤维细胞,产生胶原纤维,最后细胞成分可完全被纤维组织代替。病变严重者可见肾小球毛细血管壁发生

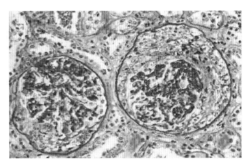

图6-2-6　新月体性肾小球肾炎（示新月体或环状体形成）

纤维素样坏死和出血,以及大量的纤维素进入肾小囊腔。肾小囊内纤维素渗出是刺激新月体形成的主要因素。新月体形成后,既可压迫毛细血管丛,又可使肾小囊腔狭窄或闭塞,严重破坏肾小球的结构和功能,影响肾小球滤过。最后,肾小球毛细血管丛萎缩,整个肾小球纤维化及玻璃样变,所属肾小管萎缩消失,整个肾单位废用。间质纤维组织增生,有较多炎细胞浸润。

免疫荧光检查的结果与新月体性肾小球肾炎的亚型有关,可为线性荧光、颗粒状荧光或阴性；电镜下可见肾小球基膜断裂、缺损,部分病例可见电子致密物沉积。

2. 临床病理联系　本型多见于青年人和中年人,临床主要表现为急进性肾炎综合征。

（1）尿的改变：由于肾小球毛细血管壁坏死,基底膜缺损,患者出现明显血尿,蛋白尿相对较轻,水肿不明显。由于大量新月体形成后,阻塞肾小囊腔,患者迅速发展为少尿甚至无尿。

（2）氮质血症及尿毒症：由于少尿或无尿,代谢产物不能排出,在体内潴留引起血中尿素氮和肌酐水平增高,形成氮质血症,并迅速发展为尿毒症。尿毒症发生于急性和慢性肾衰竭晚期,除氮质血症表现外,还有自体中毒的症状和体征。

（3）高血压：晚期大量肾单位纤维化,玻璃样变,肾组织缺血,通过肾素-血管紧张素

的作用,出现高血压。

本型预后较差,如不及时治疗,多数患者常在数周至数月内发生急性肾衰竭,死于尿毒症。预后与出现新月体的肾小球的比例相关,受累肾小球比例少于50%者预后略好,比例在80%以上者较差。

(三)膜性肾小球肾炎

膜性肾小球肾炎(membranous glomerulonephritis)是引起成人肾病综合征最常见的原因。因本型肾小球炎性改变不明显,又称膜性肾病(membranous nephropathy)。

1. 病理变化　病变特征是肾小球毛细血管基膜弥漫性增厚。

肉眼观,双肾肿大,色苍白,故有"大白肾"之称。光镜下,肾小球毛细血管壁弥漫性增厚(见图6-2-7)。电镜下不同时期表现不同,Ⅰ期:显示上皮细胞肿胀,足突消失,基膜与上皮间大量电子致密物沉积;Ⅱ期:沉积物间新生基膜样物质形成钉状突起;Ⅲ期:钉突向沉积物表面延伸并将其覆盖,使基膜明显增厚;Ⅳ期:不规则增厚的基膜中沉积物逐渐被溶解吸收,形成虫蚀状空隙。免疫荧光检查显示IgG和补体沿毛细血管壁呈颗粒

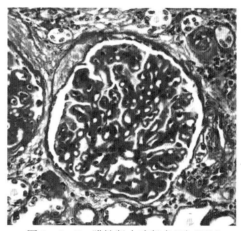

图6-2-7　膜性肾小球肾炎(示GBM弥漫性增厚)

状沉积。增厚的基膜使毛细血管管腔狭窄,最终导致肾小球硬化。

2. 临床病理联系　本型多见于中老年,临床表现为肾病综合征。

(1)大量蛋白尿:由于肾小球基膜损伤严重,滤过膜通透性显著增加,大量血浆蛋白滤出,引起严重的非选择性蛋白尿。

(2)低蛋白血症:由于大量血浆蛋白从尿中排出,导致血浆蛋白降低。

(3)严重水肿:低蛋白血症使血浆胶体渗透压降低,引起水肿;同时血容量减少,肾小球滤过减少,醛固酮、抗利尿激素分泌增多,引起水钠潴留使水肿进一步加重。水肿常为全身性,但以眼睑和阴囊等组织疏松部位最明显,严重者出现胸腹水。

(4)高脂血症:低蛋白血症可刺激肝脏合成各种血浆蛋白(脂蛋白),患者出现高脂血症和高胆固醇血症。

本型肾炎常为慢性进行性,肾上腺皮质激素疗效不明显。病程长,部分患者早期治疗预后较好,病情可缓解或得到控制。多数患者反复发作,病情进行性加重,约半数患者发病后10年左右进展至慢性肾衰竭。

(四)微小病变性肾小球肾炎

微小病变性肾小球肾炎(minimal change glomerulonephritis)是引起儿童肾病综合征最常见的原因。病理特点是肾小球脏层上皮细胞足突融合消失。目前认为本病的发生可能与细胞免疫功能异常有关,而肾小球内无免疫复合物沉积。

1. 病理变化　肉眼观,肾脏肿胀,色苍白,切面肾皮质因肾小管内脂质沉积而出现黄白色条纹。光镜下,肾小球基本正常,近端小管上皮细胞脂肪变性及玻璃样变,故又称脂性肾病(lipoid nephrosis)。免疫荧光检查肾小球内无免疫球蛋白和补体沉积;电镜下肾

小球基膜正常,无沉积物,主要改变是弥漫性肾小囊脏层上皮细胞足突融合、消失,故又称之为足突病(foot process disease)。

2. 临床病理联系　本病好发于儿童,临床表现为肾病综合征。水肿常最早出现,选择性蛋白尿(主要是小分子的白蛋白)。通常无血尿、高血压,肾功能无损害。肾上腺皮质激素治疗对 90% 以上的儿童患者效果明显。成人患者对激素治疗反应缓慢或疗效不明显。

（五）局灶性节段性肾小球硬化

局灶性节段性肾小球硬化(focal segmental glomerulosclerosis,FSG)的病变特点为部分肾小球的部分小叶发生硬化。光镜下病变呈局灶性分布,肾小球部分毛细血管襻内系膜基质增多,基膜塌陷,严重者管腔闭塞。电镜观察显示弥漫性脏层上皮细胞足突消失,部分上皮细胞从肾小球基膜剥脱。免疫荧光检查显示病变部位有 IgM 和 C3 沉积。晚期整个肾小球硬化,并伴有肾小管萎缩和间质纤维化。

临床上大部分患者表现为肾病综合征,少数仅表现为蛋白尿。不同于微小病变性肾炎的特点是:① 多伴有血尿,常有高血压;② 蛋白尿多为非选择性;③ 激素治疗效果不明显。多发展为慢性硬化肾小球肾炎。

（六）膜增生性肾小球肾炎

膜增生性肾小球肾炎(membranoproliferative glomerulonephritis,MPGN)的病变特点是肾小球基膜增厚、肾小球系膜细胞增生和系膜基质增多。光镜下,肾小球体积增大,系膜细胞和内皮细胞数量增多,可有白细胞浸润。部分病例有新月体形成。由于增生的系膜细胞和基质沿内皮细胞和基膜间插入,使基膜明显增厚呈双轨状。血管球小叶分隔增宽,肾小球呈分叶状。

本病多发生于儿童和青年,主要表现为肾病综合征,常伴有血尿,也可仅表现为蛋白尿。常为慢性进展性,预后较差。伴有大量新月体形成的患者可出现急进性肾炎的临床表现。约 50% 的患者在 10 年内出现慢性肾衰竭。激素和免疫抑制剂治疗的效果常不明显。肾移植后病变常复发。

（七）系膜增生性肾小球肾炎

系膜增生性肾小球肾炎(mesangial proliferative glomerulonephritis)在亚太地区常见,在欧美地区则较少发生。病变特点是镜下弥漫性系膜细胞增生及系膜基质增多,使系膜区增宽,毛细血管受压。

本病多见于青少年,男性多于女性。起病前常有上呼吸道感染等前驱症状。临床表现具有多样性,可表现为肾病综合征,也可表现为无症状蛋白尿和(或)血尿。本病可用激素和细胞毒药物治疗。病变轻者疗效好。病变严重者可伴有节段性硬化,甚至出现肾功能障碍与衰竭,预后较差。

（八）IgA 肾病

IgA 肾病(IgA nephropathy)在全球范围内可能是最常见的肾炎类型,但在不同地区的发病率差别很大,在亚洲和太平洋地区的发病率很高。据报道在我国的发病率约占原发性肾小球疾病的 30%。病变特点是免疫荧光显示系膜区有大量 IgA 沉积。光镜下最常见的是系膜增生性病变,也可表现为局灶性节段性增生或硬化。少数病例可有较多新月体形成。电镜检查显示系膜区有电子致密沉积物。

IgA 肾病可发生于不同年龄的个体,儿童和青年多发。临床通常表现为反复发作的镜下或肉眼血尿,可伴有轻度蛋白尿。本病预后差异很大,许多患者肾功能可长期维持正常,但 15%～40% 的患者病情缓慢进展,在 20 年内发生慢性肾衰竭。发病年龄大、出现大量蛋白尿、高血压或肾活检时发现血管硬化或新月体形成者预后较差。

（九）慢性硬化性肾小球肾炎

慢性硬化性肾小球肾炎(chronic sclerosing glomerulonephritis)是各型肾小球肾炎发展到终末阶段的病理类型。病理特点是大量肾小球发生玻璃样变和硬化。多见于成人,预后差。临床表现复杂多样,晚期表现为慢性肾炎综合征。

1. 病理变化　肉眼观,两肾对称性缩小,颜色苍白,质地变硬,表面呈均匀的细颗粒状。切面可见皮质变薄,皮髓质界限不清,称为继发性颗粒性固缩肾。光镜下,早期尚可见到原发肾炎病理类型的病变特点。后期大部分肾小球发生玻璃样变和硬化,所属肾小管萎缩、消失;残存的相对正常的肾小球发生代偿性肥大,所属肾小管扩张,部分高度扩张呈囊状,腔内可含各种管型。间质纤维化,慢性炎细胞浸润。间质内小动脉硬化、管壁增厚、管腔狭窄(见图 6-2-8)。间质纤维化使病变肾小球相互靠拢。

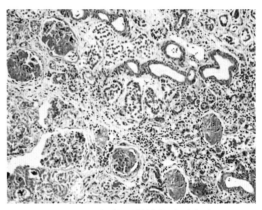

图 6-2-8　慢性硬化性肾小球肾炎

2. 临床病理联系　临床主要表现为慢性肾炎综合征,其病理基础是肾单位病变的进行性加重直至广泛的破坏。

（1）尿的变化:由于大量肾单位破坏,血液流经少数残存肾单位时速度加快,肾小球滤过率显著增加,但肾小管重吸收功能有限,导致尿浓缩功能降低,从而出现多尿、夜尿和低比重尿。由于残存肾单位的结构和功能相对正常,故血尿、蛋白尿、管型尿常不明显,水肿也较轻。

（2）高血压:是由于大量肾小球硬化和严重缺血,肾素分泌增加所致。高血压导致细小动脉硬化,肾缺血加重,血压持续升高。慢性肾炎的高血压一般不出现波动,并保持在较高水平。长期高血压可引起左心室肥大,甚至导致左心衰竭。

（3）氮质血症和尿毒症:由于大量肾单位破坏,残存的相对正常的肾单位逐渐减少,使体内代谢产物不能及时排出,水、电解质代谢和酸碱平衡发生紊乱,导致氮质血症和尿毒症。

（4）贫血:是由于肾组织大量破坏,促红细胞生成素分泌减少引起。此外,体内蓄积的代谢产物对骨髓造血功能具有抑制作用。

慢性硬化性肾小球肾炎的病程长短不一,部分病变发展缓慢,病程可迁延数年至数十年,积极合理的治疗可控制病变进展。病变发展到晚期,预后极差,患者常因肾衰竭引起的尿毒症而死亡,也可死于高血压引起的心力衰竭、脑出血和机体抵抗力降低而引起的继发感染。目前已可用血液透析和异体肾移植方法挽救晚期患者。

第二节　肾盂肾炎

肾盂肾炎(pyelonephritis)根据临床表现和病理变化可分为急性和慢性两种,是肾盂、肾间质和肾小管的炎症性疾病。可发生于任何年龄,因解剖及生理学特点,女性的发病率为男性的9~10倍。临床上常有发热、腰部酸痛、血尿和脓尿等症状。急性肾盂肾炎主要由细菌感染引起,多与尿路感染有关;慢性肾盂肾炎多由急性肾盂肾炎反复发作进展而来。

一、病因及发病机制

肾盂肾炎主要由革兰氏阴性菌引起,以大肠杆菌最常见。其他还有变形杆菌、产气杆菌和葡萄球菌等。细菌感染途径主要有上行性感染和血源性(下行性)感染。

(一)上行性感染

上行性感染多继发于尿道炎、膀胱炎等下尿路感染。病菌沿输尿管或输尿管周围的淋巴管上行至肾盂、肾盏和肾间质引起炎症。致病菌主要为革兰氏阴性杆菌,大肠杆菌占绝大多数。病变可累及单侧或双侧肾脏。

上行性感染是引起肾盂肾炎的主要感染途径,女性感染远较男性多见,原因包括:女性尿道短,尿道括约肌作用弱,细菌容易侵入;女性激素水平的变化有利于细菌对尿道黏膜的黏附以及性交时黏膜容易受伤等。

在正常情况下,膀胱尿液是无菌的。因为细菌可通过排尿对泌尿道的冲洗自净作用,以及膀胱黏膜分泌的有机酸和分泌型 IgA 的抗菌作用被清除。上行性感染的发生常有一定的诱发因素。

1. 医源性因素　如插导尿管、膀胱镜检查和逆行肾盂造影等操作使细菌得以从尿道进入膀胱,引起膀胱炎。留置导尿管引起感染的可能性更大。

2. 尿路完全或不完全梗阻　如前列腺肥大、妊娠子宫压迫、肿瘤或结石等引起下尿路阻塞时,尿液排出受阻或膀胱功能障碍时,膀胱不能完全排空,细菌在残留的尿液内繁殖,并侵袭膀胱壁,引起膀胱炎,继而引起肾盂肾炎。

3. 膀胱输尿管反流　如膀胱输尿管瓣关闭不全、儿童先天性输尿管开口异常时引起尿液向输尿管反流,使细菌得以通过输尿管进入肾盂。成人因脊髓损伤引起膀胱松弛时也可出现膀胱输尿管反流。

此外,慢性消耗性疾病、长期使用激素和免疫抑制剂等因素都会使机体抵抗力下降,导致肾盂肾炎的发生。

(二)血源性(下行性)感染

多继发于败血症或感染性心内膜炎。细菌由体内某处感染灶侵入血液,随血流至肾引起炎症。致病菌多为金黄色葡萄球菌。病变多累及双侧肾脏。

二、类型

(一)急性肾盂肾炎

急性肾盂肾炎(acute pyelonephritis)是肾盂、肾间质和肾小管的急性化脓性炎。

1. 病理变化　肉眼观,肾体积增大,充血,表面散在大小不等呈黄白色的脓肿,脓肿周围有紫红色充血带(见图 6-2-9)。切面肾髓质可见黄色条纹向皮质延伸。肾盂黏膜充血、水肿,表面有脓性渗出物覆盖,有时可见小出血点。严重者肾盂内可有脓液蓄积。镜下观,肾盂黏膜充血、水肿,大量中性粒细胞浸润。灶状肾间质化脓性炎伴脓肿形成。肾小管坏死,其腔内充满中性粒细胞和细菌菌落。上行性感染时肾小球通常很少受累。血源性感染则主要在皮质肾小球内形成小脓肿。

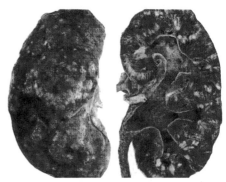

图 6-2-9 急性肾盂肾炎

2. 临床病理联系 ① 发病急骤,出现发热、寒战、中性粒细胞增多等全身表现。② 肾体积增大使被膜紧张,引起腰痛和肾区叩击痛等局部表现。③ 化脓性炎灶破入肾小管,使中性粒细胞、脓细胞和细菌等随尿排出,尿检查出脓尿、蛋白尿、管型尿、菌尿,有时还有血尿、白细胞管型等。④ 由于膀胱和尿道受急性炎症的刺激可出现尿频、尿急、尿痛等膀胱刺激症状。

3. 结局和并发症 急性肾盂肾炎若能及时彻底治疗,大多数可以治愈;如治疗不彻底或尿路阻塞未消除,则易并发肾乳头坏死、肾盂积脓、肾周围脓肿等,反复发作则会转为慢性。而肾乳头坏死还可引起急性肾衰竭。

(二) 慢性肾盂肾炎

慢性肾盂肾炎(chronic pyelonephritis)病变特点是慢性间质性炎症、纤维化和瘢痕形成,常伴有肾盂肾盏的纤维化、变形。是慢性肾功能衰竭的常见原因之一。

1. 病理变化 肉眼观,单侧或双侧肾体积缩小,质地变硬,表面高低不平,有不规则的凹陷性瘢痕,两肾病变不对称。切面可见皮髓质界限模糊,肾乳头萎缩。肾盂、肾盏因瘢痕收缩而变形,肾盂黏膜粗糙。镜下观,病变呈不规则片状,夹杂于相对正常的肾组织之间。瘢痕区的肾组织破坏,肾间质和肾盂黏膜纤维组织大量增生,其中有大量慢性炎细胞浸润;肾小管多萎缩、坏死,由纤维组织替代。有些肾小管则扩张,腔内有红染的胶样管型,形似甲状腺滤泡。肾内细小动脉发生玻璃样变和硬化。早期肾小球很少受累,肾小囊周围可以纤维化,使囊壁增厚。后期肾间质病变严重,部分肾小球发生玻璃样变和纤维化,部分肾小球呈代偿性肥大。

2. 临床病理联系 肾小管尿浓缩功能降低,患者可有多尿和夜尿。远端肾小管的受累使钠、钾和重碳酸盐大量丧失,患者可有低钠、低钾和代谢性酸中毒。随着肾组织发生纤维化和血管硬化,肾组织缺血,使肾素-血管紧张素活性增强而引起高血压。晚期因为肾单位大量破坏,出现慢性肾功能衰竭的一系列表现。X线肾盂造影检查显示肾脏不对称性缩小,伴不规则瘢痕和肾盂、肾盏变形。

慢性肾盂肾炎常可急性发作,症状与急性肾盂肾炎相似,尿中出现大量中性粒细胞或脓细胞、蛋白质和管型,以及菌尿。

慢性肾盂肾炎病变迁延,常反复急性发作,如能及时彻底治疗可控制其病变的发展。如诱因未能去除,治疗较晚或不彻底,两侧肾脏受累严重时,患者可由于尿毒症或高血压导致的心力衰竭而危及生命。

第三节 泌尿系统常见肿瘤

一、肾细胞癌

肾细胞癌(renal cell carcinoma)是成年人原发性肾肿瘤中最常见的类型,占肾肿瘤的70%～80%,占肾恶性肿瘤的90%。多发于40岁以上成人,男性多于女性。肾细胞癌来源于肾小管上皮细胞。吸烟是最重要的危险因子,其他危险因素有肥胖、高血压、接触石棉和重金属等。

(一)分类及病理变化

根据肾细胞癌的遗传学和组织病理学特点,主要分为以下几类:

1. 透明细胞癌　占肾细胞癌的70%～80%,镜下肿瘤细胞体积较大,圆形或多边形,胞质丰富,透明或颗粒状,间质具有丰富的毛细血管或血窦(见图6-2-10)。

2. 乳头状癌　占肾细胞癌的10%～15%,镜下肿瘤细胞呈立方或矮柱状,乳头状排列,乳头中央间质内可见砂粒体和泡沫细胞,并可发生水肿(见图6-2-11)。

3. 嫌色细胞癌　约占肾细胞癌的5%。显微镜下细胞大小不一,细胞膜较明显,胞质淡染或略嗜酸性,核周常有空晕。患者预后较好。

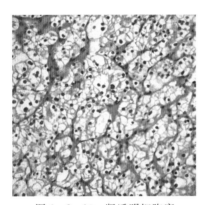

图6-2-10　肾透明细胞癌

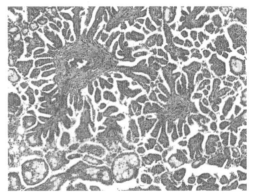

图6-2-11　肾乳头状癌

肉眼观,肿瘤多为单发,球形,见于肾的两极,尤以上极多见,常致肾脏变形。肿瘤常有假包膜形成,因而与周围肾组织界限清楚。切面见肿瘤多为实性,少数为囊性,淡黄色(癌细胞胞浆内含有大量脂质)或灰白色,常有出血(红褐色)、坏死(灰白)和纤维化(白色)区相间,呈现出多彩颜色(见图6-2-12)。

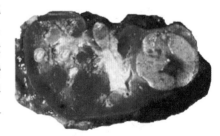

图6-2-12　肾细胞癌(大体)

(二)临床病理联系

肾细胞癌早期症状不明显,发现时肿瘤体积常已较大。腰痛、肾区肿块和血尿为具有诊断意义的3个典型症状。无痛性血尿是肾癌的主要始发症状,血尿常为间歇性,早期可仅表现为镜下血尿。

肿瘤可产生异位激素和激素样物质,患者可出现多种副肿瘤综合征,如红细胞增多症、高钙血症、Cushing综合征和高血压等。

肾细胞癌容易转移。转移最常发生于肺和骨,也可发生于局部淋巴结、肝、肾上腺和脑。

肾细胞癌患者的预后较差,5 年生存率约为 45%,无转移者可达 70%。肿瘤侵及肾静脉和肾周组织时 5 年生存率可降至 15%~20%。

二、膀胱尿路上皮肿瘤

膀胱肿瘤大约 95% 起源于上皮组织。绝大多数上皮性肿瘤成分为尿路移行上皮。膀胱也可发生鳞状细胞癌、腺癌和间叶起源的肿瘤,但均较少见。

膀胱癌多发生于男性,男女之比约为 3∶1。发达国家发病率较发展中国家高,城市人口发病率高于农村居民,大多数患者发病在 50 岁以后。

(一)病理变化

根据世界卫生组织和国际泌尿病理学会分类,将尿路(移行)上皮肿瘤分为尿路上皮乳头状瘤(urothelial papilloma)、低恶性潜能的尿路上皮乳头状瘤(urothelial neoplasm of low malignant potential)、低级别尿路上皮乳头状癌(papillary urothelial carcinoma,low grade)和高级别尿路上皮乳头状癌(papillary urothelial carcinoma,high grade)。

尿路上皮癌好发于膀胱侧壁和膀胱三角区近输尿管开口处。肿瘤可为单个,也可为多灶性。肿瘤大小不等,可呈乳头状或息肉状,也可呈扁平斑块状。肿瘤可为浸润性或非浸润性。侵袭性强的肿瘤可累及邻近的前列腺、精囊和输尿管等,有的可形成与阴道或直肠相通的瘘管。约 40% 的浸润性肿瘤可发生局部淋巴结的转移。高度间变的肿瘤晚期可发生血行转移,常累及肝、肺和骨髓。

(二)临床病理联系

膀胱肿瘤最常见的症状是无痛性血尿。肿瘤乳头的断裂、肿瘤表面坏死和溃疡均可引起血尿。部分病例因肿瘤侵犯膀胱壁,刺激膀胱黏膜或并发感染,出现膀胱刺激症状。肿瘤阻塞输尿管开口时可引起肾盂积水、肾盂肾炎甚至肾盂积脓。

移行细胞起源的肿瘤手术后容易复发,部分复发肿瘤的分化程度降低。

肿瘤患者的预后与肿瘤的分级和浸润与否有较密切的关系。乳头状瘤、低恶性潜能尿路上皮乳头状瘤和低级别尿路上皮乳头状癌的 10 年生存率可达 90% 以上,少数患者(<10%)可进展为高级别肿瘤,而高级别尿路上皮乳头状癌患者的 10 年生存率仅为 40% 左右。

思考题

1. 比较急性弥漫性增生性肾小球肾炎、新月体性肾小球肾炎、膜性肾小球肾炎、慢性硬化性肾小球肾炎的病变特点。

2. 简述急、慢性肾盂肾炎的病变特点和临床病理联系。

3. 泌尿系统常见肿瘤有何病变特点?

小案例

知识拓展

同步测试

(汪晓庆)

第七篇　生殖系统

第一章 生殖系统解剖与组织结构

课件

学习 要求

1. 掌握男、女性生殖系统的组成和功能。
2. 掌握睾丸的位置、形态结构及功能。
3. 熟悉附睾的位置及功能,输精管的行程,精索的概念,射精管的合成及开口。
4. 掌握前列腺的位置和毗邻。
5. 掌握男性尿道的分部、狭窄、弯曲及其临床意义。
6. 掌握卵巢的位置、皮质中各结构的特点及其发育变化过程。
7. 熟悉输卵管的位置、分部及其临床意义。
8. 掌握子宫的位置、形态分部、固定装置。
9. 掌握阴道的位置、阴道穹后部的毗邻及其临床意义。
10. 熟悉乳房的位置和构造,会阴的概念。

生殖系统(reproductive system)包括男性和女性生殖系统。其主要功能是:产生生殖细胞,繁殖后代;分泌性激素,以促进和维持生殖器的发育,形成并保持第二性征。男性和女性生殖系统都包括内生殖器和外生殖器两部分。内生殖器多位于盆腔内,包括生殖腺、输送管道和附属腺;外生殖器显露于体表,主要为性的交接器官。

第一节 男性生殖系统

微课

男性生殖系统(male reproductive system)的生殖腺为睾丸,输送管道包括附睾、输精管、射精管、男性尿道,附属腺包括前列腺、精囊、尿道球腺。睾丸产生精子并分泌雄激素,睾丸产生的精子储存在附睾内,当射精时经输精管、射精管、男性尿道排出体外。外生殖器包括阴囊和阴茎(见图7-1-1)。

三维图:男性生殖系统整体观

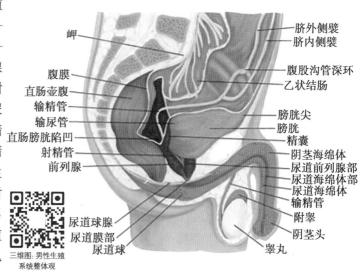

图 7-1-1 男性生殖系统概观

一、睾丸

（一）位置和形态

睾丸（testis）位于阴囊内，左右各一。睾丸呈扁椭圆形，分上、下端，内、外侧面，前、后缘。后缘有血管、神经和淋巴管等出入，并与附睾、输精管相临近，上端有附睾头覆盖（见图 7-1-2）。睾丸除后缘外覆有浆膜，称鞘膜，分睾丸表面的脏层和阴囊内面的壁层，两层之间在睾丸后缘相移行围成密闭的腔隙称鞘膜腔，内有少量浆液，起润滑作用。睾丸在出生后仍未降至阴囊，称隐睾症。

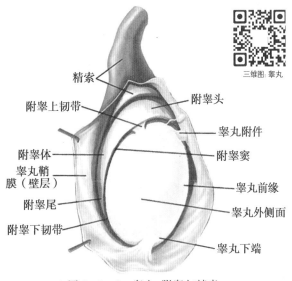

三维图：睾丸

图 7-1-2　睾丸、附睾与精索

（二）组织结构

睾丸由被膜（浆膜和白膜组成）、睾丸小叶组成。浆膜深面的白膜在睾丸后缘形成增厚的睾丸纵隔，睾丸纵隔的结缔组织放射状伸入睾丸内部，将其分隔成许多锥体状的睾丸小叶。睾丸小叶内有生精小管（又称精曲小管）和睾丸间质。一个睾丸小叶内有 1～4 条生精小管，在近睾丸纵隔处变为精直小管，再进入睾丸纵隔内形成睾丸网，最后在睾丸后缘发出十多条睾丸输出小管进入附睾（见图 7-1-3）。精子由生精小管产生，经精直小管、睾丸网和睾丸输出小管达附睾。生精小管之间是睾丸间质。

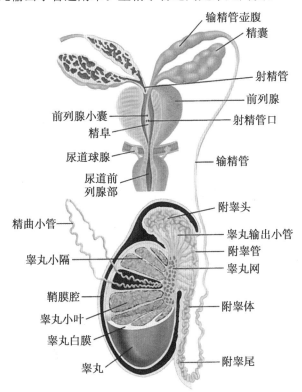

三维图：附睾

图 7-1-3　睾丸和附睾的剖面结构

1. 生精小管(seminiferous tubule) 又称精曲小管,是产生精子的场所。成人的生精小管主要由生精上皮(spermatogenic epithelium)组成,生精上皮由5～8层生精细胞和支持细胞组成,外有较厚的基膜(见图7-1-4)。

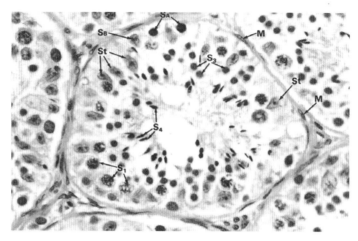

图7-1-4 睾丸小叶的组织结构

S_A：A型精原细胞　　S_B：B型精原细胞　　S_1：初级精母细胞

S_3：精子细胞　　S_4：精子　　S_t：支持细胞　　M：肌样细胞

(1)生精细胞(spermatogenic cell)：自生精小管基底部至腔面,依次有精原细胞、初级精母细胞、次级精母细胞、精子细胞和精子。精原细胞形成精子,成人需(64±4.5)天,染色体核型从46,XY变成23,X或23,Y。放射线、抑制生精药物等能使精子的质量、数量下降,导致不孕。

1)精原细胞(spermatogonium)：紧贴基膜,圆形或卵圆形,细胞较小,核染色较深。A型精原细胞是生精细胞中的干细胞,B型精原细胞经过数次分裂后,分化为初级精母细胞。

2)初级精母细胞(primary spermatocyte)：位于精原细胞的近腔侧,圆形,体积较大,核大而圆,核型为46,XY。初级精母细胞经过DNA复制(4n DNA),此分裂前期阶段历时较长,而后进行第一次减数分裂,形成两个次级精母细胞。

3)次级精母细胞(secondary spermatocyte)：位置靠近腔面,核圆形,染色较深,核型为23,X或23,Y(2n DNA)。次级精母细胞迅速进入第二次减数分裂,产生两个精子细胞。

4)精子细胞(spermatid)：位于近腔面,核小而圆,染色深,核型为23,X或23,Y(1n DNA)。精子细胞不再分裂,经过复杂的变态,由圆形逐渐转变为蝌蚪状的精子。

5)精子(spermatozoon)：人类的精子形似蝌蚪,长约60μm,可分头、尾两部(见图7-1-5)。头内有一个高度浓缩的细胞核,核的前2/3有顶体覆盖。顶体内含多种水解酶,如顶体蛋白酶、透明质酸酶、磷酸酯酶等。在受精过程中,精子释放水解酶,溶解卵母细胞外周的结构,在受精时起重要作用。精子尾部细长,是精子运动的主要装置。

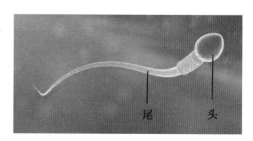

图7-1-5 精子的形态

（2）支持细胞(sustentacular cell)：细胞呈不规则长锥形，从生精小管基底一直伸达腔面，核近似卵圆形或呈三角形，染色浅，核仁明显。相邻支持细胞间镶嵌着各级生精细胞。支持细胞参与构成血-睾屏障，对生精细胞起支持和营养作用，并促进精子发生，能分泌激素结合蛋白。

2. 睾丸间质　是位于生精小管之间的疏松结缔组织；内有睾丸间质细胞(testicular interstitial cell)，细胞呈圆形或多边形，核圆、居中，胞质嗜酸性。睾丸间质细胞的功能是分泌雄激素；雄激素可促进精子发生和男性生殖器官发育，以及维持第二性征和性功能。

二、附睾

附睾(epididymis)位于睾丸的后上方，分头、体和尾 3 部分。附睾头部紧贴睾丸的上端，由睾丸输出小管汇合而成，输出小管的末端连附睾管；附睾管下行，构成附睾的体部和尾部；尾部末端连接输精管。附睾除能储存和输送精子外，其分泌物能提供精子营养，并促进精子发育成熟。

三、输精管和射精管

输精管（ductus deferens）长约 50cm，管壁较厚，活体触摸时呈细圆索状。依行程可分为 4 部分：① 睾丸部，起自附睾尾部沿睾丸后缘上行走至睾丸上端；② 精索部位于睾丸上端到腹股沟管浅环之间，此段位置表浅，是临床上施行输精管结扎术的常用部位；③ 腹股沟管部，位于腹股沟管内；④ 盆部，输精管自腹股沟管深环达盆腔外侧壁向后下，经输尿管前上方至膀胱底后面、精囊的内侧下行，末端与精囊的排泄管汇合成射精管。射精管（ejaculatory duct)穿过前列腺实质，开口于尿道前列腺部（见图 7 - 1 - 6）。

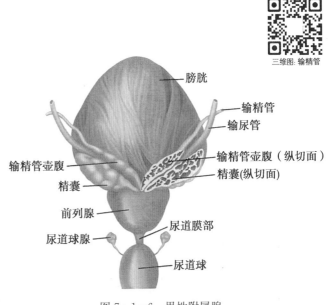

三维图：输精管

图 7 - 1 - 6　男性附属腺

（图标注：膀胱、输精管、输尿管、输精管壶腹（纵切面）、精囊(纵切面)、尿道膜部、尿道球、尿道球腺、前列腺、精囊、输精管壶腹）

精索(spermatic cord)是睾丸上端到腹股管深环之间的圆索状结构，它由输精管、睾丸动脉、蔓状静脉丛、淋巴管、神经及外包的被膜等构成。

四、精囊、尿道球腺和前列腺

（一）精囊

精囊(seminal vesicle)又称精囊腺，是位于膀胱底后方、输精管外侧的一对囊状器官。其排泄管与输精管末端汇合成射精管。

三维图：精囊

（二）前列腺

三维图:前列腺

前列腺（prostate gland）是一个尖向下的栗子形的实质性器官,位于膀胱颈与尿生殖膈之间,包绕尿道的起始部后方临近直肠,实质内还有射精管穿过。前列腺后部有一纵行的浅沟,经直肠指诊可扪及此沟。前列腺由腺组织、平滑肌及结缔组织构成,外包有前列腺囊。前列腺排泄管开口于尿道前列腺部。老年期前列腺腺组织萎缩,腺内结缔组织增生,常形成前列腺肥大,可压迫尿道引起排尿困难。

（三）尿道球腺

三维图:尿道球腺

尿道球腺（bulbourethral gland）是一对豌豆大的球形腺体,位于尿生殖膈内,其排泄管开口于尿道球部。

（四）精液

精液（semen）是输精管道的分泌物和各附属腺特别是前列腺、精囊的分泌物与精子共同组成的乳白色液体,呈弱碱性;各分泌物供给精子营养并有利于精子的活动。正常成年男性一次射精为 2~5ml,含精子 3 亿~5 亿个。输精管结扎后,射精时仍能排出不含精子的精液。

五、阴囊和阴茎

（一）阴囊

阴囊（scrotum）是位于阴茎后下方的皮肤囊袋,由皮肤、肉膜、精索外筋膜、提睾肌和精索内筋膜构成。阴囊的皮肤薄而柔软,颜色较深。肉膜为含有平滑肌纤维的浅筋膜;平滑肌纤维随外界温度升降而舒缩,以调节阴囊的温度,有利于精子的发育和生存。肉膜在中线上形成阴囊中隔,将阴囊分成两半,容纳睾丸和附睾等。

（二）阴茎

三维图:阴茎

阴茎（penis）悬垂于耻骨联合的前下方,分头、体、根 3 部分。阴茎前端的膨大是阴茎头,其尖端有尿道外口,外阴茎后端是阴茎根,固定于耻骨弓及尿生殖膈上。头与根之间为阴茎体（见图 7-1-7）。

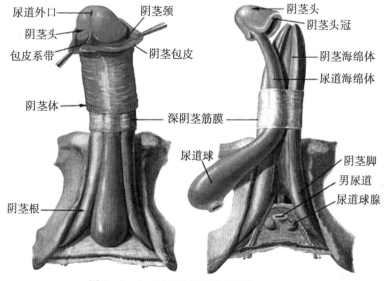

图 7-1-7 阴茎的外形及海绵体

阴茎由 3 条海绵体和外包的阴茎深、浅筋膜及皮肤组成(见图 7-1-8)。阴茎海绵体左、右各一,位于阴茎的背侧,前端两侧紧密结合并变细嵌入阴茎头,后端分开分别附于两侧耻骨弓。尿道海绵体位于阴茎海绵体之间的腹侧,有尿道贯穿其全长;其前端的膨大即阴茎头;后端的膨大称尿道球,与尿生殖膈下筋膜附着。每条海绵体表面均包有海绵体白膜。海绵体内部由许多小梁和腔隙组成,腔隙与血管相通;当充血时,阴茎则变硬而勃起。阴茎的皮肤薄而柔软,富有伸展性;皮肤在阴茎头处返折并包绕阴茎头形成的环形皮肤皱襞称阴茎包皮;在阴茎头腹侧中线上,包皮与阴茎头之间形成的纵行的皮肤皱襞是包皮系带。幼儿的包皮较长,包绕整个阴茎头,随年龄增长,包皮逐渐退缩;成年后,若阴茎头仍被包皮包裹,或包皮不能退缩暴露阴茎头,称包茎或包皮过长,应行包皮环状切除术,否则包皮内积垢,易诱发阴茎癌;手术时应注意不可伤及包皮系带。

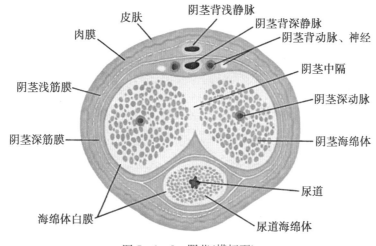

图 7-1-8　阴茎(横切面)

六、男性尿道

男性尿道(male urethra)兼有排尿和排精功能,起于膀胱的尿道内口,末端开口于阴茎头的尿道外口,成人长 16～22cm。依穿经结构分为前列腺部、膜部和海绵体部 3 部分;临床上将尿道前列腺部和膜部称为后尿道,海绵体部称为前尿道(见图 7-1-9)。

1. 尿道前列腺部　是尿道穿过前列腺的部分,此部是尿道中最宽阔的扩大部分。后壁上有射精管和前列腺排泄管开口。

2. 尿道膜部　是尿道穿过尿生殖膈的部分,最短,约 1.2cm,管腔较狭窄。其周围有尿道膜部括约肌环绕,可控制排尿。

3. 尿道海绵体部　是尿道穿过尿道海绵体的部分,最长,约 15cm。起始处内腔较大,位于尿道球内,称尿道球部,有尿道球腺排泄管的开口。

男性尿道行程中有三处狭窄、三处扩大和两个弯曲。三处狭窄分别位于尿道内口、尿道膜部、尿道外口,其中尿道外口最为狭窄。三处扩大分别位于尿道前列腺部、尿道球部和尿道舟状窝。阴茎自然下垂时有两个弯曲,耻骨联合后下方的称耻骨下弯,凹向前上,此弯恒定不变;耻骨联合前下方的称耻骨前弯,凹向后下,将阴茎向腹壁方向上提时,耻骨前弯可消失。临床上插入导尿器械时,应注意上述特点。

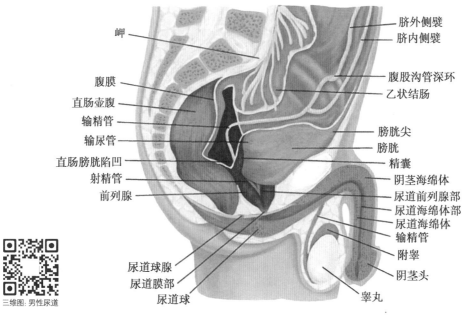

图 7-1-9　男性盆腔(正中矢状切面)

第二节　女性生殖系统

　　女性生殖系统(female reproductive system)的性腺是卵巢,输送管道包括输卵管、子宫、阴道,附属腺是前庭大腺(见图7-1-10)。女性外生殖器又称女阴。卵巢产生卵子并分泌女性激素,卵巢排出卵子经腹膜腔进入输卵管,若受精则移至子宫并发育成胎儿,分娩时从子宫、阴道娩出。

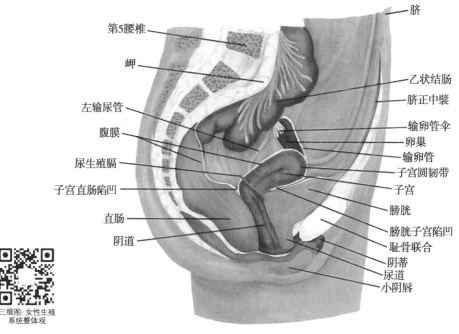

图 7-1-10　女性盆腔(正中矢状切面)

一、卵巢

（一）位置和形态

卵巢（ovary）左右各一，位于盆腔侧壁的卵巢窝（髂内、外动脉的夹角处）内（见图 7-1-11）。卵巢呈扁椭圆形，分上、下端，内、外侧面，前、后缘，其中前缘中部的血管神经出入处称卵巢门；上端借卵巢悬韧带连于骨盆上口；下端有卵巢固有韧带连于子宫底两侧。

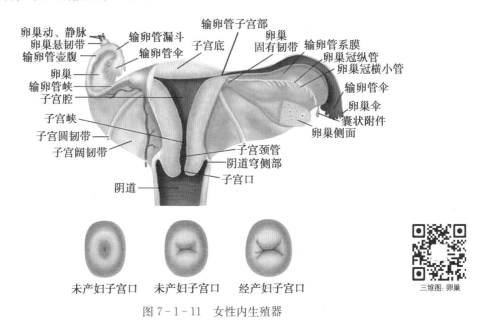

图 7-1-11　女性内生殖器

卵巢的形态、大小随年龄不同而有较大变化。幼女卵巢较小，性成熟期卵巢最大，随着排卵次数增加，卵巢表面因瘢痕而凹凸不平，50 岁左右卵巢开始逐渐萎缩。

（二）组织结构

卵巢表面为单层立方或扁平上皮，上皮深面为薄层致密结缔组织构成的白膜。卵巢实质分为周围的皮质和中央的髓质。皮质很厚，含不同发育阶段的卵泡、黄体和白体等。髓质较小，由疏松结缔组织、血管、淋巴管和神经等构成（见图 7-1-12）。

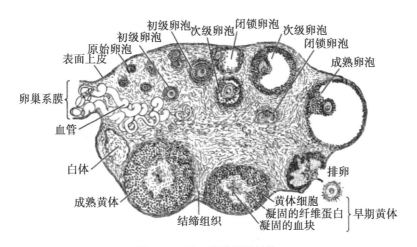

图 7-1-12　卵巢组织结构

1. 卵泡的发育与成熟　卵泡(follicle)由中央的一个卵母细胞和周围的许多卵泡细胞组成。卵泡的发育是一个连续的过程,按其结构变化特点,一般把卵泡发育分为原始卵泡、生长卵泡和成熟卵泡3个阶段。

(1) 原始卵泡(primordial follicle):位于皮质浅层,由一个初级卵母细胞和周围一层扁平的卵泡细胞组成。

(2) 生长卵泡(growing follicle):由一个初级卵母细胞和周围立方或柱状的卵泡细胞组成。又分为初级卵泡和次级卵泡。

1) 初级卵泡(primary follicle):由初级卵母细胞、透明带、卵泡细胞、卵泡膜组成。从青春期开始,在垂体的卵泡刺激素(FSH)的作用下,每月都有15～20个原始卵泡开始生长发育;初级卵母细胞体积增大,但停留在第一次成熟分裂的前期;卵泡细胞增生、变大,由单层变为多层;在初级卵母细胞与卵泡细胞之间出现一层折光性强、嗜酸性的膜,称透明带;卵泡细胞周围的结缔组织则形成卵泡膜。

2) 次级卵泡(secondary follicle):由初级卵泡继续发育形成。其卵泡细胞增至6～12层,并开始分泌少量液体,液体积聚在细胞之间形成一些小的腔隙,小腔隙逐渐融合成一个大腔,称卵泡腔,内有卵泡液;随着卵泡腔的出现,靠近初级卵母细胞的卵泡细胞围绕着透明带呈放射状排列,称放射冠;随着卵泡腔的扩大,初级卵母细胞、透明带以及放射冠等突入卵泡腔内形成卵丘;卵泡腔周围的数层卵泡细胞形成卵泡壁,称颗粒层;周围的卵泡膜分化为两层,内层有丰富的毛细血管和膜细胞,外层纤维多(见图7-1-13)。卵泡细胞和卵泡膜细胞与雌激素的合成、分泌有关。

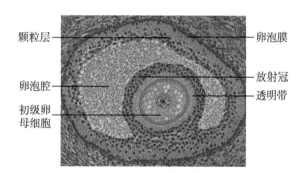

图7-1-13　次级卵泡结构

(3) 成熟卵泡(mature follicle):在垂体的黄体生成素(LH)的刺激下,次级卵泡发育为成熟卵泡。卵泡细胞不再增生;卵泡由于卵泡液急剧增多而体积显著增大,直径可达2cm;卵泡壁越来越薄并且向卵巢表面突出。在排卵前36～48小时,初级卵母细胞完成第一次减数分裂,形成一个次级卵母细胞和一个很小的第一极体。

2. 排卵　成熟卵泡内卵泡液继续增多,使卵泡壁、白膜及上皮变薄,最终破裂,于是次级卵母细胞、透明带、放射冠随卵泡液排出卵巢到腹膜腔,这个过程称排卵(ovulation)。排卵一般发生在月经周期的第14天。在1个月经周期一般只有1个卵泡成熟并排卵,左右卵巢通常交替排卵;其余卵泡在不同发育阶段闭锁,称闭锁卵泡(atretic follicle)。

3. 黄体的形成与退化　排卵后,卵泡壁塌陷,残留在卵巢内的卵泡细胞和卵泡膜细胞随血管等下陷并发育成内分泌细胞团,新鲜时呈黄色,故称为黄体(corpus luteum)。卵泡细胞发育成颗粒黄体细胞,其数量多,体积大,染色浅,能分泌大量孕激素。膜细胞改称膜黄体细胞,其数量少,体积小,胞质和核染色较深,与颗粒黄体细胞协同作用分泌雌激素。黄体的维持时间取决于排出的卵子是否受精,若排出的卵子未受精,黄体仅维持两周即退化,称月经黄体;若排出的卵子已受精,黄体则继续发育并维持六个月才退化,称妊娠黄体。黄体退化后被结缔组织替代,称白体。

二、输卵管

（一）位置和形态分部

输卵管（uterine tube）位于子宫底的两侧，包裹在子宫阔韧带的上缘，是一对弯曲的肌性管道。外侧端以输卵管腹腔口开口于腹膜腔，内侧端以输卵管子宫口与子宫相通。输卵管全长 10～14cm，从外侧向内侧分为 4 个部分：

三维图:输卵管

1. 输卵管漏斗/伞部　为输卵管外侧端膨大而呈倒置的漏斗形部分；末端的中央有输卵管腹腔口，卵巢排出的卵子由此进入输卵管；其游离缘有许多指状突起称输卵管伞，是手术识别输卵管的标志。

2. 输卵管壶腹　内接输卵管峡，约占输卵管全长的 2/3，管道弯曲且较粗。卵子通常在此受精。

3. 输卵管峡　是输卵管紧接着子宫两侧的一段，该段较短且外观较细，是输卵管结扎的常用部位。临床上通过输卵管峡结扎，使精子不能到达输卵管壶腹而不能受精，从而达到绝育的目的。

4. 输卵管子宫部/间质部　是输卵管穿过子宫壁的一段，以输卵管子宫口开口于子宫腔。

（二）组织结构

输卵管的管壁由内向外分为黏膜、肌层和浆膜 3 层。黏膜上皮为单层柱状上皮，表面有纤毛；肌层为内环形、外纵行排列的平滑肌。

三、子宫

（一）形态分部

子宫（uterus）（见图 7-1-11）为一壁厚、腔小的肌性器官，是孕育胎儿的场所。成人未孕子宫呈倒置的梨形，长约 8cm，最宽约 4cm，厚 2～3cm，按外形分为子宫底、子宫体、子宫颈 3 部分，上端在输卵管子宫口以上圆凸部分为子宫底；下端呈细柱状部分为子宫颈，其中子宫颈下端伸入阴道内的部分为子宫

三维图:子宫

颈阴道部，是子宫颈癌和子宫颈糜烂的好发部位，其余位于阴道以上部分为子宫颈阴道上部；子宫底与子宫颈之间为子宫体。子宫颈与子宫体相接处较窄细部称子宫峡；非妊娠期，子宫峡长约 1cm；妊娠期子宫峡逐渐伸展变长，可达7～11cm，产科常在此行剖宫产术。

子宫内腔分两部，位于子宫体内呈倒三角形的称子宫腔，位于子宫颈内呈梭形的称子宫颈管。子宫腔底部两侧通向输卵管子宫口，尖向下通子宫颈管；子宫颈管的下口通阴道称子宫口。

（二）位置与固定结构

子宫位于盆腔的中央，在直肠与膀胱之间，呈前倾前屈位（见图 7-1-10）。前倾是子宫长轴向前倾斜，与阴道长轴形成的向前的夹角；前屈是子宫颈与子宫体之间形成的向前的夹角。子宫下接阴道，两侧有输卵管和卵巢。临床上将子宫两侧的卵巢和输卵管称为子宫附件。

维持子宫的正常位置以韧带固定为主，辅以盆底肌及阴道等承托。子宫韧带有 4 种（见图 7-1-11）：

1. 子宫主韧带　为子宫颈两侧连于骨盆侧壁的结缔组织和平滑肌。有固定子宫颈,防止子宫下垂的作用。

2. 子宫阔韧带　为子宫两侧向盆腔侧壁延续的双层腹膜,可限制子宫向两侧移动。子宫阔韧带内包裹着输卵管、卵巢、子宫圆韧带及血管、神经、淋巴管等。

3. 子宫圆韧带　由平滑肌和结缔组织组成,起自输卵管与子宫连接处稍下方,向前穿过腹股沟管,止于大阴唇的皮下。具有维持子宫前倾的作用。

4. 骶子宫韧带　由平滑肌和结缔组织组成,起自子宫颈后面,向后绕过直肠两侧,止于骶骨前面。有维持子宫前屈的作用。

（三）组织结构

子宫壁厚,从内向外分为内膜、肌层、外膜(见图7-1-14)。

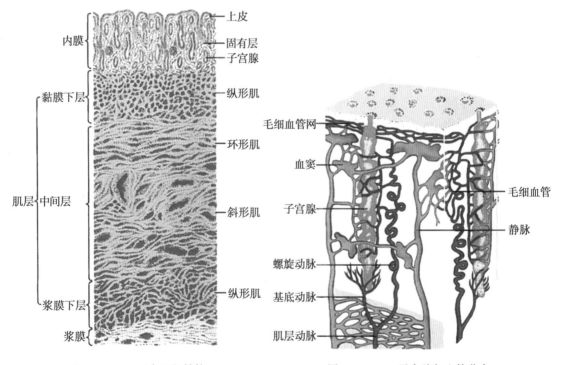

图7-1-14　子宫组织结构　　　　　图7-1-15　子宫腺与血管分布

1. 子宫内膜(黏膜)(endometrium)　由单层柱状上皮和固有层组成,其中子宫颈阴道部为复层扁平上皮。按生理功能特点可分为浅层的功能层和深层的基底层;功能层较厚,月经时可剥脱,基底层较薄而致密,月经时不剥脱。固有层由结缔组织构成,内有上皮下陷形成的子宫腺、未分化的基质细胞。子宫动脉进入子宫后,先向子宫腔面垂直穿行,至功能层呈螺旋状走行,称螺旋动脉(见图7-1-15)。

2. 肌层(myometrium)　很厚,主要由成束或成片的平滑肌构成。

3. 外膜(perimetrium)　子宫底和子宫体为浆膜,子宫颈为纤维膜。

（四）子宫内膜的周期性变化

自青春期始,在卵巢分泌的雌激素和孕激素的周期性作用下,子宫底和子宫体的内膜功能层发生周期性变化,即每28天左右发生一次内膜剥脱、出血、修复和增生,称月经周期(menstrual cycle)。在典型的28天周期中,通常每个月经周期的第1～4天为月经期,第5～14天为增生期,第15～28天为分泌期(见图7-1-16)。

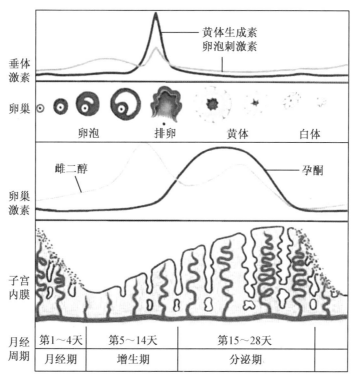

图7-1-16　子宫内膜周期性变化与卵巢周期性变化的关系

1. 月经期(menstrual phase)　因排出的卵子未受精,月经黄体退化,雌激素和孕激素的水平下降,螺旋动脉收缩,内膜功能层缺血导致各种组织细胞坏死。而后,螺旋动脉短暂扩张,血液涌入内膜功能层,坏死的内膜脱落,与血液一起进入子宫腔,从阴道排出,形成月经。此期子宫腔与外界相通,应注意局部卫生,防止盆腔炎等的发生。

2. 增生期(proliferative phase)　此期卵巢内有一批卵泡正处于生长发育阶段,故又称卵泡期。在卵泡分泌的雌激素作用下,基底层上皮细胞与基质细胞不断分裂增生以修复内膜功能层。子宫腺增多、增长;螺旋动脉也增长、弯曲;子宫内膜从1mm增厚至约3mm。此时,卵巢内的卵泡发育已趋向成熟和排卵。

3. 分泌期(secretory phase)　此期在排卵后,卵巢内出现黄体,故又称黄体期。在黄体分泌的雌激素和孕激素作用下,子宫内膜继续增厚至5mm。子宫腺腔增大、弯曲,充满腺细胞的分泌物;基质细胞肥大,胞质内充满糖原和脂滴;螺旋动脉更长、弯曲;组织液大增使内膜水肿。卵子若受精,内膜继续增厚,发育为蜕膜;否则,随黄体退化,内膜进入月经期。

四、阴道

(一)位置和形态

阴道(vagina)为一前后略扁的肌性管道,是排出月经和娩出胎儿的通道,也是性交的器官(见图7-1-10、图7-1-11)。阴道位于盆腔中央,膀胱和尿道的后方,直肠和肛管的前方。阴道上端较宽阔,包绕子宫颈阴道部,两者之间形成的环形间隙,称阴道穹;阴道穹的后部最深,紧临直肠子宫陷凹,并以阴道壁和腹膜相隔;女性盆腔积液时可在此进行穿刺抽液。阴道下端较窄,以阴道口开口于阴道前庭、尿道外口的后方。处女的阴道口周围有处女膜(hymen)附着,破裂后留有处女膜痕。个别女性处女膜厚而无孔,称处女膜闭锁或无孔处女膜,需进行手术治疗。

（二）黏膜组织结构特点

阴道黏膜有许多横行皱襞。黏膜上皮为复层扁平上皮,可在雌激素的作用下增生变厚,以增加抵抗力;同时上皮内含糖原,受乳酸杆菌作用后分解为乳酸,保持阴道内酸性环境,对阴道起自净功能。

五、前庭大腺

前庭大腺(greater vestibular gland)左右各一,位于阴道口后外侧深部,形如豌豆,其导管开口于阴道口与小阴唇之间的沟内,相当于小阴唇的中 1/3 与后 1/3 交界处,能分泌黏液润滑阴道口。

六、女性外生殖器

女性外生殖器又称女阴(female pudendum),包括阴阜、大阴唇、小阴唇、阴道前庭、阴蒂等(见图 7-1-17)。

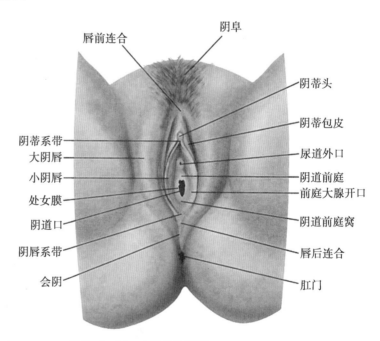

三维图:女性外生
殖器整体观

图 7-1-17 女性外生殖器

1. 阴阜(mons pubis) 为耻骨联合前方的皮肤隆起,深部有较多的脂肪组织;成年时生有阴毛。

2. 大阴唇(greater lip of pudendum) 为一对纵行的皮肤隆起,富有色素,成年时生有阴毛;大阴唇前、后端左右连接,分别称唇前连合、唇后连合。

3. 小阴唇(lesser lip of pudendum) 为大阴唇内侧的一对较薄而光滑的皮肤皱襞,小阴唇向前包绕阴蒂形成阴蒂包皮。

4. 阴道前庭(vaginal vestibule) 是位于两侧小阴唇之间的裂隙,其前部有较小的尿道外口,后部有较大的阴道口。

5. 阴蒂(clitoris)　位于尿道外口的前方,由两个阴蒂海绵体组成,后者相当于男性的阴茎海绵体,富有神经末梢,感觉灵敏;阴蒂外包有阴蒂包皮。

第三节　乳房和会阴

一、乳房

(一)位置和形态

男性乳房不发达,女性乳房在青春期后开始发育,妊娠期和哺乳期有分泌活动。乳房(mamma,breast)位于胸前上部,胸大肌及其筋膜的前方。成年未产妇女的乳房呈半球形,紧张而有弹性。乳房中央有隆起的乳头,其顶端有输乳管的开口;乳头周围的环形色素沉着区称乳晕;乳头和乳晕处皮肤薄,哺乳期尤其应注意防止损伤。

(二)内部结构

乳房由皮肤、皮下脂肪、致密结缔组织及乳腺组成。乳腺位于皮肤与胸肌筋膜之间,被致密结缔组织分隔成 15～20 个乳腺叶;每个乳腺叶都有一条输乳管,行向乳头;乳腺叶及输乳管围绕乳头呈放射状排列(见图 7-1-18);乳房手术时,应尽量采用放射状切口,以减少对乳腺叶及输乳管的损伤。乳房表面的皮肤和胸肌筋膜之间有许多结缔组织小束,称乳房悬韧带(Cooper 韧带)(见图 7-1-19),对乳房起支持作用,临床上与乳腺癌的橘皮样外观形成有关。

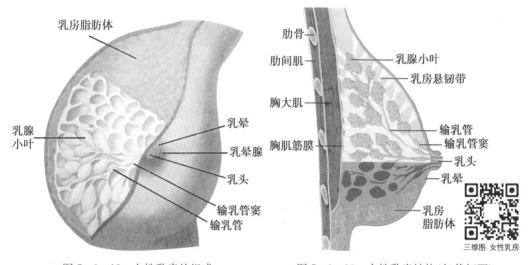

图 7-1-18　女性乳房的组成　　　图 7-1-19　女性乳房结构(矢状切面)

二、会阴

会阴(perineum)有广义和狭义之分。广义会阴是解剖学中所指的封闭小骨盆下口所有软组织,盆腔下界为其边界,以两侧坐骨结节连线为界分为前、后两个三角形区域;前部为尿生殖三角(尿生殖区),男性有尿道通过,女性有尿道和阴道通过;后部为肛三角(肛区),有肛管通过(见图 7-1-20)。

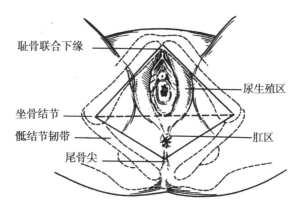

图 7-1-20　女性会阴的边界和分区

狭义会阴是产科学中所指的女性肛门和阴道口之间狭小区域内的软组织。此区深部有会阴中心腱。产妇分娩时应注意保护此区,以免造成会阴撕裂。

1. 简述男性尿道的特点及其临床意义。

2. 简述成年女性子宫的正常位置以及维持其正常位置的韧带和功能。

3. 输精管或输卵管结扎术后,对人体生殖系统的功能及第二性征有何影响?

小案例

知识拓展

同步测试

（余　雁）

第二章　生殖系统疾病

学习 要求

1. 了解慢性子宫颈炎的病理变化。

2. 掌握子宫颈上皮内瘤变和原位癌概念。

3. 掌握子宫颈癌病理变化,理解宫颈癌的病因、发病机制、扩散与转移和临床病理联系。

4. 熟悉子宫体癌的病理变化与临床病理联系。

5. 掌握乳腺癌的病变与扩散,了解乳腺增生症的病变。

6. 了解前列腺增生症和前列腺癌病变。

7. 掌握淋病、尖锐湿疣、树胶样肿、艾滋病的概念;熟悉淋病、尖锐湿疣、梅毒、艾滋病的病理变化及临床病理联系。

第一节　子宫疾病

一、慢性子宫颈炎

子宫颈可发生急性或慢性炎症,以慢性炎症居多。慢性子宫颈炎(chronic cervicitis)是育龄期女性最常见的妇科疾病。

(一)病因

慢性子宫颈炎常由链球菌、肠球菌和葡萄球菌引起,亦可由特殊的病原微生物包括沙眼衣原体、淋球菌、乳头状瘤病毒和单纯疱疹病毒引起。此外,分娩、机械损伤也是慢性子宫颈炎的诱发因素。

(二)病理变化及临床联系

主要病变为宫颈黏膜充血、水肿,间质内有慢性炎细胞浸润,子宫颈腺上皮可有增生及鳞状上皮化生等变化。根据临床病理特点可有以下几种表现:① 子宫颈糜烂,覆盖在子宫颈阴道部的鳞状上皮坏死脱落,形成浅表的缺损,称为子宫颈真性糜烂,较少见;临床上常见的是阴道部鳞状上皮损伤脱落后被增生的宫颈管黏膜柱状上皮所取代,由于柱状上皮较薄,上皮下血管较易显露而呈红色,形成边界清楚的红色糜烂样区域,是假性糜烂(柱状上皮替代鳞状上皮)。② 子宫颈息肉,慢性炎症刺激,使子宫颈黏膜上皮、腺体和间质结缔组织局限性增生,形成突出于宫颈表面带蒂的肿物。③ 纳博特囊肿(Nabothian cyst),由于增生的鳞状上皮覆盖和阻塞子宫颈管腺体的开口,使黏液潴留,腺体逐渐扩大呈囊状,形成子宫颈囊肿。

临床上主要表现为白带增多,有时白带有血并有腹部坠胀感、腰酸等。

二、子宫颈上皮内瘤变和原位癌

(一) 子宫颈上皮非典型增生和原位癌

子宫颈上皮非典型增生(cervical epithelial dysplasia)属癌前病变,子宫颈上皮细胞呈现不同程度的异型性。表现为细胞大小不一,核增大深染,核质比例增大,核分裂象增多,细胞极性紊乱,病变由基底层逐渐向表层发展。根据病变程度分为3级:轻度非典型增生,异型细胞局限于上皮的下1/3;中度非典型增生,异型细胞累及上皮层的下1/3至2/3;重度非典型增生,异型细胞超过全层的2/3以上,但还未累及上皮全层。若全层均被异型细胞取代,则为原位癌。

子宫颈原位癌(carcinoma in situ)是指异型增生的细胞累及子宫颈黏膜上皮全层,但病变局限于上皮层内,未突破基膜(见图7-2-1)。若癌细胞由表面沿基膜通过宫颈腺口蔓延至子宫颈腺体内,取代部分或全部腺上皮,但未突破腺体的基膜,则称为原位癌累及腺体,仍然属于原位癌的范畴(见图7-2-2)。原位癌不转移。

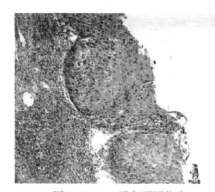

图7-2-1　子宫颈原位癌

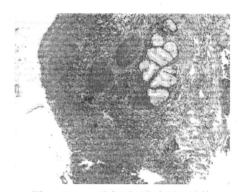

图7-2-2　子宫颈原位癌累及腺体

(二) 子宫颈上皮内瘤变

子宫颈鳞状上皮从非典型增生到原位癌是一个连续发展的过程,而不是相互分离的病变,宫颈上皮的重度非典型增生和原位癌的鉴别诊断有一定困难,两者的生物学行为亦无显著的差异。为了解决这些问题,新近的分类将子宫颈上皮非典型增生和原位癌统称为子宫颈上皮内瘤变(cervical intraepithelial neoplasia,CIN),强调这种病变属于上皮内肿瘤性改变,不只是增生,只不过局限在上皮层内,未扩散到上皮外,根据病变的轻重也分为3级。CIN Ⅰ级相当于轻度非典型增生;CIN Ⅱ级相当于中度非典型增生;CIN Ⅲ级则包括重度非典型增生和原位癌。这种分类现已逐渐被临床和病理界所接受(见图7-2-3、图7-2-4、图7-2-5)。

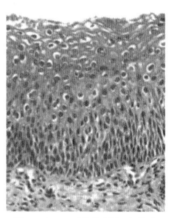

图7-2-3　子宫颈上皮内瘤变分级 CIN Ⅰ级

CIN Ⅰ级和CIN Ⅱ级如经适当治疗,大多数可逆转或治愈。发展为CIN Ⅲ级和浸润癌的概率和所需时间与上皮内瘤变的程度有关。病变级别越高,其转化为浸润癌的概率越高,所需时间越短。CIN Ⅰ级属低级别上皮内瘤变。经10年以上仅有不到2%的CIN Ⅰ级最终发展为浸润癌;CIN Ⅱ级和CIN Ⅲ级属高级别上皮内瘤变,CIN Ⅲ级在 10 年内发展为浸润癌的概率则高达 20%。

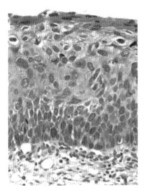 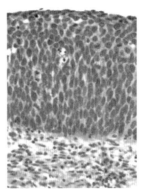

图 7-2-4 子宫颈上皮内
瘤变分级 CIN Ⅱ级

图 7-2-5 子宫颈上皮内
瘤变分级 CIN Ⅲ级

CIN 临床多无自觉症状,肉眼观亦无特殊改变,病变主要发生于子宫颈鳞状上皮和柱状上皮交界处,可疑之处可用碘液染色进行鉴别。正常子宫颈鳞状上皮对碘着色,患处对碘不着色,提示有病变。此外,醋酸可使子宫颈有 CIN 改变的区域呈白色斑片状。如要确诊,需进一步进行脱落细胞学或病理活组织检查。

三、子宫颈癌

子宫颈癌(carcinoma of cervix)是由子宫颈上皮细胞发生的恶性肿瘤。在我国曾是女性最常见的恶性肿瘤。由于子宫颈脱落细胞学检查的推广和普及,使许多癌前病变和早期癌得到早期防治,子宫颈浸润癌发病率较过去明显减少,5 年生存率和治愈率显著提高。子宫颈癌多发生于 40~60 岁的女性。

(一)病因及发病机制

病因尚未完全明了,一般认为与早婚、多产、宫颈裂伤、局部卫生不良、男性包皮垢刺激等多种因素有关,流行病学调查说明性生活过早和性生活紊乱是子宫颈癌发病的最主要原因,经性传播的 HPV 感染可能是子宫颈癌致病的主要因素之一。

(二)病理变化

1. 眼观形态

(1)糜烂型:肉眼观与慢性宫颈炎的宫颈糜烂相似,病变处黏膜潮红、表面粗糙或细颗粒状,质脆,触之易出血。临床上往往通过脱落细胞学或活体组织检查,才能明确诊断。组织学上多属原位癌和早期浸润癌。

(2)外生菜花型:癌肿突出于宫颈表面,呈乳头状或菜花状,质脆易出血。表面常有坏死和浅溃疡形成,可继发感染。此型若能早期诊断和治疗,预后较好。

(3)内生浸润型:癌组织主要向宫颈管壁深层浸润生长,使宫颈前后唇增厚变硬,表面常较光滑,故易漏诊。后期宫颈可呈不均匀增大或呈结节状突起。晚期癌组织常大块坏死,脱落形成较深的溃疡。此型预后较差。

2. 组织学类型 以鳞状细胞癌居多,腺癌少见。但近年来宫颈腺癌的发病率有上升趋势,占 20% 左右。

(1)子宫颈鳞状细胞癌:好发于子宫颈鳞状上皮和柱状上皮交界处。根据癌的发展过程,可分为:① 子宫颈原位癌:见前述。② 早期浸润癌:指癌细胞突破基膜向间质浸润形成不规则的癌巢,但浸润深度在基底膜下 3～5mm 内。肉眼检查不能判断,只有做活检后显微镜下才能确诊。早期浸润癌很少有淋巴道转移。③ 浸润癌:指癌组织浸润深度已超过基膜下 5mm 以上。根据癌细胞的分化程度可分为高分化(见图 7-2-6)、中分化和低分化 3 型。

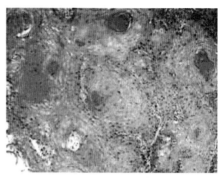

图 7-2-6　高分化鳞状细胞癌

(2)子宫颈腺癌:肉眼观类型与鳞状细胞癌基本相同,根据腺癌组织结构和细胞分化程度也可分为高分化、中分化和低分化 3 型。宫颈腺癌对放疗和化疗均不敏感,易早期发生转移,预后较差。

（三）扩散

宫颈癌晚期可向周围浸润累及子宫颈旁组织及阴道,甚至膀胱、直肠。经淋巴道常转移至宫颈旁、髂内、髂外、髂总及闭孔等淋巴结。晚期可经血道转移到肺、骨、肝及脑等处。

（四）临床病理联系

早期患者可无自觉症状,与宫颈糜烂不易区别。当癌组织发生坏死、继发感染,并破坏血管时引起白带增多、不规则阴道流血或接触性出血。当癌肿晚期浸润盆腔神经时,可出现下腹部及腰骶部疼痛。侵及膀胱和直肠时,引起输尿管梗阻、膀胱或直肠穿透形成瘘管。

四、子宫体癌

子宫体癌又称子宫内膜腺癌(endometrial adenocarcinoma),是由子宫内膜上皮细胞发生的恶性肿瘤,多见于绝经期和绝经期后妇女,以 55～65 岁为发病高峰。近年来由于子宫颈癌发病率降低,我国人口平均寿命延长,以及更年期激素替代疗法的应用,发病率呈上升趋势。

（一）病因及发病机制

病因未完全清楚。子宫体癌的绝大多数为子宫内膜样腺癌,其与子宫内膜增生和雌激素的长期刺激有关。肥胖、糖尿病、不孕和吸烟是其高危因素。另有部分似乎与体内雌激素增多及子宫内膜增生无明显关系,而是在非活动性或萎缩子宫内膜基础上发生。这组患者发生于绝经后,平均年龄偏大。

（二）病理变化

肉眼观可分为两种类型:① 弥漫型:癌组织累及子宫内膜大部分或整个宫内膜,表现为内膜弥漫性增厚,表面粗糙不平,灰白质脆,常有出血坏死或溃疡形成,并向肌层浸润,子宫不同程度增大。② 局限型:肿瘤仅局限于子宫内膜的某一区域,多见于子宫底及子宫角部。常呈菜花状或息肉状突向宫腔内生长,但也可侵及子宫肌层。若肿瘤较小时,可在诊断性刮宫时全部清除,在切除的子宫中找不到癌组织。镜下观以中分化腺癌居多(见图 7-2-7)。

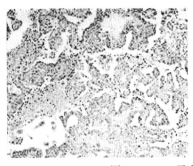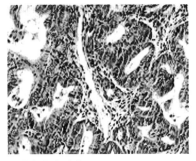

图 7-2-7　子宫内膜癌中度分化

（三）扩散

子宫体癌以直接蔓延为主,预后与子宫壁的浸润深度相关。晚期可经淋巴道转移至腹主动脉旁淋巴结,以及腹股沟、宫旁、髂内外和髂总淋巴结,但血道转移较少见。

（四）临床病理联系

患者早期可无症状,最常见的症状是阴道不规则流血。部分患者可有阴道分泌物增多,淡红色,继发感染时呈脓性,有腥臭味。晚期,癌组织侵犯盆腔神经,可引起下腹部及腰骶部疼痛。

第二节　乳腺疾病

一、乳腺增生性病变

（一）乳腺纤维囊性变

乳腺纤维囊性变(fibrocystic change of the breast)是最常见的乳腺疾患,以末梢导管和腺泡扩展、间质纤维组织和上皮不同程度的增生为特点。多发生于 25～45 岁的妇女,绝经前达发病高峰,绝经后一般不再进展。发病多与卵巢内分泌失调有关,孕激素减少而雌激素分泌过多,对此病发生起一定作用。确切发病机制不十分清楚。

病理变化:分为非增生型和增生型两种。

1. 非增生型纤维囊性变　肉眼观,常为双侧,多灶小结节性分布,边界不清,囊肿大小不一,多少不等。相互聚集的小囊肿和增生的间质纤维组织相互交错,产生斑驳不一的外观。大的囊肿因含有半透明的混浊液体,外表呈蓝色。镜下观,囊壁被覆的多为扁平上皮,也可为柱状或立方上皮,甚至上皮完全缺如,仅为纤维性囊壁。

2. 增生型纤维囊性变　除了囊肿形成和间质纤维增生外,往往伴有末梢导管和腺泡上皮的增生。可使上皮细胞层次增多,并形成乳头突入囊内,乳头顶部互相吻合,构成筛状结构。当上皮有异型增生时应视为癌前病变,有演化为乳腺癌的可能。

（二）硬化性腺病

硬化性腺病(sclerosing adenosis)是增生型纤维囊性变的少见类型。主要特征是小叶中央或小叶间的纤维组织增生使小叶腺泡受压而扭曲变形,一般无囊肿形成。

肉眼观,灰白质硬,与周围乳腺界限不清。镜下观,每一终末导管的腺泡数目增加,小叶体积增大。病灶中央纤维组织呈不同程度的增生,腺泡受压而扭曲,病灶周围腺泡扩张。腺泡外层的肌上皮细胞明显可见。

二、乳腺癌

乳腺癌(carcinoma of breast)是来自乳腺终末导管小叶单元上皮的恶性肿瘤,发病率居女性恶性肿瘤第一位。好发于40~60岁妇女,小于35岁的女性较少见。男性乳腺癌罕见,约占全部乳腺癌的1%左右。癌肿半数以上发生于乳腺外上象限,其次为乳腺中央区和其他象限。

（一）病因及发病机制

病因尚未完全阐明,雌激素长期作用、家族遗传倾向、环境因素和长时间大剂量接触放射线与乳腺癌发病有关。有5%~10%的乳腺癌患者有家族遗传倾向。

（二）病理变化

乳腺癌组织学形态十分复杂,类型较多,大致可分为非浸润性癌和浸润性癌两大类。

1. 非浸润性癌　分为导管内原位癌和小叶原位癌。

（1）导管内原位癌:发生于乳腺小叶的终末导管,癌细胞局限于扩张的导管内,未穿破导管基膜。由于乳腺放射影像学检查和普查的广泛应用,检出率明显提高,已占乳腺癌的15%~30%。根据组织学改变分为粉刺癌和非粉刺型导管内原位癌。

（2）小叶原位癌:发生于乳腺小叶的末梢导管和腺泡。镜下观,扩张的乳腺小叶末梢导管和腺泡内充满呈实性排列的癌细胞,癌细胞体积较导管内癌的细胞小,大小形状较为一致。病变乳腺小叶结构尚存。约30%的小叶原位癌累及双侧乳腺。小叶原位癌发展为浸润性癌的可能性相对较小。临床上因小叶原位癌的肿块小,一般触不到明显的肿块,不易和乳腺小叶增生区别。

2. 浸润性癌

（1）浸润性导管癌:是最常见的乳腺癌类型(约占乳腺癌的70%)。镜下观,癌细胞排列成巢状、条索状或腺样结构。癌细胞大小形态各异,多形性较明显,核分裂象多见,常见局部肿瘤细胞坏死。间质内纤维组织增生,癌细胞在纤维间质内浸润生长。根据癌细胞和纤维组织的比例不同,分为单纯癌(见图7-2-8)、硬癌和不典型髓样癌。肉眼观为灰白色、质硬,切面有砂粒感,无包膜,与周围组织分界不清,活动度差。

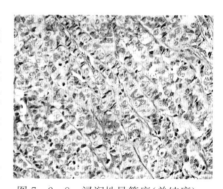

图7-2-8　浸润性导管癌(单纯癌)

（2）浸润性小叶癌:占5%~10%。镜下观,癌细胞呈单行串珠状或细条索状浸润于纤维间质之间。癌细胞小,大小较一致,核分裂象少见。肉眼观,切面呈橡皮样,灰白柔嫩,与周围组织无明确分界。大约20%的浸润小叶癌累及双侧,在同一乳腺中呈弥漫性多灶性分布,因此不易被发现。该型的扩散有其特殊性,常转移到脑脊液、浆膜表面、卵巢、子宫和骨髓。

3. 特殊类型癌　种类很多,主要有髓样癌伴大量淋巴细胞浸润、小管癌、Paget病及黏液癌等。

（三）扩散

1. 直接蔓延　癌组织沿乳腺导管可浸润乳腺实质、乳头、皮肤、筋膜、胸肌以及胸壁其他结构。

2. 淋巴道转移　是乳腺癌最常见的转移途径,约 2/3 浸润癌的病例在确诊时已发生局部淋巴结转移。外上象限和乳腺中央区的肿瘤常首先转移至同侧腋下淋巴结;内上象限的肿瘤常转移到乳内动脉旁淋巴结。晚期可转移至锁骨上淋巴结。

3. 血道转移　晚期可转移至肺、骨、肝、肾上腺和脑等处。

（四）临床病理联系

乳腺癌患者早期最常见的表现是无痛性乳房肿块,质地硬,起初尚可被推动。随着肿瘤的浸润性生长,可累及胸部肌肉和胸壁深筋膜,肿块固定而不易推动。如肿瘤位于乳头深部,则因肿瘤内增生纤维组织的收缩使乳头凹陷。如癌肿扩展到真皮淋巴管,可因淋巴管阻塞引起局部淋巴性水肿,使局部皮肤呈"橘皮样"改变。晚期乳腺癌形成巨大肿块,如穿破皮肤可形成溃疡。有时肿瘤生长迅速,可引起急性炎症反应,出现红、肿、触痛等症状,则称炎性乳癌,多见于妊娠期或哺乳期妇女,预后极差。

第三节　前列腺疾病

一、前列腺增生症

前列腺增生症(hyperplasia of prostate)又称良性前列腺肥大,以前列腺上皮和间质增生形成结节为特征。其发生与雄激素平衡失调有关。多发生于 50 岁以上男性,发病率随年龄增加而递增。由于增生多发生在前列腺的内区、移行区和尿道周围区,使尿道受压而产生尿道梗阻或尿流不畅的症状。

病理变化：肉眼观,前列腺呈结节状增大。颜色和质地与增生的成分有关,以腺体增生为主的呈淡黄色,质地较软,切面见大小不一的蜂窝状腔隙,挤压可见奶白色前列腺液流出;以纤维平滑肌增生为主的呈灰白色,质地较韧,和周围正常组织界限不清。

镜下观,增生的成分主要有纤维、平滑肌和腺体 3 种。腺上皮由两层细胞构成,内层为柱状上皮,外层为立方或扁平上皮,周围有完整的基膜包绕。上皮细胞突向腔内呈乳头状或形成皱褶。腔内有淀粉小体。间质内有淋巴细胞浸润。此外,结节内可有小灶性坏死和鳞状上皮化生。

二、前列腺癌

前列腺癌(carcinoma of prostate)是源自前列腺上皮的恶性肿瘤。发病年龄多大于50 岁,发病率随年龄增长而递增。其发病率和死亡率在欧美国家仅次于肺癌。雄激素与前列腺癌发病有关。约 70% 发生在前列腺的周围区,以后叶多见。

（一）病理变化

肉眼观,前列腺肿大,有单个或多个质地韧硬的灰白色结节,与周围组织界限不清。镜下观,多数为分化较好的腺癌,少数为移行细胞癌和鳞状细胞癌。高分化腺癌由单层立方或低柱状细胞形成腺腔样结构,外层的基底层细胞消失(正常的和增生的前列腺腺体均有基底层细胞存在)(见图 7-2-9)。

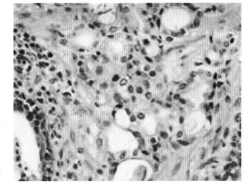

图 7-2-9　前列腺癌(高分化)

（二）扩散

前列腺癌可直接侵犯膀胱底、精囊腺和尿道。淋巴道转移可侵犯髂内、髂外、腹主动脉旁淋巴结，也可侵入腹股沟淋巴结。血道转移最常转移到骨（如腰椎、股骨近端、盆骨和肋骨），其他可转移至肺、肝等内脏器官。

（三）临床病理联系

早期可完全没有症状。当肿瘤增大到相当体积时可因尿道梗阻，引起尿频、尿急、尿流缓慢、排尿困难等压迫症状。发生骨转移时可引起腰背疼痛。因大多数前列腺癌呈结节状位于被膜下，肛诊可直接扪及，它是诊断前列腺癌的重要方法。前列腺酸性磷酸酶和前列腺特异性抗原是前列腺癌诊断和治疗中有意义的生化标记物。

第四节　性传播性疾病

性传播性疾病（sexually transmitted diseases，STD）是指通过性行为而传播的并在社会上有重要流行病学意义的一类疾病。传统的性病只包括梅毒、淋病、性病性淋巴肉芽肿、腹股沟淋巴肉芽肿和软下疳。实际可通过性行为传染而又能在社会上造成流行性影响的疾病有 20 余种，如艾滋病、尖锐湿疣、生殖器疱疹、非淋病性尿道炎、滴虫病、乙型肝炎、流行性感冒等。近年来，我国 STD 的发病率有显著上升的趋势。本节仅讲述淋病、尖锐湿疣、梅毒和艾滋病。

一、淋病

淋病（gonorrhea）是由淋球菌引起的最常见的性传播疾病。好发于 15～30 岁年龄段。人类是淋球菌的唯一宿主。淋病有极强的传染性，成人几乎都通过性交直接传染；儿童也可通过污染的毛巾、衣物等传染；感染的孕妇分娩时可传染给新生儿引起淋球菌性结膜炎。

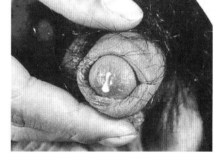

图 7-2-10　淋病

淋球菌主要侵犯泌尿生殖系统，对柱状上皮和移行上皮有特别的亲和力，引起尿道和尿道附属腺的急性卡他性化脓性炎（见图 7-2-10），表现为尿道黏膜充血、水肿，并有黏液脓性渗出物。

男性病变从前尿道开始，逆行蔓延至后尿道及其附属腺体，波及前列腺、精囊和附睾引起急性化脓性炎。慢性炎症可导致尿道狭窄和男性不育。女性患者病变可累及外阴、前庭大腺、尿道旁腺、子宫颈内膜、输卵管和尿道。慢性炎症可导致女性不孕。有 1％～3％的患者可经血行播散引起身体其他部位病变，以女性多见。

二、尖锐湿疣

尖锐湿疣（condyloma acuminatum）是由人乳头状瘤病毒（HPV）感染引起的传染病。多见于 20～40 岁的青壮年。近年来，尖锐湿疣在我国发病率剧增，年增长率为 22.5％，在 STD 中病例数仅次于淋病。尖锐湿疣主要通过性接触传播，也可通过非性接触的间接感染而致病。

尖锐湿疣好发于潮湿温暖的皮肤和黏膜交界处，男性常见于阴茎冠状沟、阴茎头、包皮、包皮系带（见图 7-2-11）、尿道口或肛门附近；女性多见于阴唇、阴蒂、宫颈、阴道、会阴部及肛周等处。也可偶见于生殖器外部位,如乳房、腋窝、腹股沟和口腔等处。

　　病变初起为散在的小而尖的突起,逐渐扩大,表面凹凸不平,呈疣状赘生物,可互相融合呈鸡冠状或菜花状团块,质软,湿润,淡红色或暗红色,顶端可有感染溃烂,触之易出血。

　　尖锐湿疣的病损多持续存在或反复发作,临床上可有局部瘙痒、烧灼感。约1/3病例可自行消退。本病有癌变可能。目前,应用免疫组化法检测HPV抗原及原位杂交或原位PCR技术检测HPV,有助于临床诊断。

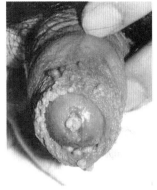

图7-2-11　尖锐湿疣

三、梅毒

　　梅毒(syphilis)是由梅毒螺旋体引起的慢性性病,流行于世界各地。本病特点是病程长期性和潜匿性,临床表现多样性。

　　(一)病因及发病机制

　　梅毒螺旋体又称苍白螺旋体,患者是唯一的传染源,95%以上经性交传播,少数可因输血、接吻、医务人员不慎受染等直接接触传播(后天性梅毒)。受感染孕妇的螺旋体还可经胎盘传给胎儿(先天性梅毒)。

　　(二)基本病理变化

　　1. 闭塞性动脉内膜炎及血管周围炎　闭塞性动脉内膜炎是指小动脉内皮细胞和纤维细胞增生,使管壁增厚、血管腔狭窄闭塞。血管周围炎指血管壁周围有浆细胞、单核细胞和淋巴细胞等慢性炎细胞浸润。浆细胞恒定出现是本病的病变特点之一。

　　2. 树胶样肿(gumma)　又称梅毒瘤,是梅毒的特征性病变。肉眼观,病灶呈灰白色,大小不一,因其质韧而有弹性,似树胶状而得名。镜下观,结构颇似结核结节,中央为凝固性坏死,形似干酪样坏死,但坏死不彻底,坏死周围类上皮细胞和朗格汉斯巨细胞较少,而淋巴细胞和浆细胞较多。伴有闭塞性动脉内膜炎和血管周围炎。树胶样肿后期可被吸收、纤维化,最后瘢痕收缩导致器官变形,但很少钙化。

　　梅毒树胶样肿可发生于任何器官,最常见于皮肤、黏膜、肝、骨和睾丸。

　　(三)后天性梅毒

　　后天性梅毒按病程经过可分为3期。第一、二期称早期梅毒,传染性强;第三期又称晚期梅毒,传染性小,但其常累及内脏,故又称内脏梅毒。

　　1. 第一期梅毒　病变特点为形成硬下疳。螺旋体侵入人体后3周左右,在侵入局部发生炎性反应形成硬下疳。肉眼观,单个硬结,呈暗红色,直径为1~2cm,硬结表面可发生糜烂或溃疡,溃疡边缘稍隆起(见图7-2-12)。病变多见于男性阴茎冠状沟、阴茎头和阴囊等处,女性的外阴、阴唇和子宫颈等处,少数可发生于口唇、舌、肛周等处。

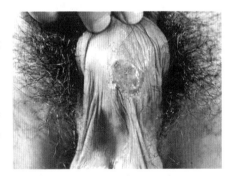

图7-2-12　梅毒(硬下疳)

　　硬下疳出现后1~2周,局部淋巴结肿大。下疳经2~6周后多自然消退,局部肿大的淋巴结也消退。临床上处于无症状的静止状态,但体内病菌仍继续繁殖。

2. 第二期梅毒　病变特点为全身梅毒疹。在下疳发生后 7～8 周,体内的螺旋体又大量繁殖,由于免疫复合物的沉积引起全身皮肤、黏膜广泛性梅毒疹和全身性非特异性淋巴结肿大。镜下观为闭塞性动脉内膜炎和血管周围炎,病灶内可检见病原体。故此期传染性大,梅毒血清反应呈阳性。梅毒疹可自行消退,再次进入静止状态。

3. 第三期梅毒　病变特点为树胶样肿形成。常发生在感染后 4～5 年,病变可侵犯内脏器官或组织,尤其是心血管和中枢神经系统。由于树胶样肿纤维化、瘢痕收缩,导致组织破坏、器官变形和功能障碍。

病变侵犯主动脉,引起梅毒性主动脉炎,晚期导致主动脉瓣关闭不全或主动脉瘤,患者可因动脉瘤破裂而猝死。病变累及中枢神经及脑脊髓膜,可导致麻痹性痴呆和脊髓痨。此外还可造成其他内脏器官和骨、关节损害,如分叶肝、马鞍鼻。

（四）先天性梅毒

先天性梅毒根据被感染胎儿发病的早晚有早发性和晚发性梅毒之分。早发性先天性梅毒是指胎儿或婴幼儿期发病的先天性梅毒。晚发性先天性梅毒是指出生 2 岁后发生的梅毒。患儿发育不良,智力低下。间质性角膜炎、神经性耳聋和楔形门齿,是其三大特征,有诊断意义。

四、获得性免疫缺陷综合征

获得性免疫缺陷综合征(acquired immunodeficiency syndrome ,AIDS)又称艾滋病,是由人类免疫缺陷病毒(HIV)感染引起的,以严重的免疫缺陷为主要特点的致命性传染病,表现为 T 淋巴细胞免疫缺陷伴机会感染和继发性肿瘤。自 1981 年首次报道以来,传播迅速,已遍布全球各地。目前我国的 HIV 实际感染人群已经超过 100 万。AIDS 的潜伏期为 2～10 年,总死亡率几乎为 100%,90% 在诊断后 2 年死亡。

（一）病因及发病机制

HIV 病毒是一种单链 RNA 病毒,患者及无症状病毒携带者是本病的传染源。HIV 主要存在于宿主的血液、精液、子宫阴道分泌物及乳汁中。AIDS 的主要传播途径为:① 性行为接触传播。② 血液传播:包括输入被 HIV 污染的血液及血制品;使用被污染的注射针头和医用器械以及器官移植等。③ 母婴垂直传播:母体病毒经胎盘垂直传播给胎儿或通过哺乳、黏膜接触感染婴儿。

HIV 是嗜 T 淋巴细胞和嗜神经细胞的病毒。病毒进入血液,与 $CD4^+$ T 淋巴细胞表面的 CD4 分子(受体)结合,病毒外壳蛋白留在 $CD4^+$ T 淋巴细胞膜上,核心借助于辅助受体进入细胞,在细胞内复制,产生新的病毒颗粒,并逸出细胞感染另外的 $CD4^+$ T 淋巴细胞,同时引起被感染的 T 淋巴细胞溶解、死亡。导致 $CD4^+$ T 淋巴细胞大量破坏的同时,其他免疫细胞如单核巨噬细胞、B 淋巴细胞、$CD8^+$ T 淋巴细胞和 NK 细胞等功能也均不同程度受损,最终导致整个免疫系统功能缺陷,从而引起严重的机会感染和恶性肿瘤的发生。

HIV 对神经细胞有亲和力,能侵犯神经系统,引起脑组织的破坏,导致各种中枢神经系统的病变。

（二）病理变化

AIDS 的主要病变为 3 个方面:

1. 淋巴组织削减　早期淋巴结肿大,淋巴滤泡增生,淋巴结髓质内出现较多浆细胞浸润。以后副皮质区 CD4$^+$ 细胞减少,代之以浆细胞,CD4/CD8 细胞比值进行性下降。晚期淋巴结内淋巴细胞几乎消失殆尽。脾脏、胸腺、回肠、骨髓淋巴组织萎缩,淋巴细胞减少。在残留的组织细胞中可见分枝杆菌、真菌感染。

2. 机会性感染　多发性机会性感染是本病的另一个特点,可累及多个器官。以中枢神经系统、肺、消化道病变最为常见,病原体有病毒、霉菌、原虫等,一般有两种以上病原微生物同时感染。70%～80%患者可继发卡氏肺孢菌感染,70%患者有中枢神经系统感染,如弓形虫或新型隐球菌感染引起的脑炎和脑膜炎。因为严重的免疫缺陷,感染所致的炎症反应往往不典型。

3. 恶性肿瘤　约 1/3 患者常可发生 Kaposi 肉瘤,其他常见的肿瘤有非霍奇金(non-Hodgkin)淋巴瘤。

（三）临床病理联系

AIDS 潜伏期较长,一般认为数月至 10 年或更长期才会发病。近年来 WHO 修订了 HIV 感染的临床分类,将其分为三大类:A 类,包括急性感染、无症状感染和持续性全身淋巴结肿大综合征。B 类,包括免疫功能低下时出现的 AIDS 相关综合征、继发细菌及病毒感染和发生肿瘤等。C 类,患者已有严重的免疫缺陷,出现各种机会性感染、肿瘤以及神经系统症状等表现。

AIDS 病程可分为 3 个阶段:① 早期或称急性期:感染 HIV3～6 周后出现咽痛、发热、肌肉酸痛等一些非特异性表现。病毒在体内复制,但由于患者尚有较好的免疫反应能力,2～3 周后这种症状可自行缓解。② 中期或称慢性期:机体的免疫功能和病毒之间处于相互抗衡阶段,某些病例此期可长达数年或不再进入末期。此期病毒复制持续处于低水平,临床可无明显症状或出现明显的全身淋巴结肿大,常伴有发热、乏力、皮疹等。③ 后期或称危险期:机体免疫功能全面崩溃,患者有持续发热、乏力、消瘦、腹泻,并出现神经系统症状,明显的机会性感染及恶性肿瘤,血液中淋巴细胞明显减少,CD4$^+$ 细胞减少尤为显著,细胞免疫反应丧失殆尽。

本病预后很差,目前抗 HIV 治疗主要采用逆转录酶抑制剂和蛋白酶抑制剂。主张联合用药,可使 AIDS 的机会性感染和继发性肿瘤发病明显下降,血浆病毒量明显减少,但很难根除。因此,预防至关重要。

微课

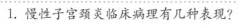

思考题

1. 慢性子宫颈炎临床病理有几种表现?

2. 简述子宫颈上皮内瘤变的病变特点及分级。

3. 试述子宫颈鳞状细胞癌发生发展过程及病理特点。

4. 前列腺增生症和前列腺癌有哪些不同的病变特点?

5. 简述梅毒的基本病变特点。

6. 简述后天梅毒的分期及各期主要特点。

7. 简述艾滋病的传播途径。

小案例

知识拓展

同步测试

（王晓扬）

第八篇　内分泌系统

第一章　内分泌系统的解剖与组织结构

学习 要求

1. 掌握内分泌系统的组成及意义。
2. 熟悉内分泌腺的一般微细结构特点。
3. 掌握甲状腺、甲状旁腺、肾上腺和垂体的位置、形态、微细结构和功能。

课件

内分泌系统（endocrine system）是机体重要的调节系统，与神经系统相辅相成，共同维持内环境的稳态。内分泌系统由内分泌细胞、内分泌组织和内分泌腺组成。

内分泌细胞的分泌物称为激素（hormone）。大多数内分泌细胞分泌的激素进入毛细血管或毛细淋巴管，通过血液循环作用于其他部位的细胞、组织和器官。少部分内分泌细胞的激素可直接作用于邻近细胞，称旁分泌（paracrine）。每种激素作用的特定器官或特定细胞，称为这种激素的靶器官（target organ）或靶细胞（target cell），靶细胞具有与相应激素结合的受体，激素与受体结合后产生效应。

内分泌腺是存在于人体相应部位的独立器官，包括甲状腺、甲状旁腺、肾上腺、垂体、松果体和胸腺等（见图8-1-1）。内分泌腺无导管、体积小、重量轻，腺细胞常排列成索状、团状或滤泡状，腺组织有丰富的血液供应和自主神经分布，内分泌腺的结构和功能活动有显著的年龄变化。

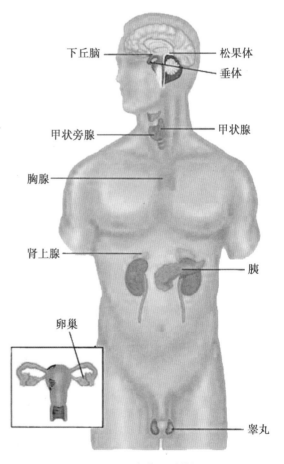

图8-1-1　内分泌系统概观

第一节　甲状腺

甲状腺（thyroid gland）是人体内最大的内分泌腺，略呈"H"形，由左、右两个侧叶和中间的甲状腺峡组成。侧叶呈锥体形，贴附在喉和气管上段的前外侧面，上端达甲状软骨中部,下端可达第 6 气管软骨环高度。甲状腺峡位于第 2~4 气管软骨环高度,约有 2/3 的人由峡向上伸出一个锥状叶,多偏向左侧,长短不一,长者可达舌骨(见图 8-1-2、图 8-1-3)。甲状腺质地柔软,血供丰富,表面包有致密结缔组织构成的甲状腺被囊,囊外有颈深筋膜包绕。甲状腺借筋膜形成的韧带固定于喉和气管壁上,因此吞咽时甲状腺可随喉上、下移动。

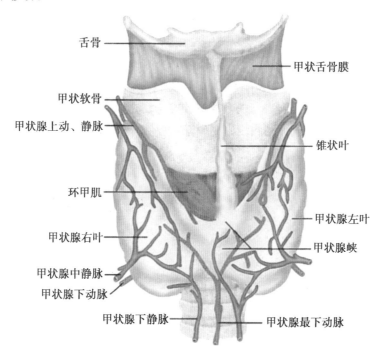

图 8-1-2　甲状腺(正面观)

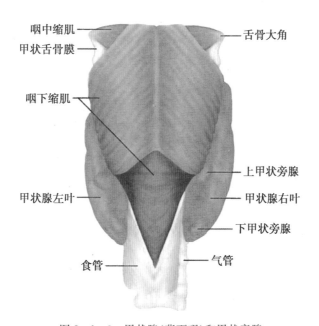

图 8-1-3　甲状腺(背面观)和甲状旁腺

甲状腺表面的被膜伸入实质内,将甲状腺分成许多大小不等的小叶,每个小叶内含有 20～40 个甲状腺滤泡。滤泡之间为结缔组织、毛细血管和滤泡旁细胞构成的间质(见图 8－1－4)。

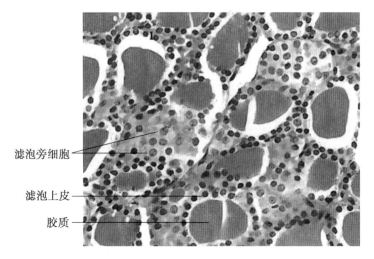

滤泡旁细胞 ——

滤泡上皮 ——

胶质 ——

图 8－1－4 甲状腺组织结构

甲状腺滤泡(thyroid follicle)大小不等,呈圆形、卵圆形或不规则形。滤泡由单层立方的滤泡上皮细胞(follicular epithelial cell)围成,滤泡腔内充满透明的胶质,HE 染色切片上呈嗜酸性。滤泡因功能状态不同而有大小、形态差异。当功能活跃时,滤泡上皮细胞增高呈低柱状,腔内胶质减少;反之,细胞降低呈扁平状,腔内胶质增多。滤泡上皮细胞合成和分泌甲状腺素。甲状腺素能促进机体的新陈代谢,提高神经兴奋性,促进生长发育。甲状腺素对婴幼儿的骨骼发育和中枢神经系统发育影响显著。

滤泡旁细胞(parafollicular cell)数量少,位于甲状腺滤泡之间和滤泡上皮细胞之间,单个或成群分布于血管附近,体积较滤泡上皮细胞大,在 HE 染色切片中胞质着色较淡。滤泡旁细胞分泌降钙素,可使血钙浓度降低。

第二节 甲状旁腺

甲状旁腺(parathyroid gland)一般有上、下两对,棕黄色,扁椭圆形,黄豆大小,位于甲状腺左右侧叶的背面(见图 8－1－3)。

甲状旁腺表面被覆结缔组织被膜,被膜伸入实质,连同血管、神经构成间质。实质细胞呈索团状,分为主细胞和嗜酸性细胞两种(见图 8－1－5)。

主细胞数量较多,胞体较小,呈圆形或多边形,核圆,居中,HE 染色胞质着色浅。主细胞分泌甲状旁腺激素,可使血钙升高。甲状旁腺激素和降钙素共同调节血钙的平衡。

嗜酸性细胞数量较少,单个或成群存在于主细胞之间,体积较主细胞大,核较小,染色深,胞质呈强嗜酸性染色。此细胞的功能不明。

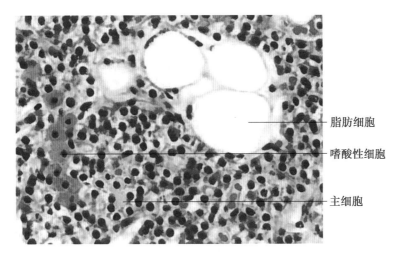

图 8-1-5　甲状旁腺组织结构

第三节　肾上腺

肾上腺(adrenal gland)呈灰黄色,位于腹膜后间隙内,附于肾上端的内上方,左右各一(见图 8-1-6)。左侧略大呈半月形,右侧近似三角形。肾上腺虽然和肾一起包在肾筋膜内,但其有独立的被膜,不会随肾下垂。

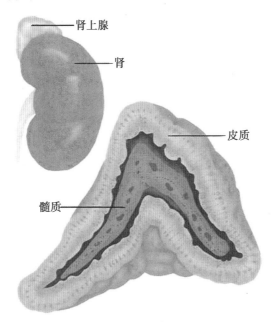

图 8-1-6　肾上腺

肾上腺表面包以结缔组织被膜。肾上腺实质由周边的皮质和中央的髓质两部分构成,间质由结缔组织及血管、神经等构成。

一、皮质

肾上腺皮质约占肾上腺体积的 80%～90%,由皮质细胞、血窦和少量结缔组织组成。

根据皮质细胞的形态和排列特征,可将皮质由外向内分为3个带,即球状带、束状带和网状带(见图8-1-7)。

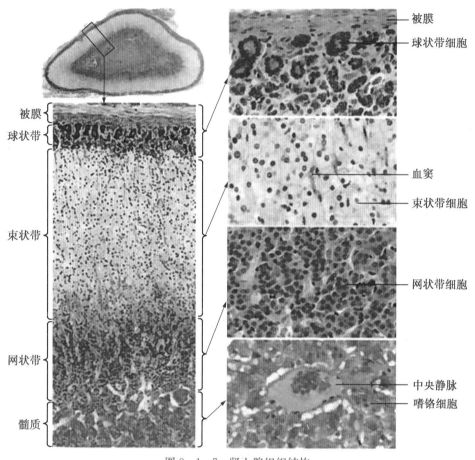

图8-1-7　肾上腺组织结构

（一）球状带

球状带(zona glomerulosa)位于被膜下方,较薄,约占皮质体积的15%。细胞排列成球形或椭圆形,细胞较小,呈低柱状或多边形,核小染色深,胞质弱嗜碱性,含少量脂滴。细胞团之间为结缔组织和窦状毛细血管。球状带细胞分泌盐皮质激素,主要是醛固酮。

（二）束状带

束状带(zona fasciculata)位于球状带的深面,是皮质中最厚的部分,约占皮质体积的78%。束状带细胞较大,呈多边形,胞核大而圆,着色浅。细胞排列成单行或双行细胞索,索间有少量结缔组织和窦状毛细血管。束状带细胞分泌糖皮质激素,主要为皮质醇。

（三）网状带

网状带(zona reticularis)位于皮质最内层,约占皮质总体积的7%,细胞较小,核也小,着色深,胞质呈嗜酸性。细胞索相互吻合成网,网间有少量结缔组织和窦状毛细血管。网状带细胞主要分泌雄激素,也分泌少量雌激素。

二、髓质

髓质位于肾上腺的中央,占肾上腺体积的 10%～20%,主要由排列成索或团的髓质细胞组成,其间为窦状毛细血管和少量结缔组织,髓质中央有中央静脉。髓质细胞体积较大,圆形或多边形,核大而圆,胞质染色淡。如用含铬盐的固定液固定标本,胞质内可见黄褐色的嗜铬颗粒,因而髓质细胞又称嗜铬细胞。根据颗粒内所含物质的差别,嗜铬细胞分为两种:一种为肾上腺素细胞,数量多,占人肾上腺髓质细胞的 80% 以上,分泌肾上腺素;另一种为去甲肾上腺素细胞,数量较少,占人肾上腺髓质细胞的 20%,分泌去甲肾上腺素。肾上腺素使心肌收缩力增强,心率加快,心脏和骨骼肌的血管扩张;去甲肾上腺素使血压增高,心脏、脑和骨骼肌内的血流加速。

第四节　松果体

松果体(pineal body)呈扁圆锥形,位于背侧丘脑的后上方,以细柄连于第三脑室顶的后部(见图 8-1-8),灰红色,是间脑的一部分,故又称脑上腺。儿童时期较发达,7 岁以后开始退化。成年以后,不断有钙盐沉积,而形成一些大小不等的颗粒,称脑砂。

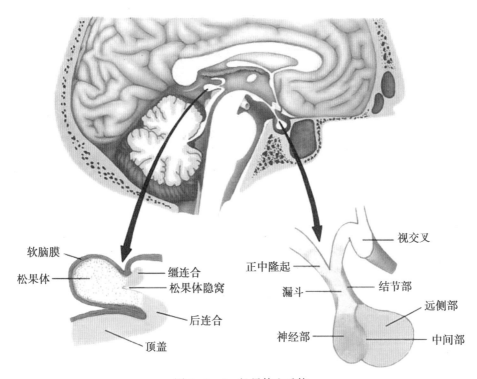

图 8-1-8　松果体和垂体

松果体表面包以结缔组织被膜,被膜伴随血管伸入腺实质,将实质分为许多小叶。小叶主要由松果体细胞、神经胶质细胞和无髓神经纤维组成。松果体细胞在 HE 染色切片中,胞体呈圆形或不规则形,核大,胞质少,弱嗜碱性。在镀银染色切片中,可见细胞具有突起,短而细的突起终止在邻近细胞之间,长而粗的突起多终止在血管周围(见图 8-1-9)。松果体细胞分泌褪黑素,褪黑素参与调节机体的昼夜生物节律、睡眠、情绪、性成熟等生理活动。

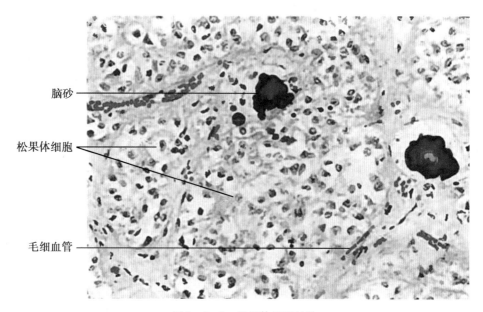

图 8-1-9 松果体组织结构

第五节 垂 体

垂体(hypophysis)也称脑垂体,位于颅骨蝶鞍垂体窝内,为一灰红色椭圆形小体,上端借漏斗与下丘脑相连(见图 8-1-8),前上方与视交叉相邻。

垂体表面包以结缔组织被膜,其实质由腺垂体和神经垂体两部分组成。腺垂体位于前方,分为远侧部、中间部和结节部 3 部分。远侧部最大,中间部位于远侧部和神经部之间,结节部围绕在漏斗周围。神经垂体位于后方,与中间部相贴,分为神经部和漏斗两部分,漏斗与下丘脑相连,包括漏斗柄和正中隆起。腺垂体的远侧部又称垂体前叶,神经垂体的神经部和腺垂体的中间部合称垂体后叶(见图 8-1-10)。

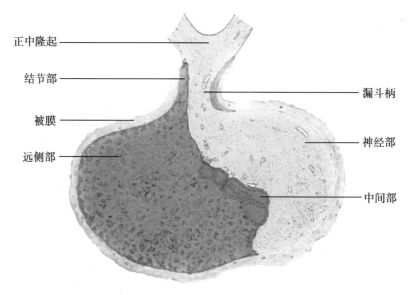

图 8-1-10 垂体(矢状切面)

一、腺垂体

（一）远侧部

腺细胞排列成团索状，腺细胞间有丰富的窦状毛细血管和少量结缔组织，在 HE 染色切片中，依据腺细胞着色的差异，可将其分为嗜酸性细胞、嗜碱性细胞和嫌色细胞 3 类（见图 8 - 1 - 11）。

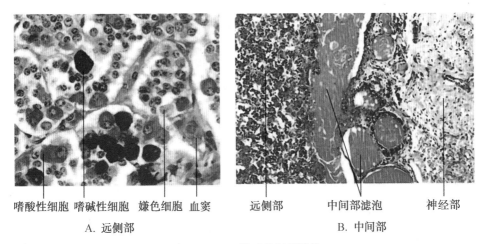

嗜酸性细胞　嗜碱性细胞　嫌色细胞　血窦	远侧部　　中间部滤泡　　神经部
A. 远侧部	B. 中间部

图 8 - 1 - 11　腺垂体组织结构

1. 嗜酸性细胞　数量较多，呈圆形或椭圆形，核圆居中，胞质呈嗜酸性，根据分泌激素的不同，可分为两种：

（1）生长激素细胞：数量较多，体积较大，分泌生长激素。

（2）催乳激素细胞：男女两性的垂体均有此种细胞，但在女性较多，于分娩前期和哺乳期功能旺盛。该细胞分泌催乳激素，能促进乳腺发育和乳汁分泌。

2. 嗜碱性细胞　数量较少，大小不一，形态不规则，胞质呈嗜碱性。根据分泌激素的不同，嗜碱性细胞分为 3 种：

（1）促甲状腺激素细胞：呈多边形，胞质内颗粒小，分布于胞质边缘，其分泌的促甲状腺激素能促进甲状腺激素的合成和释放。

（2）促肾上腺皮质激素细胞：呈多角形，胞质内的分泌颗粒大，分泌促肾上腺皮质激素，主要促进肾上腺皮质束状带细胞分泌糖皮质激素。

（3）促性腺激素细胞：胞体大，呈圆形或卵圆形，胞质内颗粒中等大小，分泌卵泡刺激素和黄体生成素。

3. 嫌色细胞　数量多，体积小，呈圆形或多角形，胞质少，着色淡，细胞界限不清。嫌色细胞可能是嗜酸性和嗜碱性细胞的前体或脱颗粒状态。

（二）结节部

包围着神经垂体的漏斗，在漏斗的前方较厚，后方较薄或缺如。此部含有丰富的纵行毛细血管，腺细胞呈索状纵向排列于血管之间，细胞较小，主要是嫌色细胞，其间有少量嗜酸性和嗜碱性细胞。

（三）中间部

为一纵行狭窄区域，仅占垂体体积的 2%，主要由嗜碱性细胞和嫌色细胞构成。嗜碱性细胞分泌黑素细胞刺激激素，作用于皮肤黑素细胞，促进黑色素的合成和扩散，使皮肤颜色变深。

二、神经垂体

神经垂体主要由无髓神经纤维和神经胶质细胞组成，含有较丰富的窦状毛细血管。下丘脑前区的两个神经核，一个位于视交叉的外缘、视束的上方，称视上核；另一个位于第三脑室旁，称室旁核，它们内有大型神经内分泌细胞，其轴突经漏斗终止于神经垂体的神经部，构成下丘脑神经垂体束，也是神经部无髓神经纤维的来源。这些神经内分泌细胞除具有一般神经元的结构外，还含有许多分泌颗粒，这些颗粒沿轴突运输至神经部，在轴突沿途和终末部分颗粒常聚集成团，使轴突呈串珠状膨大，形成光镜下大小不等的嗜酸性团块，称赫令体（Herring body）。神经部的神经胶质细胞又称垂体细胞，具有支持和营养神经纤维的作用（见图 8-1-12）。

视上核和室旁核的神经内分泌细胞合成抗利尿激素和催产素。抗利尿激素又称加压素，主要促进肾远曲小管和集合管重吸收水分，使尿液浓缩。催产素可引起子宫平滑肌收缩，有助于孕妇分娩，还可促进乳腺分泌。这些激素在神经内分泌细胞胞体内合成，在垂体神经部储存并释放入窦状毛细血管。因此，下丘脑与神经垂体实为一个整体。

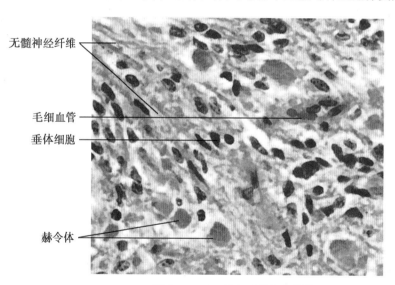

无髓神经纤维

毛细血管
垂体细胞

赫令体

图 8-1-12　神经垂体组织结构

思考题

1. 试述内分泌腺的结构特点和组成。
2. 试述甲状腺、甲状旁腺、肾上腺、垂体的形态、位置和微细结构特点。
3. 试述垂体、甲状腺、甲状旁腺和肾上腺所分泌的激素及分泌失调的后果。

小案例

知识拓展

同步测试

（张　凤）

第二章 内分泌系统疾病

学习 要求
1. 掌握弥漫性非毒性甲状腺肿及弥漫性毒性甲状腺肿的病理变化和临床病理联系。
2. 熟悉甲状腺腺瘤的病理变化。
3. 掌握甲状腺癌的类型及病变特点。
4. 了解糖尿病的类型及特点。

课件

第一节 甲状腺疾病

一、甲状腺肿

根据是否有甲状腺功能亢进,分为非毒性和毒性甲状腺肿两种。

（一）弥漫性非毒性甲状腺肿

弥漫性非毒性甲状腺肿（diffuse nontoxic goiter）亦称单纯性甲状腺肿（simple goiter），是由于缺碘使甲状腺素分泌不足,促甲状腺素（TSH）分泌增多,甲状腺滤泡上皮增生,滤泡内胶质堆积而使甲状腺肿大,一般不伴有甲状腺功能亢进。本型甲状腺肿常常呈地域性分布,又称地方性甲状腺肿（endemic goiter）,也可为散发性。在我国,地方性甲状腺肿多见于内陆山区及半山区,散发者可见于全国各地,女性多于男性。

1. 病因及发病机制

（1）缺碘：地方性土壤、水、食物中缺碘及青春期、妊娠期和哺乳期对碘需求量增加而相对缺碘,甲状腺素合成减少,通过反馈刺激垂体使 TSH 分泌增多,甲状腺滤泡上皮增生,摄碘功能增强,达到缓解。但如果长期缺碘,一方面滤泡上皮增生,另一方面所合成的甲状腺球蛋白未能碘化而不能被上皮细胞吸收利用,致使滤泡腔内充满胶质（甲状腺球蛋白）,甲状腺肿大。用碘化食盐和其他富含碘的食品可治疗和预防本病。

（2）高碘：常年摄碘过多,过氧化物酶的功能基团过多地被占用,影响了酪氨酸氧化,使碘的有机化过程受阻,可致甲状腺呈代偿性肿大。

（3）致甲状腺肿因子的作用：① 部分地区水中含有大量钙和氟,可影响肠道碘的吸收而引起甲状腺肿；② 某些食物（如卷心菜、木薯和菜花等）和药物（如硫脲类药、磺胺药、锂、钴及高氯酸盐等）可致甲状腺肿。

（4）遗传与免疫：家族性甲状腺肿的原因是激素合成中有关酶的遗传性缺陷,如过氧化物酶、去卤化酶的缺乏及碘酪氨酸偶联缺陷等。有人认为甲状腺肿的发生有自身免疫机制参与。

2. 病理变化　按其病变的发生、发展过程分为 3 个时期。

（1）增生期：又称弥漫性增生性甲状腺肿（diffuse hyperplastic goiter）。肉眼观,甲状腺弥漫性对称性中度增大,一般不超过150g(正常20～40g),表面光滑。光镜下,滤泡上皮增生呈立方或低柱状,伴小滤泡形成,胶质较少,间质充血。甲状腺功能无明显改变。

（2）胶质储积期：又称弥漫性胶样甲状腺肿(diffuse colloid goiter)。因长期持续缺碘,胶质大量储积。肉眼观,甲状腺弥漫性对称性显著增大,重200～300g,有的可达500g以上。表面光滑,切面呈淡褐色,半透明胶冻状。光镜下,部分上皮增生,可有小滤泡或假

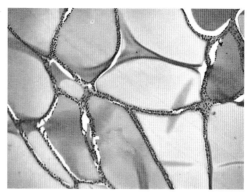

图8-2-1　弥漫性胶样甲状腺肿

乳头形成,大部分滤泡上皮反复增生、复旧变扁平,滤泡腔高度扩大,腔内大量胶质储积（见图8-2-1）。

（3）结节期：又称结节性甲状腺肿(nodular goiter),本病后期滤泡上皮局灶性增生、复旧或萎缩不一致,形成不规则结节。肉眼观,甲状腺呈不对称结节状增大,结节大小不一,结节周围无包膜或包膜不完整,切面可有出血、坏死、囊性变、钙化和瘢痕形成。光镜下,部分滤泡上皮呈柱状或乳头样增生,伴小滤泡形成;部分上皮复旧或萎缩,胶质储积;间质纤维组织增生、间隔包绕形成大小不一的结节状病灶。

3. 临床病理联系　本病主要表现为甲状腺肿大,部分患者因甲状腺显著肿大压迫气管和喉返神经,引起呼吸困难和声音嘶哑,一般不伴有甲状腺功能亢进。极少数(1%～2%)可癌变。

（二）弥漫性毒性甲状腺肿

弥漫性毒性甲状腺肿(diffuse toxic goiter)指甲状腺肿大,并伴有甲状腺功能亢进,又称为甲状腺功能亢进症(hyperthyroidism),简称"甲亢"。因约有1/3患者伴有眼球突出,故又称为突眼性甲状腺肿(exophthalmic goiter),也有人将毒性甲状腺肿称之为Graves病或Basedow病。本病多见于20～40岁女性,男女之比为1:4～1:6。

1. 病因及发病机制　目前一般认为本病与下列因素有关：

（1）自身免疫性疾病：其根据：一是血中球蛋白增高,并有多种抗甲状腺的自身抗体,且常与一些自身免疫性疾病并存;二是血中存在与TSH受体结合的抗体,具有类似TSH的作用。

（2）遗传因素：发现某些患者亲属中也患有此病或其他自身免疫性疾病。

（3）创伤：有的因精神创伤,可能干扰了免疫系统而促进自身免疫性疾病的发生。

2. 病理变化

（1）肉眼观：甲状腺弥漫性对称性增大,为正常的2～4倍(60～100g),表面光滑,质较软,切面呈灰红分叶状,胶质少,质如肌肉。

（2）光镜下：① 滤泡增生,大小不等,滤泡上皮增生呈高柱状,有的呈乳头状增生突入腔内,并有小滤泡形成。② 滤泡腔内胶质少而稀薄,滤泡周边胶质出现许多大小不一的上皮细胞的吸收空泡。③ 间质血管丰富、充血,淋巴组织增生。

除甲状腺病变外,全身可有淋巴组织增生、胸腺和脾脏增大。因血液循环加快和心脏高排出量,使心脏肥大,心腔扩张,心肌发生变性、坏死及纤维化,称为甲亢性心脏病。

因眼球外肌水肿、球后纤维脂肪组织增生、淋巴细胞浸润和黏液水肿,使眼球外突。

3. 临床病理联系 临床上主要表现为甲状腺肿大,T_3、T_4增高,吸碘率高,基础代谢率和交感神经兴奋性升高,表现为心悸、多汗、烦热、脉搏快、急躁易激动、手震颤、多食、消瘦、乏力、突眼等。

二、甲状腺肿瘤

(一)甲状腺腺瘤

甲状腺腺瘤(thyroid adenoma)是发生于甲状腺滤泡上皮的一种常见良性肿瘤。往往在无意中发现,中青年女性多见。肉眼观,多为单发,圆形或类圆形结节,有完整的包膜,直径一般3～5cm,随吞咽活动而上下移动。切面多为实性,色暗红或棕黄,可并发出血、囊性变、钙化和纤维化,常压迫周围组织。少数患者伴有甲状腺功能亢进。根据肿瘤组织形态学特点分为滤泡性腺瘤和乳头状腺瘤两种。

1. 滤泡性腺瘤(follicular adenoma) 最常见,根据肿瘤组织中滤泡的分化特征,又分为单纯型腺瘤、胶样型腺瘤、胎儿型腺瘤、胚胎型腺瘤、嗜酸细胞型腺瘤等亚型。

2. 乳头状腺瘤(papillary adenoma) 很少见,滤泡上皮排列成单层,呈乳头状向腔内突起,乳头短粗,滤泡常形成较大囊腔,故又称为乳头状囊腺瘤。肿瘤间质少,常发生出血、坏死及纤维化。具有乳头状结构者注意与乳头状腺癌相鉴别。

结节性甲状腺肿和甲状腺腺瘤的诊断及鉴别要点:① 前者常为多发结节,无完整包膜;后者一般单发,有完整包膜。② 前者滤泡大小不一致,一般比正常的大;后者则相反。③ 前者周围甲状腺组织无压迫现象,邻近的甲状腺内与结节内有相似病变;后者周围甲状腺有压迫现象,周围和邻近处甲状腺组织均正常。

(二)甲状腺癌

甲状腺癌(thyroid carcinoma)是一种较常见的恶性肿瘤,男女之比约2:3,任何年龄均可发生,但以40～50岁多见。各类型的甲状腺癌生长规律有很大差异,有的生长缓慢似腺瘤;有的原发灶很小,而转移灶较大,首先表现为颈部淋巴结肿大而就诊;有的短期内生长很快,浸润周围组织引起临床症状。多数甲状腺癌患者甲状腺功能正常,仅少数引起甲状腺功能亢进或低下。现介绍几种常见的甲状腺癌。

1. 乳头状癌(papillary carcinoma) 是甲状腺癌中最常见的类型,约占60%,30～40岁女性多见。肿瘤生长慢,恶性程度较低,预后较好,但局部淋巴结转移较早。10年存活率达80%以上,生存率与肿瘤大小和是否有远处转移有关,而与局部淋巴结是否转移无关。

肉眼观,肿瘤多呈圆形,直径2～3cm,无包膜,质地较硬,切面灰白,部分病例有囊腔形成,囊内可见乳头,故称为乳头状囊腺癌(papillary cystadenocarcinoma),肿瘤常伴有出血、坏死、纤维化和钙化。光镜下,乳头分枝多,乳头中心有纤维血管间质,间质内常见呈同心圆状的钙化小体(见图8-2-2),即砂粒体(psammoma bodies),有助于诊断。乳头上皮可呈单层或多层,癌细胞分化程度不一,核染色质少,常呈透明或毛玻璃状,无核仁。

2. 滤泡癌(follicular carcinoma) 比乳头状癌恶性程度高、预后差,较常见,仅次于甲状腺乳头状癌而居第二位。多发于40岁以上女性,早期易血道转移,癌组织侵犯周围组织或器官时可引起相应的症状。肉眼观,肿瘤呈结节状,包膜不完整,边界较清楚,切面灰白、质软。光镜下，滤泡分化程度不等，有时分化好的滤泡癌很难与腺瘤区别，须多处取材、切片，注意是否有包膜和血管侵犯加以鉴别（见图 8-2-3）；分化差的呈实性巢片状，癌细胞异型性明显，滤泡少而不完整。

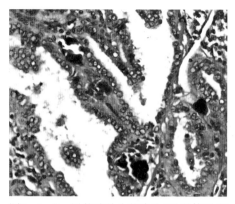

图8-2-2　甲状腺乳头状癌(示砂粒体形成)

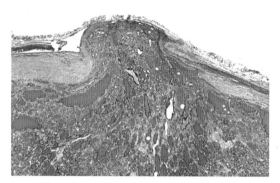

图8-2-3　甲状腺滤泡癌(示包膜侵犯)

3. 髓样癌(medullary carcinoma)　是由滤泡旁细胞(即 C 细胞)发生的恶性肿瘤，属于 APUD 瘤，占甲状腺癌的 5%～10%。40～60 岁为高发期，部分为家族性常染色体显性遗传。90%的肿瘤分泌降钙素，产生严重腹泻和低钙血症，有的还同时分泌其他多种激素和物质。肉眼观，肿瘤为单发或多发，可有假包膜，切面灰白或黄褐色，质实而软。光镜下，癌细胞呈实性巢片状或乳头状、滤泡状排列，间质内常有淀粉样物质沉着。

4. 未分化癌(undifferentiated carcinoma)　较少见，多发生在 50 岁以上女性，生长快，恶性程度高，早期即可发生浸润和转移，预后差。肉眼观，肿块较大，无包膜，广泛浸润、破坏，切面灰白，常有出血、坏死。光镜下，癌细胞大小、形态、染色深浅不一，核分裂象多。

第二节　糖尿病

糖尿病(diabetes mellitus)是一种因体内胰岛素相对或绝对不足或靶细胞对胰岛素敏感性降低，或胰岛素本身存在结构上的缺陷而引起的碳水化合物、脂肪和蛋白质代谢紊乱的慢性代谢性疾病。其主要特点是持续性高血糖、糖尿。本病发病率日益增高，已成为世界性的常见病、多发病。

一、分类、病因及发病机制

糖尿病分为原发性糖尿病(primary diabetes mellitus)和继发性糖尿病(secondary diabetes mellitus)。原发性糖尿病(即日常所俗称的糖尿病)又分为胰岛素依赖型糖尿病(insulin-dependent diabetes mellitus, IDDM)和非胰岛素依赖型糖尿病(non-insulin-dependent diabetes mellitus，NIDDM)两种。

（一）原发性糖尿病

1. 胰岛素依赖型　又称 1 型或幼年型，约占糖尿病的 10%左右。主要特点是青少年发病，起病急，病情重，发展快。胰岛 B 细胞严重受损，明显减少，血中胰岛素降低，易出现酮症，治疗依赖胰岛素。目前认为本型是在遗传易感性的基础上，由病毒感染等诱发的针对 B 细胞的一种自身免疫性疾病。

2. 非胰岛素依赖型　又称 2 型或成年型，约占糖尿病的 90%。主要特点是成年发病,起病缓慢,病情较轻,发展较慢。胰岛数目正常或轻度减少,血中胰岛素可正常、增多或降低,肥胖者多见,较少出现酮症,一般可不依赖胰岛素治疗。本型病因、发病机制不清楚,认为是与肥胖有关的胰岛素相对不足或组织对胰岛素不敏感所致。此外,缺乏运动、营养过剩、精神刺激、手术、感染等都可成为本病的诱因。

（二）继发性糖尿病

继发性糖尿病是指由已知原因,如炎症、肿瘤、手术或其他损伤和某些内分泌疾病（如肢端肥大症、Cushing 综合征、甲亢、嗜铬细胞瘤和类癌综合征）等造成的胰岛素分泌功能不足所致的糖尿病。

二、病理变化

（一）胰岛病变

1 型糖尿病早期为非特异性胰岛炎,继而胰岛 B 细胞变性、坏死、消失,胰岛变小、数目减少,纤维组织增生、玻璃样变。2 型糖尿病早期病变不明显,后期 B 细胞减少,常见胰岛淀粉样变性。

（二）血管病变

血管病变最具特征性,从毛细血管到大中动脉均可有不同程度的病变。毛细血管基底膜明显增厚,细小动脉硬化,血压可增高;有的血管壁发生纤维素样坏死,血管壁通透性增强;有的可有血栓形成使管腔狭窄,导致血液供应障碍,引起相应组织或器官缺血性损伤及功能障碍。大、中动脉有动脉粥样硬化或中层钙化,粥样硬化病变发生早、程度重。可引起冠心病、心肌梗死、脑萎缩、脑梗死以及肢体坏疽等。

（三）肾脏病变

1. 肾脏体积增大　由于糖尿病早期肾血流量增加,肾小球滤过率增高,导致早期肾脏体积增大,通过治疗可恢复正常。

2. 结节性肾小球硬化　表现为肾小球系膜内有结节状玻璃样物质沉积,结节增大可使毛细血管腔阻塞。

3. 弥漫性肾小球硬化　约见于 75％的患者,表现为肾小球内有玻璃样物质沉积,分布弥漫,主要损害肾小球毛细血管壁和系膜,肾小球基底膜普遍增厚,毛细血管腔变窄或完全闭塞,最终导致肾小球缺血和玻璃样变性。

4. 肾小管-间质损害　肾小管上皮细胞水肿,晚期肾小管萎缩。肾间质病变包括纤维化、水肿和炎细胞浸润。

5. 肾血管损害　糖尿病累及所有的肾血管,特别是入球和出球小动脉,常发生硬化。较大血管如肾动脉及其主要分支则发生动脉粥样硬化。

6. 肾乳头坏死　常见于糖尿病患者并发急性肾盂肾炎时,因缺血合并感染所致。

（四）视网膜病变

早期表现为微小动脉瘤和视网膜小静脉扩张,继而出现渗出、水肿、微血栓形成和出血等非增生性视网膜病变;还可因血管病变引起缺氧,刺激纤维组织增生、新生血管形成等增生性视网膜性病变;视网膜病变可造成白内障,严重者甚至因视网膜剥离导致失明。

（五）神经系统病变

血管病变可引起周围神经缺血性损伤,表现为肢体疼痛、麻木、感觉丧失、肌肉麻痹等。

（六）其他组织或器官病变

可出现皮肤黄色瘤、肝脂肪变和糖原沉积、骨质疏松、糖尿病性外阴炎及化脓性和真菌性感染等。

三、临床病理联系

糖尿病患者典型症状为多饮、多食、多尿和体重降低（即三多一少），主要见于 1 型。此外易发生感染性疾病。病变严重时可出现酮血症和酮尿症，导致酮症酸中毒，发生糖尿病性昏迷。晚期患者可并发心肌梗死、脑梗死、脑出血、肢体坏疽、肾衰竭、失明和多发性神经炎等，甚至死于严重并发症。糖尿病治疗的关键是合理饮食、应用降糖药物长期有效控制血糖，防治或延缓并发症的发生。

思考题

1. 如何区别甲状腺腺瘤与结节性甲状腺肿？
2. 简述弥漫性毒性甲状腺肿的病理变化和临床病理联系。
3. 简述甲状腺癌的类型及病变特点。

小案例　　　　　知识拓展　　　　　同步测试

（潘献柱）

第九篇　感觉器

能感受一定刺激产生神经冲动的结构称感受器(receptor)。一般感受器由感觉神经末梢构成,广泛分布于全身各部的器官和组织内,如皮肤、骨、关节、肌、内脏和心血管等器官内的触觉、压觉、痛觉、温度觉、本体觉等感受器。特殊感受器由感觉细胞构成,仅存在于头部的某些器官内,如眼、耳、舌、鼻等器官内的视觉、听觉、味觉、嗅觉等感受器。

眼和耳是专门感受特定刺激的器官,除包含特殊感受器外,还有为感受刺激功能服务的附属结构。这类由特殊感受器及其附属结构组成,专门感受特定刺激的器官称为感觉器(sensory organs)。

第一章 视 器

学习 要求

1. 掌握眼球壁的组成及各部结构特点。
2. 掌握眼球的屈光系统。
3. 掌握房水的产生及循环途径。
4. 掌握视神经盘、黄斑的位置。
5. 熟悉眼睑、结膜的位置、形态、结构和功能。
6. 熟悉眼球外肌的位置及作用。

微课

眼(eye)即视器(visual organ),由眼球和眼副器构成,大部分位于眶内。眼球可将光波的刺激转化为神经冲动,经视觉传导通路传到大脑皮质视觉中枢,产生视觉。眼副器位于眼球周围,对眼球起支持、保护和运动的作用(见图 9 - 1 - 1)。

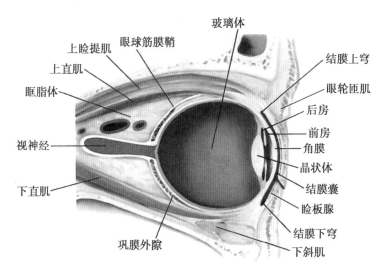

图 9 - 1 - 1　右眼眶(矢状切面)

第一节　眼　球

眼球(eyeball)为视器的主要部分,近似球体,向后借视神经连于间脑的视交叉。眼球前面的正中点称前极,后面的正中点称后极。前、后极的连线称眼轴。经瞳孔中央到视网膜黄斑中央凹的连线与视线方向一致,称视轴。眼球由眼球壁和眼球内容物组成。

一、眼球壁

眼球壁从外至内依次分为纤维膜、血管膜和视网膜 3 层。

（一）纤维膜

纤维膜又称外膜,由致密结缔组织构成,位于眼球壁的外层,具有支持和保护作用。纤维膜包括角膜和巩膜两部分。

1. 角膜(cornea)　占纤维膜的前1/6,无色透明,无血管但有丰富的感觉神经末梢。角膜曲度较大,外凸内凹,富有弹性,具有屈光作用。

2. 巩膜(sclera)　占纤维膜的后5/6,厚而坚韧,呈乳白色,不透明。前连角膜,后与视神经的硬膜鞘相延续。在角膜与巩膜交界处的深面有一环形的细管,称巩膜静脉窦(sinus venous sclerae),是房水流归静脉的通道。

（二）血管膜

血管膜又称中膜、葡萄膜或色素膜。血管膜位于纤维膜的内面,富含血管和色素细胞,虹膜的颜色取决于色素的多少,有种族差异。自前向后由虹膜、睫状体和脉络膜组成(见图9-1-2)。

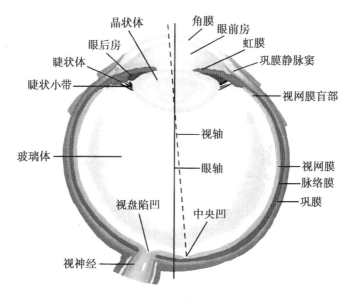

图9-1-2　右眼球水平切面

1. 虹膜(iris)　位于血管膜最前部,呈冠状位的圆盘状。中央的圆孔称瞳孔(pupil)。活体上可透过角膜看到虹膜和瞳孔。虹膜内有两种平滑肌,环绕瞳孔周缘的为瞳孔括约肌,可缩小瞳孔;呈放射状排列的为瞳孔开大肌,可开大瞳孔。

2. 睫状体(ciliary body)　是血管膜的肥厚部分,位于巩膜前份的内面,能产生房水。前部有向内突出呈辐射状排列的皱襞,称睫状突;后部平坦,称睫状环。睫状突借睫状小带连在晶状体上。睫状体内的平滑肌称睫状肌。

3. 脉络膜(choroid)　位于血管膜的后2/3,柔软光滑并有弹性,富含血管和色素。脉络膜具有营养眼球、吸收眼内散射光线的功能,并在调解眼内压方面起重要作用。

（三）视网膜

视网膜(retina)又称内膜,位于眼球血管膜的内面。其中,位于睫状体和虹膜内面的部分无感光作用,称视网膜盲部;贴于脉络膜内面的部分有感光作用,称视网膜视部。视网膜视部由前向后依次变厚,其后部中央偏鼻侧有白色盘状隆起,是视神经集中穿出的部位,称视神经盘(optic disc),又称视乳头(optic papilla)。乳头边缘隆起,中央凹陷称视盘陷凹,有视网膜中央动、静脉通过。视神经盘处无视细胞,无感光作用,故称生理性盲点。在视神经盘的颞侧约 3.5mm 稍下方有一黄色区域,称黄斑(macula lutea),其中央凹陷,称中央凹,无血管,富含视细胞,是视觉最敏锐的部位。

视网膜视部由外层的色素上皮层和内层的神经层构成。神经层由外向内排列有视细胞、双极细胞和节细胞。视细胞为视觉感受器,包括视杆细胞和视锥细胞两种,视杆细胞呈细长杆状,能感受弱光;视锥细胞呈圆锥形,能感受强光和辨别颜色。视细胞将光波转换为神经冲动,经双极细胞传至节细胞,节细胞为长轴突的多极神经元,其轴突沿视网膜内面向视神经盘处集中,形成视神经。

二、眼球内容物

眼球内容物包括房水、晶状体和玻璃体,均无色透明,它们与角膜共同组成眼的屈光系统。

（一）眼房和房水

1. 眼房(chambers of eyeball) 位于角膜和晶状体之间的间隙,被虹膜分隔成较大的前房和较小的后房(见图 9 - 1 - 2)。前房和后房之间通过瞳孔相通。在前房周边,虹膜与角膜交界处的环形区域,称虹膜角膜角或前房角。

2. 房水(aqueous humor) 为充满于眼房的无色透明液体,由睫状体的血液渗出和非色素上皮细胞分泌而成。房水具有屈光作用,并可营养晶状体和角膜以及维持眼内压。房水产生后充填于眼后房,经瞳孔至眼前房,再经虹膜角膜角进入巩膜静脉窦,最后汇入眼上、下静脉。房水的产生和回流保持动态平衡,在虹膜与晶状体粘连或前房角狭窄等情况下,房水回流受阻,引起眼内压增高,导致视力受损,称青光眼。

（二）晶状体

晶状体(lens)(见图 9 - 1 - 2)位于虹膜和玻璃体之间,为富有弹性的无色透明体,呈双凸透镜状,前面较平,后面较凸,由平行排列的晶状体纤维所构成。晶状体内无血管和神经,靠房水供给营养,晶状体外包同样透明的晶状体囊。晶状体周缘借睫状小带与睫状体相连,睫状小带由透明坚硬无弹性的纤维交织而成。晶状体若因疾病或创伤而致透明度降低甚至混浊则形成白内障。

在眼的屈光系统中,晶状体是唯一可调节的装置,其曲度可随睫状肌的舒缩而变化。视近物时,睫状肌收缩,睫状体向前内移位,睫状小带松弛,从而减弱对晶状体的牵拉,晶状体通过自身的弹性变厚,屈光度增强,使进入眼内的光线刚好能聚焦于视网膜上;视远物时,睫状肌舒张,睫状体向后外移位,睫状小带拉紧,从而加强对晶状体的牵拉使其变薄,屈光度降低,将远物近平行的光线投射至视网膜上。晶状体改变曲度的能力随年龄的增长而逐渐减弱。

（三）玻璃体

玻璃体(vitreous body)(见图 9 - 1 - 2)位于晶状体、睫状体与视网膜之间,为无色透明的胶状体,表面被覆着玻璃体膜。玻璃体有支撑视网膜的作用。

第二节 眼副器

眼副器包括眼睑、结膜、泪器、眼球外肌、眶脂体和眶筋膜等,对眼球起遮盖、保护和运动等作用。

一、眼睑

眼睑(eyelid)(见图9-1-1)为薄板状结构,位于眼球前方,分为上睑和下睑,上、下睑之间的裂隙称睑裂。睑裂两端成锐角,分别称内眦和外眦。眼睑的游离缘称睑缘。睑缘上长有睫毛,有防止灰尘进入眼内和减弱强光照射的作用。在上、下睑缘近内侧端各有一个小隆起称泪乳头。睑缘处的皮脂腺称睑缘腺,开口于睫毛毛囊。

眼睑由外向内有5层结构(见图9-1-3),依次为皮肤、皮下组织、肌层、睑板和睑结膜。眼睑的皮肤较薄,皮下组织疏松,易发生水肿。肌层主要为眼轮匝肌,收缩时使眼睑闭合。睑板由致密结缔组织构成,硬如软骨,对眼睑具有支撑作用。睑板内有许多与睑缘垂直的睑板腺,开口于睑缘,具有润滑睑缘和防止泪液外溢的作用。

二、结膜

结膜(conjunctiva)(见图9-1-4)是一层富含血管、光滑而透明的薄膜。按所在部位可分为两部分:睑结膜衬覆于眼睑的内面;球结膜覆盖于巩膜的前部,其在近角膜缘处移行为角膜上皮。睑结膜与球结膜相互移行的返折处称结膜穹隆。当眼睑闭合时,结膜形成的囊状间隙称结膜囊,此囊通过睑裂与外界相通。

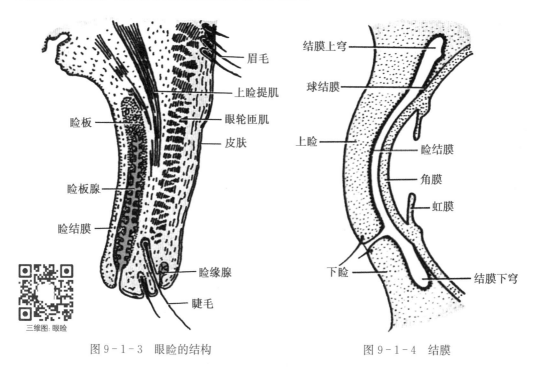

三维图:眼睑

图9-1-3　眼睑的结构　　　　　　图9-1-4　结膜

三、泪器

泪器(lacrimal apparatus)由泪腺和泪道构成(见图9-1-5)。泪道包括泪点、泪小管、泪囊和鼻泪管。

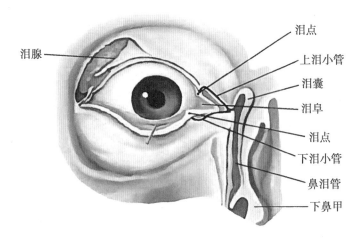

三维图:泪器

图 9 - 1 - 5　泪器

（一）泪腺

泪腺(lacrimal gland)位于泪腺窝内,有 10～20 条排泄管开口于结膜上穹的外侧部。泪腺不断分泌泪液,通过眨眼涂布于眼球表面,以湿润和清洁角膜。

（二）泪道

1. 泪点　为泪乳头顶部的小孔,是泪小管的入口。

2. 泪小管　分上泪小管和下泪小管,位于眼睑内侧部的皮下,起于泪点,先分别向上、下行,然后几乎成直角转向内侧汇合在一起,开口于泪囊上部。

3. 泪囊　位于泪囊窝内,为一膜性囊,上端为盲端,其外侧接纳泪小管,下端移行为鼻泪管。

4. 鼻泪管　为骨鼻泪管内衬黏膜围成的管道,上部接泪囊,下部在鼻腔外侧壁黏膜的深面,开口于下鼻道外侧壁的前部。

四、眼球外肌

眼球外肌(extraocular muscles)是指位于眼球周围的骨骼肌,包括上睑提肌、内直肌、外直肌、上直肌、下直肌、上斜肌和下斜肌(见图 9 - 1 - 6)。各直肌和上斜肌共同起自视神经孔周围的总腱环。下斜肌起于眶下壁的前内侧部。

上睑提肌起自视神经管前上方眶壁,在上直肌上方沿眶上壁向前走行,以腱膜止于上睑,此肌收缩可提上睑,开大脸裂。4 条直肌和 2 条斜肌都止于巩膜,收缩时能使眼球向不同方向转动(见图 9 - 1 - 7)。内、外、上、下直肌分别止于眼球前部的内侧、外侧、内上面和内下面,收缩时使眼球前极分别转向内侧、外侧、内上方和内下方。上斜肌在上直肌和内直肌之间向前行,以细腱穿过眶内侧壁前上方的滑车,然后转向后外,止于眼球上面的后外侧部,收缩时使眼球前极转向外下方。下斜肌沿眶下壁行向后外,止于眼球下面的后外侧部,收缩时使眼球前极转向外上方。眼球向各方向灵活转动是双眼各条眼球外肌共同参与、协同作用的结果。

411

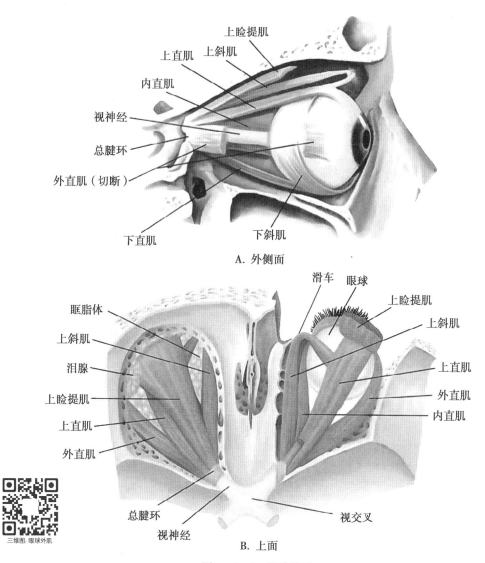

A. 外侧面

B. 上面

三维图: 眼球外肌

图 9-1-6 眼球外肌

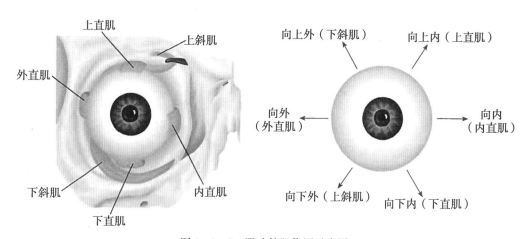

图 9-1-7 眼球外肌作用示意图

第三节 眼的血管

一、眼的动脉

分布于视器的动脉主要为眼动脉。眼动脉在颅腔内起自颈内动脉,经视神经管入眶,在眶内发出分支,分布于眼球和眼副器。眼动脉的重要分支是视网膜中央动脉和脉络膜动脉等。视网膜中央动脉在眼球后方经视神经穿入,沿视神经中轴行至视神经盘,分为 4 支:视网膜鼻侧上小动脉、视网膜鼻侧下小动脉、视网膜颞侧上小动脉、视网膜颞侧下小动脉,分布于视网膜周边。视网膜中央动脉是终动脉,其分支是视网膜内层血供的唯一来源(见图 9-1-8)。

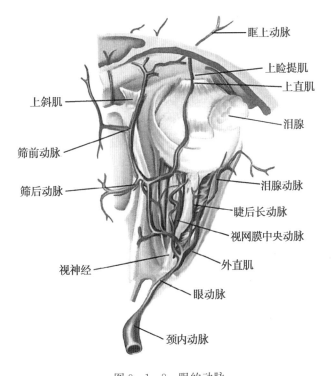

图 9-1-8 眼的动脉

二、眼的静脉

眼的静脉主要包括眼上静脉和眼下静脉,其收集范围与眼动脉分支的分布范围一致,其中包括与视网膜中央动脉及其分支伴行的同名静脉(见图 9-1-9)。眼上静脉向后经眶上裂进入颅腔,汇入海绵窦。眼下静脉向后分为两支,一支汇入眼上静脉,另一支经眶下裂进入翼腭窝,汇入翼静脉丛等。眼的静脉没有静脉瓣,与内眦静脉相通,所以面部感染可经眼静脉侵入颅内。

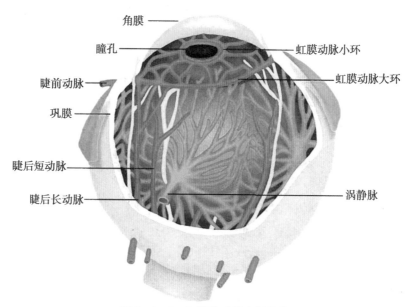

角膜

瞳孔 —————————————— 虹膜动脉小环

睫前动脉 —— 虹膜动脉大环

巩膜 ——

睫后短动脉 ——

睫后长动脉 —— 涡静脉

图 9-1-9　虹膜的动脉和涡静脉

思考题

1. 视远或近物体时,晶状体有什么变化? 睫状肌是如何调节的?

2. 简述眼球壁的组成及功能。

3. 简述房水的产生、循环途径及功能。

4. 简述眼肌的神经支配和功能。

小案例

知识拓展

同步测试

（丁明星）

第二章　前庭蜗器

课件

微课

前庭蜗器(vestibulocochlear organ)即耳(ear),由外耳、中耳和内耳组成,前两者传导声波,后者为听觉感受器(听器)和位觉感受器(蜗器)的所在部位。听器和蜗器在结构上关系密切,听器感受声波的刺激,蜗器感受头部位置变动、重力变化和运动速度等的刺激。

第一节　外　耳

外耳由耳郭、外耳道和鼓膜构成。

一、耳郭

耳郭(auricle)(见图 9-2-1)位于头部两侧,以弹性软骨为支架,外包薄层皮肤,皮下组织少,血管神经丰富。耳郭下部向下垂的柔软部分称耳垂,仅由皮肤和皮下组织构成,是临床常用的采血部位。

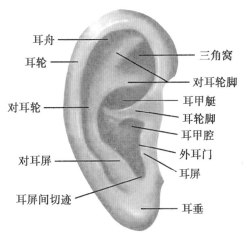

耳舟
耳轮
三角窝
对耳轮脚
耳甲艇
耳轮脚
对耳轮
耳甲腔
外耳门
对耳屏
耳屏
耳屏间切迹
耳垂

三维图:耳郭

图 9-2-1　耳郭

三维图:外耳道

二、外耳道

外耳道(external acoustic meatus)为长 2.5~3.5cm 的盲管,外口称外耳门,底为鼓膜。外耳道内侧 2/3 位于颞骨内,称骨性部;外侧 1/3 以软骨为支架,称软骨部,牵拉耳郭,软骨部可随之移动。外耳道为弯曲的管道,自外而内,先向前,再向后上,最后向前下。检查外耳道和鼓膜时,向后上方牵拉耳郭,可使外耳道变直。但婴幼儿的外耳道几乎全以软骨为支架,短而直,鼓膜近水平位,故检查时须向后下方牵拉耳郭。外耳道皮肤内有耵聍腺,结构类似大汗腺,分泌黄褐色黏稠物称耵聍,干燥后可形成痂块。外耳道皮下组织极少,皮肤与骨膜或软骨膜结合紧密,外耳道发生疖肿时,因张力较大而疼痛剧烈。

三、鼓膜

鼓膜(tympanic membrane)(见图 9-2-2)位于外耳道与鼓室之间,为椭圆形浅漏斗状的半透明薄膜,呈倾斜位,外面朝向外、前、下方。鼓膜中心向内凹陷,称鼓膜脐。鼓膜的上 1/4 区为松弛部,薄而松弛,呈淡红色;下 3/4 区为紧张部,坚实紧张,呈灰白色。紧张部前下方有一三角形反光区,称光锥,鼓膜内陷会导致光锥消失。

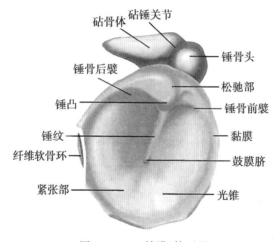

三维图:鼓膜

图 9-2-2 鼓膜(外面观)

第二节 中 耳

中耳包括鼓室、咽鼓管、乳突小房和乳突窦。

一、鼓室

鼓室(tympanic cavity)位于外耳道和内耳之间,是颞骨岩部内的一个不规则含气小腔。鼓室内有 3 块听小骨和 2 块听小骨肌。

（一）鼓室壁

鼓室有不规则的 6 个壁(见图 9-2-3、图 9-2-4):

1. 上壁　又称盖壁,即鼓室盖,为一薄层骨板,借此与颅中窝分隔。

2. 下壁　又称颈静脉壁,借薄层骨板与颈内静脉起始部分隔。

3. 前壁 又称颈动脉壁,与颈动脉管相邻,上部有咽鼓管开口。

4. 后壁 又称乳突壁,上部有乳突窦的开口,由此经乳突窦与乳突小房相通。乳突窦口稍下方有一小的锥形突起,称锥隆起,内藏镫骨肌。

5. 外侧壁 又称鼓膜壁,主要由鼓膜构成,借鼓膜与外耳道分隔。

6. 内侧壁 又称迷路壁,即内耳的外侧壁。此壁的中部隆起,称岬。岬的后上方有一卵圆形孔,称前庭窗。前庭窗后上方的弓形隆起,称面神经管凸,其深部有面神经管通过,管内走行面神经。岬的后下方有一圆孔,称蜗窗,被第二鼓膜所封闭。

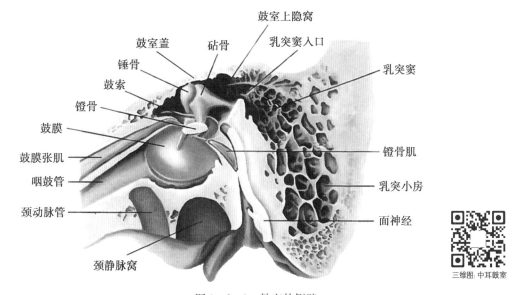

图 9-2-3 鼓室外侧壁

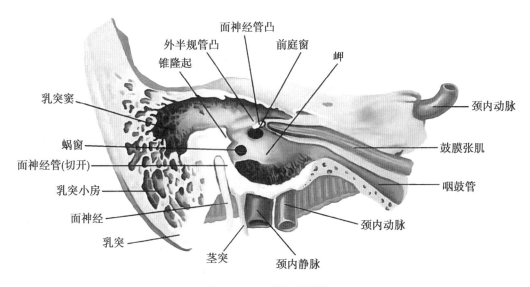

图 9-2-4 鼓室内侧壁

（二）听小骨

听小骨(auditory ossicles)(见图 9-2-5)包括由外向内排列的锤骨、砧骨和镫骨。锤骨形如小锤,借锤骨柄附着于鼓膜脐,柄的上端有鼓膜张肌附着。镫骨形如马镫,镫骨底借韧带连于前庭窗的周边,封闭前庭窗。砧骨形如砧,与锤骨和镫骨分别形成砧锤关节和砧镫关节。

锤骨借锤骨柄连于鼓膜,镫骨底封闭前庭窗。锤骨、砧骨和镫骨在鼓膜与前庭窗之间以关节和韧带连结成听小骨链,似一弯曲的杠杆系统,将声波的振动从鼓膜传递到前庭窗。

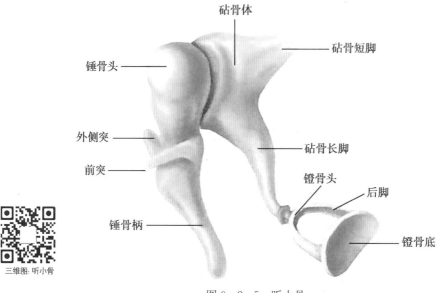

三维图: 听小骨

图 9 - 2 - 5　听小骨

（三）听小骨肌

听小骨肌包括镫骨肌和鼓膜张肌。

1. 镫骨肌　位于锥隆起内,肌腱经锥隆起尖端的下孔进入鼓室,止于镫骨。收缩时,镫骨底前部离开前庭窗,以减低迷路内压,并解除鼓膜的紧张状态,是鼓膜张肌的拮抗肌。

2. 鼓膜张肌　起自咽鼓管软骨部上壁、蝶骨大翼、肌腱到鼓室内止于锤骨柄上端,收缩时向前内侧牵拉锤骨柄,紧张鼓膜(见图 9 - 2 - 3)。

二、咽鼓管

咽鼓管(auditory tube)(见图 9 - 2 - 3、图 9 - 2 - 4)连通鼻咽部与鼓室,可分为前内侧 2/3 的软骨部和后外侧 1/3 的骨性部。软骨部向后外开口于鼓室前壁,为咽鼓管鼓室口。咽鼓管咽口和软骨部平时处于关闭状态,在吞咽运动或尽力张口时,咽口暂时开放,咽鼓管的作用是使鼓膜内外侧的气压保持平衡,有利于鼓膜的振动。小儿咽鼓管宽、短,接近水平位,所以咽部感染可经咽鼓管侵入鼓室,引起中耳炎。

三、乳突小房和乳突窦

乳突窦(mastoid antrum)是介于乳突小房(mastoid cells)和鼓室之间的腔隙,向前开口于鼓室后壁上部,向后与乳突小房相连通。乳突小房为颞骨乳突部内的许多含气小腔。各腔相互连通,内衬黏膜,并与乳突窦和鼓室内的黏膜相延续(见图 9 - 2 - 3、图 9 - 2 -4)。

第三节 内 耳

内耳又称迷路,位于颞骨岩部的骨质内(见图9-2-6),介于鼓室内侧壁和内耳道底之间,是听觉和位觉感受器的载体。内耳形状不规则、构造复杂,可分为骨迷路和膜迷路两部分。骨迷路内充满外淋巴,膜迷路内充满内淋巴,内、外淋巴互不交通。

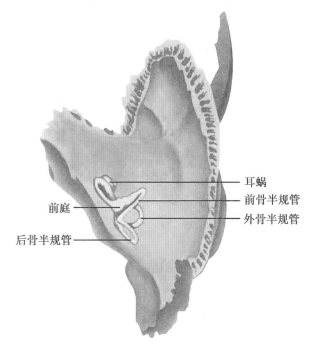

图9-2-6 内耳在颞骨岩部的投影

一、骨迷路

骨迷路(见图9-2-7)是由骨密质围成的骨性隧道,从后外向前内沿着颞骨岩部的长轴排列,依次分为相互连通的骨半规管、前庭和耳蜗。

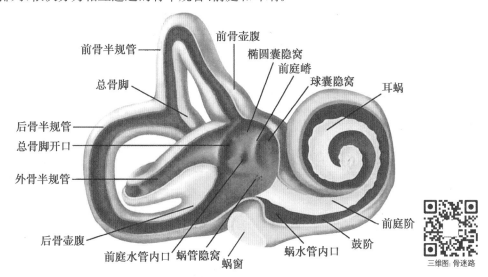

图9-2-7 骨迷路

（一）骨半规管

骨半规管（bony semicircular canals）为 3 个半环形的骨性小管，位于 3 个互相垂直的面上，彼此互成直角排列，分别称为前骨半规管、外骨半规管和后骨半规管。每个半规管都有两个骨脚连于前庭，其中一个骨脚膨大称壶腹骨脚，脚上的膨大部分称骨壶腹；另一个骨脚细小称单骨脚。因前、后骨半规管的两个单骨脚合成一个总骨脚，故 3 个骨半规管共有 5 个骨脚连于前庭。

（二）前庭

前庭（vestibule）是骨迷路的中间部分，为一近似椭圆形的腔隙，前部较窄，有一孔通耳蜗，后部较宽与骨半规管的 5 个骨脚相通。

（三）耳蜗

耳蜗（cochlea）（见图 9 - 2 - 8）位于前庭的前方，形如蜗牛壳，由蜗轴和环绕蜗轴的蜗螺旋管构成。耳蜗的尖称蜗顶，朝向前外，蜗底朝向内耳道底。蜗轴的骨松质内有蜗神经和血管穿行。蜗螺旋管是中空的螺旋状骨管，围绕蜗轴做两圈半旋转。在蜗底处，蜗螺旋管通向前庭，管腔较大；行向蜗顶，管腔逐渐细小，以盲端终于蜗顶。在蜗螺旋管内自蜗轴伸出一螺旋形骨板，称骨螺旋板，此板不完全分隔蜗螺旋管。骨螺旋板的游离缘到蜗螺旋管的外侧壁有蜗管附着。骨螺旋板和蜗管将蜗螺旋管分隔为上、下两条蜗螺旋形管道，即朝向蜗顶的前庭阶和朝向蜗底的鼓阶，前庭阶和鼓阶借蜗顶的蜗孔相通。

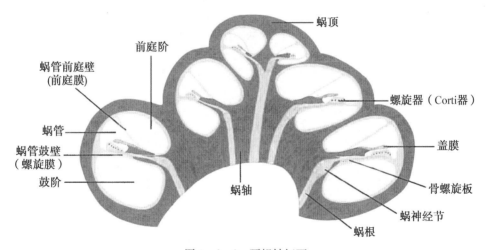

图 9 - 2 - 8　耳蜗轴切面

二、膜迷路

膜迷路是套在骨迷路内密闭的膜性小管和小囊（见图 9 - 2 - 9），借纤维束固定于骨迷路的壁上，由相互连通的膜半规管、椭圆囊、球囊和蜗管组成。膜半规管位于骨半规管内，椭圆囊、球囊位于前庭内，蜗管位于耳蜗的蜗螺旋管内。

（一）膜半规管

膜半规管（semicircular ducts）的形态与骨半规管相似，套于同名骨半规管内，其管径约为骨半规管的 1/4～1/3，分别称为前膜半规管、外膜半规管和后膜半规管。各膜半规管也有相应呈球形的膨大部分，称膜壶腹，壶腹壁上有隆起的壶腹嵴，是位觉感受器，3 个膜半规管内的壶腹嵴相互垂直，能感受头部旋转变速运动的刺激。

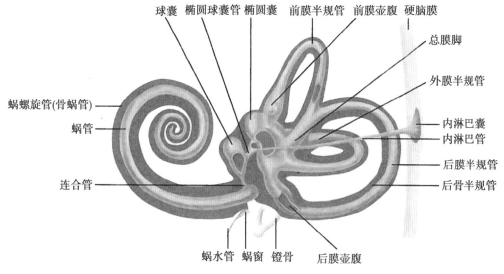

图 9-2-9 内耳模式图

（二）椭圆囊和球囊

椭圆囊（utricle）位于前庭后上方，在椭圆囊的后壁上有 5 个孔与 3 个膜半规管相通。在椭圆囊壁内面有一斑块状隆起，称椭圆囊斑，是位觉感受器。

球囊（saccule）位于椭圆囊的前下方，较椭圆囊小。在球囊的囊壁内，也有一斑块状的隆起，称球囊斑。球囊斑与椭圆囊斑位于相互垂直的两个平面上，两者可感受静止时的位置觉和直线变速运动刺激。

（三）蜗管

蜗管（cochlear duct）（见图 9-2-8）介于骨螺旋板和蜗螺旋管外侧壁之间。一端在前庭，借细管与球囊相连；另一端在蜗顶，顶端为细小的盲管。在横断面上，蜗管呈三角形，其上壁为前庭膜，将前庭阶与蜗管分开；外侧壁为蜗螺旋管内表面骨膜的增厚部分，其上皮深面富含血管，称血管纹，与内淋巴液的产生有关；下壁为螺旋膜又称基底膜，与鼓阶相隔，在螺旋膜上有螺旋器又称 Corti 器，为感受声波刺激的听觉感受器。

三、声波的传导

声波传入内耳感受器的途径有两条：空气传导和骨传导。在正常情况下以空气传导为主。

（一）空气传导

耳郭将收集到的声波经外耳道传到鼓膜，引起鼓膜振动，鼓膜带动听小骨链振动，经镫骨底传到前庭窗，引起前庭窗内的外淋巴波动，外淋巴的波动可通过前庭膜使内淋巴波动，也可直接使螺旋膜振动，从而刺激螺旋器使其产生神经冲动，经蜗神经传入中枢，产生听觉（见图 9-2-10）。

（二）骨传导

骨传导是指声波经颅骨和骨迷路直接传入内耳的过程。声波的冲击和鼓膜的振动可经颅骨和骨迷路传入内耳使内淋巴波动，从而刺激螺旋膜上的螺旋器产生神经冲动。骨传导的存在与否是鉴别传导性耳聋和神经性耳聋的有效方法。

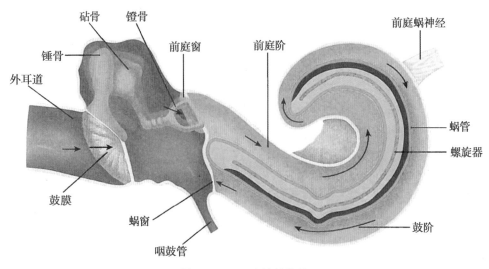

图 9-2-10　声波的传导

思考题

1. 简述鼓膜的位置及形态。

2. 简述咽鼓管的位置及开口,幼儿咽鼓管有何特点?

3. 试述在正常情况下声波的传导途径。

4. 某患者在听力检查过程中,发现右耳空气传导障碍,而骨传导正常,此情况说明了什么问题?为什么?

小案例

知识拓展

同步测试

（丁明星）

第三章 皮 肤

学习 要求
1. 掌握皮肤的基本结构。
2. 熟悉皮肤的附属结构。

课件

皮肤(skin)是人体最大的器官,覆盖身体表面,总面积达 $1.2\sim2m^2$,约占人体体重的 1/6。各处皮肤厚薄不一,手掌、足底等处较厚,而阴囊、腋窝、眼睑等处较薄。皮肤分为表皮和真皮两部分,借皮下组织与深部组织相连。从表皮衍生来的附属器官有毛发、指(趾)甲、皮脂腺、汗腺等结构,毛发和甲是表皮角质化的特殊形式,皮脂腺和汗腺是分布在真皮内的腺体。皮肤内广泛地分布着血管网和神经末梢(见图 9-3-1)。皮肤的颜色有种族差异,也有个体深浅差异,这主要取决于其体内黑色素和胡萝卜素的含量、表皮的厚薄程度以及真皮内血液供给的情况。皮肤具有屏障、吸收、调节体温及感觉等功能。

第一节 表 皮

表皮(epidermis)为皮肤的浅层,其表面可见许多皮沟。表皮由角化的复层扁平上皮构成,内含两类细胞:一类是角蛋白形成细胞,数量多,形态多样,构成表皮的主体;另一类是非角蛋白形成细胞,数量较少,散在分布于角蛋白形成细胞之间。

一、角蛋白形成细胞

根据角蛋白形成细胞在表皮内的形态特点和位置,厚表皮从基底至表面有典型的5层结构(见图 9-3-1、图 9-3-2)。

（一）基底层

基底层位于表皮的最深层,它由一层排列成栅栏状的矮柱状或立方形基底细胞组成,其胞核呈卵圆形,胞质嗜碱性,含丰富的游离核糖体和散在或成束排列的角蛋白丝。

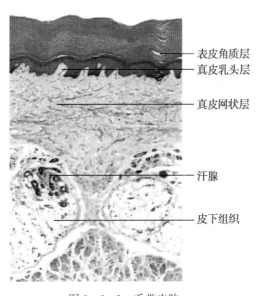

表皮角质层
真皮乳头层

真皮网状层

汗腺

皮下组织

图 9-3-1 手掌皮肤

相邻细胞间有桥粒相连,基底面以半桥粒牢固连于基膜。基底细胞比较幼稚,分裂增殖能力活跃,新生细胞可不断向浅层移动,分化为其余各层的细胞并逐渐角化,基底细胞在皮肤创伤愈合中有重要的再生修复作用,故基底层又称生发层。

表皮中没有血管,基膜的通透性很强,有利于基底细胞自真皮摄取营养。在正常情况下,营养物质甚至细胞都能通过基膜进入表皮,游离神经末梢也通过基膜进入表皮细

423

胞间。

（二）棘层

棘层位于基底层浅面,由 4～10 层多边形细胞组成,因细胞表面伸出许多细而短的棘状小突,故名棘细胞。细胞胞体大,核圆形或椭圆形,位于细胞中央,胞质较丰富,呈弱碱性,含较多成束状分布的角蛋白丝,并附着于桥粒。相邻的棘细胞间以桥粒相连。

（三）颗粒层

颗粒层位于棘层浅面,由 3～5 层扁平的细胞组成,细胞长轴平行于皮肤表面,胞核渐趋退化消失,胞质内除张力原纤维束密集于细胞的周边部外,胞体各处出现了强嗜碱性的透明角质颗粒,故名颗粒层。颗粒的主要成分为富含组氨酸的蛋白质。

（四）透明层

透明层位于颗粒层浅面,由 2～3 层更扁平的细胞组成,仅在手掌和足跖的表皮中见到,在 HE 染色中呈均匀透明状,嗜酸性,胞核和细胞器退化消失,胞质内充满角蛋白丝。

（五）角质层

角质层位于表皮最浅层,其厚度随部位不同而异,此层由许多层扁平的角质细胞叠积而成,细胞核和细胞器完全退化、消失,胞质内充满角蛋白,浅层细胞不时剥脱为角质鳞片。表皮的角化是角蛋白形成细胞不断增殖分化,并向表层逐渐推移的结果,也是细胞内角蛋白逐渐形成的过程。人类的表皮细胞 3～4 周更新一次。

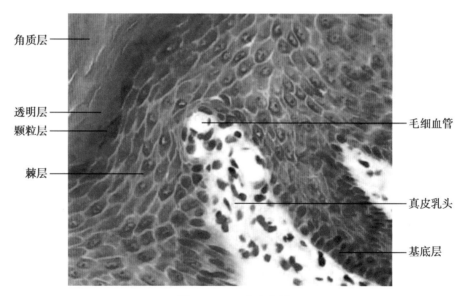

图 9-3-2　表皮分层

二、非角蛋白形成细胞

非角蛋白形成细胞包括黑素细胞、朗格汉斯细胞和梅克尔细胞 3 种。

（一）黑素细胞

黑素细胞(melanocyte)散在于基底细胞之间,细胞体积大,表面有许多细长突起,胞质内有许多高尔基复合体形成的长圆形小体,称黑素体,内含酪氨酸酶,能将酪氨酸转化为黑色素。黑素体充满黑色素后改称黑素颗粒,经细胞突起末端排放到邻近的基底细胞或棘细胞内。肤色的深浅主要取决于黑素细胞合成黑色素的能力与黑素颗粒的分布。

黑素颗粒能吸收紫外线,对表皮深层的幼稚细胞起保护作用(见图9-3-3)。

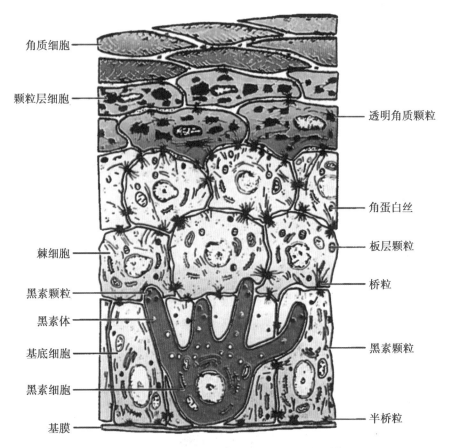

角质细胞

颗粒层细胞

透明角质颗粒

棘细胞

角蛋白丝

板层颗粒

桥粒

黑素颗粒

黑素体

黑素颗粒

基底细胞

黑素细胞

基膜

半桥粒

图9-3-3　角蛋白形成细胞和黑素细胞超微结构模式图

（二）朗格汉斯细胞

朗格汉斯细胞(Langerhans cell)主要散在于棘层内,是一种具有树枝状突起的细胞。胞体圆形,属于单核巨噬细胞系统,参与免疫应答。此细胞在对抗侵入皮肤的病原生物和监视表皮细胞癌变方面起重要作用,是皮肤免疫防御中的重要细胞。

（三）梅克尔细胞

梅克尔细胞(Merkel cell)位于有毛皮肤表皮的基底细胞间,呈扁平状,有短小的指状突起,HE染色不易辨别,功能尚不清楚。

第二节　真　皮

真皮(dermis)位于表皮的深面,由致密结缔组织构成,分为两层(见图9-3-1),即乳头层和网状层。

一、乳头层

乳头层借基膜与表皮相连,并突向表皮的生发层形成真皮乳头,其推起表皮,显出皮嵴,嵴与嵴之间以皮沟分界,肉眼可见。手指末节掌侧面和足趾末节跖侧面的皮肤都有定型的嵴纹,特称之为指(趾)纹。乳头的形成增加了表皮与真皮的接触面,有利于两者的连接和物质的新陈代谢。真皮乳头分两种：内含丰富毛细血管者，称血管乳头；内含游离神经末梢和触觉小体者，称神经乳头。

二、网状层

网状层位于乳头层深面，是真皮的主要组成部分，其内的胶原纤维粗大并交织成网，还有许多弹性纤维穿行其中，使皮肤具有较大的韧性和弹性。此层内还有较大的血管、淋巴管、神经纤维以及环层小体、毛囊、皮脂腺、汗腺等。

第三节　皮肤的附属结构

皮肤附属器包括毛、皮脂腺、汗腺、指（趾）甲，均由表皮衍生而来（见图9-3-4）。

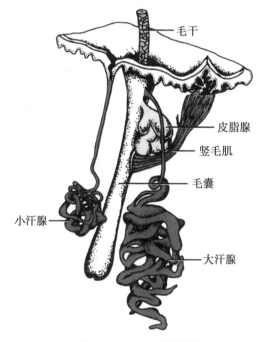

毛干

皮脂腺

竖毛肌

毛囊

小汗腺

大汗腺

图9-3-4　皮肤附属器

一、毛

人体皮肤除手掌、足底外，其余体表均有毛分布。毛分毛干、毛根、毛球等部分。露出体表的部分称毛干，包埋于皮肤内的部分称毛根，包在毛根周围的上皮和结缔组织形成的鞘状结构称毛囊，毛根和毛囊末端形成的膨大称毛球，是毛和毛囊的生长点。毛球基部内陷，结缔组织和血管神经突入其中，称毛乳头，其对毛的生长起诱导作用并供给营养。毛球处的上皮内含黑素细胞，黑素颗粒注入毛根和毛干而使毛呈黑色。毛和毛囊斜长在皮肤内，与皮肤表面呈钝角的一侧，有一束平滑肌连于毛囊和真皮乳头之间称竖毛肌或立毛肌。竖毛肌受交感神经支配，收缩时使毛竖起，皮肤呈现鸡皮疙瘩样外观（见图9-3-5）。

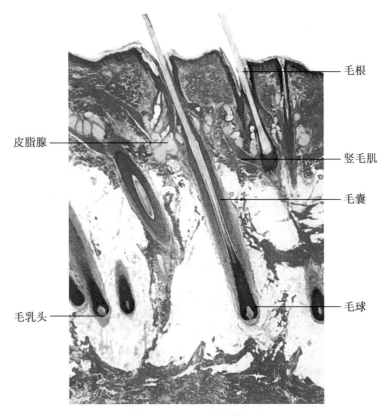

图9-3-5 头皮垂直切面

毛根
皮脂腺
竖毛肌
毛囊
毛球
毛乳头

二、皮脂腺

皮脂腺为分支泡状腺,位于毛囊与竖毛肌之间,导管短,开口于毛囊,有的也直接开口于皮肤表面(见图9-3-6)。分泌部由数层细胞组成,胞质中充满大小不等的脂滴,胞核固缩溶解。在近导管处,细胞解体,连同脂滴一起排入毛囊上部或直接排到皮肤表面,成为皮脂,皮脂对毛和皮肤有润滑作用。竖毛肌收缩有助于皮脂的排出。皮脂腺的分泌受性激素调节,在青春期活跃。

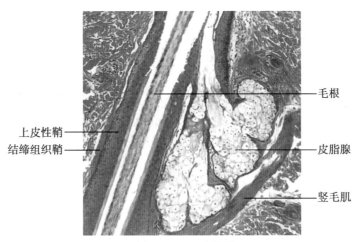

毛根
上皮性鞘
结缔组织鞘
皮脂腺
竖毛肌

图9-3-6 皮脂腺

三、汗腺

汗腺为单曲管状腺,开口于皮肤表面,由分泌部和导管组成(见图9-3-7)。汗腺分为小汗腺和大汗腺两种。

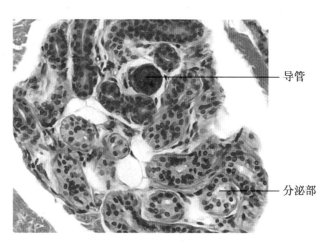

图9-3-7 汗腺

（一）小汗腺

小汗腺遍布全身,分泌部位于真皮深层和皮下组织内,由单层锥体细胞围成。导管细长由两层立方细胞构成,从真皮深部蜿蜒上行,穿过表皮而开口于体表。

（二）大汗腺

大汗腺主要分布于腋窝、会阴、肛门周围等处,分泌部粗大,盘曲成团,导管开口于毛囊,分泌物较黏稠,经细菌分解后产生特殊的气味,称狐臭。大汗腺在青春期发达,分泌旺盛。

四、指（趾）甲

指（趾）甲由多层紧密排列的角质细胞构成,呈扁平板状(见图9-3-8)。露在外者为甲体,包埋于皮肤内者为甲根,甲体深面的皮肤为甲床。甲根附着处的甲床特别厚,是甲的生长点,称甲母质。甲体周缘的皮肤称甲襞,甲体与甲襞之间称甲沟。

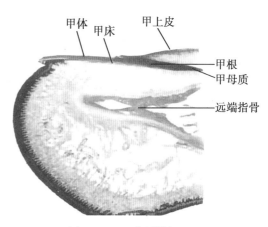

图9-3-8 指甲纵切面

思考题 简述皮肤的组成。

小案例

知识拓展

同步测试

（丁明星）

第十篇　神经系统

第一章　神经系统的解剖与组织结构

1. 掌握神经系统的区分和常用术语。

2. 掌握脊髓的位置。掌握脑各部的组成,脑干、间脑、丘脑、小脑的位置和分部。掌握大脑的分叶,基底核的位置、组成,内囊的位置、组成和临床意义;大脑皮质主要功能区的位置。

3. 熟悉躯干、四肢深感觉和浅感觉传导通路各级神经元胞体的位置,纤维行走的交叉部位,皮质投射区。熟悉上、下运动神经元的概念。

4. 掌握硬膜外隙、蛛网膜下隙的定义、位置和临床应用。掌握脑室系统的组成、脑脊液的产生和循环途径。熟悉脑的动脉来源及其分支分布情况。

5. 熟悉膈神经、正中神经、尺神经、桡神经、腋神经、股神经和坐骨神经的发起、行程、分支、分布和损伤后表现,熟悉胸神经皮支的节段性分布。

6. 掌握脑神经的名称和顺序,熟悉Ⅲ、Ⅴ、Ⅶ、Ⅸ、Ⅹ诸脑神经的分支分布概况。

7. 熟悉自主神经的概念、区分和特点。

8. 熟悉交感神经和副交感神经低级中枢的部位,交感干的位置。

神经系统(nervous system)由脑、脊髓以及附于脑和脊髓的周围神经组成。神经系统是人体结构和功能最复杂的系统,由数以亿计的相互联系的神经细胞组成。其功能是:控制和调节其他系统的活动,使人体成为一个有机的整体;维持机体与外界环境间的统一。神经系统活动的基本方式是反射,反射的物质基础是反射弧,由感受器、传入神经、中枢、传出神经和效应器构成。神经系统通过它相连的各种感受器,接受内、外环境的各种刺激,经传入神经传至中枢的不同部位,经过整合后发出相应的神经冲动,经传出神经将神经冲动传至相应的效应器,产生各种反应,称反射。人类由于生产劳动产生了语言和思维,从而促进大脑皮质高度发展,不仅能适应外界环境,而且还能主动地认识世界和改造世界。

1. 神经系统的区分　神经系统(见图 10-1-1)可分为中枢神经系统和周围神经系统两部分。中枢神经系统(central nervous system)包括脑和脊髓,分别位于颅腔和椎管内。周围神经系统(peripheral nervous system)是指与脑和脊髓相连的神经,分布于全身各部,包括脑神经和脊神经。脑神经共 12 对,与脑相连;脊神经共 31 对,与脊髓相连。周围神经又可根据分布的不同对象分为躯体神经和内脏神经,躯体神经分布于体表、骨、关节和骨骼肌,内脏神经分布到内脏、心血管和腺体。躯体神经和内脏神经均含有感觉和运动两种纤维,感觉神经又称为传入神经,它将神经冲动自感受器传向中枢神经系统;运动神经又称为传出神经,它将神经冲动自中枢神经系统传向效应器。内脏运动神经又可分为交感神经和副交感神经。

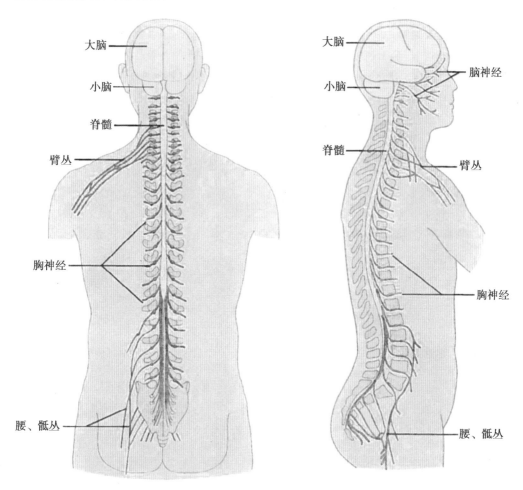

图 10-1-1 神经系统概况

2. 神经系统常用术语 在中枢神经系统和周围神经系统中,神经元的胞体和突起因所在的部位和排列方式的不同而被赋予不同的术语名称。在中枢神经系统,神经元的胞体及其树突集中处色泽灰暗,称灰质(gray matter),被覆于大、小脑表面的灰质又称皮质;功能相同的神经元胞体集中形成的团块称为神经核(nucleus)。在中枢神经系统,神经纤维集合处色泽亮白,称为白质(white matter);起止、行程和功能基本相同的神经元突起在中枢集合成束称为纤维束(fasciculus)。在周围神经系统,神经元胞体集中形成神经节(ganglion);神经纤维集中形成神经(nerve)。而中枢神经系统内灰质和白质混杂排列则形成网状结构(reticular formation)。

第一节 中枢神经系统

一、脊髓

(一)脊髓的位置和外形

脊髓(spinal cord)位于椎管内,呈前后稍扁的圆柱状,全长 42～45cm。上端在平枕骨大孔处与延髓相连,下端在成人达第 1 腰椎下缘(新生儿达第 3 腰椎平面)。

脊髓全长粗细不等,有两个梭形膨大部:颈膨大位于第 4 颈髓节段到第 1 胸髓节段,腰骶膨大位于第 1 腰髓节段到第 3 骶髓节段。下端变细,呈圆锥状,称为脊髓圆锥,脊髓圆锥向下延伸出一条终丝,无神经组织结构,终于尾骨背面。脊髓表面有 6 条纵沟,前面是较深的前正中裂,后面是较浅的后正中沟,侧面还有前外侧沟和后外侧沟(见图 10-1-2)。前外侧沟和后外侧沟中分别有脊神经前根和后根,后根上有一膨大的脊神经节,前后根在椎间孔处合并成为脊神经。脊髓圆锥下方,腰骶部的脊神经根连同终丝,合称马尾。

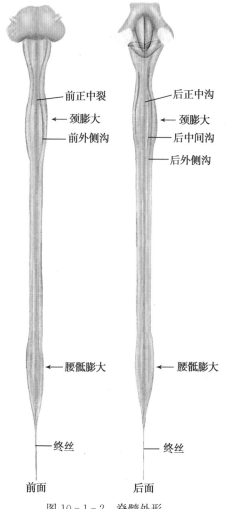

图 10-1-2 脊髓外形

脊髓在外形上无明显的节段,但与每一对脊神经相连的一段脊髓,称为一个脊髓节段。脊神经共 31 对,相应的脊髓共分 31 个节段,即颈髓 8 节($C_1 \sim C_8$),胸髓 12 节($T_1 \sim T_{12}$),腰髓 5 节($L_1 \sim L_5$),骶髓 5 节($S_1 \sim S_5$),尾髓 1 节(Co_1)。

由于成人的脊髓短而椎管长,使脊髓节段与相应序数的椎骨不完全对应。熟悉成人脊髓节段与椎骨的对应关系,对确定脊髓和脊柱病变的位置和范围有重要意义。成人脊髓节段与椎骨的对应关系见表 10-1-1。

表 10-1-1　脊髓节段与椎骨的对应关系

脊髓节段	相应的椎骨	推算举例
$C_1 \sim C_4$	平对同序数椎骨(体)	C_3 平对第 3 颈椎
$C_5 \sim T_4$	较同序数椎骨高 1 个椎骨(体)	C_5 平对第 4 颈椎
$T_5 \sim T_8$	较同序数椎骨高 2 个椎骨(体)	T_5 平对第 3 胸椎
$T_9 \sim T_{12}$	较同序数椎骨高 3 个椎骨(体)	T_{10} 平对第 7 胸椎
$L_1 \sim L_5$	平对第 10、11 胸椎和第 12 胸椎体上半部	
$S_1 \sim S_5$、Co_1	平对第 12 胸椎体下半部和第 1 腰椎	

（二）脊髓的内部结构

脊髓内部分为中央的灰质和周围的白质两部分(见图 10-1-3)。

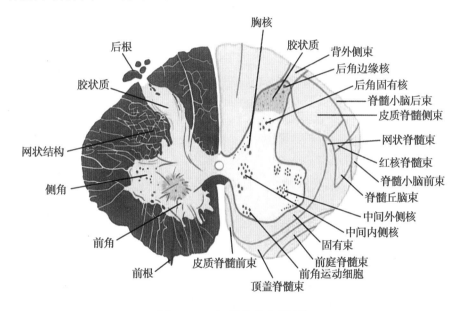

图 10-1-3　脊髓的内部结构

1. 灰质　在横切面上呈"H"形,左右对称。中央的小孔为中央管,此管纵贯脊髓全长,上与第四脑室相通。灰质前端膨大称前角,后部狭细为后角,前后角之间向两侧突出的为侧角。前角、后角和侧角均纵行连续成柱状,称前柱、后柱和侧柱。前柱、后柱纵贯脊髓全长,侧柱仅见于颈 8 到腰 3 脊髓节段。

前角内含运动神经元,为多极神经元,有大型的 α-运动神经元和小型的 γ-运动神经元两种,前者为支配骨骼肌的梭外肌纤维,传递随意运动冲动;后者支配梭内肌纤维,与肌张力调节有关。后角内主要为接受感觉的中间神经元。侧角内含有交感神经元,是交感神经的低级中枢。在骶 2~4 脊髓节段相当于侧角的位置,内含有副交感神经元,为副交感神经的低级中枢。

2. 白质　位于灰质的周围,每侧可分为 3 个索:后正中沟与后外侧沟之间为后索,后外侧沟与前外侧沟之间为外侧索,前外侧沟与前正中裂之间为前索。根据纤维束的起止、功能不同,白质内存在上行纤维束、下行纤维束和固有束。上行纤维束将各种传入神经冲动传至脑,重要的上行纤维束有传导痛、温、压、粗触的脊髓丘脑束(spinothalamic tract),以及后索中传导本体感觉和精细触觉冲动的薄束(fasciculus gracilis)和楔束(fasciculus cuneatus)等;下行纤维束将脑发放的冲动传到脊髓前角,再通过脊神经传到肌肉,支配肌肉运动,重要的下行纤维束有支配躯干四肢骨骼肌的皮质脊髓束(corticospinal tract)。而固有束是联系脊髓不同节段的纤维束。

二、脑

脑(brain)位于颅腔内。人脑可分为脑干(延髓、脑桥、中脑)、间脑、小脑、端脑(见图10-1-4)。

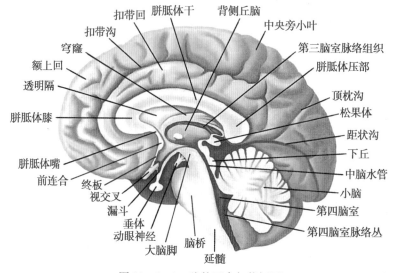

图10-1-4　脑的正中矢状切面

(一)脑干

脑干(brain stem)(见图10-1-5、图10-1-6)自下而上由延髓(medulla oblongata)、脑桥(pons)、中脑(midbrain)组成。上接间脑,下续脊髓,背面与小脑相连。脑干表面有第Ⅲ～Ⅻ对脑神经与脑干相连,其中,第Ⅲ～Ⅳ对脑神经与中脑相连,第Ⅴ～Ⅷ对脑神经与脑桥相连,第Ⅸ～Ⅻ对脑神经与延髓相连。

1. 脑干外形

(1)腹侧面:中脑腹侧面有两个半圆柱状的结构称大脑脚,主要由大量来自大脑皮质发出的下行纤维束构成,两脚之间的凹陷为脚间窝。大脑脚的内侧有动眼神经根出脑。脑桥腹侧面膨隆部分为基底部。基底部正中的纵行浅沟,称基底沟,容纳基底动脉。基底部向后外逐渐变窄,移行为小脑中脚。在移行处有三叉神经根出入。在脑桥下端的延髓脑桥沟中,自内向外依次有展神经根、面神经根和前庭蜗神经根出入。延髓、脑桥和小脑的交角处,临床上称脑桥小脑三角,面神经和前庭蜗神经根出入于此处。因此,该部的肿瘤能压迫这些神经和小脑而引起诸多症状。延髓腹侧面中线两侧有两个纵行隆起,称为锥体。锥体下端神经纤维左右交叉,称为锥体交叉。在延髓上部锥体背外侧的卵圆形隆起为橄榄,内含下橄榄核。橄榄和锥体之间的前外侧沟中有舌下神经根丝,在橄榄的背侧,自上而下依次有舌咽神经、迷走神经和副神经的神经根出入。

(2)背侧面:中脑背侧面有2对隆起,上方称上丘,与视觉反射有关;下方称下丘,与听觉反射有关。下丘的下方有滑车神经穿出。脑桥背侧面和延髓背侧面上部共同形成的菱形凹陷称菱形窝。菱形窝下方,正中线两侧有薄束结节和楔束结节,其深面分别有薄束核和楔束核。

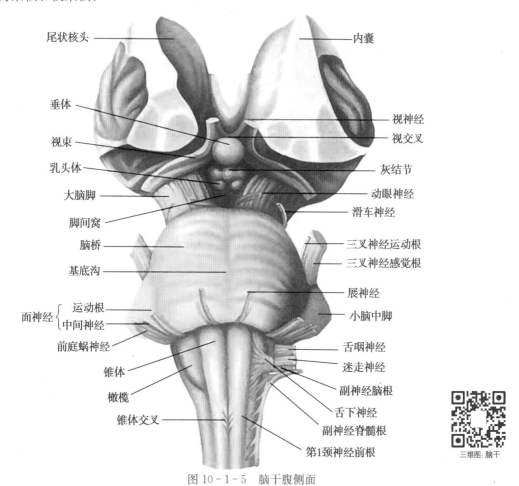

图 10-1-5 脑干腹侧面

（3）菱形窝：又称第四脑室底,呈菱形,由脑桥和延髓的上半部背侧面构成,其中部髓纹为脑桥和延髓的分界。在窝的正中线上的纵沟,称正中沟,其外侧的纵沟为界沟。界沟外侧的三角区,称前庭区,深面为前庭神经核。前庭区的外侧角上的小隆起称为听结节,内含蜗神经核。靠近髓纹上方,界沟内侧的圆形隆起,称面神经丘,其深面为展神经核和面神经膝。髓纹以下界沟内侧可见迷走神经三角和舌下神经三角,分别内含迷走神经背核和舌下神经核。

（4）第四脑室：位于延髓、脑桥和小脑之间的腔室。第四脑室向上经中脑水管与第三脑室相通,向下通延髓中央管,并借第四脑室正中孔和左、右外侧孔与蛛网膜下隙相通。

2. 脑干内部结构

（1）灰质：脑干的灰质为不连续的团状或柱状神经核,其中与脑神经有关的称脑神经核,与脑神经无关的称非脑神经核。脑神经核按其功能可分为躯体感觉核、躯体运动核、内脏感觉核、内脏运动核。脑神经核的名称,多与其相连的脑神经名称一致。而各脑神经核的位置大致与各脑神经根在脑干附着的高低顺序位置相对应。第Ⅲ～Ⅳ对脑神经核位于中

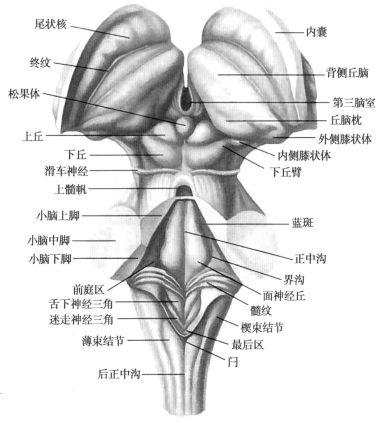

图 10-1-6 脑干背侧面

脑;第Ⅴ～Ⅷ对脑神经核位于脑桥,第Ⅸ～Ⅻ对脑神经核位于延髓(见图 10-1-7)。

1) 躯体运动柱:邻近正中线,支配骨骼肌。由动眼神经核、滑车神经核、三叉神经运动核、展神经核、面神经核、疑核、副神经核和舌下神经核 8 对核团组成。

2) 内脏运动柱:位于躯体运动柱的外侧,靠近界沟,支配头、颈、胸、腹部的平滑肌、心肌和腺体,由动眼神经副核、上泌涎核、下泌涎核和迷走神经背核 4 对核团组成。

3) 内脏感觉柱:位于界沟外侧,由单一孤束核构成。上部的味觉核,接受初级味觉纤维;下部的心-呼吸核,接受脏器和心血管的初级感觉纤维。

4) 躯体感觉柱:位于内脏感觉柱的腹外侧,接受头面部皮肤及口、鼻腔黏膜的初级感觉纤维。由三叉神经感觉核(包括三叉神经中脑核、三叉神经脑桥核、三叉神经脊束核)、蜗神经核和前庭神经核组成。

除脑神经核外还有很多与上、下行的传导束相关,起中继作用的非脑神经核(中继核),如延髓有薄束核、楔束核,中脑有上丘核、下丘核、红核、黑质等。

(2) 白质:脑干的白质由重要的上行纤维束、下行纤维束和出入小脑的纤维束组成。

上行纤维束主要有内侧丘系、脊髓丘脑束、三叉丘系和外侧丘系等。内侧丘系(medial meniscus)由延髓的薄束核、楔束核发出,大部分纤维在延髓中央管的腹侧左右交叉后形成内侧丘系交叉,然后在中线两侧形成内侧丘系,终止于背侧丘脑腹后外侧核,主要传导来自对侧的躯干四肢的本体觉和精细触觉。脊髓丘脑束(spinothalamic tract)来自脊髓,终止于背侧丘脑腹后外侧核,传导躯干、四肢的痛温觉和粗触觉。三叉丘系(tri-

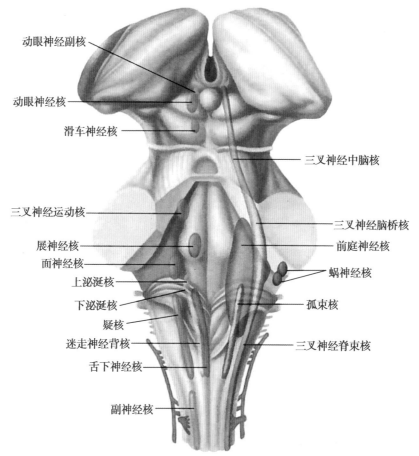

动眼神经副核

动眼神经核

滑车神经核

三叉神经中脑核

三叉神经运动核

展神经核

面神经核

上泌涎核

下泌涎核

疑核

迷走神经背核

舌下神经核

副神经核

三叉神经脑桥核

前庭神经核

蜗神经核

孤束核

三叉神经脊束核

图 10 - 1 - 7　脑神经核投影（背面观）

geminal lemniscus）由三叉神经脊束核和三叉神经脑桥核发出的纤维交叉到对侧上行后形成，终止于背侧丘脑腹后内侧核，传导对侧头面部温、痛、触觉。外侧丘系（lateral lemniscus）由双侧上橄榄核及蜗神经核发出的纤维，在脑桥中、下部折返向上形成，终止于间脑的内侧膝状体，传导听觉信息。

下行纤维束将神经冲动由上向下传至效应器，其传导方向与上行纤维束相反。包括锥体系和锥体外系，前者支配骨骼肌随意运动，后者与运动的协调、肌张力的调节、姿势的维持和平衡有关。锥体束（pyramidal tract）为主要下行纤维束，自大脑皮质锥体细胞发出，经内囊、中脑、脑桥至延髓锥体，由终止于脊髓灰质前角的皮质脊髓束（corticospinal tract）和终止于脑干内的脑神经躯体运动核的皮质核束（corticonuclear tract）组成。

（3）网状结构：在脑干内还有很多纵横交错的神经纤维和散在的神经核团，此种灰质、白质交织区称为网状结构。网状结构与中枢神经系统各部有广泛的联系，不但具有参与躯体运动、躯体感觉以及内脏调节功能，并且在维持大脑皮质觉醒状态中起重要作用。此外，脑干网状结构中有许多重要的生命中枢，如延髓内的心血管中枢和呼吸中枢、脑桥内的角膜反射中枢、中脑内的瞳孔对光反射中枢。

（二）间脑

间脑（diencephalon）（见图 10 - 1 - 4）位于中脑上方，两大脑半球之间，大部分被大脑所覆盖。两侧间脑间为一狭小的腔隙，称为第三脑室，它与端脑的侧脑室及中脑水管相通。间脑主要包括背侧丘脑、后丘脑、下丘脑、上丘脑和底丘脑 5 部分(见图 10 - 1 - 8)。

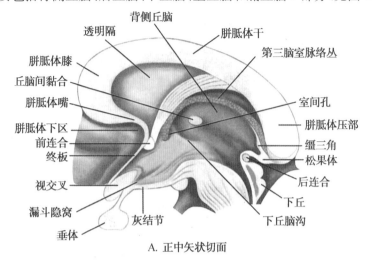

A. 正中矢状切面

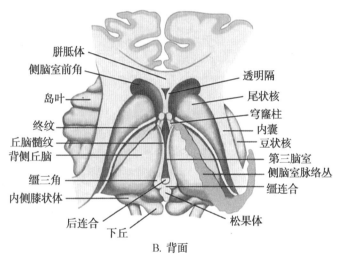

B. 背面

图 10 - 1 - 8　间脑

1. 背侧丘脑(dorsal thalamus)　又称丘脑,位于间脑背侧部,为一对卵圆形的灰质块,内邻第三脑室,外邻内囊(见图 10 - 1 - 9)。内部被白质纤维形成的内髓板分隔为 3 个核群:前核群位于内髓板分叉部的前上部,其功能与内脏活动有关;内侧核群位于内髓板的内侧,其功能可能是联合躯体和内脏感觉冲动的整合中枢;外侧核群则位于内髓板的外侧,其腹后核可分腹后内侧核群和腹后外侧核群,前者接受三叉丘系及味觉纤维;后者接受脊髓丘系和内侧丘系的纤维。

2. 后丘脑(metathalamus)(见图 10 - 1 - 9)　位于丘脑的后面,包括内、外侧膝状体。内侧膝状体是听觉传导通路的中继核,发出纤维投射到大脑皮质听觉中枢;外侧膝状体是视觉传导通路的中继核,发出纤维投射到大脑皮质视觉中枢。

3. 下丘脑(hypothalamus)(见图 10 - 1 - 8,图 10 - 1 - 10)　位于丘脑的前下方,其主要结构自前向后有:视交叉、灰结节、乳头体、漏斗和垂体。下丘脑内的主要核团有视上核和室旁核,两者分泌的加压素和催产素随神经纤维输送至垂体后叶(神经部),最后释放到血液中。下丘脑是神经内分泌中心,同时也是调节内脏活动的较高级中枢,并对体温、摄食、水盐平衡等起调节作用。

4. 第三脑室　第三脑室是位于左、右背侧丘脑和下丘脑之间的狭窄腔隙，其前方借左、右室间孔与左、右侧脑室相通，后方借中脑水管与第四脑室相通。

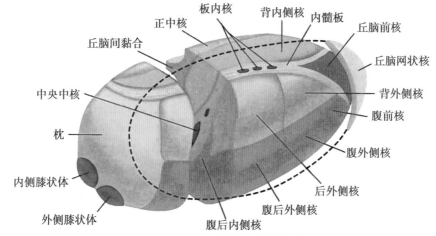

图 10 - 1 - 9　背侧丘脑的核群

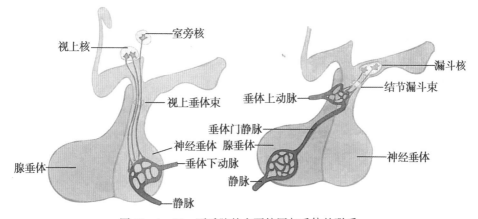

图 10 - 1 - 10　下丘脑的主要核团与垂体的联系

（三）小脑

小脑（cerebellum）（见图 10 - 1 - 11）位于颅后窝，延髓与脑桥的背侧，大脑后下方。小脑两侧膨大部分称为小脑半球；中间较窄的部分称为小脑蚓；在两半球下面的前内侧，各有一突起，叫小脑扁桃体（tonsil of cerebellum）。小脑扁桃体邻近延髓和枕骨大孔的两侧，当颅内压增高时，小脑扁桃体有可能受挤而嵌入枕骨大孔，造成小脑扁桃体疝（枕骨大孔疝），压迫延髓，危及生命。

小脑表面的灰质，称小脑皮质；位于小脑皮质深部的白质，称小脑髓质；埋在小脑髓质内的灰质团块，称小脑核（见图 10 - 1 - 12）。小脑核有 4 对，即齿状核、顶核、栓状核和球状核。小脑的传入纤维有前庭小脑束、脊髓小脑束、脑桥小脑束和橄榄小脑束等，均经小脑下脚和中脚传入小脑，出小脑的纤维组成小脑上脚。

根据发生、功能和纤维联系，小脑可分为 3 叶：绒球小结叶（古小脑）与维持身体姿势平衡有关；小脑前叶（旧小脑）与肌张力调节有关；小脑后叶（新小脑）对骨骼肌的随意运动起协调作用。

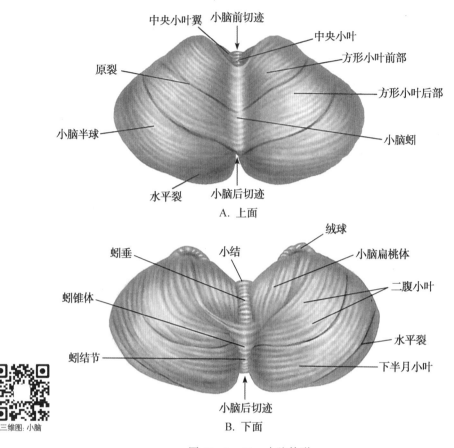

中央小叶翼　小脑前切迹
小脑前切迹
中央小叶
方形小叶前部
原裂
方形小叶后部
小脑半球
小脑蚓
水平裂　小脑后切迹

A. 上面

绒球
蚓垂　小结
小脑扁桃体
蚓锥体
二腹小叶
水平裂
蚓结节
下半月小叶
小脑后切迹

B. 下面

三维图:小脑

图 10-1-11　小脑外形

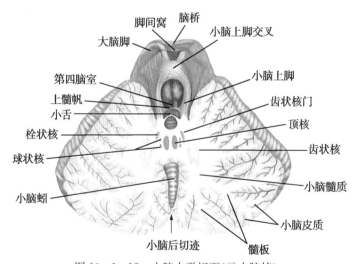

脚间窝　脑桥
大脑脚
小脑上脚交叉
第四脑室
小脑上脚
上髓帆
齿状核门
小舌
顶核
栓状核
齿状核
球状核
小脑髓质
小脑蚓
小脑皮质
小脑后切迹
髓板

图 10-1-12　小脑水平切面(示小脑核)

（四）端脑

端脑(telencephalon)（见图 10-1-13、图 10-1-14、图 10-1-15）又名大脑,是中枢神经最高级部分,主要包括左、右大脑半球。两大脑半球之间的深裂,称大脑纵裂。裂底为连接两大脑半球的白质板,称胼胝体。

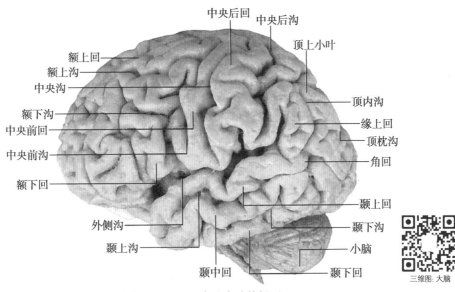

图 10 - 1 - 13　大脑半球外侧面

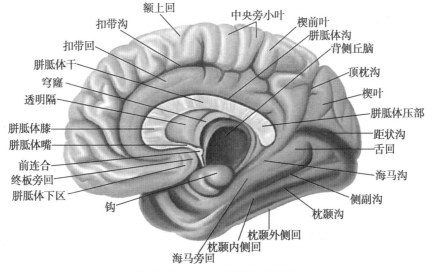

图 10 - 1 - 14　大脑半球内侧面

1. 大脑半球的外形

（1）大脑半球的分叶：每侧半球借 3 条沟分为 5 个叶。这 3 条沟为：外侧沟，中央沟，顶枕沟。5 个叶为额叶（frontal lobe），在中央沟的前方；顶叶（parietal lobe），在中央沟和顶枕沟之间；枕叶（occipital lobe），在顶枕沟的后方；颞叶（temporal lobe），在外侧沟的下方；岛叶（insula），埋藏在外侧沟底。

（2）大脑半球重要的脑回：大脑表面凹凸不平，沟与沟之间的隆起称为脑回。在上外侧面，紧靠中央沟前面有中央前回，紧靠中央沟后面有中央后回。在中央后沟的后部有一前后走向的顶内沟。以顶内沟为界，以上的部分为顶上小叶；以下的部分为顶下小叶，顶下小叶又分为围绕外侧沟末端的缘上回和围绕颞上沟末端的角回。在内侧面和下面，围绕胼胝体的上方，有弓形的扣带回。从胼胝体后端，向前延续到脑下面的回，称为

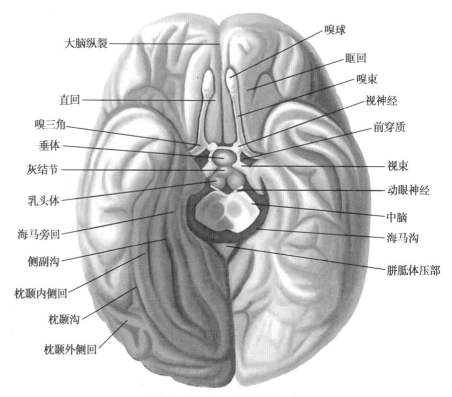

图 10 - 1 - 15　大脑半球底面

海马旁回,其前端弯成钩状称海马旁回钩。在海马旁回上内侧为海马沟,其上方有呈锯齿状的窄条皮质,称齿状回。在齿状回的外侧,侧脑室下角底壁上有一弓状的隆起,称海马。扣带回、海马旁回及钩等相连接成为围绕胼胝体呈穹隆形的脑回,合称为边缘叶(limbic lobe)。额叶下面有纵行的嗅束(olfactory tract),其前端膨大为嗅球,后端扩大为嗅三角。

2. 大脑半球的内部结构　大脑半球的表层为灰质称大脑皮质,深部为白质(又称髓质),内有基底核。大脑半球内的腔室称为侧脑室,它们借室间孔与第三脑室相通(见图 10 - 1 - 16)。

微课

(1) 大脑皮质功能定位:人类的大脑皮质高度发达,其总面积约 2200cm^2,约有 26 亿个神经细胞,它们按一定的规律分层排列。机体的运动、感觉、视觉、听觉、语言活动等功能,在大脑皮质都有相应的中枢部位。运动中枢主要在中央前回与中央旁小叶的前部,感觉中枢主要在中央后回与中央旁小叶后部,听觉中枢在颞叶外侧沟内的颞横回,视觉中枢位于枕叶内侧面距状沟两侧的皮质(见图 10 - 1 - 17)。语言中枢(见图 10 - 1 - 17)包括:运动性语言中枢、书写中枢、听觉性语言中枢和视觉性语言中枢,分别位于额下回后部、额中回后部、缘上回和角回。额下回后部受损的患者可以看懂文字与听懂别人的谈话,但却不会说话,而与发音有关的肌肉并不麻痹,此即运动性失语症。如果损伤额中回后部接近中央前回的手部代表区,则会出现失写症。这种患者可以听懂别人说话,看懂文字,能说话,但不会书写;而手部的其他运动并不受到影响。如果颞上回后部受损伤,则会产生感觉性失语症。患者可以讲话及书写,也能看懂文字,但听不懂别人的谈话。如果角回损伤则可引起失读症,患者看不懂文字的含义,但视觉正常。左、右大脑半球的发育具有不对称性,左侧大脑半球与语言、

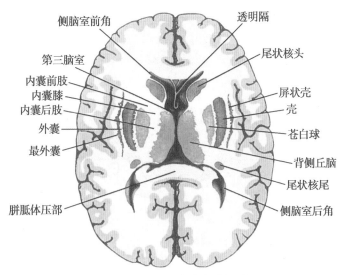

侧脑室前角　　　透明隔

第三脑室　　　　尾状核头

内囊前肢　　　　屏状壳

内囊膝　　　　　壳

内囊后肢

外囊　　　　　　苍白球

最外囊

　　　　　　　　背侧丘脑

　　　　　　　　尾状核尾

胼胝体压部　　　侧脑室后角

图 10 - 1 - 16　大脑水平切面

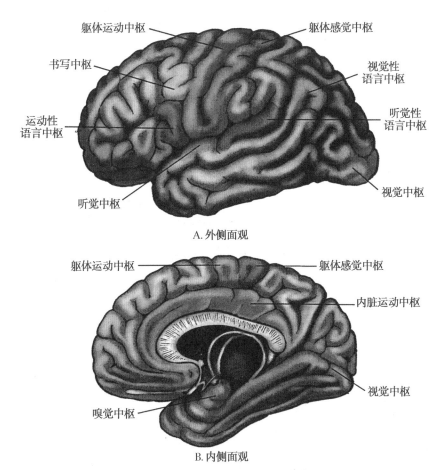

躯体运动中枢　　　　　躯体感觉中枢

书写中枢　　　　　　　视觉性
　　　　　　　　　　　语言中枢

　　　　　　　　　　　听觉性
运动性　　　　　　　　语言中枢
语言中枢

　　　　　　　　　　　视觉中枢

听觉中枢

A. 外侧面观

躯体运动中枢　　　　　躯体感觉中枢

　　　　　　　　　　　内脏运动中枢

　　　　　　　　　　　视觉中枢

嗅觉中枢

B. 内侧面观

图 10 - 1 - 17　大脑皮质功能定位

意识、数学分析等密切相关,因此语言区主要集中在左侧大脑半球;右侧大脑半球主要感知非语言信息、音乐、图形和时空概念。

（2）基底核(basal nuclei)：包括尾状核、豆状核和杏仁体等灰质核团(见图 10 - 1 - 18)。尾状核呈弓形，分头、体、尾 3 部，尾端连接杏仁体。豆状核可分为 3 部分：外侧部称为壳，内侧两部称为苍白球。豆状核和尾状核合称为纹状体，其中苍白球称为旧纹状体，尾状核和壳合称为新纹状体。纹状体的主要功能是调节肌张力和协调肌群运动。

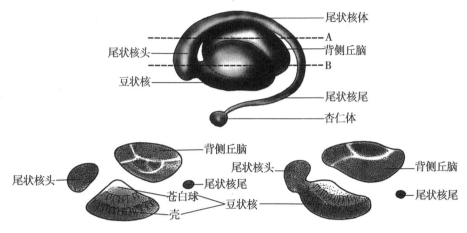

图 10 - 1 - 18　基底核

（3）大脑半球的髓质：根据纤维的行径和联系可分成 3 类：联络纤维，是联系同侧半球各叶间或回间的纤维；连合纤维，是连接左右半球皮质的纤维，如胼胝体等；投射纤维，是联系大脑皮质和皮质下中枢的上、下行纤维。

内囊(internal capsule)(见图 10 - 1 - 16、图 10 - 1 - 19)是投射纤维的集中区，位于背侧丘脑、尾状核与豆状核之间，在水平切面上呈"＞＜"形。前部位于尾状核与豆状核之间为内囊前肢，含有额桥束和丘脑前辐射；后部位于豆状核与背侧丘脑之间为内囊后

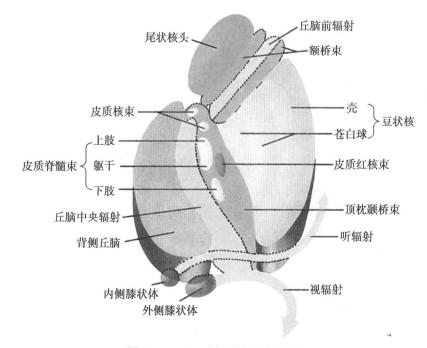

图 10 - 1 - 19　右侧内囊的水平切面

肢,内有皮质脊髓束、皮质红核束和丘脑中央辐射、视辐射、听辐射等;内囊膝介于前后肢之间,主要有皮质核束通过。一侧内囊广泛损伤时,患者可出现对侧半身感觉障碍(丘脑中央辐射损伤)、躯体运动障碍(皮质核束、皮质脊髓束损伤)和偏盲(视辐射损伤)的"三偏"症状。

3. 边缘系统(limbic system)　由边缘叶及与其密切联系的皮质下结构共同组成。由于边缘系统与内脏活动、情绪和记忆有关,故有"内脏脑"之称。

三、脑和脊髓的被膜、血管、脑脊液循环

（一）脑和脊髓的被膜

脑和脊髓的表面由外向内包有硬膜、蛛网膜和软膜 3 层被膜(见图 10 - 1 - 20)。它们具有保护、支持脑和脊髓的作用。

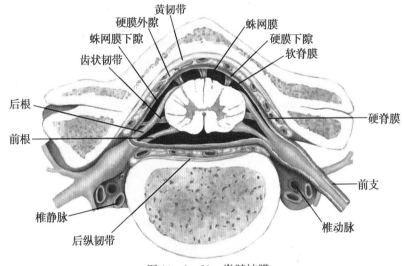

黄韧带　蛛网膜
硬膜外隙　硬膜下隙
蛛网膜下隙　软脊膜
齿状韧带
后根　硬脊膜
前根
前支
椎静脉　椎动脉
后纵韧带

图 10 - 1 - 20　脊髓被膜

1. 硬膜(dura mater)　致密而坚韧,由两层构成,包在脑外面的称为硬脑膜(cerebral dura mater)。硬脑膜在某些部位折叠形成硬脑膜隔,主要包括:伸入大脑半球之间的大脑镰及大脑半球与小脑间的小脑幕。两层硬脑膜在某些部位分离形成硬脑膜窦(dural sinuses)(见图 10 - 1 - 21),汇集脑的静脉血,最后汇入颈内静脉。主要的硬脑膜窦有上矢状窦、下矢状窦、直窦、横窦、乙状窦和海绵窦等。海绵窦位于蝶鞍,窦内有颈内动脉和展神经通过。在窦的外侧壁内还有动眼神经、滑车神经、三叉神经的眼神经和上颌神经通过。硬脑膜窦内的血液流注关系如下:

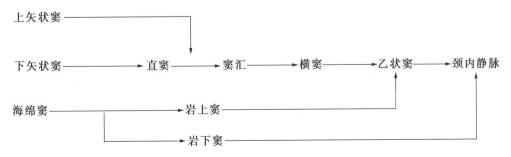

上矢状窦
下矢状窦 → 直窦 → 窦汇 → 横窦 → 乙状窦 → 颈内静脉
海绵窦 → 岩上窦
岩下窦

包在脊髓和脊神经根周围的硬膜称为硬脊膜(spinal dura mater),它与椎管壁之间有狭窄的腔隙,称为硬膜外隙(epidural space),内含脊神经根、疏松结缔组织、脂肪、淋巴管和静脉丛,略呈负压,硬膜外麻醉就是将麻醉药注入此隙,以阻滞神经传导。

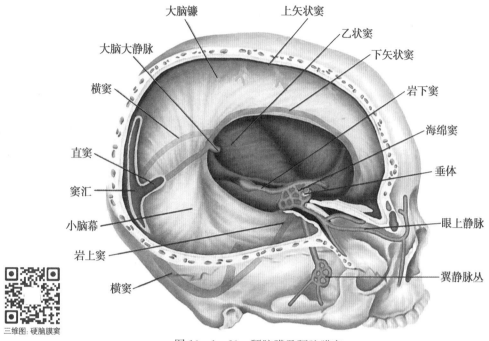

三维图:硬脑膜窦

图 10-1-21　硬脑膜及硬脑膜窦

2. 蛛网膜(arachnoid mater)　薄而透明,位于硬膜和软膜之间,蛛网膜和软膜之间的腔隙称为蛛网膜下隙,腔内充满脑脊液。蛛网膜下隙在脊髓下端至第 2 骶椎水平扩大形成终池,内有马尾。因此,临床上常在第 3、4 或第 4、5 腰椎间进行腰椎穿刺。在上矢状窦的两侧,蛛网膜向窦内突入,形成许多绒毛状突起,称为蛛网膜粒(见图 10-1-22),脑脊液由此渗入到上矢状窦,回流入静脉血。

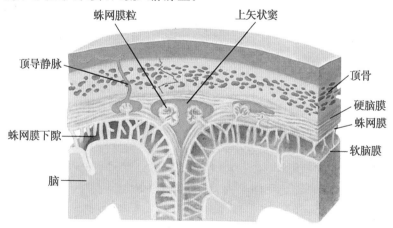

图 10-1-22　蛛网膜粒及硬脑膜窦

3. 软膜(pia mater)　富含血管,紧贴在脑和脊髓的表面,并伸入沟裂内,分别形成软脊膜和软脑膜。软脑膜及其血管与室管膜上皮突向脑室,形成脉络丛,是产生脑脊液的主要结构。

（二）脑和脊髓的血管

1. 脊髓的血管

（1）脊髓的动脉（见图 10-1-23）：有两个来源，即椎动脉和节段性动脉。椎动脉发出的脊髓前动脉和脊髓后动脉在下行过程中，不断得到节段性动脉分支，如颈升动脉、肋间后动脉、腰动脉、骶外侧动脉等的增补，以保障脊髓足够的血液供应。

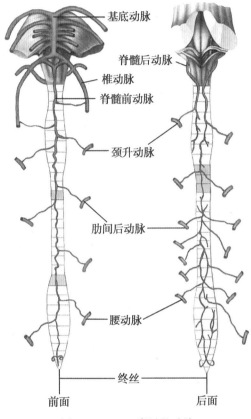

图 10-1-23 脊髓的动脉

（2）脊髓的静脉：如同动脉，位于脊髓的前、后面。脊髓的静脉血液多数注入硬膜外隙的静脉丛，后者还收集来自硬脊膜和椎骨的静脉，并与脊柱以外的静脉有联系。

2. 脑的血管

（1）脑的动脉：脑是人体内新陈代谢最旺盛的器官，正常人脑的重量约占身体重量的 2% 左右，而脑的耗氧量占全身总耗氧量的 20%。

脑的血液供应来源于颈内动脉和椎动脉。颈内动脉主要供应顶枕沟之前的大脑半球前 2/3 和部分间脑；椎动脉供应大脑半球后 1/3 以及部分间脑、脑干和小脑。两者在大脑的分支可分为皮质支和中央支，皮质支营养大脑皮质及其深面的髓质，中央支供应基底核、内囊及间脑等。

颈内动脉起自颈总动脉，自颈部向上至颅底，经颈动脉管入颅内，穿海绵窦后分出眼动脉、大脑前动脉（见图 10-1-24）、大脑中动脉（见图 10-1-24）、后交通动脉等分支。大脑前动脉发出后进入大脑纵裂，沿胼胝体向后走行，分布于大脑半球内侧面，顶枕沟以前部分。两侧大脑半球在视交叉的前方借前交通动脉相连。大脑中动脉向外走行于外

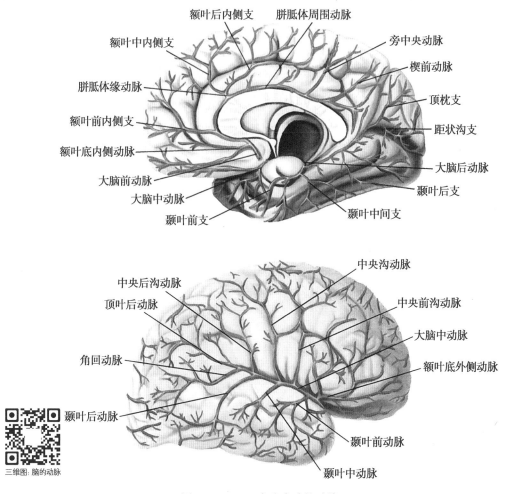

图 10 - 1 - 24　大脑半球的动脉

侧沟,营养大脑半球上外侧面的大部分和岛叶,此外它发出的豆纹动脉(中央支)(见图 10 -1 - 25)还供应基底核、内囊等结构。后交通动脉在视束下面向后行,与大脑后动脉吻合,是颈内动脉和椎-基底动脉系的吻合支。

椎动脉起自锁骨下动脉,穿经第 6 颈椎至第 1 颈椎横突孔,经枕骨大孔进入颅后窝,至脑桥下缘,左、右椎动脉汇合成为一条基底动脉,行于基底沟中,在脑桥上缘分为左、右大脑后动脉(见图 10 - 1 - 26)。大脑后动脉绕大脑脚向后,分布于颞叶的内侧面和底面及枕叶。

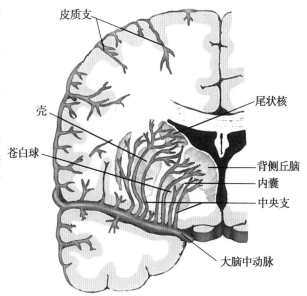

图 10 - 1 - 25　大脑中动脉的中央支和皮质支

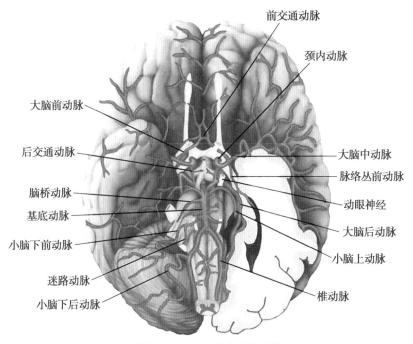

前交通动脉

颈内动脉

大脑前动脉

后交通动脉

脑桥动脉

基底动脉

小脑下前动脉

迷路动脉

小脑下后动脉

大脑中动脉

脉络丛前动脉

动眼神经

大脑后动脉

小脑上动脉

椎动脉

图 10-1-26　脑底面的动脉

　　大脑动脉环(cerebral arterial circle)(见图 10-1-26)：又称 Willis 环，由两侧的大脑前动脉起始段、两侧的颈内动脉末端、两侧大脑后动脉借前后交通动脉连通而成。位于脑底面，围绕视交叉、灰结节和乳头体周围。当此环某处发育不良或被阻断时，可在一定程度上通过大脑动脉环使血液重新分配和代偿，以维持脑的血液供应。

　　(2) 脑的静脉：不与动脉伴行，可分为浅、深两组，且两者之间有吻合，分别汇入邻近的硬脑膜窦，最后汇入颈内静脉(见图 10-1-27)。

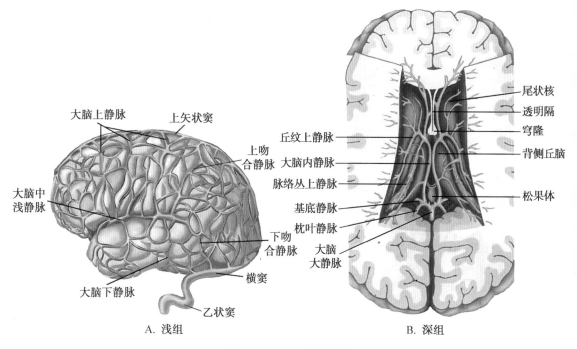

大脑上静脉

上矢状窦

上吻合静脉

大脑中浅静脉

下吻合静脉

大脑下静脉

横窦

乙状窦

A. 浅组

尾状核

透明隔

穹隆

背侧丘脑

松果体

丘纹上静脉

大脑内静脉

脉络丛上静脉

基底静脉

枕叶静脉

大脑大静脉

B. 深组

图 10-1-27　脑的静脉

（三）脑脊液及其循环

1. 脑脊液（cerebral spinal fluid）　由各脑室内的脉络丛产生，无色透明，成人总量约100～160ml，充满于脑室（见图10-1-28）及蛛网膜下隙内。脑脊液具有营养脑和脊髓的作用，并带走代谢产物，缓冲外力和减少震荡，对调整颅内的压力也起一定的作用。脑脊液处于不断产生、循环和回流的相对平衡状态，其循环途径为：侧脑室脉络丛产生的脑脊液，经左右室间孔流入第三脑室，会同第三脑室脉络丛产生的脑脊液，经中脑水管流入第四脑室，再同第四脑室脉络丛产生的脑脊液，自第四脑室的正中孔和外侧孔流入蛛网膜下隙，后经蛛网膜粒渗入上矢状窦，最后汇入颈内静脉（见图10-1-29）。如脑脊液的循环路径受阻，可引起脑积水或颅内压增高。

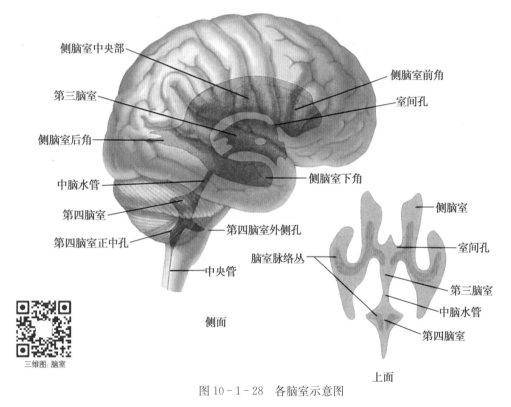

三维图:脑室

图10-1-28　各脑室示意图

2. 脑屏障　血液、脑脊液及脑组织细胞三者之间的物质成分交换（包括代谢产物及药物等）是要透过毛细血管上皮、脑室膜、神经胶质及脑细胞膜的过滤渗透作用来进行，这几层膜及上皮结构较紧密，其通透性有一定的限制，许多大分子物质不能穿过进入脑组织细胞，所以起到保障脑的正常生理功能的作用，称为脑屏障（见图10-1-30）。它包括血-脑屏障（blood brain barrier）、血-脑脊液屏障以及脑-脑脊液屏障，其中血-脑屏障的功能最为重要。在临床选用药物治疗脑的疾病时，应注意考虑药物透过脑屏障的能力，才能达到预期的疗效。

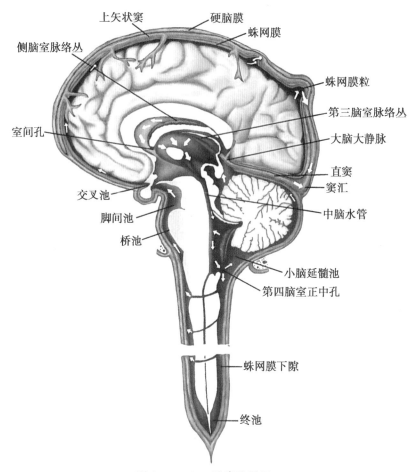

图 10 - 1 - 29　脑脊液循环

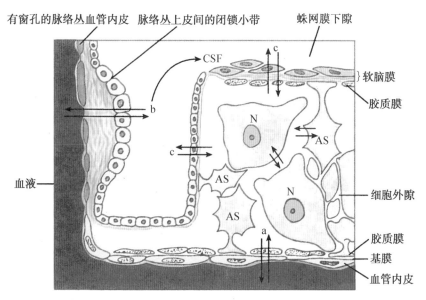

图 10 - 1 - 30　脑屏障的结构和位置关系

CSF：脑脊液　N：神经元　AS：星形胶质细胞

a：血-脑屏障　b：血-CSF 屏障　c：脑-CSF 屏障

第二节　周围神经系统

一、脊神经

脊神经(spinal nerve)连于脊髓,共 31 对:颈神经 8 对,胸神经 12 对,腰神经 5 对,骶神经 5 对,尾神经 1 对。每对脊神经都由脊神经前根和后根在椎间孔处合并而成(见图 10 - 1 - 31)。前根含运动神经纤维,发自脊髓灰质前角;后根含有感觉神经纤维,其接近椎间孔处的膨大部分,称为脊神经节(spinal ganglion),内有假单极神经元,后根最终汇入脊髓灰质后角。假单极神经元行向脊髓的突起称中枢突,组成后根,行向周围的突起称周围突,组成脊神经。由此可见,由前、后根合成的脊神经是含有运动和感觉两种神经纤维的混合性神经。脊神经出椎间孔后分为脊膜支、交通支、前支和后支,均为混合性神经。后支较细,分布于躯干背侧的皮肤和肌肉。前支粗大,除胸神经前支外,均相互交织形成神经丛,有颈丛(cervical plexus)、臂丛(brachial plexus)、腰丛(lumbar plexus)和骶丛(sacral plexus),再由各丛发出分支分布到颈部、部分腹壁、会阴和四肢的皮肤及肌肉(见图 10 - 1 - 32、图 10 - 1 - 33)。

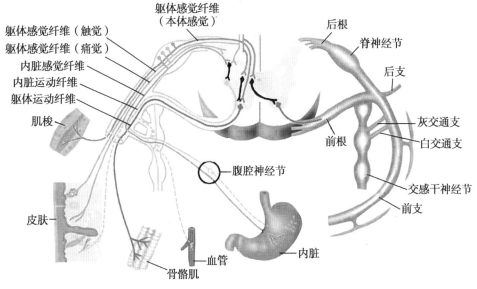

图 10 - 1 - 31　脊神经的组成及分布

(一)颈丛

1. 颈丛的组成和位置　由第 1~4 颈神经的前支组成,位于胸锁乳突肌的深面。其分支分布于枕部、耳郭、颈前部及肩部的皮肤和部分颈肌。

2. 颈丛的分支　包括行向表浅的皮支(见图 10 - 1 - 34)和分布于深层肌的肌支。浅皮支包括枕小神经、耳大神经、颈横神经和锁骨上神经,较集中于胸锁乳突肌后缘中点附近浅处,该位置是颈部浅层结构浸润麻醉的阻滞点。膈神经(phrenic nerve)是颈丛中最重要的分支,为混合性神经,其运动纤维支配膈肌,感觉纤维分布于胸膜、心包、贴于膈下面的腹膜、肝及胆囊(见图 10 - 1 - 35)。膈神经损伤的主要表现为同侧膈肌瘫痪、呼吸困难。膈神经受刺激时可产生呃逆。

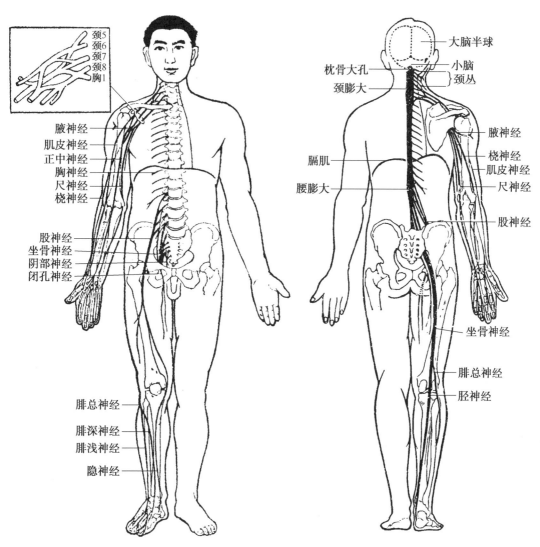

颈5
颈6
颈7
颈8
胸1

腋神经
肌皮神经
正中神经
胸神经
尺神经
桡神经

股神经
坐骨神经
阴部神经
闭孔神经

腓总神经
腓深神经
腓浅神经
隐神经

大脑半球
枕骨大孔
小脑
颈丛
颈膨大

膈肌
腰膨大

腋神经
桡神经
肌皮神经
尺神经

股神经

坐骨神经

腓总神经
胫神经

图 10 - 1 - 32　全身的主要神经(前面)　　　　　图 10 - 1 - 33　全身的主要神经(后面)

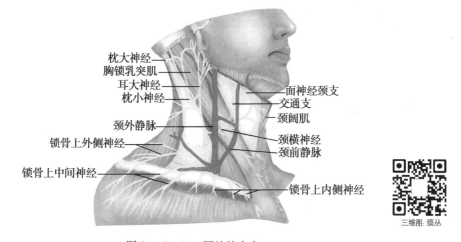

枕大神经
胸锁乳突肌
耳大神经
枕小神经

颈外静脉

锁骨上外侧神经

锁骨上中间神经

面神经颈支
交通支
颈阔肌
颈横神经
颈前静脉

锁骨上内侧神经

三维图: 颈丛

图 10 - 1 - 34　颈丛的皮支

453

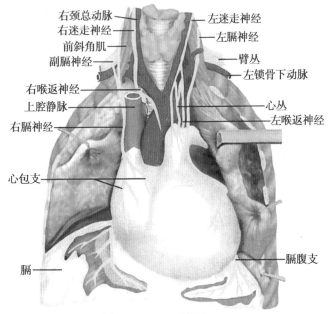

图 10 - 1 - 35　膈神经

（二）臂丛

1. 臂丛（见图 10 - 1 - 36）的组成和位置　由第 5～8 颈神经前支及第 1 胸神经前支的大部分组成。臂丛先经斜角肌间隙穿出，位于锁骨下动脉的后上方，再经锁骨后方进入腋窝。臂丛的 5 大支经过反复分支、组合后，最后围绕腋动脉形成内侧束、外侧束和后束，其分支主要分布于上肢的皮肤、肌肉及胸、背部的浅层肌。

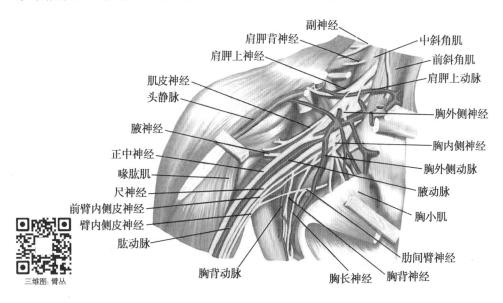

图 10 - 1 - 36　臂丛及其分支

2. 臂丛的分支　臂丛的分支见表 10 - 1 - 2。

表 10 - 1 - 2　臂丛神经各分支的分布及损伤表现

神经	分布范围	损伤症状
肌皮神经	肱二头肌、喙肱肌、肱肌、前臂外侧皮神经	
正中神经	除肱桡肌、尺侧腕屈肌和指深屈肌尺侧半以外的所有前臂肌前群及附近关节；除拇收肌以外的鱼际肌和第1、2蚓状肌；手掌桡侧2/3、桡侧三个半指掌面皮肤及中、远节指背皮肤	"手枪手"
尺神经	尺侧腕屈肌、指深屈肌尺侧半、小鱼际肌、拇收肌、第3、4蚓状肌、骨间肌；手掌尺侧1/3、尺侧一个半指掌面皮肤，手背尺侧半及尺侧两个半指背皮肤	"爪形手"
桡神经	肱三头肌、肱桡肌、前臂肌后群；手背桡侧半及桡侧两个半指近节指背皮肤	"垂腕"
腋神经	三角肌和小圆肌；肩部、臂外侧区上部皮肤	"方肩"

（1）肌皮神经（musculocutaneous nerve）：自外侧束发出后，向外侧斜穿喙肱肌，经肱二头肌和肱肌之间下行，发支分布于上述三肌。终支在肘关节稍下方的外侧，穿出臂部深筋膜，称为前臂外侧皮神经，分布于前臂外侧的皮肤（见图10-1-37）。

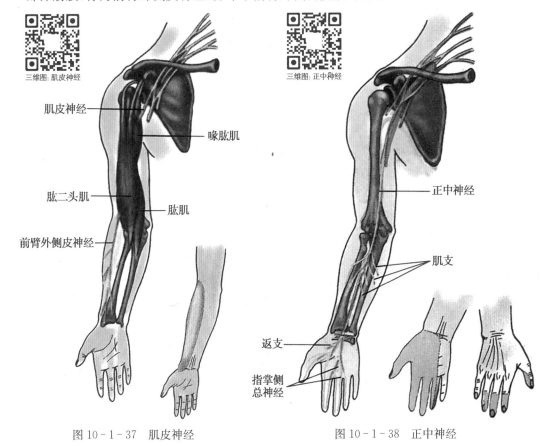

三维图：肌皮神经

肌皮神经

喙肱肌

肱二头肌

肱肌

前臂外侧皮神经

图 10 - 1 - 37　肌皮神经

三维图：正中神经

正中神经

肌支

返支

指掌侧总神经

图 10 - 1 - 38　正中神经

（2）正中神经（median nerve）：由发自臂丛内侧束和外侧束的两根合成，沿肱二头肌内侧沟伴肱动脉下行至肘窝，并在前臂指浅、深屈肌之间达腕部，再经腕管至手掌（见图10-1-38）。正中神经在臂部无分支。在肘部、前臂和手掌发出肌支，分布于除肱桡肌、尺侧腕屈肌和指深屈肌尺侧半以外的所有前臂屈肌及旋前肌。在手掌分布于除拇收肌以外的鱼际肌和第1、2蚓状肌。正中神经的皮支分布于手掌桡侧2/3的皮肤、桡侧三个半手指掌面以及其背面中节和远节的皮肤。正中神经损伤表现为屈指、屈腕、屈肘能力减弱,以桡侧明显,拇指和示指不能屈曲,出现"手枪手";前臂不能旋前;拇指不能对掌;感觉丧失以大鱼际明显。鱼际肌萎缩,手掌平坦,类似"猿掌"(见图10-1-41、图10-1-42)。

(3)尺神经(ulnar nerve):发自内侧束,沿肱二头肌内侧沟伴肱动脉下行,在臂中部转向后下,经肱骨内上髁后方的尺神经沟进入前臂,在尺侧腕屈肌深面伴尺动脉下行,至桡腕关节上方发出尺神经手背支,本干下行改称尺神经手掌支,经豌豆骨外侧分浅、深两支。尺神经在前臂发出肌支,支配尺侧腕屈肌和指深屈肌尺侧半。浅支分布于小鱼际、尺侧一个半指掌面皮肤。深支分布于小鱼际肌、拇收肌、全部骨间肌和第3、4蚓状肌(见图10-1-39、图10-1-41、图10-1-42)。

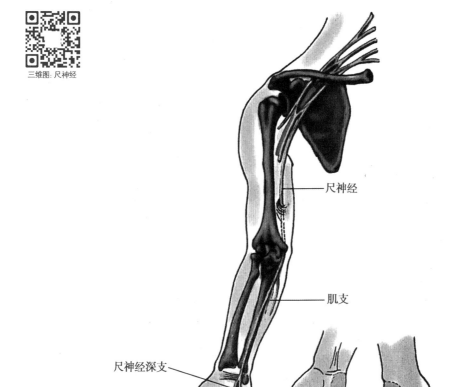

三维图:尺神经

尺神经

肌支

尺神经深支

尺神经浅支

图10-1-39 尺神经

尺神经常易损伤部位在肘部肱骨内上髁后方、尺侧腕屈肌两起点之间和豌豆骨外侧。前两部位尺神经干受损时,表现为屈腕力减弱,拇指不能内收,其他各指不能收和展,环指和小指远节不能屈曲,小鱼际萎缩,各掌指关节过伸,指关节屈曲,出现"爪形手"；尺神经分布区感觉迟钝，小鱼际及小指感觉丧失。尺神经合并正中神经损伤时，鱼际、小鱼际、骨间肌及蚓状肌均萎缩，手掌更显平坦，出现"猿掌"。若豌豆骨处尺神经受压，主要表现是骨间肌的运动障碍。

（4）桡神经（radial nerve）：发自后束，先在腋动脉后方，随后伴肱深动脉，沿桡神经沟绕肱骨中段后面旋向下外行，至肱骨外上髁前方分为浅、深两支。浅支于肱桡肌深面，伴随桡动脉下行至前臂中、下 1/3 交界处转向手背，分布于手背桡侧半皮肤及桡侧两个半手指近节背面皮肤。深支主要为肌支，在前臂背侧于深、浅层肌之间下行，其长支下达腕部，自上而下支配肱三头肌、肱桡肌及前臂后群所有伸肌和旋后肌。桡神经损伤表现为前臂伸肌瘫痪，抬前臂时出现"垂腕"状。感觉丧失以前臂背侧明显（见图 10-1-40、图 10-1-41，图 10-1-42）。

（5）腋神经（axillary nerve）：发自后束，与旋肱后动脉伴行向后外，绕肱骨外科颈至三角肌深面，发出分支分布三角肌、小圆肌和肩部、臂部上 1/3 外侧的皮肤（见图 10-1-43）。肱骨外科颈骨折、肩关节脱位或被腋杖压迫，可引起腋神经损伤而致三角肌瘫痪，臂不能外展，肩部感觉障碍，形成"方肩"。

三维图：桡神经

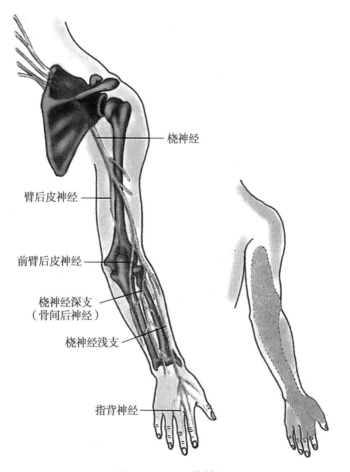

桡神经

臂后皮神经

前臂后皮神经

桡神经深支
（骨间后神经）

桡神经浅支

指背神经

图 10-1-40　桡神经

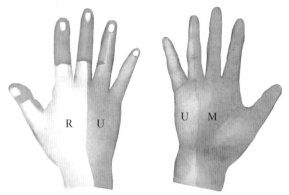

M.正中神经；U.尺神经；R.桡神经

图 10 - 1 - 41　手部皮肤的神经分布

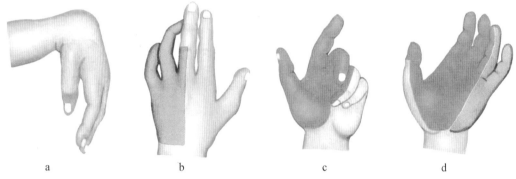

a.垂腕（桡神经损伤）；b.爪形手（尺神经损伤）；c.正中神经损伤手形；d.猿掌（正中神经与尺神经损伤

图 10 - 1 - 42　桡、尺和正中神经损伤时的手形及皮肤感觉丧失区

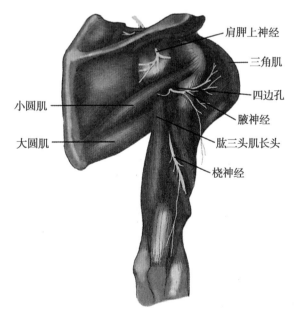

三维图:腋神经

图 10 - 1 - 43　腋神经（后面观）

（三）胸神经前支

胸神经前支共 12 对，上 11 对胸神经前支走行于肋间，称为肋间神经；最下 1 对为肋下神经(见图 10 - 1 - 44)。胸神经前支分布于肋间肌、腹肌前外侧群，胸、腹壁皮肤及胸、腹膜壁层。

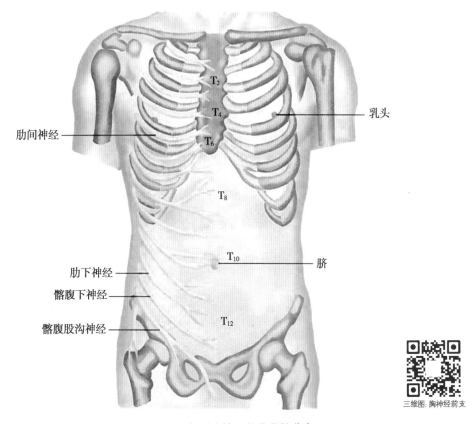

三维图:胸神经前支

图 10 - 1 - 44　躯干皮神经的节段性分布

胸神经前支在胸、腹壁皮肤的分布具有节段性：第 2 胸神经前支分布于胸骨角平面，第 4 胸神经前支分布于乳头平面，第 6 胸神经前支分布于剑突平面，第 8 胸神经前支分布于肋弓平面，第 10 胸神经前支分布于脐平面，第 12 胸神经前支分布于脐与耻骨联合连线中点平面。

（四）腰丛

1. 腰丛的组成和位置　由第 12 胸神经前支的一部分和第 1～3 腰神经前支及第 4 腰神经前支的部分组成，位于腰大肌深面(见图 10 - 1 - 45)。

2. 腰丛的分支　其分支主要分布到髂腰肌和腰方肌，还发出分支分布到腹壁肌、腹股沟区、大腿前内侧的肌肉、皮肤等。其分支有：

(1) 髂腹下神经：分布于腹壁肌、腹股沟区及下腹部皮肤。

(2) 髂腹股沟神经：分布于腹壁肌、腹股沟区、阴囊或大阴唇皮肤。

(3) 闭孔神经(obturator nerve)：分布于大腿肌内侧群、大腿内侧面皮肤(见图 10 - 1 -46)。

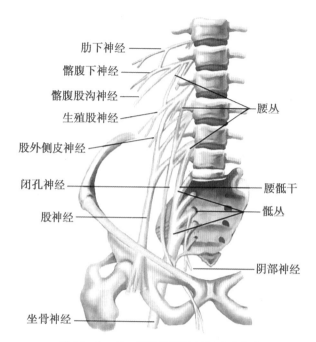

三维图:骶丛

图 10 - 1 - 45　腰丛和骶丛的组成和分支

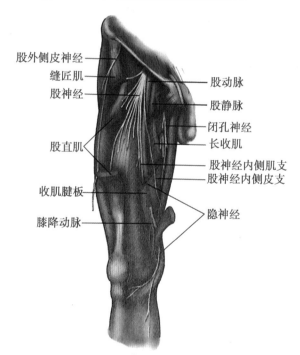

三维图:闭孔神经

图 10 - 1 - 46　股前部的血管、神经

　　(4) 股神经(femoral nerve):是腰丛神经最重要的分支(见图 10 - 1 - 47)。肌支分布于髂肌、耻骨肌、股四头肌和缝匠肌;皮支分布于大腿及膝关节前面皮肤,最长的分支为隐神经,伴大隐静脉走行,分布于小腿内侧面和足内侧缘皮肤。股神经损伤的主要表现是:屈髋无力,行走抬腿困难,不能伸小腿,股四头肌萎缩,髌骨突出;股前面及小腿内侧面感觉障碍;膝腱反射消失。

（五）骶丛

1. 骶丛的组成和位置 骶丛由第 4 腰神经前支的一部分与第 5 腰神经前支合成的腰骶干、骶神经和尾神经的前支组成，为全身最大的脊神经丛（见图 10 - 1 - 45）。位于盆腔后壁骶骨的两侧，梨状肌的前面，髂血管的后面。

2. 骶丛的分支 分支分布于盆壁和会阴、臀部、小腿及足的肌肉、皮肤。其主要分支有：臀上神经、臀下神经、股后皮神经、阴部神经和坐骨神经。臀上神经经梨状肌上孔出盆腔，分布于臀中、小肌和阔筋膜张肌。臀下神经经梨状肌下孔出盆腔，分布于臀大肌。股后皮神经经梨状肌下孔出盆腔，分布于臀下部、股后部及腘窝的皮肤。阴部神经经梨状肌下孔出盆腔，绕坐骨棘经坐骨小孔入坐骨肛门窝，贴于此窝外侧壁前行，分支分布于肛门、会阴部和外生殖器的肌群和皮肤。

坐骨神经（sciatic nerve）：骶丛的重要分支为坐骨神经，它为全身最粗大、最长的神经（见图 10 - 1 - 48）。在臀大肌深面经梨状肌下孔穿出盆腔后，于坐骨结节与大转子之间下行至股后区，在股二头肌深面继续下行，一般在腘窝上角分为胫神经和腓总神经。坐骨神经干在股后区发出肌支分布于股二头肌、半膜肌和半腱肌，同时还分布于髋关节。

坐骨神经干的体表投影：自坐骨结节和大转子之间的中点，向下至股骨内、外侧髁之间中点连线的上 2/3 段。坐骨神经痛时，常在此连线上出现压痛。

胫神经（tibial nerve）：为坐骨神经的直接延续，行于小腿后群浅、深肌层之间，经内踝后方至足底，分为足底内侧神经和足底外侧神经（见图 10 - 1 - 48）。分布于小腿肌后群和足底肌，小腿后面和足底的皮肤。胫神经损伤表现为"钩状足"（"仰趾足"）。

腓总神经（common peroneal nerve）：沿腘窝外侧缘下降，绕过腓骨颈向前，穿过腓骨长肌，分为腓浅神经和腓深神经（见图 10 - 1 - 49）。腓浅神经起初在腓骨长肌深面下降，继而在腓骨长、短肌之间下行，并分布于两肌以及小腿外侧、足背及第 2～5 趾背的皮肤；腓深神经在小腿前群肌深面，伴胫前动脉下行，分布于小腿前群肌、足背肌以及第 1～2 趾背面相对缘的皮肤。腓总神经损伤的典型表现为足跖屈伴内翻（"马蹄内翻足"），足背感觉丧失。

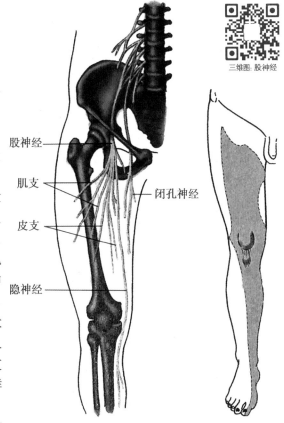

三维图：股神经

股神经

肌支

皮支

隐神经

闭孔神经

图 10 - 1 - 47 股神经

三维图: 坐骨神经

三维图: 胫神经

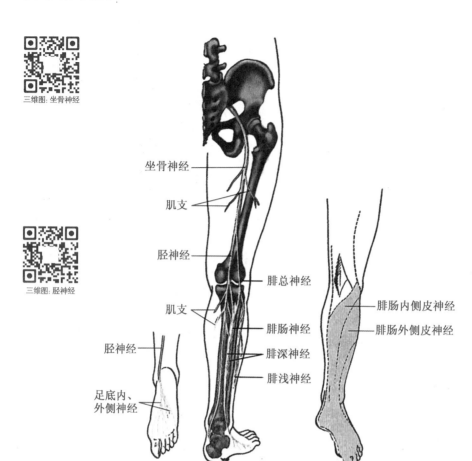

坐骨神经

肌支

胫神经

腓总神经

肌支

腓肠神经

腓深神经

腓浅神经

胫神经

足底内、
外侧神经

腓肠内侧皮神经

腓肠外侧皮神经

图 10-1-48 坐骨神经和胫神经

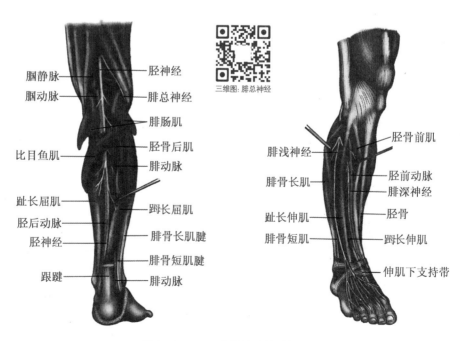

三维图: 腓总神经

腘静脉

腘动脉

比目鱼肌

趾长屈肌

胫后动脉

胫神经

跟腱

胫神经

腓总神经

腓肠肌

胫骨后肌

腓动脉

姆长屈肌

腓骨长肌腱

腓骨短肌腱

腓动脉

腓浅神经

腓骨长肌

趾长伸肌

腓骨短肌

胫骨前肌

胫前动脉

腓深神经

胫骨

姆长伸肌

伸肌下支持带

图 10-1-49 小腿的血管、神经

二、脑神经

脑神经(cranial nerves)共有 12 对(见图 10 - 1 - 50),第Ⅰ～Ⅻ对脑神经分别为嗅神经、视神经、动眼神经、滑车神经、三叉神经、展神经、面神经、前庭蜗神经、舌咽神经、迷走神经、副神经和舌下神经。按神经的纤维成分划分,第Ⅰ、Ⅱ、Ⅷ对脑神经为感觉性神经;第Ⅲ、Ⅳ、Ⅵ、Ⅺ、Ⅻ对脑神经为运动性神经;第Ⅴ、Ⅶ、Ⅸ、Ⅹ对脑神经为混合性神经;第Ⅲ、Ⅶ、Ⅸ、Ⅹ对脑神经含有副交感纤维。脑神经与脑相连,主要分布于头面部,其中第Ⅹ对还分布到胸腹腔脏器。脑神经的运动纤维发自脑干的运动性脑神经核;感觉纤维由脑神经节发出(如三叉神经节),脑神经节为脑神经的膨大部分,内有假单极神经元,其中枢突走向脑干内的感觉性脑神经核,周围突沿脑神经走至所分布的感受器;而副交感纤维则由脑干的内脏运动(副交感)核发出。12 对脑神经的分布及主要功能见表 10 - 1 - 3。

表 10 - 1 - 3 脑神经的分布及功能

名称	性质	核的位置	连接部位	分布及功能
Ⅰ嗅神经	感觉	大脑半球	端脑	鼻腔上部黏膜,嗅觉
Ⅱ视神经	感觉	间脑	间脑	视网膜,视觉
Ⅲ动眼神经	运动	中脑上丘	中脑	眼的上、下、内直肌和下斜肌,调节眼球运动;上睑提肌;瞳孔括约肌使瞳孔缩小以及睫状肌调节晶状体凸度
Ⅳ滑车神经	运动	中脑下丘	中脑	眼上斜肌使眼球转向下外方
Ⅴ三叉神经	混合	脑桥中部	脑桥	咀嚼肌运动;面部皮肤、鼻腔、口腔黏膜、牙龈、角膜等的浅感觉、舌前 2/3 一般感觉
Ⅵ展神经	运动	脑桥中下部	脑桥	眼外直肌使眼球外转
Ⅶ面神经	混合	脑桥中下部	脑桥	面部表情肌运动;舌前 2/3 黏膜味觉;泪腺、下颌下腺、舌下腺的分泌
Ⅷ前庭蜗神经	感觉	脑桥及延髓	脑桥	内耳蜗管螺旋器的听觉;椭圆囊斑、球囊斑及三个半规管壶腹嵴的位置觉
Ⅸ舌咽神经	混合	延髓	延髓	咽肌运动;咽部感觉、舌后 1/3 味觉和一般感觉、颈动脉窦的压力感受器和颈动脉小球的化学感受器的感觉
Ⅹ迷走神经	混合	延髓	延髓	咽喉肌运动和咽喉部感觉;心脏活动;支气管平滑肌;横结肠以上的消化道平滑肌的运动和消化腺分泌
Ⅺ副神经	运动	延髓	延髓	胸锁乳突肌使头偏向同侧、面转向对侧,斜方肌提肩
Ⅻ舌下神经	运动	延髓	延髓	舌肌的运动

(一) 嗅神经

嗅神经(olfactory nerve)(见图 10 - 1 - 50)为感觉性神经。起自鼻腔嗅区黏膜的嗅细胞,嗅细胞为双极神经元,其周围突分布于嗅黏膜上皮,中枢突聚集成 15～20 条嗅丝

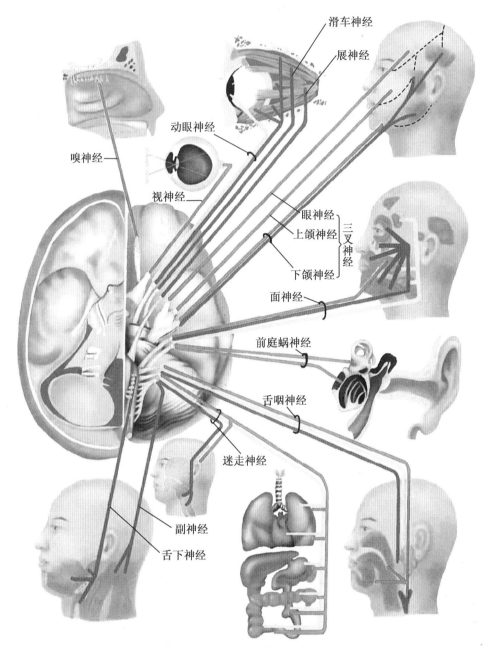

图 10-1-50 脑神经示意图

（嗅神经），穿筛孔入颅，止于嗅球。

（二）视神经

视神经（optic nerve）（见图 10-1-50）为感觉性神经。视网膜内的节细胞轴突，在视网膜后部聚集成视神经盘，再穿过巩膜构成视神经。视神经离开眼球行向后内，经视神经管入颅，形成视交叉，再经视束与间脑相连，传导视觉冲动。

（三）动眼神经

动眼神经（oculomotor nerve）为运动性神经，内含躯体运动和内脏运动两种纤维。

动眼神经自中脑的脚间窝出脑,经海绵窦外侧壁前行,穿眶上裂入眶(见图 10-1-51)。躯体运动纤维支配提上睑肌、上直肌、下直肌、内直肌和下斜肌;内脏运动纤维进入睫状神经节换神经元,其节后纤维入眼球壁,支配睫状肌和瞳孔括约肌。

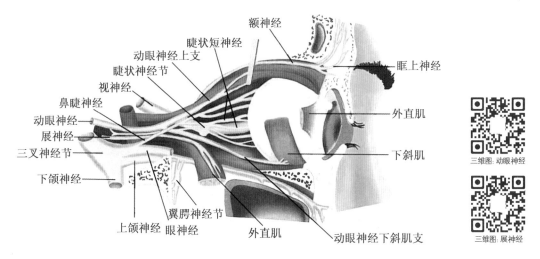

图 10-1-51 眶内的神经(右外侧面观)

（四）滑车神经

滑车神经(trochlear nerve)为运动性神经,自中脑背侧下丘下方出脑,绕过大脑脚外侧前行,也穿过海绵窦外侧壁,经眶上裂入眶内,支配眼上斜肌。

（五）三叉神经

三叉神经(trigeminal nerve)(见图 10-1-52)为混合性神经,含躯体运动和躯体感觉两种纤维,组成粗大的感觉根和细小的运动根,两根在脑桥和小脑中脚的交界处出入脑。感觉根上有三叉神经节,其位于颞骨岩部的三叉神经压迹处,主要由感觉神经元胞体聚集而成。三叉神经运动根于三叉神经节下面通过。由节前面发出 3 条神经,即眼神经、上颌神经和下颌神经。

1. 眼神经 为感觉支,沿海绵窦外侧壁前行,经眶上裂入眶后,分为泪腺神经、额神经和鼻睫神经等。分布于眼眶内的结构和眼裂以上的皮肤。

2. 上颌神经 为感觉支,经圆孔出颅后,在翼腭窝内分出眶下神经、翼腭神经和上牙槽后神经等分支,分布于鼻腔、上腭、上颌牙,其中眶下神经经眶下裂入眶,再经眶下沟、眶下管、眶下孔,分布于眼裂与口裂之间的皮肤。

3. 下颌神经 为混合性神经,含躯体感觉纤维和三叉神经运动核发出的躯体运动纤维。下颌神经出卵圆孔,即发出肌支支配咀嚼肌,其感觉支的分支有耳颞神经、下牙槽神经、颊神经和舌神经等,分布于下颌牙、舌前 2/3 及口腔底黏膜、耳颞区及口裂以下的皮肤等(见图 10-1-52)。

三叉神经在头、面部皮肤的分布范围,以眼裂和口裂为界。眼神经分布于眼裂以上的额部皮肤;上颌神经分布于睑裂与口裂之间的皮肤;下颌神经分布于口裂以下颏部的皮肤。

一侧三叉神经损伤时,可出现:① 感觉障碍:同侧面部皮肤及口腔、鼻腔黏膜感觉丧失,角膜反射消失;② 运动障碍:患侧咀嚼肌瘫痪和萎缩,张口时下颌偏向患侧。

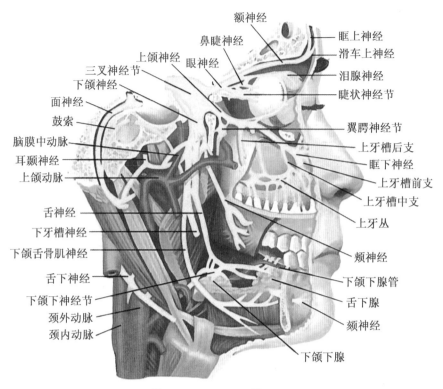

图 10 - 1 - 52　三叉神经

（六）展神经

展神经（abducent nerve）（见图 10 - 1 - 51）为运动性神经，由展神经核发出的纤维（轴突）所组成，自延髓脑桥沟的锥体上方出脑，向前经海绵窦及眶上裂入眶，支配眼外直肌。

（七）面神经

面神经（facial nerve）（见图 10 - 1 - 53、图 10 - 1 - 54）为混合性神经，含有内脏运动、内脏感觉和躯体运动 3 种纤维。面神经在展神经外侧出延髓脑桥沟后，进入内耳门，经内耳道入面神经管，再经茎乳孔出颅，向前穿过腮腺至面部。面神经在面神经管弯曲处的膨大，称膝神经节，由内脏感觉神经元胞体聚集而成。此外还有翼腭神经节和下颌下神经节两个副交感神经节。

面神经的分支分两部分：

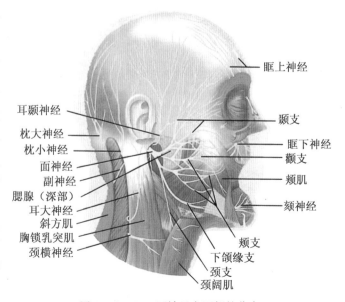

图 10 - 1 - 53　面神经在面部的分支

① 面神经在面神经管内分出内脏运动纤维和内脏感觉纤维,内脏运动纤维分布于下颌下腺和舌下腺,支配其分泌活动;内脏感觉纤维分布于舌前 2/3 的味蕾,司味觉。② 面神经的躯体运动纤维出茎乳孔后,前行入腮腺,于腮腺内分为数支并交织成丛,自腮腺前缘呈放射状发出颞支、颧支、颊支、下颌缘支和颈支,支配面部表情肌及颈阔肌。

面神经的行程复杂,其在不同部位的损伤,可出现不同的临床表现:① 面神经管外损伤,患侧表情肌瘫痪,口角歪向健侧,不能鼓腮;额纹消失,鼻唇沟变平坦;不能闭眼,角膜反射消失。② 面神经管内损伤,除上述面肌瘫痪症状外,还出现患侧舌前 2/3 味觉障碍,泪腺、下颌下腺和舌下腺分泌障碍等。

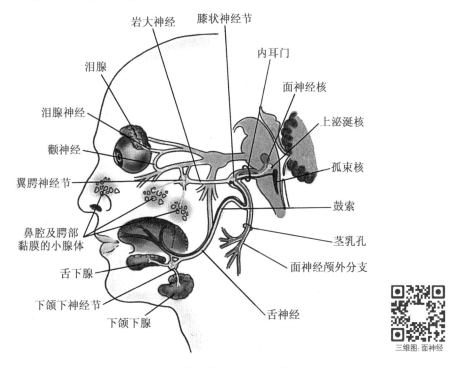

图 10-1-54 面神经及其分布示意图

（八）前庭蜗神经

前庭蜗神经(vestibulocochlear nerve)(见图 10-1-55)为感觉性神经,由前庭神经和蜗神经两部分组成。

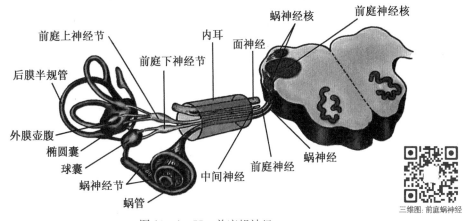

图 10-1-55 前庭蜗神经

1. 前庭神经(vestibular nerve)　传导平衡觉。位于内耳道底附近的前庭神经节的周围突分布于壶腹嵴、球囊斑和椭圆囊斑;中枢突组成前庭神经与蜗神经伴行,出内耳门入颅,终于脑干的前庭神经核。

2. 蜗神经(cochlear nerve)　传导听觉。位于内耳蜗轴内的蜗神经节的周围突分布于螺旋器;中枢突在内耳道聚成蜗神经,与前庭神经伴行入颅,终于脑干的蜗神经核。

（九）舌咽神经

舌咽神经(glossopharyngeal nerve)(见图 10-1-56)为混合性神经,含有躯体运动、躯体感觉、内脏运动和内脏感觉 4 种纤维。舌咽神经经颈静脉孔出颅,下行于颈内动脉和颈内静脉之间继而向前入舌。舌咽神经的躯体运动纤维支配咽肌;内脏运动纤维支配腮腺的分泌;内脏感觉纤维分布于舌后 1/3 的黏膜和味蕾,司黏膜一般感觉和味觉,也分布于咽、中耳等处的黏膜。此外,内脏感觉纤维聚集成 1~2 支颈动脉窦支,沿颈内动脉下行,分布于颈动脉窦和颈动脉小球,并将两个感受器的冲动信息传入脑,以调节血压和呼吸。

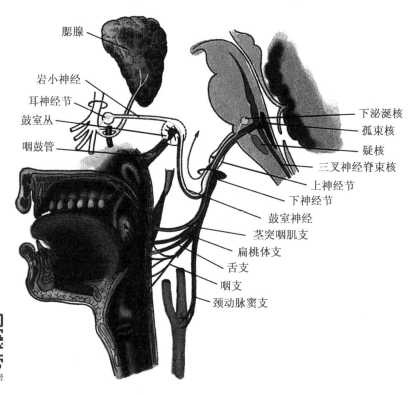

图 10-1-56　舌咽神经

（十）迷走神经

迷走神经(vagus nerve)(见图 10-1-57)为混合性神经,其在脑神经中行程最长,分布最广。迷走神经含有躯体运动、躯体感觉、内脏运动和内脏感觉 4 种纤维,其中内脏运动纤维是迷走神经的主要纤维成分。

迷走神经自延髓橄榄后沟中部出脑,经颈静脉孔出颅,在孔内及其稍下方,神经干上有膨大的上神经节和下神经节,分别由躯体感觉和内脏感觉神经元胞体聚集而成。进入颈部后,在颈内静脉和颈内动脉、颈总动脉之间的后方下行,经胸廓上口进入胸腔。在胸

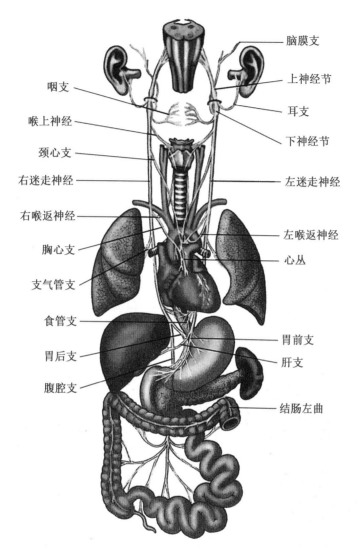

脑膜支
上神经节
耳支
下神经节
左迷走神经
左喉返神经
心丛
胃前支
肝支
结肠左曲

咽支
喉上神经
颈心支
右迷走神经
右喉返神经
胸心支
支气管支
食管支
胃后支
腹腔支

三维图:迷走神经

图 10 - 1 - 57　迷走神经

腔内,左迷走神经从左颈总动脉与左锁骨下动脉之间下行,越过主动脉弓前方,再经左肺根后方,紧贴食管左侧向下,转至食管下端前面延续为迷走神经前干;右迷走神经则经右锁骨下动、静脉之间,沿气管右侧下降,于右侧肺根后方转至食管后面,延续为迷走神经后干。迷走神经前、后干向下随食管一起穿膈的食管裂孔进入腹腔。迷走神经在颈部、胸部和腹部的分支如下:

1. 喉上神经　起自下神经节,沿颈内动脉的内侧下行,于舌骨大角处分为内、外两支,喉上神经的内支伴喉上动脉穿过甲状舌骨膜入喉,分布于声门裂以上的喉黏膜;外支与甲状腺上动脉伴行,支配环甲肌。此外还发出至心的颈心支。

2. 喉返神经　为混合性神经。左喉返神经在左迷走神经通过主动脉弓下缘前方时发出,并向后勾绕主动脉弓下方返回至颈部;右喉返神经在右迷走神经通过右锁骨下动脉前方处发出,并向后勾绕右锁骨下动脉返回至颈部。左、右喉返神经沿气管与食管的沟上升至甲状腺侧叶深面入喉,其感觉支分布于声门裂以下的喉黏膜;肌支支配除环甲肌以外的喉肌。喉返神经单侧损害可致声音嘶哑或发音困难,双侧损害则引起呼吸困难,甚至窒息。

在胸部迷走神经还有一些细小的分支,如支气管支、食管支、胸心支,分别加入肺丛、食管丛和心丛。

3. 胃前支和肝支　是迷走神经前干的两条终支。迷走神经前干于贲门附近分支,胃前支沿胃小弯分布于胃前壁,其终末支分布于幽门部前壁、十二指肠上部和胰头;肝支随肝动脉分支走行,分布于肝、胆囊及胆道。

4. 胃后支和腹腔支　是迷走神经后干的两条终支。胃后支于贲门附近分出后,沿胃小弯深部走行,沿途分支分布于胃后壁,其终末支分布于幽门部后壁;腹腔支向后加入腹腔丛,亦与交感神经纤维伴行,随腹腔干、肾动脉和肠系膜上动脉分支分布于肝、脾、胰、肾以及结肠左曲以上的消化管。

（十一）副神经

副神经(accessory nerve)(见图 10-1-58)为运动性神经。从延髓橄榄后方出脑,与舌咽神经、迷走神经一起,经颈静脉孔出颅。出颅后分为内、外两支,内支入迷走神经分布于咽肌;外支较粗,经颈内动、静脉之间向后外斜穿胸锁乳突肌,于胸锁乳突肌后缘中、上 1/3 交点上方浅出,支配胸锁乳突肌和斜方肌。

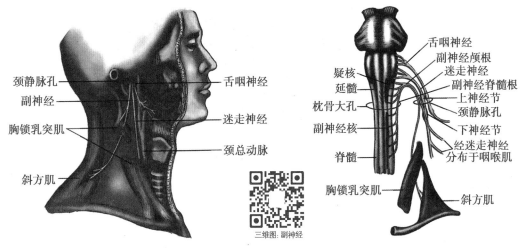

图 10-1-58　副神经

（十二）舌下神经

舌下神经(hypoglossal nerve)(见图 10-1-59)为运动性神经。从延髓前外侧沟出脑,经舌下神经管出颅。出颅后于颈内动、静脉之间下降至舌骨上方,呈弓形弯向前内,沿舌骨舌肌外侧分支进入舌内,分布于舌内肌、茎突舌肌、舌骨舌肌和颏舌肌。

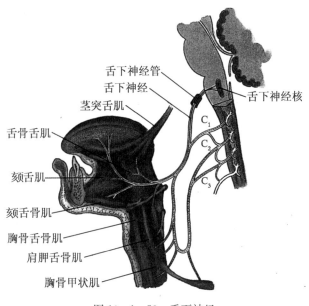

舌下神经管
舌下神经
茎突舌肌
舌骨舌肌
颏舌肌
颏舌骨肌
胸骨舌骨肌
肩胛舌骨肌
胸骨甲状肌

舌下神经核

C_1
C_2
C_3

图 10 - 1 - 59　舌下神经

三、内脏神经

内脏神经(visceral nervous)指分布于内脏、心血管和腺体的神经。根据性质的不同，内脏神经可分为两类：内脏运动神经和内脏感觉神经。内脏运动神经(见图 10 - 1 - 60)支配平滑肌、心肌和腺体的运动及分泌，因其活动一定程度上不受意识支配，因而称自主神经(植物神经)。自主神经又可分为交感神经和副交感神经两部分。

（一）内脏运动神经

1. 内脏运动神经的特点　它与躯体运动神经比较，在结构与功能上有下述不同特点（见表 10 - 1 - 4）：

表 10 - 1 - 4　躯体运动神经与内脏运动神经比较

比较项目	躯体运动神经	内脏运动神经
活动与意志的关系	受意志支配	一定程度上不受意志支配
支配对象	骨骼肌	平滑肌、心肌、腺体
低级中枢位置	脑干内躯体运动神经核，脊髓的灰质前角	脑干内脏运动神经核，脊髓胸1至腰3节段的灰质侧角，骶髓2～4节段的灰质骶副交感核
低级中枢至效应器的走行特点	只有一个神经元，中枢发出后直达效应器	需两个神经元，中枢发出的节前纤维中途在内脏运动神经节（自主神经节）内换元，节后纤维到达效应器
纤维种类	只有一种纤维成分	有交感、副交感两类神经纤维，且多数器官同时接受两者的双重支配

2. 交感神经　交感神经(sympathetic nerve)可分为中枢部及周围部。中枢部位于脊髓胸1至腰3节段的灰质侧角内；周围部包括节前纤维（起自侧角内的神经元）、交感

神经节(分椎旁节及椎前节)、节后纤维及其末梢形成的交感神经丛等。

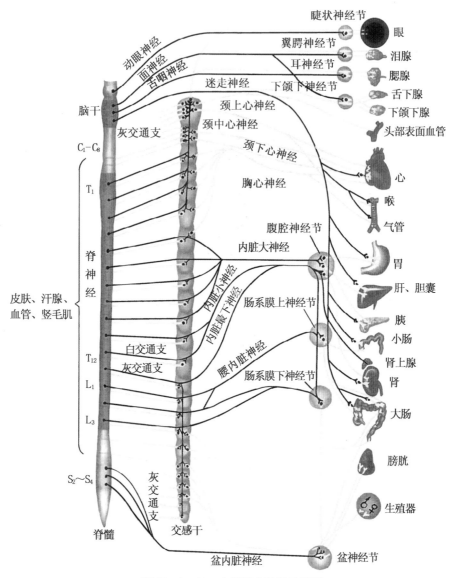

图 10-1-60　内脏运动神经示意图

(1) 椎旁节:位于脊柱两旁,每侧 19～24 个,借节间支连成左右交感干(见图 10-1-61)。交感干分颈、胸、腰、骶、尾 5 段。交感干借交通支与相应的脊神经相连。交通支分白交通支和灰交通支两种,内有节前、节后纤维通过(见图 10-1-62)。白交通支为来自脊髓胸 1 至腰 3 节段灰质侧角的节前纤维随脊神经前根进入椎旁节,因其是有髓神经纤维,呈白色,称白交通支。灰交通支为椎旁节发出的节后纤维,因多为薄髓和无髓神经纤维,色灰暗而称灰交通支。

(2) 椎前节:位于脊柱前方,有腹腔神经节、主动脉肾神经节、肠系膜上神经节及肠系膜下神经节,各节分别位于各同名动脉的根部附近。由椎前节发出的节后纤维攀附在动脉周围形成神经丛,随动脉分布至腹腔、盆腔各脏器。

1) 节前纤维的走行规律:节前纤维自脊髓胸 1 至腰 3 节段灰质侧角发出,经前根、脊神经干和白交通支入交感干后，有 3 种去向：① 于相应的椎旁节换神经元。② 于交感干内上升或下降，在上方或下方的椎旁节换神经元。③ 穿过椎旁节，至椎前节换神经元。

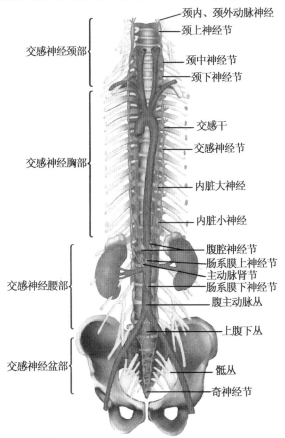

图 10 - 1 - 61　交感干与交感神经节

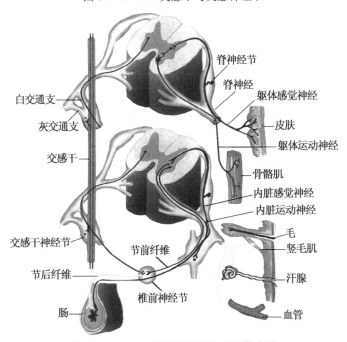

图 10 - 1 - 62　交感神经纤维走行模式图

2）节后纤维的走行规律：节后纤维的走行也有3种去向：① 起于椎旁节的节后纤维经灰交通支返回脊神经，并随脊神经分布到头颈、躯干及四肢的血管、汗腺和竖毛肌等处。② 攀附在动脉表面形成神经丛，再随动脉至支配器官。③ 直接分布至支配器官。

3. 副交感神经　副交感神经（parasympathetic nerve）包括中枢部和周围部（见图10-1-60）。中枢部位于脑干的副交感核和脊髓骶部第2～4节段灰质骶副交感核中。周围部由副交感神经节及其两侧的节前、后纤维构成。副交感神经节位于器官的附近或器官内，故称为器官旁节或器官内节。从脑干发出的节前纤维沿第Ⅲ、Ⅶ、Ⅸ、Ⅹ四对脑神经走至副交感神经节；从骶段发出的节前纤维经骶神经前根穿出后形成盆内脏神经，后加入盆丛，随盆丛分支至所支配脏器的器官内节或器官旁节内换元，发出节后纤维支配结肠左曲以下的消化管、盆腔及会阴器官。

4. 交感神经与副交感神经的比较　见表10-1-5。

表10-1-5　交感神经与副交感神经比较

比较项目	交感神经	副交感神经
低级中枢的位置	脊髓胸1至腰3节段的灰质侧角	脑干副交感核、脊髓骶部第2～4节段的灰质骶副交感核
周围神经节的位置	椎旁节和椎前节	器官旁节和器官内节
节前、节后纤维	节前纤维短、节后纤维长	节前纤维长、节后纤维短
神经元的联系	一个节前神经元可与许多节后神经元形成突触	一个节前神经元只与少数节后神经元形成突触
分布范围	广泛（全身的血管、内脏、平滑肌、心肌、腺体、瞳孔开大肌和竖毛肌）	局限（大部分血管、肾上腺髓质、汗腺和竖毛肌等处无分布）
机能	应急、耗能	恢复体力、储能

（二）内脏感觉神经

内脏感觉神经接受内脏的各种刺激，并传入中枢。内脏感觉神经元的胞体位于脑神经节或脊神经节内，为假单极神经元，其周围突随舌咽神经、迷走神经、交感神经和盆内脏神经等分布于内脏器官。而中枢突一部分随舌咽神经、迷走神经进入脑干，终止于孤束核；另一部分则随交感神经和盆内脏神经进入脊髓，终止于灰质后角。在中枢内，内脏感觉纤维一方面通过一定的传导途径将冲动传导到背侧丘脑和大脑皮质，产生内脏感觉；另一方面，可直接或经中间神经元与内脏运动神经元或躯体运动神经元联系，以完成内脏-内脏反射或内脏-躯体反射。

内脏感觉纤维的数目较少，其中细纤维占多数，痛阈较高，正常的内脏活动及轻度的刺激一般不引起感觉，但在脏器进行比较强烈的活动时，则可产生内脏感觉，如胃的收缩可引起饥饿感觉，直肠、膀胱的充盈可引起膨胀的感觉。

内脏对牵拉、膨胀和痉挛等刺激较敏感，而对切、割等刺激不敏感。

内脏感觉的传入途径比较分散，即一个脏器的感觉经多个节段的脊神经进入中枢，而一条脊神经又包含来自几个脏器的感觉纤维，因此内脏痛往往是弥散的，定位不准确。

（三）内脏神经丛

交感神经、副交感神经和内脏感觉神经在分布到器官前互相交织形成内脏神经丛，再由丛发出分支至所支配的器官，如心丛、肺丛、腹腔丛等。

第三节　神经系统的传导通路

周围感受器接受内、外环境的各种刺激，并将其转变成神经冲动，沿传入神经元传递至中枢神经，最后至大脑皮质，产生感觉。另一方面，大脑皮质将这些感觉信息整合后，发出指令，沿传出神经，经脑干和脊髓的运动神经元到达躯体和内脏效应器，引起效应。因此，在神经系统中存在着两大类的传导系统通路：感觉传导通路（上行传导通路）和运动传导通路（下行传导通路）。总体上说它们分别是反射弧组成中的传入和传出部。

一、感觉传导通路

感觉传导通路是将感受器感受刺激后所产生的神经冲动传导到大脑皮质的通路。一般由三级神经元组成，而且要左右交叉到对侧，经过间脑的丘脑和内囊，最后投射到大脑皮质相应区域。人体感觉有多种，可分为一般躯体感觉（痛觉、温觉、触觉、压觉）和特殊感觉（视觉、听觉、味觉、嗅觉）。感觉传导通路的共同特点为：

1. 通路一般由三级神经元组成，通过两次换元、一次交叉将感觉冲动传至大脑皮质中枢。

2. 第 1 级神经元一般在周围神经节（如脊神经节、三叉神经节）。

3. 传导纤维经过第 2 级神经元换元后均交叉、改名后继续上行。

4. 第 3 级神经元多在背侧丘脑和后丘脑。

5. 传导纤维经第 3 级神经元换元后均通过内囊投射到大脑皮质相应中枢。

（一）浅感觉传导通路

浅感觉是指皮肤与黏膜的痛、温、触、压等感觉。

1. 躯干、四肢的浅感觉　第 1 级感觉神经元位于脊神经节内，其周围突随脊神经分布于皮肤内相应的感受器，中枢突经脊神经后根入脊髓灰质后角更换神经元。第 2 级感觉神经元在脊髓灰质后角固有核，它发出的纤维交叉到对侧，在白质内上行到背侧丘脑的外侧核，这段纤维束称为脊髓丘脑束。第 3 级神经元在背侧丘脑的腹后外侧核中，其发出的纤维参与丘脑中央辐射，经内囊投射到大脑皮质中央后回上、中部，分别产生痛觉、温度觉和触觉。

2. 头面部的浅感觉　分布到头面部的感觉性神经主要是三叉神经。第 1 级神经元胞体位于三叉神经节。第 2 级神经元胞体位于脑干，发出的纤维交叉到对侧，止于背侧丘脑的腹后内侧核。第 3 级神经元在背侧丘脑的腹后内侧核，其发出的纤维参与丘脑中央辐射，经内囊投射到大脑后回下部。

浅感觉传导通路见图 10 - 1 - 63。

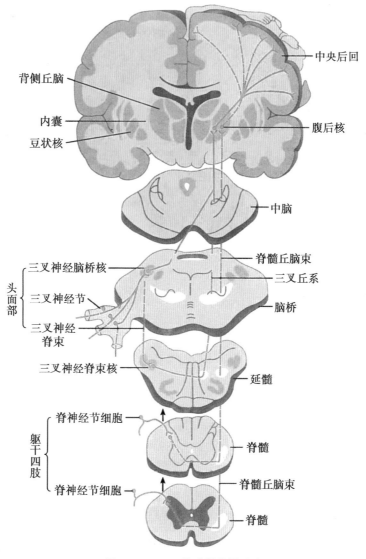

图 10 - 1 - 63　浅感觉传导通路

（二）深感觉（本体感觉）传导通路

深感觉包括骨骼肌、肌腱、关节的位置觉、运动觉、振动觉和精细触觉（辨别两点距离和感受物体形状性质的感觉）。第 1 级神经元为脊神经节的神经元，其周围突随脊神经分布于躯干和四肢的骨骼肌、肌腱、关节以及皮肤相应的感受器，中枢突进入脊髓后索内，形成薄束和楔束上行到延髓。第 2 级神经元在延髓的薄束核或楔束核中，发出的纤维交叉到对侧，上行到背侧丘脑的腹后外侧核。第 3 级神经元在背侧丘脑的腹后外侧核，其纤维参与丘脑中央辐射，经内囊投射到大脑皮质中央后回。

深感觉传导通路见图10 - 1 - 64。

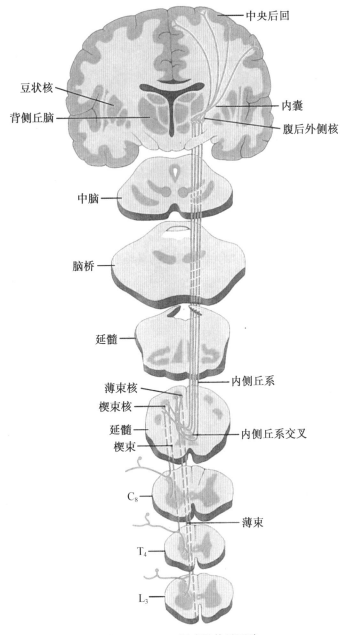

中央后回

豆状核

背侧丘脑

内囊

腹后外侧核

中脑

脑桥

延髓

薄束核

内侧丘系

楔束核

延髓

内侧丘系交叉

楔束

C_8

薄束

T_4

L_3

图 10 - 1 - 64　深感觉传导通路

（三）视觉传导通路和瞳孔对光反射通路

1. 视觉传导通路（见图 10 - 1 - 65）　视网膜上神经部的视杆细胞和视锥细胞为光感受器，双极细胞为第 1 级神经元，节细胞为第 2 级神经元，节细胞的轴突形成视神经，视神经进入颅腔后形成视交叉（视网膜鼻侧半纤维交叉，颞侧半不交叉），然后形成视束，纤维终止于外侧膝状体——第 3 级神经元，然后发出纤维形成视辐射，经内囊后支投射到视区——枕叶距状沟周围皮质。

2. 瞳孔对光反射通路　光线经过视网膜、视神经、视交叉、视束，一部分纤维到达中脑顶盖前区，此区发出的纤维止于双侧动眼神经副核。动眼神经副核发出的纤维再经动眼神经出脑,在睫状神经节换神经元后,节后纤维支配瞳孔括约肌。

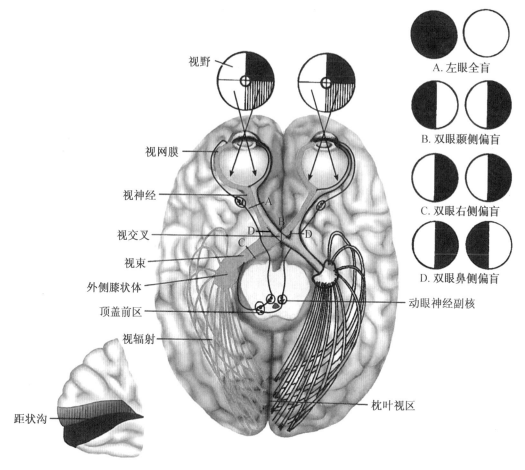

图 10 - 1 - 65 视觉传导通路和瞳孔对光反射通路

二、运动传导通路

运动传导通路是指从大脑皮质发出神经冲动到达骨骼肌的通路,包括锥体系和锥体外系。

(一)锥体系

锥体系(pyramidal system)是管理骨骼肌随意运动的传导通路,主要由上、下两级神经元组成。上运动神经元的胞体位于大脑皮质中央前回及附近的一些皮质区中,其轴突组成下行的锥体束。其中下行至脊髓的纤维束称为皮质脊髓束,而中途陆续止于脑干内脑神经运动核的则称为皮质核束。下运动神经元的胞体位于脑干的脑神经运动核或脊髓前角运动核中,其突起分别组成脑神经和脊神经的运动纤维,管理头面部和躯干、四肢的随意运动。

1. 皮质核束(corticonuclear tract)(见图 10 - 1 - 66) 又称皮质脑干束。大脑皮质中央前回发出的纤维经内囊到达脑干,大部分纤维陆续交叉到对侧,小部分不交叉仍在同侧下行,终于脑神经运动核,脑神经运动核发出的纤维随脑神经分布到头面部的肌肉。受双侧皮质核束控制的脑神经运动核有:动眼神经核、滑车神经核、展神经核、三叉神经运动核、面神经核的上半部、疑核和副神经核。只接受对侧皮质核束支配的脑神经运动核为面神经核下半部和舌下神经核。

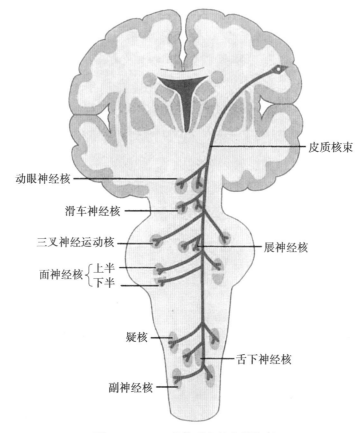

图 10 - 1 - 66　锥体系中的皮质核束

皮质核束

动眼神经核

滑车神经核

三叉神经运动核

展神经核

面神经核 { 上半 / 下半 }

疑核

舌下神经核

副神经核

当一侧上运动神经元损伤时，只表现为对侧眼裂以下表情肌和对侧舌肌瘫痪，表现为病灶对侧鼻唇沟消失、口角下垂并向病灶侧偏斜、流涎、不能鼓腮露齿；舌伸向前时，舌尖偏向病灶对侧，但舌肌不萎缩。而眼外肌、额肌、咀嚼肌和咽喉肌因受双侧皮质核束的控制，故不发生完全性瘫痪。脑神经核以上的运动神经元损伤引起的瘫痪，称为核上瘫。

下运动神经元（脑神经核及其轴突组成的神经根或神经）损伤引起的瘫痪，称为核下瘫。面神经核下瘫（见图 10 - 1 - 67）的特点是：患病侧的表情肌全部瘫痪，表现为该侧额纹消失、眼不能闭、口角下垂并向病灶对侧偏斜、鼻唇沟消失等。舌下神经核下瘫（见图 10 - 1 - 68）的特点是：患侧舌肌瘫痪、伸舌时舌偏向患侧，核下瘫时间长久时，会出现舌肌萎缩。

上、下运动神经元损伤后的临床表现比较见表 10 - 1 - 6。

2. 皮质脊髓束（corticospinal tract）（见图 10 - 1 - 69）　大脑皮质中央前回及附近皮质区发出的纤维经内囊、脑干到脊髓前角，经延髓时大部分纤维在锥体交叉处交叉到对侧；小部分仍在同侧下行，在脊髓内陆续交叉到对侧，终于脊髓前角运动神经元。前角运动神经元的纤维，随脊神经分布到躯干或四肢的骨骼肌。

锥体系的任何部位损伤都可引起随意运动的障碍，出现肢体瘫痪。上运动神经元损伤（核上瘫）表现为随意运动障碍、肌张力增高，瘫痪是痉挛性的（硬瘫），这是由于上运动神经元抑制下运动神经元的作用被破坏的缘故。下运动神经元损伤（核下瘫）表现为因失去神经直接支配所致的肌张力降低、随意运动障碍，瘫痪是弛缓性的（软瘫）。

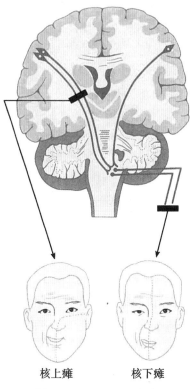

核上瘫　　　核下瘫

图 10 - 1 - 67　面肌瘫痪

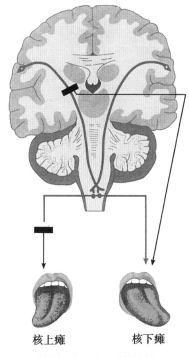

核上瘫　　　核下瘫

图 10 - 1 - 68　舌肌瘫痪

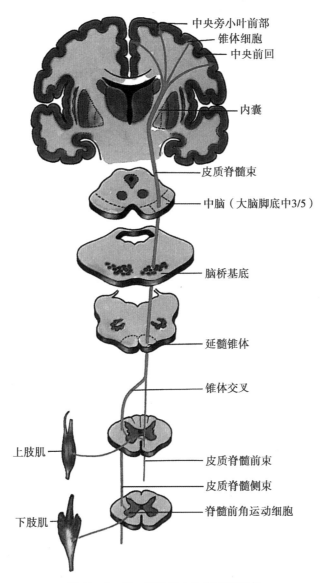

图 10-1-69　锥体系中的皮质脊髓束

表 10-1-6　上、下运动神经元损伤后的临床表现比较

	上运动神经元损伤特征	下运动神经元损伤特征
瘫痪范围	较广泛	较局限
瘫痪特点	痉挛性瘫（硬瘫）	弛缓性瘫（软瘫）
肌张力	增高	减低
深反射	亢进	消失
浅反射	减弱或消失	消失
腱反射	亢进	减弱或消失
病理反射	阳性	阴性
肌萎缩	早期无，晚期为失用性萎缩	早期即有萎缩

（二）锥体外系

锥体外系（extrapyramidal system）是指锥体系以外的管理骨骼肌运动的纤维束。纤维也起于大脑皮质（主要是额叶和颞叶），下行途中与纹状体、红核、黑质、小脑、网状结构等有广泛联系，经多次换元后，到达脊髓前角或脑神经运动核，其功能主要是调节肌张力和协调肌群运动。

思考题

1. 简述脑的分部，脑干各部各有哪些脑神经相连？
2. 大脑皮质重要的功能区有哪些？
3. 试述内囊的位置、结构、通过的纤维束及其临床意义。
4. 试述脑脊液的产生及循环途径。
5. 简述坐骨神经的起始、行程、分支和体表投影。
6. 肱骨中段、腓骨颈骨折时，最有可能损伤什么神经？会出现什么症状？
7. 针刺小指引起痛觉，其传导途径如何？
8. 简述交感神经与副交感神经的区别。

小案例

知识拓展

同步测试

（李群锋　史红娟）

第二章　神经系统疾病

学习 要求

1. 掌握流行性乙型脑炎(简称乙脑)和流行性脑脊髓膜炎(简称流脑)的病变特点。比较乙脑和流脑的异同点。

2. 熟悉乙脑和流脑的临床病理联系。

3. 了解乙脑和流脑的病因、传播途径及其结局。

课件

第一节　流行性乙型脑炎

流行性乙型脑炎(epidemic encephalitis B)是一种由乙型脑炎病毒感染引起的急性传染病,多流行于夏秋季节。本病起病急、病情重、死亡率高。临床表现为高热、头痛、呕吐、嗜睡、抽搐、谵妄、昏迷等症状。儿童发病率明显高于成人,尤好发于 10 岁以下儿童,占 50%～70%。

（一）病因及发病机制

乙型脑炎病毒是噬神经性的 RNA 病毒。本病传染源为乙脑患者和中间宿主家畜、家禽。蚊子为其主要传染媒介,带病毒的蚊子叮人吸血时,病毒也随蚊子的唾液侵入人体。病毒进入人体后是否发病,不仅与病毒的毒力和数量有关,亦取决于机体的免疫力和血-脑屏障功能状态。凡机体免疫力强,血-脑屏障功能正常者,病毒仅引起短暂的病毒血症,不能进入脑组织致病,成为隐性感染。如侵入的病毒数量多,毒力强,而机体免疫功能低下,血-脑屏障不健全者,病毒可侵入中枢神经系统而致病。

由于受感染的神经细胞表面有病毒的膜抗原存在,机体可产生相应的抗体并与之结合,同时激活补体,通过体液免疫或细胞免疫反应导致神经细胞损伤,这是本病发病的基础。

（二）病理变化

本病的病变主要累及脑脊髓实质,引起神经细胞变性、坏死,神经胶质细胞增生和血管周围炎细胞浸润。病变以大脑皮质、基底核、视丘最为严重;小脑皮质、丘脑及脑桥次之;脊髓病变最轻,常仅限于颈段脊髓。

1. 肉眼观　软脑膜充血、水肿,脑回变宽,脑沟变浅。切面脑组织充血水肿,严重者脑实质可见散在点状出血及软化灶。后者边界清楚,约粟粒至针尖大小,半透明状,可散在分布或聚集成群,尤以大脑顶叶及丘脑等处最为明显。

2. 镜下观　通常可见以下几种基本病变:

（1）神经细胞变性、坏死:病毒在神经细胞内增殖,导致细胞的损伤,引起神经细胞肿胀、尼氏体消失、胞质内出现空泡、核偏位等。严重者神经细胞发生坏死。在变性、坏死的神经细胞周围常见增生的胶质细胞环绕,此即神经细胞卫星现象;有时可见小胶质细胞及巨噬细胞侵入坏死的神经细胞内,称为噬神经细胞现象(见图10-2-1)。

(2) 软化灶形成:病变严重时,可发生灶性神经组织的液化性坏死,形成染色较淡、质地疏松的筛网状病灶,称为筛状软化灶(见图10-2-2),对本病诊断具有一定的特征性意义。软化灶可被吸收,由增生的胶质细胞取代而形成胶质瘢痕。

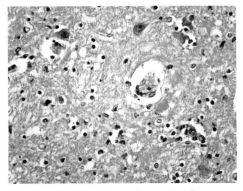

图10-2-1 噬神经细胞现象

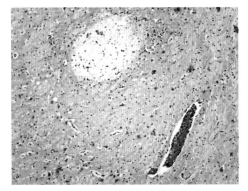

图10-2-2 乙脑筛状软化灶

(3) 脑血管改变和炎症反应:脑实质的血管高度扩张充血,有时可见小灶性出血及微血栓形成。脑组织水肿,血管周围间隙增宽,炎细胞可围绕血管周围呈袖套状浸润(见图10-2-3)。浸润炎细胞以淋巴细胞、单核细胞和浆细胞为主。

(4) 胶质细胞增生:主要是小胶质细胞呈局灶性或弥漫性增生。局灶性增生的细胞聚集成群,形成小胶质细胞结节(见图10-2-4),多位于小血管旁或坏死的神经细胞附近。

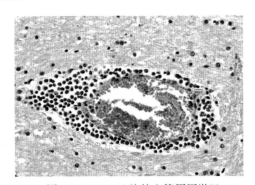

图10-2-3 乙脑的血管周围淋巴
细胞呈袖套状浸润

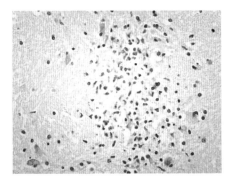

图10-2-4 乙脑胶质细胞增生
形成小胶质细胞结节

(三) 临床病理联系

本病早期由于病毒血症,患者除有高热、全身不适等症状外,主要表现为中枢神经系统症状:① 由于神经细胞广泛受损和脑实质的炎症,患者出现嗜睡、昏迷。脑神经核团受损严重时,可出现肌张力增强,腱反射亢进,抽搐、痉挛等运动神经元损害的表现。脑桥和延髓的运动神经元受损严重时,出现吞咽困难,甚至发生呼吸、循环衰竭。② 由于脑水肿和颅内压升高,患者出现头痛、呕吐,严重时可引起脑疝。小脑扁桃体疝可致延髓呼吸和心血管运动中枢受挤压,引起中枢性呼吸循环衰竭而死亡。③ 由于脑膜有轻度的炎症反应,临床上也有脑膜刺激症状。④ 脑脊液透明或微混浊,以淋巴细胞为主。蛋白质轻度增高,糖类正常或偏高。

多数病例经适当治疗后可痊愈。少数病例因脑组织病变较重而不能完全恢复,留有智力减退/低下、语言障碍、肢体瘫痪等后遗症。

第二节　流行性脑脊髓膜炎

流行性脑脊髓膜炎(epidemic cerebrospinal meningitis)是由脑膜炎双球菌感染引起的脑脊髓膜的急性化脓性炎症。临床表现为发热、头痛、呕吐、皮肤瘀点(瘀斑)及脑膜刺激症状,严重者可出现中毒性休克。本病多为散发,在冬春季可发生流行。患者多为儿童和青少年。

（一）病因及发病机制

脑膜炎双球菌存在于患者或带菌者的鼻咽部分泌物中,通过咳嗽、喷嚏借飞沫传播。病菌侵入上呼吸道后大多数不发病,或仅有局部的轻度卡他性炎,成为带菌者;部分机体抵抗力低下的人,细菌可从其上呼吸道黏膜侵入血流,并在血中繁殖,引起短期菌血症或败血症;2%～3%机体抵抗力低下者,病菌突破血-脑屏障到达脑脊髓膜引起化脓性炎症。病菌可在蛛网膜下隙的脑脊液中迅速繁殖、播散,使脑膜炎症弥漫。

（二）病理变化

本病按病情进展可分为3期:

1. 上呼吸道感染期　患者出现上呼吸道感染症状。主要病变为上呼吸道黏膜充血、水肿、炎细胞浸润和分泌物增多。

2. 败血症期　大多数患者的皮肤、黏膜出现瘀点(瘀斑),它是细菌栓塞在小血管和内毒素对血管壁损伤所致的出血灶。此期血培养可阳性。

3. 脑膜炎期　此期的特征性病变是脑脊髓膜的急性化脓性炎症。肉眼观,脑脊髓膜血管高度扩张充血,严重区域的蛛网膜下隙充满灰黄色脓性渗出物。脑沟、脑回因脓性渗出物覆盖而模糊不清,尤以大脑额叶、顶叶及脑底部最明显。由于炎性渗出物的阻塞,脑脊液循环障碍,可导致不同程度的脑室积水扩张。

镜下观,蛛网膜血管高度扩张充血,蛛网膜下隙增宽,内有大量中性粒细胞、浆液及纤维素渗出和少量淋巴细胞、单核细胞浸润(见图10-2-5)。脑实质一般不受累,严重病例可累及邻近的脑皮质,称脑膜脑炎。此期脑脊液中可查见细菌。

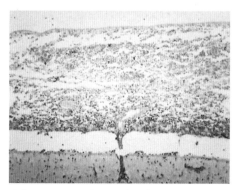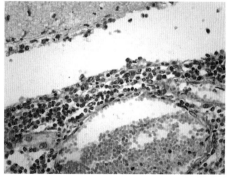

图10-2-5　流脑的蛛网膜下隙血管扩张和大量脓性渗出物(左图低倍镜,右图高倍镜)

（三）临床病理联系

1. 脑膜刺激症状　表现为颈项强直,屈髋伸膝征(Kernig sign)阳性。由于炎症累及脊髓神经根周围的蛛网膜、软脑膜和软脊膜，使肿胀的神经根在通过椎间孔处受压；当颈、背部肌肉运动时可牵引受压的神经根而引起疼痛。颈项强直就是颈部肌肉发生的一种保护性痉挛状态。在婴幼儿，其腰背部肌肉发生保护性痉挛，可形成"角弓反张"的体征。Kernig 征阳性是因腰骶节段脊神经后根受炎症波及而受压，当做屈髋伸膝试验时，坐骨神经受到牵引产生疼痛所致。

2. 颅内压升高症状　表现为剧烈头痛、喷射性呕吐、视神经乳头水肿三联征。小儿前囟饱满，这是由于脑膜血管扩张充血，蛛网膜下隙炎性渗出物积聚，蛛网膜颗粒因脓性渗出物阻塞而影响脑脊液吸收所致。如伴有脑水肿，则颅内压升高显著。

3. 脑脊液改变　表现为压力增高，混浊或呈脓性，含大量脓细胞，蛋白含量增多，糖量减少。脑脊液涂片及培养均可找到脑膜炎双球菌。脑脊液检查结果是临床诊断本病的一个主要依据。

（四）结局和并发症

经积极治疗，大多数患者可痊愈。目前病死率已降至 5% 以下。只有极少数患者可留有以下后遗症：① 脑积水：由于蛛网膜下隙渗出物未能被完全吸收而发生机化，引起脑膜粘连，脑脊液循环障碍所致。② 颅神经受损麻痹：如耳聋、视力障碍及面神经麻痹等。③ 颅底脉管炎致管腔阻塞，引起相应部位脑缺血性梗死。

少数病例（主要是儿童）起病急骤，病情危重，称为暴发性流脑，可危及生命。

1. 列表比较流脑和乙脑的区别。

2. 叙述乙脑的病理变化及其临床病理联系。

小案例　　　知识拓展　　　同步测试

（刘　娜）

第十一篇　人体胚胎学概论

胚胎学主要是研究从受精卵发育为新生个体的过程及其机理的学科。研究内容包括生殖细胞发生、受精、胚胎发育、胚胎与母体关系、先天性畸形等。人胚胎在母体子宫中的发育经历 38 周(约 266 天),可分为两个时期:① 胚期:从受精卵形成到第 8 周末,包括受精、卵裂、胚层形成和器官原基的建立,第 8 周末已初具人形;② 胎期:从第 9 周至出生,此期内胎儿逐渐长大,各器官、系统继续发育,多数器官出现不同程度的功能活动。个体出生后,许多器官的结构和功能还远未发育完善,还要经历相当长时期的继续发育和生长方能成熟。近年来,为了加强胎儿及母体的保健和护理,促进优生优育,减少新生儿死亡率,在上述分期的基础上又分出一期称围产期(怀孕 2 周到产后 1 周),本章主要叙述前 8 周人胚的发育及胚胎与母体的关系。

第一章　胚胎的早期发育

学习 要求

1. 掌握生殖细胞的成熟;受精的概念、时间、部位;胚盘的概念、形成及结构;植入的概念、时间、部位和过程;蜕膜的概念、分部。

2. 熟悉卵裂的概念及特点,桑葚胚的形成;植入时的条件及异位植入的概况。

3. 了解二胚层的形成过程;原条的产生及中胚层的形成;滋养层和胚外中胚层的发育;内胚层、中胚层及外胚层分化形成的主要组织和器官。

课件

第一节　生殖细胞的成熟

一、精子的成熟和获能

在男性生殖器官睾丸精曲小管内的精原细胞,从青春期开始,在垂体促性腺激素的作用下,经过 2～3 次有丝分裂后,部分细胞演变成初级精母细胞,其染色体组型为 46,XY。初级精母细胞经第一次减数分裂形成两个次级精母细胞,其染色体组型为 23,X 或 23,Y。次级精母细胞迅速进入第二次减数分裂形成 4 个精子细胞,其染色体组型为 23,X 或 23,Y。精子细胞经过复杂的形态变化形成蝌蚪状精子,为单倍体细胞,其中半数核型为 23,X,半数核型为 23,Y(见图 11-1-1)。它们具有定向运动的能力和使卵子受精的潜力,但是尚未释放顶体酶,因此不具备穿过卵子周围的放射冠和透明带的能力。这是由于精子头的外表面被一层来自精液中的糖蛋白覆盖,能阻止顶体酶释放。精子通过子宫和输卵管时,该糖蛋白被去除,从而使精子获得了使卵子受精的能力,此现象称获能(capacitation)。精子在女性生殖管道内的受精能力一般可维持 1 天。

二、卵子的发生和排卵

从卵巢排出的卵子处于第二次减数分裂的中期(仍为 2 倍体细胞),进入并停留在输卵管壶腹部。当与精子相遇,受到精子穿入其内的激发,卵子才完成第二次减数分裂。若未受精,则在排卵后 12～24 小时退化(见图 11-1-1)。

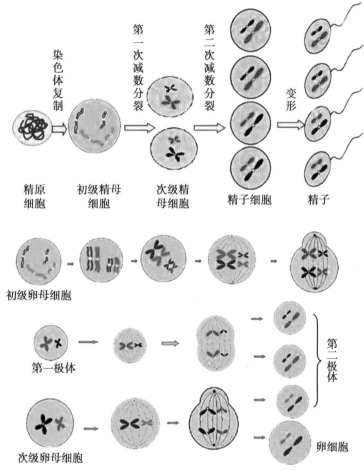

图 11-1-1 精子和卵子的发生过程

第二节 受 精

受精(fertilization)指精子与卵子结合形成受精卵的过程,一般发生在输卵管壶腹部。

一、受精的必备条件

1. 卵细胞在排卵前必须处于第二次减数分裂中期。

2. 精子必须成熟和获能。

3. 精子发育必须正常和有足够的数量。正常成年男性一次可射出 3 亿~5 亿个精子,每毫升精液含精子约 1 亿个。精子数量每毫升低于 500 万个时可造成男性不育,若精液中形态异常的精子较多,超过 20% 或活动能力明显减弱,亦可引起男性不育。

4. 精子与卵子必须在限定的时间内相遇。精子在女性的生殖管道内只能存活 1 天,卵子在排出后 12~24 小时死亡,其余时间精子和卵子即使相遇也不能受精。

5. 男女生殖管道必须畅通。

以上是受精的必备条件,目前许多人工避孕方法都是根据上述原理设计的,其目的是干扰精子与卵子的发生或阻止精子与卵子相遇,从而达到避孕目的。

二、受精的过程

1. 当大量获能的精子接触到卵子周围的放射冠时,即开始释放顶体酶,溶解透明带和放射冠。

2. 精子头侧面的细胞膜与卵子细胞膜融合,随即精子的细胞核及细胞质进入卵子内,精子与卵子的细胞膜融合为一体。精卵结合后,卵子浅层胞质内的皮质颗粒立即释放酶类,使透明带结构发生变化,不能再与精子结合,从而阻止了其他精子穿越透明带,这一过程称透明带反应(zona reaction)。这一反应保证了正常的单精受精。

3. 卵子迅速完成第二次减数分裂。

4. 两个原核逐渐在细胞中部靠拢,核膜消失,染色体混合,形成二倍体的受精卵(fertilized ovum)(见图 11-1-2)。

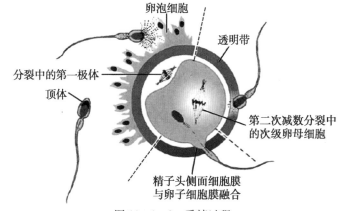

图 11-1-2　受精过程

三、受精的意义

1. 精子与卵子的结合,恢复了细胞的二倍体核型;同时,来自双亲的遗传物质随机组合,加之生殖细胞在减数分裂时曾发生染色体联合和片段交换,因而由受精卵发育而来的新个体既维持了双亲的遗传特点,又具有与亲代不完全相同的性状。

2. 受精决定新个体的遗传性别。带有 Y 染色体的精子与卵子结合,发育为男性;带有 X 染色体的精子与卵子结合,则发育为女性。

3. 精子进入卵子,使原本相对静止的卵子转入旺盛的能量代谢与生化合成,受精卵开始进行细胞分裂,启动了胚胎发育的进程。

第三节　卵裂和胚泡形成

一、卵裂

受精卵进行的有丝分裂称卵裂(cleavage),卵裂产生的子细胞称卵裂球(blastomere)。因受精卵外面仍包有透明带,多次卵裂后,致使细胞数目增加而胞体越来越小。受精后第 3 天,卵裂球数达 12～16 个,共同组成一个实心胚,外观如桑葚,故称桑葚胚(morula)。在卵裂的同时,由于输卵管平滑肌的节律性收缩、管壁上皮细胞纤毛的摆动,使受精卵逐渐向子宫方向移动。桑葚胚继续分裂,并由输卵管进入子宫腔。

二、胚泡形成

桑葚胚的细胞在子宫腔内继续分裂,当卵裂球数达到 100 个左右时,细胞间出现若干小的腔隙,它们逐渐汇合成一个大腔,腔内充满液体。此时透明带开始溶解,胚呈现为囊泡状,故称胚泡(blastocyst)。胚泡中心为胚泡腔(blastocoele)。胚泡壁由单层细胞构成,与吸收营养有关,称滋养层(trophoblast)。位于胚泡腔内一侧的一群细胞,称内细胞群(inner cell mass)。胚泡于受精后的第 4 天形成并进入子宫腔(见图 11 - 1 - 3)。

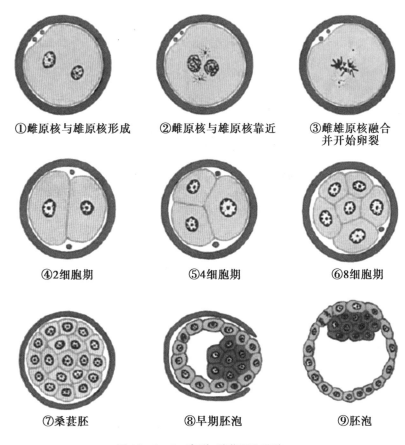

①雌原核与雄原核形成　②雌原核与雄原核靠近　③雌雄原核融合并开始卵裂

④2细胞期　⑤4细胞期　⑥8细胞期

⑦桑葚胚　⑧早期胚泡　⑨胚泡

图 11 - 1 - 3　卵裂、桑葚胚和胚泡

第四节　植入与蜕膜

一、植入

1. 植入过程　胚泡埋入子宫内膜的过程称植入。植入于受精后第 5～6 天开始,于第 11～12 天完成。植入时,透明带已完全溶解消失,内细胞群侧的滋养层首先与子宫内膜接触,分泌蛋白水解酶,在内膜溶蚀出一个缺口,然后胚泡陷入缺口,逐渐被包埋其中(见图 11 - 1 - 4、图 11 - 1 - 5)。在植入过程中,与内膜接触的滋养层细胞迅速增殖,滋养层增厚,并分化为内、外两层。外层细胞互相融合,细胞间界限消失,称合体滋养层(syncytiotrophoblast);内层细胞界限清楚,由单层立方细胞组成,称细胞滋养层

（cytotrophoblast）。后者的细胞通过分裂使细胞数目不断增多，并补充、融入合体滋养层。胚泡全部植入子宫内膜后，缺口修复，植入完成。这时胚泡的整个滋养层均分化为两层，并迅速增厚。

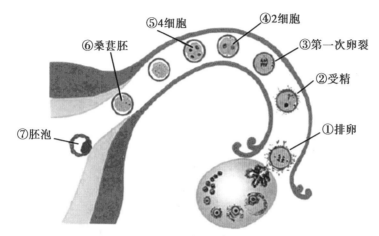

图 11-1-4　排卵、受精、卵裂与植入

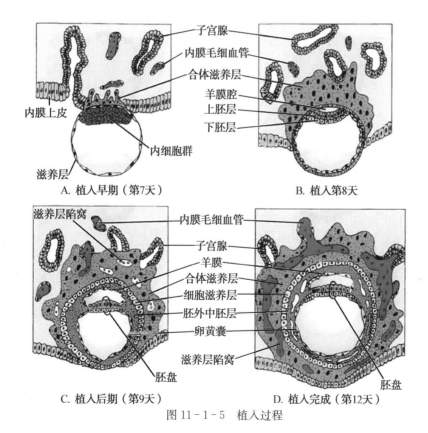

A. 植入早期（第7天）

B. 植入第8天

C. 植入后期（第9天）

D. 植入完成（第12天）

图 11-1-5　植入过程

2. 植入条件　植入需具备一定条件，如需在激素（雌、孕激素）协同调节下进行；子宫内环境必须正常；胚泡及时进入子宫腔，透明带及时溶解消失；子宫内膜发育阶段要与胚胎发育同步等，若上述条件之一不正常，植入将告失败。常用的避孕方法如口服避孕药、在宫腔放置节育环等便是根据这一原理人为地干扰植入而达到避孕目的。

3. 植入部位　胚泡的植入部位通常在子宫的体部和底部,最多见于后壁。若植入位于近子宫颈处,在此形成的胎盘,称前置胎盘(placenta previa),分娩时胎盘可堵塞产道,导致胎儿娩出困难。若植入在子宫以外部位,称宫外孕(ectopic pregnancy),常发生在输卵管等处(见图 11-1-6)。

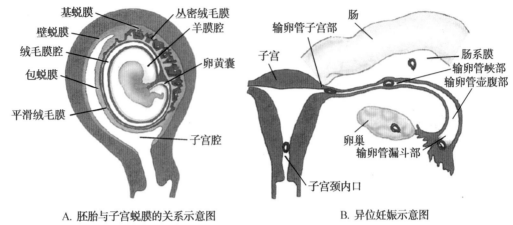

A. 胚胎与子宫蜕膜的关系示意图　　　　　B. 异位妊娠示意图

图 11-1-6　植入部位

二、蜕膜

植入后的子宫内膜改称蜕膜(decidua)。根据蜕膜与胚的位置关系,将其分为 3 部分:

1. 基蜕膜(decidua basalis)　位于胚泡深面,它随着胚泡的发育而不断扩大,将来参与胎盘的构成。

2. 包蜕膜(decidua capsularis)　是覆盖在胚泡表面的蜕膜,它随着胚体的长大将逐渐与壁蜕膜相贴,使子宫腔消失。

3. 壁蜕膜(decidua parietalis)　是子宫其余部分的蜕膜,它与胚泡暂无直接联系,壁蜕膜与包蜕膜之间为子宫腔(见图 11-1-6)。

第五节　胚层的形成和分化

一、二胚层形成期

在第 2 周胚泡植入过程中,内细胞群的细胞增殖分化,逐渐形成圆盘状的胚盘(embryonic disc),由两个胚层组成,也称二胚层胚盘。邻近滋养层的一层柱状细胞为上胚层(ectoderm),靠近胚泡腔侧的一层立方细胞为下胚层(endoderm)。继之,在上胚层与滋养层之间出现一个腔隙,为羊膜腔,腔内液体为羊水。由羊膜包绕羊膜腔形成的囊称羊膜囊。上胚层构成羊膜囊的底。下胚层的周缘细胞向腹侧生长延伸,形成由单层扁平上皮细胞围成的另一个囊,即卵黄囊。下胚层构成卵黄囊的顶。羊膜囊和卵黄囊对胚盘起保护和营养作用。此时胚泡腔内出现松散分布的星状细胞和细胞外基质,充填于细胞滋养层和卵黄囊、羊膜囊之间,形成胚外中胚层。继而胚外中胚层细胞间出现腔隙,腔隙逐渐汇合增大,在胚外中胚层内形成一个大腔,称胚外体腔。随着胚外体腔的扩大,二胚层胚盘和其背腹两侧的羊膜囊、卵黄囊仅由少部分胚外中胚层与滋养层直接相连,这部分胚外中胚层称体蒂(见图 11-1-7)。体蒂将发育为脐带的主要成分。

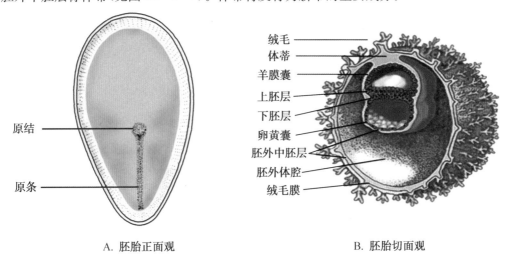

绒毛
体蒂
羊膜囊
上胚层
下胚层
卵黄囊
胚外中胚层
胚外体腔
绒毛膜

A. 胚胎正面观　　　　　　　　　　　　B. 胚胎切面观

原结
原条

图 11-1-7　第 2 周末人胚盘

二、三胚层形成期

在胚泡植入第 3 周初,部分外胚层细胞增殖较快,在上胚层正中线的一侧形成一条增厚区,称原条(primitive streak)。原条的头端略膨大,为原结。继而在原条的中线出现浅沟,原结的中心出现浅凹,分别称原沟和原凹。原沟深部的细胞在上、下胚层之间向周边扩展迁移,一部分细胞则在上、下两胚层之间形成一个夹层,称胚内中胚层,即中胚层(mesoderm)。中胚层在胚盘边缘与胚外中胚层衔接。另一部分细胞进入下胚层,并逐渐全部置换了下胚层的细胞,形成一层新的细胞,称内胚层。在内胚层与中胚层出现之后,原上胚层改称外胚层。于是在第 3 周末,三胚层胚盘形成。

原条的出现使胚盘能区分出头尾端、左右侧,出现原条的一端即为胚体的尾端。由于头端大,尾端小,此时的胚盘呈梨形。从原凹向头端增生迁移的细胞,在内、外胚层之间形成一条单独的细胞索,称脊索(notochord),它在早期胚胎起一定支架作用。在脊索的头侧和原条的尾侧,各有一个无中胚层的小区,此处的内、外胚层直接相贴,呈薄膜状,分别称口咽膜和泄殖腔膜(见图 11-1-8)。随着胚体的发育,脊索向头端生长,原条相对缩短,最终消失。

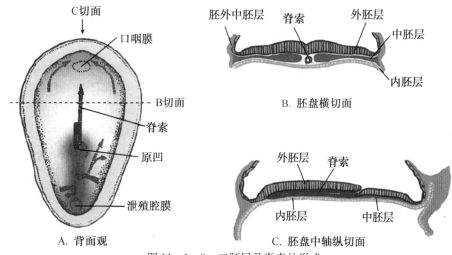

图 11-1-8　三胚层及脊索的形成

三、胚层的分化

第 4~8 周,三胚层逐渐分化形成各种器官的原基(见图 11-1-9)。

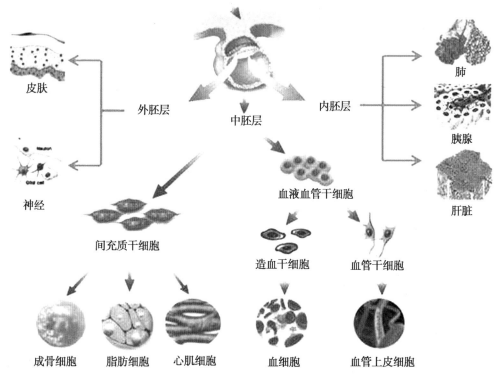

图 11-1-9　三胚层起源及其分化

1. 外胚层的分化　脊索形成后,诱导其背侧中线的外胚层增厚呈板状,称神经板(neural plate)。神经板随脊索的生长而增长,且头侧宽于尾侧。继而神经板中央沿长轴向脊索方向凹陷,形成神经沟(neural groove),沟两侧边缘隆起称神经褶(neural fold)。两侧神经褶在神经沟中段靠拢并融合,融合向头尾两端进展,最后在头尾两端各有一开口,分别称前神经孔和后神经孔,它们在第4周闭合,使神经沟完全封闭为神经管(neural tube)。神经管是中枢神经系统的原基,将分化为脑和脊髓以及松果体、神经垂体和视网膜等。如果前、后神经孔未闭合,将会分别导致无脑畸形和脊髓裂。在神经沟闭合为神经管的过程中,神经板外侧缘的一些细胞迁移到神经管背侧并形成一条纵行细胞索。此细胞索很快分裂为两条,分别位于神经管的左右背外侧,称神经嵴(neural crest)(见图11-1-10)。神经嵴是周围神经系统的原基,将分化为脑神经节、脊神经节、自主神经节及周围神经。神经嵴细胞还能远距离迁徙,形成肾上腺髓质等结构。表面外胚层将分化为皮肤的表皮及其附属器,以及牙釉质、角膜上皮、晶状体、内耳膜迷路、腺垂体、口腔和鼻腔与肛门的上皮等。

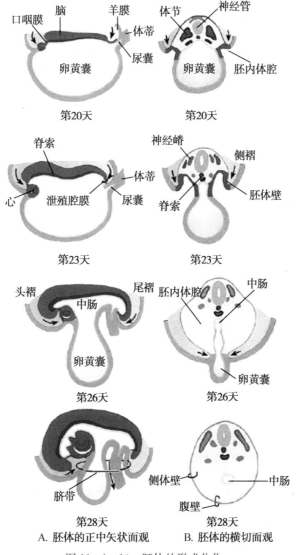

图11-1-10　胚体的形成分化

2. 中胚层的分化　脊索两旁的中胚层细胞增殖较快,从内向外依次分化为轴旁中胚层、间介中胚层和侧中胚层。中胚层的细胞通常先形成间充质,然后分化为结缔组织、肌组织和血管等。

（1）轴旁中胚层（paraxial mesoderm）：紧邻脊索两侧的中胚层细胞迅速增殖，形成一对纵行的细胞索，即轴旁中胚层。它随即裂为块状细胞团，称体节（见图 11－1－10）。体节左右成对，从颈部向尾部依次形成，并逐渐增多。第 5 周时，体节全部形成，共 42～44 对。体节将主要分化为背侧的皮肤真皮、骨骼肌和中轴骨骼（如脊柱）；而脊索的大部分将退化消失，仅在脊柱的椎间盘内残留为髓核。

（2）间介中胚层（intermediate mesoderm）：位于轴旁中胚层与侧中胚层之间，分化为泌尿、生殖系统的主要器官。

（3）侧中胚层（lateral mesoderm）：是中胚层最外侧的部分。两侧的侧中胚层在口咽膜的头侧会合为生心区。这是心脏发育的原基。侧中胚层内部先出现一些小的腔隙，然后融合为一个大的胚内体腔，并与胚外体腔相通，如此分为两层（见图 11－1－10）。与外胚层相贴的为体壁中胚层（parietal mesoderm），将主要分化为胸腹部和四肢的皮肤真皮、骨骼肌、骨骼和血管等；与内胚层相贴的为脏壁中胚层（visceral mesoderm），覆盖于由内胚层演化形成的原始消化管外面，将分化为消化、呼吸系统的肌组织、血管、结缔组织和间皮等。胚内体腔从头端到尾端将分化为心包腔、胸膜腔和腹膜腔。

3. 内胚层的分化　内胚层被包入胚体形成原始消化管（见图 11－1－10），将分化为消化管、消化腺、呼吸道和肺的上皮组织，以及中耳、甲状腺、甲状旁腺、胸腺、膀胱等器官的上皮组织。

第六节　胚体形成

伴随三胚层的分化，胚盘边缘向腹侧卷折形成头褶、尾褶和左右侧褶，扁平形胚盘逐渐变为圆柱形的胚体。圆柱形胚体形成的结果是，胚体凸入羊膜腔，浸泡于羊水中；体蒂和卵黄囊于胚体腹侧中心合并，外包羊膜，形成原始脐带；口咽膜和泄殖腔膜分别转到胚体头和尾的腹侧；外胚层包于胚体外表；内胚层卷折到胚体内部，形成头尾方向的原始消化管，其中段的腹侧与卵黄囊相通（两者相连的一段卵黄囊已缩窄，称卵黄蒂），头端由口咽膜封闭，尾端由泄殖腔膜封闭。至第 8 周末，胚体外表已可见眼、耳、鼻的原基及发育中的四肢，初具人形（见图 11－1－11）。

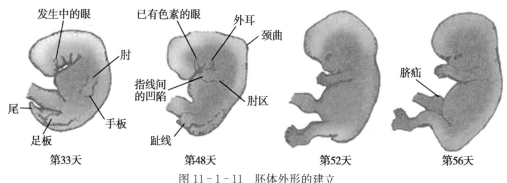

图 11－1－11　胚体外形的建立

第七节　胚胎龄的推算和胚胎各期外形特征

胚胎龄的推算通常有两种方式。一是通过月经龄，二是通过受精龄。临床上常以月经龄推算胚胎龄，即从孕妇末次月经的第 1 天算起，至胎儿娩出共约 40 周。但由于妇女的月经周期常受环境变化的影响，故胚胎龄的推算难免有误差。胚胎学者则常用受精龄,即从受精之日为起点推算胚胎龄。受精一般发生在末次月经第1天之后的2周左右,故从受精到胎儿娩出约经38周。但是,获得的人胚胎标本大多缺乏产妇月经时间的准确记录,造成胚胎龄推算的困难。因此胚胎学家根据大量胚胎标本的观察研究,总结归纳出各期胚胎的外形特征和长度,以此作为推算胚胎龄的依据。如第1～3周,主要根据胚的发育状况和胚盘的结构;第4～5周,常利用体节数及鳃弓与眼、耳、鼻等原基的出现情况;第6～8周,则依据四肢与颜面的发育特征(见表11-1-1)。胎龄的推算,主要根据颜面、皮肤、毛发、四肢、外生殖器等的发育状况,并参照身长、足长和体重等。胚胎长度的测量标准有3种:① 最长值(greatest length,GL),多用于测量第1～3周的胚;② 顶臀长(crown-rump length,CRL),又称坐高,用于测量第4周及以后的胚;③ 顶跟长(crown-heal length,CHL),又称立高,常用于测量胎儿。

表 11-1-1　胎儿外形特征及体重

胎龄(月)	胎儿外形特征	体重(g)(均值)
第 3	眼睑已闭合,颈已形成,性别可辨认	45
第 4	颜面已具人形,母体已感胎动	150
第 5	出现胎毛,有胎心音,胎儿有吞咽活动	375
第 6	出现指甲、眉毛、睫毛明显,皮下脂肪少,胎体消瘦,呼吸系统发育不完善,如早产没有及时适当处理易造成死亡	625
第 7	眼睑张开,头发明显,体瘦有皱纹,早产可存活	1210
第 8	皮下脂肪增多,皮肤淡红而丰满,睾丸开始下降,指甲已达指尖	1780
第 9	胎毛开始脱落,趾甲达趾尖,四肢屈曲紧紧相抱	2400
第 10	胎体圆润,乳房略隆起,指甲过指尖,睾丸入阴囊	2750

思考题

1. 何谓受精? 试述受精的过程和意义。
2. 何谓卵裂、胚泡形成和植入?
3. 试述二胚层、三胚层胚盘及相关结构的发生。

小案例

知识拓展

同步测试

(徐麟皓)

第二章　胎膜和胎盘

课件

学习 要求

1. 掌握胎膜的概念；胎盘的组成、形态和结构。

2. 熟悉绒毛膜的形成、结构和功能；胎盘屏障的概念；胎盘的功能；脐带的形成、结构及长度。

3. 了解卵黄囊和尿囊的形成和退化；羊膜的功能、性状、正常量。

胎膜和胎盘是对胚胎起保护、营养、呼吸、排泄等作用的附属结构，不参与胚胎本体的形成。有的结构还有内分泌功能。胎儿娩出后，胎膜、胎盘即与子宫分离并被排出体外，总称衣胞(afterbirth)。

第一节　胎　膜

胎膜(fetal membrane)是受精卵分裂分化所形成的胚体以外的附属结构，包括绒毛膜、羊膜、卵黄囊、尿囊和脐带(见图11-2-1)。

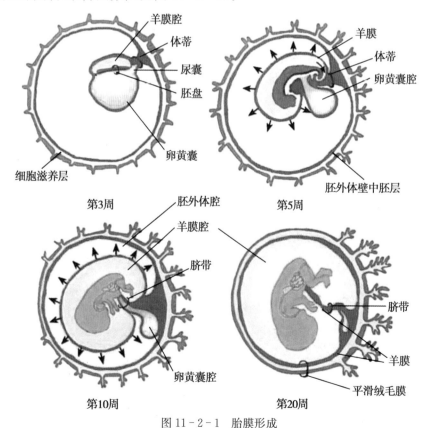

图 11-2-1　胎膜形成

一、绒毛膜

1. 绒毛膜的形成　绒毛膜(chorion)由滋养层和衬于其内面的胚外中胚层组成。植入完成后,滋养层已分化为细胞滋养层和合体滋养层两层。继之细胞滋养层局部增殖,伸入合体滋养层内,形成许多绒毛状突起,这样,外表的合体滋养层和内部的细胞滋养层构成了初级绒毛干。第 3 周时,胚外中胚层逐渐伸入绒毛干内,改称次级绒毛干。此后,绒毛干胚外中胚层的间充质分化为结缔组织和血管,并与胚体内的血管相通,此时改称三级绒毛干。各级绒毛干的表面都发出分支,形成许多细小的绒毛。同时,绒毛干末端的细胞滋养层细胞增殖,穿出合体滋养层,伸抵蜕膜组织,将绒毛干固着于蜕膜上。原滋养层陷窝演变为绒毛干之间的绒毛间隙,间隙内充满来自子宫螺旋动脉的母体血,绒毛浸浴其内,胚胎通过绒毛汲取母血中的营养物质并排出代谢产物。绒毛膜包在胚胎及其他附属结构的最外面,直接与子宫蜕膜接触。大量绒毛的发育使绒毛膜与子宫蜕膜的接触面增大,有利于胚胎与母体间的物质交换。

2. 绒毛膜的演变　胚胎早期,整个绒毛膜表面的绒毛均匀分布。之后,由于包蜕膜侧的血供匮乏,绒毛逐渐退化、消失,形成表面无绒毛的平滑绒毛膜(smooth chorion)。基蜕膜侧的血供充足,该处绒毛反复分支,生长茂密,称丛密绒毛膜(villous chorion),它与基蜕膜一起组成胎盘。丛密绒毛膜内的血管通过脐带与胚体内的血管通连。此后,随着胚胎的发育增长及羊膜腔的不断扩大,羊膜、平滑绒毛膜和包蜕膜进一步凸向子宫腔,最终与壁蜕膜融合,子宫腔消失。在绒毛膜发育过程中,若血管发育不良或与胚体血管未通连,胚胎可因缺乏营养而发育迟缓或死亡。如滋养层细胞过度增生,绒毛内结缔组织变性水肿,血管消失,胚胎发育受阻,绒毛呈水泡状或葡萄状,称水泡状胎块或葡萄胎。如滋养层细胞癌变,则称绒毛膜癌。

二、羊膜

羊膜(amnion)为半透明薄膜,羊膜腔内充满羊水(amniotic fluid),胚胎浸泡在羊水中生长发育。羊膜最初附着于胚盘的边缘,与外胚层连续。随着胚体形成、羊膜腔扩大和胚体凸入羊膜腔内,羊膜在胚胎的腹侧包裹体蒂,形成原始脐带。羊膜腔的扩大逐渐使羊膜与绒毛膜相贴,胚外体腔消失。妊娠早期的羊水呈无色透明状,由羊膜不断分泌和吸收。妊娠中期以后,胎儿开始吞咽羊水,其消化、泌尿系统的排泄物及脱落的上皮细胞也进入羊水,羊水变得浑浊。羊膜和羊水在胚胎发育中对胚胎起着重要的保护作用,如胚胎在羊水中可较自由地活动,有利于骨骼和肌肉发育,并防止胚胎局部粘连或受外力的压迫与震荡。临产时,羊水还具扩张宫颈与冲洗产道的作用。随着胚胎长大,羊水也相应增多,足月分娩时有 1000～1500ml。羊水过少(500ml 以下),易发生羊膜与胎儿粘连,影响正常发育;羊水过多(2000ml 以上),也可影响胎儿正常发育。羊水含量不正常,还与某些先天性畸形有关,如胎儿无肾或尿道闭锁可致羊水过少;无脑畸形或消化管闭锁可致羊水过多。穿刺抽取羊水,进行细胞染色体检查、DNA 分析或测定羊水中某物质的含量,可以早期诊断某些先天性异常。

三、卵黄囊

卵黄囊(yolk sac)位于原始消化管腹侧。鸟类胚胎的卵黄囊储有大量卵黄,为胚胎发育提供营养。人胚胎的卵黄囊内没有卵黄,其出现也是种系发生和进化过程的重演。人胚胎卵黄囊被包入脐带后,与原始消化管相连的卵黄蒂于第6周闭锁。卵黄囊也逐渐退化。但人类的造血干细胞来自卵黄囊壁的胚外中胚层,而卵黄囊的内胚层是原始生殖细胞的产生地,后者由此迁移至生殖嵴。

四、尿囊

尿囊(allantois)是从卵黄囊尾侧向体蒂内伸出的一个盲管,随着胚体尾端的卷折而开口于原始消化管尾段的腹侧。当从后者演化出膀胱时,尿囊成为从膀胱顶部至脐内的一条细管,称脐尿管。脐尿管将闭锁,成为脐中韧带。尿囊壁的胚外中胚层中形成的尿囊动脉和尿囊静脉,以后演变为脐带内的脐动脉和脐静脉。

五、脐带

脐带(umbilical cord)是连于胚胎脐部与胎盘间的索状结构。脐带外覆羊膜,内含黏液性结缔组织。结缔组织内除有闭锁的卵黄囊和脐尿管外,还有脐动脉和脐静脉。脐血管连接胚胎血管和胎盘绒毛血管。脐动脉有两条,因其长于脐带,故呈螺旋状走行。脐动脉将胚胎血液运送至胎盘绒毛血管,与绒毛间隙内的母体血进行物质交换。脐静脉仅有一条,将吸纳了丰富营养和氧的血液送回胚胎。胎儿出生时,脐带长40～60cm,粗1.5～2cm。脐带过短,胎儿娩出时易引起胎盘过早剥离,造成出血过多;脐带过长,易缠绕胎儿四肢或颈部,可致局部发育不良,甚至造成胎儿窒息死亡。

第二节 胎 盘

一、胎盘的结构

胎盘(placenta)是由胎儿的丛密绒毛膜与母体的基蜕膜共同组成的圆盘形结构(见图11-2-2)。足月胎儿的胎盘重约500g,直径15～20cm,中央厚,周边薄,平均厚约2.5cm。胎盘的胎儿面光滑,覆有羊膜,脐带附于中央或稍偏,透过羊膜可见呈放射状走行的脐血管分支。胎盘的母体面粗糙,为剥离后的基蜕膜,见15～30个由浅沟分隔的胎盘小叶(cotyledon)。在胎盘垂直切面上,可见羊膜下方为绒毛膜的结缔组织,脐血管的分支行于其中。绒毛膜发出40～60根绒毛干,绒毛干又发出许多细小绒毛,绒毛干的末端以细胞滋养层壳固着于基蜕膜。脐血管的分支沿绒毛干进入绒毛内,形成毛细血管。绒毛干之间为绒毛间隙,有基蜕膜构成的短隔伸入其内,称胎盘隔(placental septum)。

胎盘隔将胎盘分隔为15～30个胎盘小叶,每个小叶含1～4根绒毛干及其分支。子宫螺旋动脉与子宫静脉的分支开口于绒毛间隙,故绒毛间隙内充满母体血液,绒毛浸泡其中(见图11-2-3)。

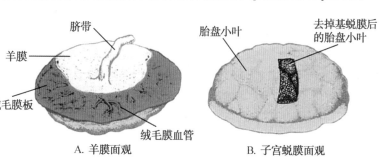

A. 羊膜面观　　B. 子宫蜕膜面观

图11-2-2 胎盘结构

二、胎盘的血液循环和胎盘膜

胎盘内有母体和胎儿两套血液循环系统。母体动脉血从子宫螺旋动脉流入绒毛间隙,在此与绒毛内毛细血管的胎儿血进行物质交换后,再经子宫静脉,流回母体。胎儿静脉性质的血经脐动脉及其分支,流入绒毛毛细血管,与绒毛间隙内的母体血进行物质交换,从而成为动脉性质的血,后经脐静脉回流到胎儿。母体和胎儿的血液在各自的封闭管道内循环,互不相混,但可进行物质交换。胎儿血与母体血在胎盘内进行物质交换所通过的结构,称胎盘膜或胎盘屏障。早期胎盘膜由合体滋养层、细胞滋养层和基膜、薄层绒毛结缔组织及毛细血管基膜和内皮组成。发育后期,由于细胞滋养层在许多部位消失,以及合体滋养层在一些部位仅为一薄层胞质,故胎盘膜变薄,胎儿血与母体血间仅隔以绒毛毛细血管内皮和薄层合体滋养层及两者的基膜,更有利于物质交换(见图 11-2-3)。

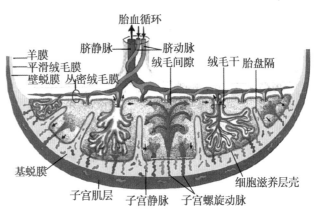

图 11-2-3 胎盘结构(纵切)

三、胎盘的功能

1. 物质交换 是胎盘的主要功能,胎儿通过胎盘从母血中获得营养和 O_2,排出代谢产物和 CO_2。因此胎盘具有相当于成体的小肠、肺和肾的功能。由于某些药物、病毒和激素可以通过胎盘膜影响胎儿发育,故孕妇用药需慎重,并应预防感染。

2. 内分泌功能 胎盘的合体滋养层能分泌数种激素,对维持妊娠起重要作用。主要为:

(1) 人绒毛膜促性腺激素(human chorionic gonadotropin,HCG):其作用与黄体生成素类似,促进母体黄体的生长发育,以维持妊娠。HCG 在妊娠第 2 周开始分泌,第 8 周达高峰,以后逐渐下降。

(2) 人胎盘催乳素:既能促使母体乳腺生长发育,又可促进胎儿的生长发育。人胎盘催乳素于妊娠第 2 周开始分泌,第 8 周达高峰,直到分娩。

(3) 孕激素和雌激素:于妊娠第 4 周开始分泌,以后逐渐增多。母体的卵巢黄体退化后,胎盘的这两种激素起着继续维持妊娠的作用。

思考题

1. 胎膜包括哪些结构?
2. 试述三级绒毛干与底蜕膜的关系。
3. 试述胎盘的血液循环和胎盘膜的结构组成。
4. 试述胎盘的结构和功能。

小案例

知识拓展

同步测试

(徐麟皓)

第三章　双胎、多胎和联胎

课件

学习 要求

1. 掌握双胎的概念及分类,多胎的概念及形成原因。
2. 熟悉单卵孪生和双卵孪生的两个个体的特征。
3. 了解联胎的概念。

第一节　双　胎

凡一次分娩产出两个胎儿者称为双胎,又称孪生(twins),双胎的发生率约占新生儿的 1%。双胎有两种,即单卵孪生(monozygotic twin)和双卵孪生(dizygotic twin)。

一、单卵孪生

单卵孪生即由一个受精卵发育为两个胚胎,这种孪生儿的遗传基因完全一样,因此性别一致,相貌、体态和生理特征等也极相似。单卵孪生的成因可以是(见图 11-3-1):

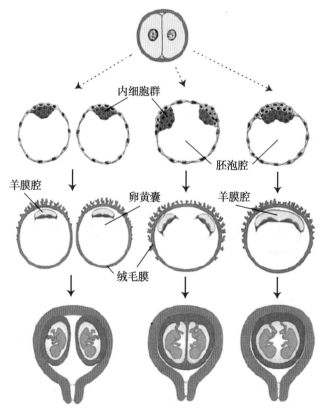

图 11-3-1　单卵双胎形成

1. 从受精卵发育出两个胚泡,它们分别植入,两个胎儿有各自的羊膜腔和胎盘。

2. 一个胚泡内出现两个内细胞群,各发育为一个胚胎,他们位于各自的羊膜腔内,但共享一个胎盘。

3. 一个胚盘上出现两个原条与脊索,诱导形成两个神经管,发育为两个胚胎,孪生儿同位于一个羊膜腔内,也共享一个胎盘。

二、双卵孪生

双卵孪生即双胎来自两个受精卵,两个受精卵各自发育为胎儿。双卵孪生占双胎的大多数。它们有各自的胎膜与胎盘,性别相同或不同,相貌和生理特性的差异如同一般兄弟姐妹,仅是同龄而已。

第二节　多　胎

凡一次分娩产出两个以上新生儿为多胎(multiple birth)。多胎的原因可以是单卵性、多卵性或混合性,常为混合性多胎。多胎发生率低,三胎约万分之一,四胎约百万分之一;四胎以上更为罕见,多不易存活。

第三节　联　胎

两个双胎胚体的局部相连称联胎或联体畸胎。在单卵孪生中,当一个胚盘出现两个原条并分别发育为两个胚胎时,若两原条靠得较近,胚体形成时发生局部链接,则导致联体双胎(conjoined twins)。联体双胎有对称型和不对称型两类。对称型指两个胚胎一样大小,根据链接的部位分为头联体、臀联体、胸腹联体等(见图11-3-2)。不对称型联体双胎是指两个胚胎一大一小,小者常发育不全,形成寄生胎;如果小而发育不全的胚胎被包裹在大的胎体内则称胎中胎。

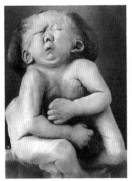

联体畸形　　　寄生畸形
图11-3-2　联体双胎

思考题

1. 试述双胎、多胎的概念及成因。

2. 试述单卵孪生和双卵孪生两个个体特征的区别。

小案例

知识拓展

同步测试

(徐麟皓)

第四章　先天性畸形

课件

学习要求

1. 掌握先天性畸形的概念及其成因。
2. 熟悉先天性畸形的分类、致畸敏感期。
3. 了解先天性畸形的预防和产前诊断。

先天性畸形(congenital malformation)的狭义概念是指胎儿出生时，整个身体或一部分的外形、内脏的解剖结构畸形或发育异常，他们大多形成于胚胎发育早期，即妊娠后的两个月以内。胚胎发育中、后期所发生的异常不是形态结构的异常，主要是生理功能和精神行为方面的异常。目前广义的先天性畸形概念是指胎儿出生时的各种结构畸形、功能缺陷、代谢以及行为发育的异常。

第一节　先天性畸形的分类

先天性畸形有多种多样，主要包括以下几类：① 器官缺如(如缺肢、单侧肾等)；② 器官发育受阻(如隐睾、无脑儿、房间隔缺损、婴儿型子宫等)；③ 器官发育过度(如多指、多趾等)；④ 器官移位(如内脏移位)；⑤ 器官各部合并不全(如唇裂、腭裂等)；⑥ 胚胎性器官残留(如回肠憩室)；⑦ 染色体畸变(如先天性愚型、先天性睾丸发育不全、真两性畸形等)。

第二节　先天性畸形的原因

先天性畸形的发生原因包括遗传和环境两方面。近年来，随着工业的发展和环境污染日趋严重，先天性畸形的发生率有逐渐上升的趋势。在人类的各种先天性缺陷(包括畸形)中，约 25％ 为遗传因素导致，10％ 为环境因素导致，65％ 为环境和基因相互作用导致或原因不明。

一、遗传因素

遗传因素引起的畸形一般可分为两类：

1. **染色体畸变(chromosome aberration)**　包括染色体数目的变化和染色体结构的改变。这类改变可由亲代遗传，也可由生殖细胞的异常发育引起。染色体数目减少表现为单体型。常染色体的单体型胚胎几乎不能存活；性染色体的单体型胚胎的成活率仅有3％，且有畸形，如先天性卵巢发育不全，即 Turner 综合征(45, XO)。染色体数目的增多表现为三体型，如先天性愚型(Down syndrome)为 21 号染色体的三体型所引起，性染色体三体型(47, XXY)可引起先天性睾丸发育不全，即 Klinefelter 综合征。染色体的结构畸变，包括染色体断裂、缺失、易位、倒位等。如 5 号染色体短臂末端断裂缺失，可引起猫叫综合征(cat's cry syndrome)。

2. 基因突变(gene mutation)　指 DNA 分子碱基组成或排列顺序的改变,其染色体外形见不到异常。基因突变主要引起微观结构或功能方面的遗传性疾病,如镰状细胞贫血、苯丙酮酸尿症等,可引起的畸形有软骨发育不全、肾上腺肥大、小头畸形、多囊肾、多发性结肠息肉、皮肤松垂症、雄激素不敏感综合征等。

二、环境因素

引起先天性畸形的环境因素统称致畸因子(teratogen),归纳起来可分为:

1. 生物性致畸因子　已经确定的有风疹病毒、巨细胞病毒、单纯疱疹病毒、弓形虫、梅毒螺旋体等。它们或者穿过胎盘膜直接作用于胚体,或者作用于母体,引起母体发热、缺氧、脱水、酸中毒等,干扰胎盘的功能,破坏胎盘膜,从而间接地影响胚胎发育。如风疹病毒可引起心脏畸形、先天性白内障、先天性耳聋等。

2. 物理性致畸因子　各种射线、机械性压迫和损伤等对人类胚胎有致畸作用已成定论。高温、严寒、微波等对动物确有致畸作用,但对人类有无致畸作用,尚在探讨中。

3. 致畸性药物　包括抗肿瘤、抗惊厥、抗生素、抗凝血、激素等种类的药物。如抗肿瘤药氨基蝶呤可引起无脑畸形、小头畸形及四肢畸形;大量链霉素可引起先天性耳聋;长期服用性激素可导致胎儿生殖系统畸形;抗凝血剂香豆素在妊娠早期应用可引起胎儿鼻发育异常。

4. 致畸性化学因子　随着现代工业的高速发展,化学污染日趋严重。工业"三废"、农药等均含有致畸因子。对人类有致畸作用的化学因子有某些多环芳香碳氢化合物,某些亚硝基化合物,某些烷基和苯类化合物,某些含磷的农药,重金属如铅、镉、汞等。

5. 其他致畸因子　吸烟、酗酒、缺氧甚至严重营养不良均有致畸作用。流行病学的调查结果显示,吸烟者所生的新生儿平均体重明显低于不吸烟者,吸烟越多,其新生儿体重越轻。香烟中的尼古丁可使子宫内血管血流缓慢,导致胎儿供氧不足,吸烟所产生的其他有害物质,如氰酸盐可影响胎儿的正常发育。吸烟严重还可导致流产。过量饮酒也可引起胎儿多种畸形,称胎儿酒精综合征,表现为发育迟缓、小头、小眼等。

三、遗传因素与环境因素的相互作用

在进行流行病学的调查中发现,在同样条件下,同时怀孕的孕妇在同一次风疹的流行中都受到了感染,但其所生新生儿中,有的完全正常,而有的却出现了畸形。也就是说,在畸形的发生过程中,遗传因素与环境因素是相互作用的,胚胎的遗传特性,即基因型可决定并影响胚胎对环境致畸因子的易感程度。不同物种对致畸因子的易感程度存在明显的种间差异。例如,人类和其他灵长类动物对沙利度胺(反应停)非常敏感,可引起大量残肢畸形,但沙利度胺对其他哺乳动物几乎无致畸作用。在遗传因素和环境因素相互作用引起的先天性畸形中,衡量遗传因素所起作用的指标称为遗传度。遗传度越高,说明遗传因素在畸形发生中的作用越大。如先天性心脏畸形的遗传度为 35%,腭裂的遗传度为 76%,脊柱裂的遗传度为 60%。

第三节　致畸敏感期

胚胎发育是连续的过程,处于不同发育阶段的胚胎对致畸因子作用的敏感程度不同。受到致畸因子作用后,最易发生畸形的发育时期称致畸敏感期(susceptible period)。

在这一时期的孕期保健最为重要。在胚期前两周受到致畸因子作用后,胚胎通常死亡而很少发展为畸形。胚期第3~8周,胚体内细胞增殖分化活跃,最易受致畸因子的干扰而发生畸形,所以处于致畸敏感期。由于各器官的发生与分化时间不同,故致畸敏感期也不尽相同(见图11-4-1)。在胎期,胎儿受致畸因子作用后,也会发生畸形,但多属微观结构异常和功能缺陷,一般不出现宏观形态的畸形。

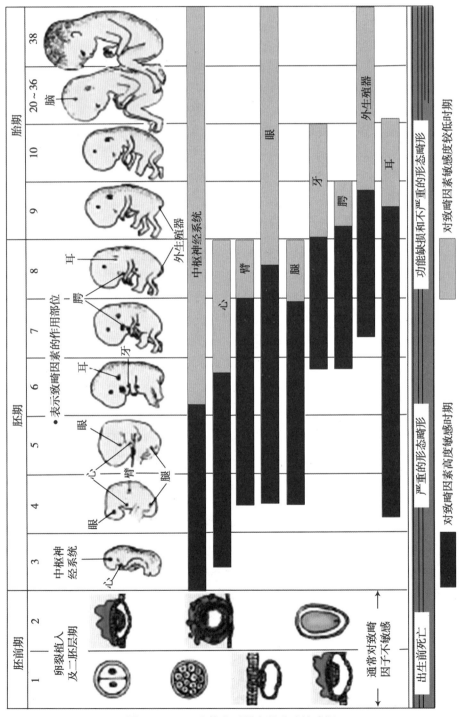

图 11-4-1 人体主要器官的致畸敏感期

第四节　先天性畸形的预防和产前检查

所有夫妇都希望有健康的后代,因此,先天性畸形的预防格外重要。在婚前应进行遗传咨询,对不适宜生育的夫妇可建议采取如他精授精等生殖工程学措施。在妊娠期间要避免接触上述各种环境致畸因素,要进行妊娠监护,对有遗传性疾病家族史的夫妇尤其要进行产前检查,尽早发现畸形胚胎,以便采取相应对策。常用的产前检查方法有:

1. 羊水检查　可在妊娠第 16～22 周进行,用羊膜穿刺法取羊水。可做羊水细胞的染色体组型检查和 DNA 分析,也可做羊水化学成分的检测,如开放性的神经管畸形,其羊水中乙酰胆碱酯酶同工酶和甲胎蛋白的含量高于正常数十倍。

2. 绒毛膜活检　在妊娠第 8 周即可进行,检查绒毛膜细胞的染色体组型,也可做 DNA 分析。

3. 仪器检查　B 型超声波扫描因其简便安全,已成为常规的产前检查方法,不仅能诊断胎儿外部畸形,还可检查出某些内脏畸形。胎儿镜是用光导纤维制成的内窥镜,可直接观察胎儿外部形态,还可采集胎儿血液、皮肤等样本做进一步检查。

思考题

1. 试述先天性畸形的概念和成因。
2. 试述先天性畸形的预防和产前检查。

小案例

知识拓展

同步测试

（徐麟皓）

第五章　滋养层细胞疾病

学习 要求

1. 熟悉葡萄胎、侵袭性葡萄胎、绒癌的病理变化特点。
2. 了解葡萄胎、侵袭性葡萄胎、绒癌的病因和发生机制与临床病理联系。

妊娠滋养层细胞疾病(gestational trophoblastic diseases,GTD)包括葡萄胎、侵袭性葡萄胎、绒毛膜癌、胎盘部位滋养细胞肿瘤、上皮样滋养细胞肿瘤和非肿瘤性疾病,其共同特征为滋养层细胞异常增生。患者血清和尿液中人绒毛膜促性腺激素(human chorionic gonadotropin,HCG)含量高于正常妊娠,可作为临床诊断、随访观察和评价疗效的辅助指标。

第一节　葡萄胎

葡萄胎(hydatidiform mole)又称水泡状胎块,是胎盘绒毛的一种良性病变,伴有不同程度的滋养细胞增生和绒毛水肿。可发生于育龄期的任何年龄,以 20 岁以下和 40 岁以上女性多见,这可能与卵巢功能不足或衰退有关。本病发生有明显地域性差别,欧美国家比较少见,约 2000 次妊娠中有一次发病。而东南亚地区的发病率比欧美国家高 10 倍左右。该病在我国亦比较常见,23 个省、市和自治区调查统计表明发病率为 1/150 次妊娠。

一、病因及发生机制

葡萄胎病因未完全明了,近年来对葡萄胎的染色体研究表明,80% 以上完全性葡萄胎为 46,XX,可能在受精时,父方的单倍体精子 23,X 进入了丢失了所有母方染色体的空卵内,进行自我复制而成的纯合子 46,XX(单精受精),两组染色体均来自父方,缺乏母方功能性 DNA,约占 90%。其余 10% 的完全性葡萄胎为空卵内同时进入两个精子(23,X 和 23,Y、23,X 和 23,X),染色体核型为 46,XY、46,XX(双精入卵),上述情况提示完全性葡萄胎均为男性遗传起源。由于缺乏卵细胞的染色体,故胚胎不能发育。

部分性葡萄胎是由带有母方染色体的正常卵细胞(23,X)和一个没有发生减数分裂的双倍体精子(46,XY)或两个单倍体精子(23,X 或 23,Y)结合所致,这两种途经均可导致孕体有 69 条染色体。其核型绝大多数为 69,XXX 或 69,XXY(三位体妊娠)(见图 11 - 5 - 1)。

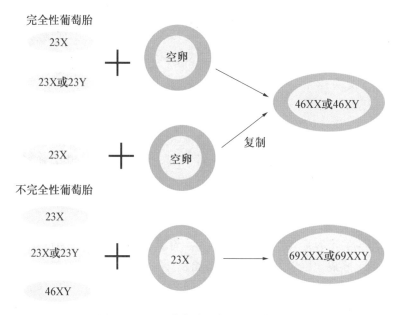

图 11 - 5 - 1 葡萄胎发病机制示意图

二、病理变化

完全性葡萄胎,所有绒毛均高度水肿呈葡萄状(完全性水泡状胎块);部分葡萄胎多数绒毛水肿,但仍保留部分正常绒毛,伴有或不伴有胎儿或其附属器官(部分性水泡状胎块)。绝大多数葡萄胎发生于子宫内,个别病例也可发生在子宫外异位妊娠的所在部位。

1. 肉眼观 病变局限于子宫腔内,胎盘绒毛高度水肿,形成透明或半透明的薄壁水泡,内含清亮液体,有蒂相连,形似葡萄,最大水泡状的绒毛直径可达 1～2cm(见图 11 - 5 - 2)。

2. 镜下观 葡萄胎组织结构有以下 3 个特点:① 绒毛弥漫性增大,显著水肿,有明显的中央池形成。② 绒毛间质内血管消失,或见少量无功能的毛细血管,血管内无红细胞。③ 滋养层细胞有不同程度增生,增生的细胞包括合体滋养层细胞和细胞滋养层细胞,两者以不同比例混合存在,并有轻度异型性。滋养层细胞增生为葡萄胎的最重要特征,但水肿的绒毛或滋养层细胞不浸润子宫平滑肌层(见图 11 - 5 - 3)。

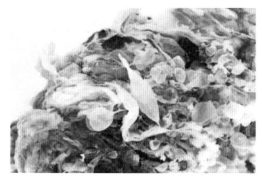

图 11 - 5 - 2 葡萄胎(大体)

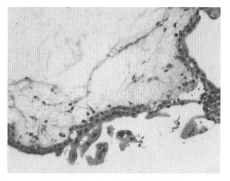

图 11 - 5 - 3 葡萄胎(镜下)

正常绒毛细胞滋养层细胞(朗格汉斯细胞)位于绒毛内层,呈立方或多边形,胞质淡染,核圆居中,染色质较稀疏。合体滋养层细胞位于绒毛的外层,细胞体积大而不规则,胞质嗜酸呈深红色,多核,核深染。正常绒毛在妊娠 3 个月后,滋养层细胞仅剩合体滋养层细胞,而葡萄胎时这两种细胞都持续存在,并活跃增生,失去正常排列,呈多层或成片聚集。

三、临床病理联系

患者多半在妊娠的第 11~25 周出现症状,由于胎盘绒毛水肿致子宫体积明显增大,超出相应月份正常妊娠子宫体积。因没有胚胎或胚胎早期死亡,虽然子宫体积常超过正常 5 个月妊娠,但听不到胎心,亦无胎动。由于滋养层细胞增生,患者血和尿中绒毛膜促性腺激素(HCG)明显增高,这是辅助诊断葡萄胎的重要指标。滋养层细胞侵袭血管能力很强,故子宫反复不规则流血,偶有葡萄状物流出。如疑为葡萄胎时,大多数患者可经超声检查而确诊。

葡萄胎经彻底清宫后,绝大多数能痊愈。有少数患者可转变为侵袭性葡萄胎,极少数可恶变为绒毛膜癌。因葡萄胎有恶变潜能,应彻底清宫,密切随访观察,定期监测血清 HCG。葡萄胎经清宫后,HCG 应持续下降并回复至正常水平。若经清宫后,HCG 持续升高,应进一步检查,防止恶变。但清宫后,即使 HCG 检测正常,也至少在 6 个月内不应妊娠。

伴有部分性葡萄胎的胚胎通常在妊娠的第 10 周死亡,在流产或刮宫的组织中可查见部分胚胎成分,有正常绒毛存在,绒毛间质中可见含胎儿有核红细胞的血管,其生物学行为亦和完全性葡萄胎有所不同,恶变为绒毛膜癌极少见。

第二节　侵袭性葡萄胎

侵袭性葡萄胎(invasive mole)是界于葡萄胎和绒毛膜癌之间的交界性肿瘤。多继发于葡萄胎之后,但也有一开始即为侵袭性葡萄胎。

一、病理变化

侵袭性葡萄胎和良性葡萄胎的主要区别是水泡状绒毛侵入子宫肌层,引起子宫肌层出血坏死。

1. 肉眼观　子宫明显增大,宫腔内充满肿物,可见大小不一的水肿绒毛。子宫肌层内有局限性水泡状绒毛浸润,并侵蚀、破坏肌层内静脉,形成暗红色结节,也可穿透宫壁累及宫旁组织。

2. 镜下观　子宫肌层破坏出血,肌层内可见高度水肿的绒毛,滋养层细胞高度增生伴非典型增生,常见出血坏死。在子宫深肌层内找到完整的水泡状绒毛结构是侵袭性葡萄胎和良性葡萄胎的鉴别要点,也是与绒毛膜癌的主要鉴别要点。

二、临床病理联系

患者血、尿中 HCG 持续升高,或葡萄胎清宫后 HCG 下降后又持续升高,阴道持续或间断性不规则出血,侵袭性葡萄胎侵蚀力较强,常破坏局部子宫肌层大血管而发生大出血。水肿的绒毛可经血管扩散到肺、脑等远方器官,也可经血道逆行至阴道,形成暗红色的出血性结节。有些患者扩散的绒毛不会在栓塞部位继续生长,并可自然消退,这和转移有明显区别。化学药物对大多数侵袭性葡萄胎疗效良好。

第三节　绒毛膜癌

绒毛膜癌（choriocarcinoma）简称绒癌，是与妊娠有关的，来源于绒毛滋养层上皮的具有高度侵袭性的恶性肿瘤，可发生于性腺或其他组织的多潜能细胞。绒毛膜癌约50％继发于葡萄胎，25％继发于自然流产，20％发生于正常分娩后，5％发生于早产和异位妊娠。该肿瘤可能发生自非正常的受精卵，20岁以下和40岁以上女性为高危人群。

一、病理变化

1.肉眼观　单个或多个癌结节，位于子宫的不同部位，大者可突入宫腔，常侵入子宫壁肌层，继而穿透宫壁达浆膜外。由于绒毛膜癌可导致明显的出血坏死，因此癌结节质软，暗红或紫蓝色。

2.镜下观　癌组织由分化不良的似细胞滋养层和似合体滋养层两种癌细胞组成，细胞异型性明显，核分裂象多见（见图11-5-4）。两种细胞混合排列成巢状或条索状。肿瘤自身无间质血管，但具有高度的侵袭性，依靠侵袭宿主血管获取营养，故癌组织和周围正常组织有明显出血坏死，有时癌细胞大多坏死，仅在边缘部位见少数残存的癌细胞。绒毛膜癌无绒毛结构和水泡状结构，这一点与侵袭性葡萄胎显著不同。

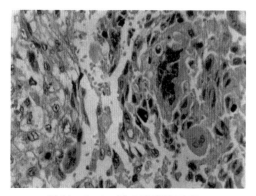

图11-5-4　绒毛膜癌镜下观

除子宫处，异位妊娠的相应部位也可发生绒毛膜癌。

二、临床病理联系

临床主要表现为葡萄胎流产或妊娠数月甚至数年后，出现持续不规则的阴道流血，子宫增大，血或尿中HCG显著升高。绒毛膜癌是恶性度很高的肿瘤，血道转移是其显著特点，转移到不同的部位即可引起相应的症状。如肺转移者可出现咯血；脑转移者可出现头痛、呕吐、瘫痪及昏迷；肾转移者可出现血尿等症状。绒毛膜癌的治疗以往以手术为主，患者多在1年内死亡。自应用化疗后，绝大多数患者可治愈，即便已发生转移的病例，其治愈率也可达70％，甚至治愈后可正常妊娠。

三、扩散

绒毛膜癌侵袭破坏血管能力很强，除在局部破坏蔓延外，易经血道转移，90％以上发生肺转移，其次为脑、胃肠道、肝和阴道壁等处的转移。少数病例在原发灶切除后，转移灶可自行消退。

第四节　胎盘部位滋养细胞肿瘤

胎盘部位滋养细胞肿瘤相当少见。核型多为双倍体，46，XX，妊娠几个月时发病。

一、病理变化

1. 肉眼观　肿瘤位于胎盘种植部位,呈结节状,棕黄色,切面肿瘤侵入子宫肌层,与周围组织界限不清,肌层的浸润程度不一,少数情况下,肿瘤可穿透子宫全层。一般无明显出血。

2. 镜下观　在正常妊娠过程中,中间型滋养叶细胞的功能是将胚体固定在肌层表面。当中间型滋养叶细胞呈肿瘤性增生时,浸润的方式和胎盘附着部位的正常滋养叶上皮细胞相似,仍然位于滋养叶上皮生长旺盛的典型部位。细胞形态比较单一,多数为单核,胞质丰富,边界清楚,淡红色,体积大于滋养层细胞。少数细胞呈多核或双核,肿瘤细胞在肌层细胞之间呈单个、条索状、片状或岛屿状排列。一般无坏死和绒毛。与绒毛膜癌不同的是,胎盘部位滋养细胞肿瘤由单一增生的胎盘中间型滋养叶细胞组成,而绒毛膜癌由两种细胞构成。免疫组织化学染色大多数中间型滋养叶细胞胎盘催乳素阳性;而仅少部分细胞 HCG 阳性。

少数情况下,肿瘤细胞可出现异型,细胞丰富密集,核分裂象多见,并伴有较广泛的坏死,呈恶性组织学表现。

二、临床病理联系

胎盘部位滋养细胞肿瘤虽然在局部呈浸润性生长,但一般较局限,临床表现多为良性,10%的病例可发生转移,偶致患者死亡。若 HCG 持续阳性,则预后和绒毛膜癌相似。

思考题

1. 葡萄胎在镜下有什么特点?
2. 葡萄胎、侵袭性葡萄胎、绒毛膜癌各有哪些病变特点?病理诊断时应如何区别?

小案例

知识拓展

同步测试

（卢洪胜）